Fettarm leben

Fettarm leben

Wie Sie die Fettmacher *aus*schalten und die Fettverbrenner *ein*schalten

Dr. Robert K. Cooper, PH. D.
und Leslie L. Cooper
Deutsche Bearbeitung: Suzy Dittmar

Bechtermünz

Titel der englischen Originalausgabe *Low-Fat Living*
Genehmigte Lizenzausgabe für Weltbild Verlag GmbH, Augsburg 2000

Originalverlag: Rodale Press, Inc., Emmaus, Pennsylvania, USA
Deutsche Bearbeitung: Suzy Dittmar
Illustrationen: Mark Murphy und Michael Gellatly
Umschlaggestaltung: Georg Lehmacher, Friedberg (Bayern)
Gesamtherstellung: Bercker Graphischer Betrieb, Kevelaer
Printed in Germany
ISBN 3-8289-1888-3

Hinweis

Dieses Buch ist als Nachschlagewerk gedacht, nicht als medizinisches Handbuch. Die vorliegenden Informationen wurden hier zusammengefaßt, damit Sie selbst mit dem entsprechenden Hintergrundwissen Entscheidungen bezüglich Ihrer Gesundheit treffen können. Sie sind aber auf keinen Fall als Ersatz für eine Behandlung zu verstehen, die Ihnen vom Arzt verschrieben wurde. Wenn Sie sich krank fühlen, raten wir Ihnen dringend, umgehend kompetenten Rat von ärztlicher Seite einzuholen.

Für Chris, Chelsea und Shanna, mit Liebe und Ermutigung für ein langes Leben mit bester Gesundheit, und für die weitere Verwirklichung Eurer Träume.

Inhalt

Dankeschön

Unsere besondere Dankbarkeit gilt allen Personen, die uns bei der Recherche und beim Schreiben dieses Buches mit ständiger professioneller Unterstützung zur Seite standen. Pat Corpora, Vorsitzender, und Bill Gottlieb, stellvertretender Vorsitzender und Chefredakteur von Rodale Books, haben das Konzept der Initiative Fettarm leben von Anfang an mit entworfen und unterstützt. Ed Claflin, geschäftsführender Redakteur, hat viele Stunden in tiefster Konzentration damit verbracht, das Buch auf das breitestmögliche Leserspektrum zuzuschneiden, und Jane Sherman hat das Manuskript durch die letzten redaktionellen Phasen geleitet.

Jennifer Haigh, Autorin von Gesundheits- und Fitneßbüchern für Rodale Books, trug mit detaillierten Nachforschungen über die neuesten wissenschaftlichen und medizinischen Grundlagen für ein fettarmes Leben zu diesem Werk bei und half uns, die vielen gesundheitlichen Vorteile eines fettarmen Lebensprogramms darzustellen und zu verdeutlichen. Anita Small und Valerie Edwards-Paulik steuerten Quellen medizinischer und wissenschaftlicher Forschungsergebnisse bei, wie auch Lisa Schoppmann, unsere Forschungsassistentin an der Medizinischen Bibliothek der University of Michigan. Linda R. Yoakam, R.D., führte die Nährstoffanalyse aller Rezepte durch, und Linda Miller und Jean Rogers ist die redaktionelle Leitung des Rezeptteils zu verdanken. Im Laufe der Entstehung dieses Buches standen uns von Zeit zu Zeit weitere Mitarbeiter von Rodale Press mit Ermutigung und Sachkenntnis zur Seite – Dudley Jahnke, Lois Hazel, Linda Johns, Mary Lengle und Bernadette Sauerwine.

In tiefster Dankbarkeit verbunden sind wir vielen Experten, die über die Jahre unser Denken beeinflußt und unsere Bemühungen inspiriert haben: Liz Applegate, Ph.D.; George L. Blackburn, M.D., Ph.D.; Steven N. Blair, P.E.D.; Harold H. Bloomfield, M.D.; Kelly D. Brownell, Ph.D.; C. Wayne Callaway, M.D.; Thomas F. Cash, Ph.D.; Kenneth C. Hooper, M.D.; Ellington Darden, Ph.D.; Robert S. Eliot, M.D.; William Evans, Ph.D.; Tom Ferguson, M.D.; Peter Hauri, Ph.D.; Sheldon Saul Hendler, M.D., Ph.D.; William Hettler, M.D.; Michael F. Jacobson, Ph.D.; Lawrence E. Lamb, M.D.; Wayne C. Miller, Ph.D.; Martin Moore-Ede, M.D., Ph.D.; Joyce D. Nash, Ph.D.; Esther M. Orioli; Dean Ornish, M.D.; James Perl, Ph.D.; Judith Rodin, Ph.D.; Irwin H. Rosenberg, M.D.; Ernest Lawrence Rossi, Ph.D.; Bryant A. Stamford, Ph.D.; Robert E. T. Stark, M.D.; Robert L. Swezey, M.D.; Robert E. Thayer, Ph.D.; Art Ulene, M.D.; Peter D. Vash, M.D.; Wayne L. Westcott, Ph.D. und Redford Williams, M.D.

Zum Schluß möchten wir uns bei den vielen anderen engagierten Forschern, bei dem Lehr- und Klinikpersonal in aller Welt bedanken, die ständig neue und wichtige Erkenntnisse zum Thema Gesundheit erarbeiten, die unserer kollektiven Zukunft Hoffnung bringen und unseren persönlichen Träumen Flügel verleihen.

Fett stufenweise abbauen – mit Wissenskraft statt Willenskraft

Fett ist nicht einfach ein Teil der äußeren Erscheinung eines Menschen. Im gleichen Maße, wie Fett zum Bestandteil Ihrer Zellen wird, wird es auch zum Bestandteil Ihres Lebens. Es verändert die Funktion Ihres Körpers und kann das Immunsystem angreifen. Wenn Sie anfangen, fettarm zu leben, ändern Sie Ihre Zellen – was gleichzeitig bedeutet, daß Sie Ihren Körper und Ihre Einstellung ändern. Und wenn Sie das tun, ändern Sie Ihr Leben.

Natürlich wissen Sie, daß Sie nicht der einzige Mensch sind, der sich über zuviel Fett Gedanken macht. Wenn es Ihnen wie Millionen anderer Wohlstandsbürger geht, sind Sie längst bereit, es ein- für allemal loszuwerden. Aber es lohnt sich, einen Moment lang Ihr eigenes Dilemma in die richtige Perspektive zu rücken. Zum Beispiel:

- Sind Sie eine Frau über 30, die mit jeder Schwangerschaft zunimmt und das zusätzliche Gewicht nicht abnehmen kann?
- Sind Sie ein Mann über 30, der sich über die ersten Anzeichen eines „Rettungsreifens“ oder Schmerbauchs Gedanken macht?

Teil 1

- Machen Sie mehr Überstunden – und stellen fest, daß Sie kaum Zeit für Sport und Fitneß haben?
- Ist es Ihnen wichtig, Herzkrankheiten und Krebs vorzubeugen?
- Finden Sie es schwieriger, jung auszusehen und sich jung zu fühlen, je älter Sie werden?
- Falls Sie zuviele fettreiche Speisen zu sich nehmen: Haben Sie den Verdacht, daß Streß dafür verantwortlich ist?
- Essen Sie gern auswärts, sind aber frustriert von den „versteckten Fetten" auf den Speisekarten der Restaurants?
- Finden Sie es schwieriger denn je, in Form zu bleiben?
- Nimmt Ihre Körpermitte an Umfang zu, und finden Sie es selbst bei großem Einsatz unmöglich, einen schlanken Bauch zu erkämpfen und Pfunde zu verlieren?

Die gute Nachricht ist: Ganz egal, wer Sie sind und woraus Ihr spezielles Problem im Kampf gegen das Fett besteht, das fettarme Lebensprogramm ist praxisnah genug, um in Ihr Leben zu passen. Und es ist ein Rundumprogramm, das die häufigsten, in diesem Buch genau definierten Ursachen der Fettzunahme bekämpft und sich der einfachsten, wirkungsvollsten fettverbrennenden Strategien bedient, die Ärzte und Wissenschaftler aus aller Welt entdeckt haben.

Kapitel Eins

So wird es leichter, das Fett abzubauen

Als erstes sollten wir uns einmal deutlich machen, daß jeder von uns einen mühseligen Kampf gegen die eigenen Körperfunktionen durchzustehen hat. So müssen Sie beispielsweise mit täglichen Hunger- und Streßpegeln umgehen. Diese beiden gewaltigen Kräfte machen fettreiches Essen so unwiderstehlich und Bewegung so, sagen wir, widerstehlich, daß man sich leicht ein wenig entmutigen läßt. Und wenn Sie einmal tapfer versucht haben, Ihre Fettzellen „auszuhungern", indem Sie Mahlzeiten auslassen oder wochenlang Diät leben, dann haben Sie die Wahrheit entdeckt: es funktioniert nicht.

Warum? Weil das Gehirn und der Körper seit Urzeiten eine vererbte Neigung haben, Fett zu bilden und zu speichern. Diese Neigung wird mit irremachender Leichtigkeit zum Drang, wenn Sie einige der alten, gutgemeinten Schlankheitskuren ausprobieren. Wenn Sie versuchen,

Kalorien radikal zu reduzieren, Zeit für stundenlanges Fitneßtraining einzuplanen und wichtige Mahlzeiten wie Frühstück, Mittagessen oder Zwischenmahlzeiten auslassen, verlieren Sie das Fett nicht für immer. Sie stellen lediglich ein „Ringen um den Rettungsring" auf die Bühne, das Sie wahrscheinlich wieder und wieder austragen müssen.

Obwohl Studien zeigen, daß heute Millionen von Menschen erfolgreich – das heißt mit bleibender Wirkung – Fettgewebe loswerden wollen, sind die Resultate gering, und wir sind frustriert.

Das fettarme Lebensprogramm wird Ihnen ganz einfach helfen, zwei Geheimnisse aufzudecken, die die meisten vom Fett gefrusteten Menschen zu Fall bringen: Wie Sie die Fettmacher ausschalten und die Fettverbrenner einschalten können. Überall in diesem Buch werden Sie praktische neue Methoden entdecken, gesünder zu werden und es zu bleiben. Sie werden herausfinden, wie Sie Ihrem Heißhunger auf Fettes ein Schnippchen schlagen können. Sie werden die uralte biologische Neigung Ihres Körpers, Fett zu bilden und zu speichern, eindämmen oder ganz ausschalten können.

Gleichzeitig ermöglicht Ihnen das Programm, den ganzen Tag lang mehr Kontrolle über Ihren Stoffwechsel zu gewinnen – jene energieverbrennenden Prozesse, die rund um die Uhr in Ihren Zellen stattfinden.

Sie werden eine Reihe spezifischer und praktischer Taktiken lernen, mit denen Sie Ihren Stoffwechsel auf gesunde Weise ankurbeln können. Sie werden die verschiedenen Methoden meistern, mit denen Ihr Körper Kalorien verbrennen kann, um Energie für lebenswichtige Funktionen zu produzieren. Und wenn Sie diese Stoffwechselprozesse einschalten, schalten Sie einen Fettverbrenner ein. So einfach ist die Sache.

Warum überhaupt „schalten"?

Wenn Sie glauben, daß Ihr Fett Ihre Schuld ist, dann ist es jetzt an der Zeit, Ihre Meinung zu ändern. Sie brauchen sich nicht schuldig zu fühlen. Tatsache ist, daß wir zuviele Fettpolster haben, weil die Fettmacher ein Teil unseres

Lebens sind, die Fettverbrenner dagegen nicht.

Nur wenige von uns haben die erforderlichen, erlernbarnen Fähigkeiten, mit denen wir die Oberhand gewinnen können. Und deshalb bietet Ihnen das fettarme Lebensprogramm die Taktiken, nicht die Tricks.

Wissenskraft statt Willenskraft macht den eigentlichen Unterschied. Sie brauchen keinen großen, komplizierten Plan zu meistern, um das Fett zu bekämpfen. Sie können Ihre Methoden aus einer großen Palette auswählen.

Für den Einsatz Ihrer Wissenskraft finden Sie in diesem Buch ganz gezielte Vorschläge für praktische Maßnahmen. Jede Maßnahme beruht auf vernünftigen Theorien über die körperlichen Prozesse – Theorien, die ausführlich erforscht und getestet werden.

Diese Handlungsschritte können Sie auf der Stelle, den ganzen Tag über, jederzeit und überall ausführen. Jeder Schritt stellt etwas dar, das Wissenschaftler ein „Hebelpunktwissen" nennen. Es handelt sich jeweils um eine kleine, gutgetroffene Entscheidung – gewissermaßen einen Schalter –, zu dessen Betätigung Einsicht und der richtige Moment anstelle von hirnloser Kraftanstrengung gehören. Keiner dieser Handlungsschritte hat etwas mit Darbenmüssen zu tun.

Laut wissenschaftlicher Erkenntnis erreichen wir keine dauerhafte Veränderung bei uns selbst, indem wir uns hochgesteckte Ziele setzen. Es ist zwar schön, solche Ziele zu haben, aber sie sind nicht das eigentlich Wichtige. Statt dessen müssen wir laufend zum richtigen Zeitpunkt die richtige Entscheidung treffen. Einzeln betrachtet mag jede dieser Entscheidungen unwichtig scheinen, aber wenn man sie zusammenrechnet, ergibt sich aus ihnen die beste Methode, sofortige und dauerhafte Resultate zu erzielen.

Kleine Schritte, große Veränderungen

Für das fettarme Lebensprogramm nutzen Sie die in Ihrem Kopf und Körper befindlichen Kräfte, um schlanker und gesünder zu werden. Das Ergebnis: lebenslang mehr Vitalität und ein gesteigertes Wohlbefinden. Sobald Sie sich auf weniger Fett einstellen, werden Sie merken, daß fettsparende Praktiken auf natürliche Weise zum Teil Ihres Tagesablaufes werden. Ehe Sie sich versehen, brauchen Sie

Kurzschalter

WISSENSKRAFT STATT WILLENSKRAFT

Haben Sie Eiswürfel in Ihrem Kühlschrank? Ein Glas in der Nähe? Das ist alles, was Sie brauchen, um jetzt gleich einen Fettverbrenner einzuschalten.

Nehmen Sie sich den Moment, den es dauert, ein paar Eiswürfel aus dem Behälter zu lösen und sie in ein Glas zu geben, das Sie mit kaltem Wasser auffüllen. Während Sie den Rest dieses Kapitels lesen, machen Sie hin und wieder eine Pause, um einen Schluck zu trinken.

So einfach, wie sich diese Handlung anhört: Ihr Körper reagiert auf zweifache, sehr wichtige Weise. Erstens verwendet er ein wenig zusätzliche Energie darauf, das eiskalte Wasser anzuwärmen. Und zweitens tragen Sie jedesmal, wenn Sie Flüssigkeiten zu sich nehmen, dazu bei, Ihrem Magen ein Völlegefühl vorzugaukeln. Damit verpassen Sie natürlich augenblicklich Ihrem Appetit einen Dämpfer.

Sie werden mehr über die Macht des Wassers herausfinden, wenn Sie den Abschnitt über den Fettverbrenner Nummer 3 lesen (Seite 54). Als erstes aber machen Sie einmal eine Pause und holen sich das Glas Eiswasser, bevor Sie weiterlesen.

gar nicht mehr darüber nachzudenken.

Im Gegensatz zu anderen Gesundheitsprogrammen oder Diäten, die Sie vielleicht in der Vergangenheit probiert haben, konzentrieren sich die Handlungen, die ich für das fettarme Lebensprogramm empfehle, auf den Kern des Problems. Nämlich auf die Art und Weise, wie Ihr Energiehaushalt und Stoffwechsel gesteuert werden – als direktes Resultat der Entscheidungen, die Sie treffen.

Den ganzen Tag lang, das heißt von dem Moment, an dem Sie morgens aufwachen, bis Sie am Abend wieder einschlafen, gehen Schalter ein und aus – produzieren Sie Fett oder verbrennen es. Nicht nur zu den Mahlzeiten, und nicht nur während Zeiten sportlicher Betätigung, sondern den ganzen Tag lang, und das tagtäglich.

Dazu gehört auch genau dieser Moment.

Ob Sie sich dessen bewußt sind oder nicht, Sie schicken in diesem Augenblick Signale an Milliarden von Körperzellen. Sie befehlen den Zellen eines von beiden: entweder mehr Körperfett zu bilden und zu speichern, oder aber zur Freisetzung von Energie oder zur Heilung Fett zu verbrennen.

Welche Signale wählen Sie? Während Sie diese Worte lesen, sitzen Sie oder liegen Sie? Wann haben Sie zuletzt gegessen? Was genau werden Sie in den nächsten zehn Minuten tun?

Ihre Wahl ist nicht passiv – Sie treffen aktive Entscheidungen.

Mein Tip ist, jeweils die „Kurzschalter" zu üben. Sie sind überall in diesem Buch zu finden und sollen es Ihnen leichter machen, die Fettverbrennung zu aktivieren. Jeder Kurzschalter beschreibt eine einfache und sofort einsetzbare Taktik, mit der Sie mehr Fett verbrennen können.

Ein Beispiel? Lesen Sie den Kurzschalter auf Seite 6.

Darüber nachzulesen ist jedoch nur der erste Schritt. Dann müssen Sie wirklich eine Pause machen und den Vorschlag ausprobieren.

Es wird nicht lange dauern. Und wenn Sie jeden Kurzschalter ausprobieren, während Sie dieses Buch lesen, sind Sie bereits auf dem Weg, sich die Gewohnheiten zu eigen zu machen, die Ihr Leben verändern können.

Die Wahl des richtigen Zeitpunktes ist vielleicht nicht alles im Leben – aber wenn es um Erfolg geht, findet man so leicht keinen anderen Einzelfaktor, der so viele Menschen zu Gewinnern oder Verlierern macht. Alles geschieht schließlich zu einem bestimmten Zeitpunkt – und wenn Ihr Zeitpunkt gut gewählt ist, liegt der Erfolg endlich in Reichweite.

– Dr. Denis Waitley, Autor von Timing Is Everything

Warum Wissenkraft mehr zählt als Willenskraft

An den Resultaten von über 50 Studien mit mehr als 30.000 Teilnehmern kann man ablesen, daß eine erfolgreiche Selbstveränderung davon abhängt, sich zum richtigen Zeitpunkt für die richtige Handlung zu entscheiden.

Ein Übersichtsartikel, der mehr als 80 wissenschaftliche Veröffentlichungen berücksichtigte, beschrieb, daß bei erfolgreicher Lebensumstellung das empfundene Gefühl der Kontrolle ein entscheidendes Element ist, also das Gefühl, daß man die nötigen Schritte selbst in die Hand nehmen kann. Wie ein führendes Forscherteam es ausdrückt: „Menschen, die sich allein auf Willenskraft verlassen, verurteilen sich selbst zum Scheitern." Deshalb ist das fettarme Lebensprogramm auf dem Leitmotiv

„Wissenskraft statt Willenskraft" aufgebaut.

Wann immer Sie neue Fähigkeiten erwerben, ist die Wahrscheinlichkeit größer, daß Sie von ihnen Gebrauch machen, wenn sie verstehen, warum sie so wirksam sind. Mit dem Wissen um die Hintergründe fettarmen Lebens ist es nicht anders. Was passiert in Ihrem Körper, wenn Sie die Fettmacher aus- und die Fettverbrenner einschalten? Was bewegt Ihre Zellen, Fett mal zu speichern und mal freizusetzen? Warum müssen Sie sich beim Genuß von Fetten und Kohlenhydraten vorsehen? Und warum sollten Sie auch die Kalorienzahl im Auge behalten?

Wenn Sie sich bisher stets auf Ihre Willenskraft verlassen haben, ist es kein Wunder, wenn Sie auf diese Fragen keine Antworten wissen. Wenn wir uns auf die Willenskraft verlassen, sind wir ständig in Versuchung, uns selbst auf die Probe zu stellen, und sagen uns Sätze wie den folgenden ein: „Wenn ich nur diese Mahlzeit auslassen oder diesen Anfall von Heißhunger bewältigen kann, ist das ein Beweis dafür, daß ich willensstark genug bin – und das wird mir dabei helfen, Fett aus meinem Speiseplan zu streichen und meine Fettpolster für alle Zeiten loszuwerden."

Ihr Körper macht sich leider nichts aus Ihrem Willensstreit. Im Gegenteil, wenn Sie mit Ihrem Willen in einen täglichen Machtkampf um die Oberhand verstrickt sind, wartet Ihr Körper womöglich einfach, bis Sie aufgeben – und konzentriert sich inzwischen darauf, Ihre Fettmacher einzuschalten.

Es hat auch keinen Zweck, sich auf einen bestimmten Aspekt des Fettverbrennens zu konzentrieren und dabei einen anderen zu vernachlässigen. Warum vom Weg abschweifen und das Fett mit einem reinen Fitneßprogramm oder einem reinen Ernährungsprogramm bekämpfen? Und doch tun viele Menschen genau das. Laut einer Studie sind viele Menschen, die Diät leben, bewegungsarm. Und umgekehrt kümmern sich viele, die sich auf Fitneßtraining konzentrieren, kein bißchen um die Wirkung von gesunden, fettarmen Haupt- und Zwischenmahlzeiten.

Indem Sie einige Ernährungsrichtlinien befolgen, auf spezifische Weise für ausreichende Bewegung sorgen und nach bestimmten Mustern ruhen und aktiv werden, programmieren Sie Ihren effizienten und reaktionsbereiten Körper darauf, mehr Fett zu verbrennen als zu produzieren und zu speichern. Wenn Sie das Programm verstehen, brauchen Sie Abnehmen und Zunehmen, Zuviel- oder Zuwenigessen, Schlemmen oder Hungern nicht mehr mit Erfolg oder Versagen gleichzusetzen. Sie brauchen solche Begriffe überhaupt nicht mehr zu benutzen.

Kochen Sie sich etwas Leckeres

Das fettarme Lebensprogramm hilft Ihnen dabei, nicht mehr bei einer Diät zu landen, bei der Sie immer wieder mal ab- und mal zunehmen. Die Prinzipien in diesem Buch basieren auf Theorien, die anhand eines breiten Spektrums der neuesten Forschungsergebnisse entwickelt worden sind. Diese Ergebnisse stammen nicht nur aus den Bereichen Medizin und Ernährungswissenschaft, sondern beziehen auch Sportwissenschaft, Psychologie, Chronobiologie (der Einfluß der täglichen biologischen Rhythmen von Körper und Geist), Schlafverhalten, Neurologie, Umwelteinflüsse, Streßverhaltensmuster und vieles andere mehr mit ein.

Neben den anderen Fähigkeiten, die für ein fettarmes Leben erforderlich sind, ist es besonders wichtig, sich die Kenntnisse der fettarmen Küche zu eigen zu machen. Ob Sie nun die Person in Ihrem Haushalt sind, die den Schnellkochtopf aufsetzt und den Kochlöffel schwingt oder nicht – Sie müssen wissen, wie man eine Vorratskammer mit köstlichen fettarmen Lebensmitteln aufstockt, wie man fettarme Mahlzeiten zubereitet, von denen jedes Familienmitglied begeistert sein wird, und wie Sie eine Speisekarte nach fettfreien Köstlichkeiten absuchen können, wenn Sie außer Haus essen.

Fettarme Kochmethoden sind nicht kompliziert, man muß sie nur erlernen. Kaufen Sie klug ein, ersetzen Sie fettreiche Zutaten durch fettarme, messen Sie Portionen ab und umgehen Sie die Fast-Food-Fallen. Darüber hinaus brauchen Sie fettarme Mahlzeiten, die verschiedene Obst-, Gemüse- und Getreidesorten sowie andere nährstoffreiche Zutaten enthalten. Solche Lebensmittel helfen mit, die allerbesten Geschmacksnoten zu treffen, so daß jede

Mahlzeit zu einem genußreichen Erlebnis wird.

In Teil 3 und 4 dieses Buches erfahren Sie alles über die Fähigkeiten, die Sie brauchen, um die fettarme Kochkunst meistern zu können. Dazu gehören praktische Anleitungen zum fettarmen Essen zu Hause und auswärts sowie zahlreiche Rezepte für die Umsetzung des 3+4-Mahlzeiten-Plans des fettarmen Lebensprogramms – fettarme Haupt- und Zwischenmahlzeiten sowie Desserts, die zum Teil auf Küchenklassikern aufgebaut sind und eine Vielfalt neuer Genüsse bieten.

Wie Sie feststellen werden, ist die Umstellung auf die fettarme Küche überhaupt nicht mühsam. Sie brauchen nur ein paar zusätzliche Utensilien und ein paar leicht zu erlernende, grundlegende fettarme Garmethoden.

Tatsächlich zählt das Einkaufen, Vorbereiten und Kochen fettarmer Lebensmittel zu den angenehmsten Beschäftigungen, die es auf der Welt zu entdecken gibt. Sie sollen Lebensmitteln eben gerade nicht aus dem Weg gehen – das ist die Sackgasse so vieler zu irgendeinem Zeitpunkt beliebter restriktiver Diätkuren –, sondern sich auf die allerbesten Mahlzeiten freuen. Wenn Sie erst einmal einige der Rezepte probiert haben und ein begeisterter Anhänger von mehr Geschmack und weniger Fett geworden sind, essen Sie bereits so gut und mit soviel Genuß, daß Sie nie wieder umkehren wollen.

Alle Rezepte kritisch getestet

Das Programm, das Sie auf den nächsten Seiten entdecken werden, befolge ich mit meiner eigenen Familie seit über 12 Jahren, und ich habe es allen Kollegen meines Fachs und vielen Freunden vorgestellt. Jeder Aspekt des Programms beruht auf wissenschaftlichen bzw. medizinischen Forschungsergebnissen oder Empfehlungen von Spezialisten, und ich habe Hunderte von Zitaten beigefügt, die mit den Richtlinien, die Sie erlernen werden, in Zusammenhang stehen.

Der große Unterschied in meinem eigenen Leben ist der fettarmen Lebensweise zuzuschreiben – ich fühle mich gesünder und fitter, habe mehr Energie und bin bei der Arbeit produktiver. Innerhalb des letzten Jahrzehnts hat diese Lebensweise die Gewichtsprobleme meiner Familie in etwas überraschend Einfaches und Automatisches umgewandelt – einen Plan, der sich wie von selbst erfüllt, ohne daß man viel darüber nachdenken muß.

Meine Frau Leslie hat von dem Programm dauerhaft und besonders eindrucksvoll profitiert. Während wir das fettarme Lebensprogramm entwickelten, nahm sie stetig überschüssiges Körperfett ab – und zwar so viel, daß sie von Kleidergröße 42 im Jahre 1984 im Lauf von zwei Jahren allmählich auf Größe 36 kam, was ihrer natürlichen Kleidergröße entspricht. Selbst nach ihren Schwangerschaften in den Jahren 1990 und 1993 erlangte sie ihr natürliches Gewicht und ihre Figur wieder – und, noch wichtiger, ihre Energie und Ausdauer. Seit wir uns die fettarme Lebensweise zu eigen gemacht haben, hat sie ihr Gewicht und ihre Energie beibehalten – und sie trägt noch immer Größe 36.

Alle Rezepte, die Sie in Teil 4 finden, hat Leslie kreiert, hier bei uns in unserer Küche. Wir finden sie alle köstlich, unsere Kinder auch – sogar unser wählerischer Sechzehnjähriger und unser noch wählerischerer Fünfjähriger. (Anmerkung: Wir haben auch eine zweijährige Tochter, aber sie ißt noch nicht fettarm. Ernährungswissenschaftler sind sich einig, daß Kinder unter zwei Jahren nicht auf eine stark fettarme Diät gesetzt werden sollten.) Der Vorteil des Ausprobierens bei uns zu Hause in der Familie ist, daß alle der Haupt- und Zwischenmahlzeiten von strengen Kritikern getestet und bei Bedarf abgewandelt worden sind.

Sie sind also nicht nur fettarm, sondern auch lecker. Und fast alle davon können auch zubereitet werden, wenn Sie es eilig haben.

Kapitel Zwei

Fettarm leben – was haben Sie davon?

Das Fett in Ihrem Speiseplan einzuschränken und mehr nährstoffreiche Lebensmittel wie Obst und Gemüse miteinzubeziehen, bedeutet für Sie sowohl kurzfristige als auch langfristige Vorteile. Wenn Sie erst einmal erfolgreich fettarm essen, verbessert sich Ihre Lebensqualität sofort. Ihre Stimmung steigt. Die Kassenzettel im Supermarkt werden kürzer. Sie können sich besser konzentrieren und verfügen über mehr Energie.

Einige der Vorteile des fettarmen Lebens stammen vom Gewichtsverlust. Weniger Fett in Ihrem Essen bedeutet weniger Speck auf den Rippen. Bei Übergewicht ist vernünftiges fettarmes Essen in Kombination mit regelmäßiger Bewegung eine ungefährliche, natürliche Methode, Pfunde für immer zu verlieren – ohne Hungern, Darben oder Besessenheit. Wenn Sie das fettarme Lebensprogramm in die Praxis umsetzen, können Sie aufhören, sich Sorgen um Ihr Gewicht zu machen, und anfangen, die Vorzüge eines schlanken, gesunden Körpers zu genießen.

Hier einige der Vorzüge, die von neuesten Forschungsergebnissen bestätigt werden:

- Erhöhtes Selbstwertgefühl
- Weniger Gelenkschmerzen
- Niedrigerer Blutdruck und Cholesterinspiegel
- Ein geringeres Risiko, Gicht, Krampfadern und arbeitsbedingte Krankheiten wie das Karpaltunnelsyndrom zu bekommen.
- Weniger Risiko, einem Herzanfall, Schlaganfall, Diabetes oder Krebs zum Opfer zu fallen – vier der zehn häufigsten Todesursachen in Deutschland.

Gewichtsverlust ist jedoch nicht der einzige Grund, Fett aus Ihrem Speiseplan auszuklammern. Selbst wenn Ihr Gewicht normal ist, reduziert fettarmes Essen Ihr Risiko, ernsthafte Krankheiten zu bekommen. Weniger Rückenschmerzen und ein gestärktes Immunsystem, das Erkältungen besser abwehren und Verletzungen schneller heilen kann, können außerdem die Folgen sein. Und weil gute Eßgewohnheiten so ansteckend sind wie schlechte, werden Ihr/e Ehepartner/in und Ihre Kinder von Ihrem Vorbild profitieren. Den eigenen Familienmitgliedern gesunde Gewohnheiten beizubringen, ist eine vernünftige Investition in ihre zukünftige Gesundheit – eine, die sich für den Rest ihres Lebens auszahlen wird.

Abnehmen – eine Besessenheit

Sich der Vorteile eines schlankeren Lebens bewußt zu sein, ist eine Sache. Sie in die Praxis umzusetzen, ist eine ganz andere Angelegenheit – eine, die Wohlstandsbürger im Großen und Ganzen verlieren. In Deutschland gelten heute 40 Prozent der Bevölkerung als übergewichtig, 19 Prozent sogar als fettleibig.

Fettleibigkeit ist ein komplexer Zustand mit genetischen, psychologischen und verhaltensbedingten Komponenten, daher gibt es keine einfache Erklärung dafür, warum so viele Menschen ihr überschüssiges Gewicht so schlecht loswerden können. Viele von uns nehmen an, daß kräftige Leute einfach zuviel essen, dabei zeigen Studien, daß Übergewichtige als Gruppe nicht mehr essen als Dünne. Sie essen jedoch anders:

Dünne Menschen beziehen die meisten ihrer Kalorien aus Kohlenhydraten und mageren Eiweißen. Übergewichtige beziehen mehr Kalorien aus Fetten.

Dieser entscheidende Unterschied erklärt zum großen Teil, warum manche ständig mit ihrem Gewicht kämpfen, während andere ohne große Mühe rank und schlank zu bleiben scheinen. Fette im Essen haben eine größere Tendenz, als Fette im Körper abgelagert zu werden. Ernährungswissenschaftler Dr. Miller sagt: „Wir wissen seit langer Zeit, daß irgendetwas am Fett in Nahrungsmitteln die Speicherung von Körperfett anregt."

Dieses „irgendetwas" ist die natürliche Tendenz des Körpers, Fettkalorien auf dem Bauch oder den Hüften anzusetzen, anstatt sie als Energie zu verbrennen. Forscher wissen, daß es für den Körper viel einfacher ist, Fett zu speichern als Kohlenhydrate oder Proteine. „Die Speicherung von Fett hat einen sehr hohen energetischen Wirkungsgrad", so Dr. Miller. „Man schätzt, daß nur etwa 3 bis 5 Prozent der in Fett enthaltenen Kalorien verbrannt werden müssen, um es zu speichern, während es bei Kohlenhydraten etwa 25 bis 27 Prozent sind."

Verbrennen statt ansetzen

Fette mit Kohlenhydraten oder mageren Proteinen zu ersetzen, hat außerdem eine fantastische Auswirkung auf Ihren Stoffwechsel. Jedesmal, wenn Sie etwas essen, lösen Sie Thermogenese aus – die Bildung von Wärmeenergie durch vorübergehende Anregung des Stoffwechsels, die Ihnen hilft, Nährstoffe zu verdauen und zu absorbieren.

Die Thermogenese ist am stärksten nach einer Haupt- oder Zwischenmahlzeit, die zahlreiche komplexe Kohlenhydrate und eine gemäßigte Menge Eiweiß enthält, und viel geringer nach einer fettreichen Mahlzeit. Deshalb sprechen viele Ernährungswissenschaftler von komplexen Kohlenhydraten und Eiweiß als „wärmeerzeugende" Nahrungsmittel. Und wenn Sie diese „wärmeren" Speisen zu sich nehmen, können Sie mehr Kalorien verheizen, erklärt der Mediziner Elliot Danforth.

Für den Stoffwechsel wirkt sich ein Imbiß, der reich an Kohlenhydraten ist, wie eine Handvoll trockener, knisternder Blätter auf einem Lagerfeuer aus: Die Flamme wird größer und verschlingt den Brennstoff schnell und wirkungsvoll. Wenn Sie eine Zwischenmahlzeit zu sich nehmen, die viel Fett enthält, ist es so, als ob Sie feuchtes Anzündmaterial verwenden: Das Feuer verbrennt es nicht so leicht, und das Ergebnis ist mehr Rauch als Hitze.

Tagtäglich, mit jeder fettarmen Mahlzeit, kann die zusätzliche Kalorienverbrennung sich als allmählicher, aber deutlicher Gewichtsverlust auswirken. Einige Wissenschaftler sind sogar der Ansicht, daß bei der Umstellung von einer Ernährungsweise, die rund 40 Prozent ihrer Kalorien aus Fett bezieht (der derzeitige deutsche Durchschnitt), zu einer Kost, die zwischen 20 und 25 Prozent aus Fett besteht, ein durchschnittlicher, aktiver Mensch Körperfett loswerden kann, ohne die Gesamtzahl der Kalorien zu verringern.

Schlank fürs Leben

Damit kommen wir zum größten Vorteil des fettarmen Lebensprogramms: Im Gegensatz zu einschränkenden Diäten handelt es sich hierbei um eine

Was hat es mit Cholesterin genau auf sich?

Der Satz: „Mein Cholesterinspiegel ist zu hoch“ wird gewöhnlich von einem besorgten Stirnrunzeln begleitet, und das zu Recht.

Normalerweise bezieht sich das auf die Gesamtmenge von Cholesterin im Blut, die in Milligramm pro Deziliter gemessen wird. Und es stimmt, daß ein hoher Cholesterinspiegel das Risiko erhöht, einem Schlaganfall oder Herzinfarkt zum Opfer zu fallen.

Dabei kommt es bei Ihrem Risiko wirklich zum Großteil auf die „Vehikel“ des Bluttransports an – Lipoproteine genannt –, die Cholesterin durch den Körper befördern. Es gibt in erster Linie drei Arten von Lipoproteinen.

HDL (in der Fachsprache die Abkürzung für high-density lipoprotein) – wird auch als „gutes Cholesterin“ bezeichnet, da es schützend wirkt. Es hält Cholesterin von den Herzkranzarterien fern und befördert es weiter. Allgemein läßt sich also sagen, je höher Ihre ***HDL***-Werte, desto besser sind Sie gegen Herzkrankheiten gefeit.

Fortsetzung s. S. 17

Fortsetzung von S. 16

LDL (Abkürzung für low-density lipoprotein) wird gewöhnlich als Hauptschuldiger bei Herzkrankheiten angesehen. LDL verbindet sich mit anderen Stoffen im Blut, setzt sich an den Wänden der Koronararterien ab und trägt zur Bildung von komplexen arterienverstopfenden Ablagerungen bei, Plaques genannt. Je höher die LDL-Werte im Blut, desto größer die Gefährdung des Herzens.

VLDL (Abkürzung für very low-density lipoprotein). Diese Art Cholesterin wird von der Leber produziert, um verschiedene Fettsubstanzen durch den Körper zu transportieren. Das sind die Triglyceride, freie Fettsäuren, die in Dreiergruppen verbunden sind und im Körper als Fett gelagert werden. VLDL transportiert auch LDL. Je höher der VLDL-Wert, desto mehr LDL kann die Leber produzieren. Direkt oder indirekt trägt VLDL somit zum Transport und zur Speicherung von Fett sowie zur Produktion von „schlechtem" Cholesterin bei.

Ein idealer Gesamtwert von Cholesterin im Blut beträgt laut der American Heart Association (Amerikanischen Herzstiftung) und der amerikanischen National Institutes of Health (Nationale Gesundheitsinstitute) 200 Milligramm pro Deziliter. Die Deutsche Herzstiftung hält sogar einen Serumcholesterinspiegel von 180-200 Milligramm pro Deziliter für wünschenswert.

Viele Gesundheitsorganisationen meinen heute, daß die wichtigste Zahl das Verhältnis des Gesamtcholesterins zum HDL-Wert ist, wobei die unbedenklichen Werte für Männer und Frauen unterschiedlich sind. Der als unbedenklich empfohlene Wert liegt bei unter 4,6 für Männer und bei unter 4,0 für Frauen.Wenn Sie unterhalb dieser Verhältniswerte bleiben, tragen Sie dazu bei, sich gegen Krankheiten der Herzkranzgefäße zu schützen. Die Senkung erhöhter Cholesterinwerte im Blut soll auch das Risiko von Grimm- und Mastdarmkrebs verringern.

Ernährungsstrategie, die Sie für den Rest Ihres Lebens beibehalten können.

Eine Studie an der University of Minnesota in Minneapolis, USA, verglich den Gewichtsverlust von zwei Gruppen übergewichtiger Frauen. Die eine Gruppe hielt sich an eine kalorienarme Diät – 1.200 Kalorien pro Tag, mit nicht mehr als 40 Gramm Fett. Die Frauen in der zweiten Gruppe konnten soviel essen, wie sie wollten –

solange sie ihren Fettkonsum auf höchstens 20 Gramm pro Tag beschränkten. Nach sechs Monaten hatten beide Gruppen gleich viel abgenommen, aber die fettarmen Esserinnen verfügten über mehr Energie und waren mit ihrer Kost zufriedener als die Kalorienzählerinnen.

Als die Wissenschaftler ein Jahr später wieder Kontakt aufnahmen, waren die fettarm lebenden Frauen noch um mehr als doppelt soviele Pfunde leichter als die kalorienarm lebenden.

„Die Frauen mit der fettarmen Diät waren mit ihrer Lebensqualität zufriedener als die Frauen, die sich kalorienarm ernährten", berichtet Dr. Meena Shah, eine Autorin der Studie. „Eine fettarme Kost ist keine Rechtfertigung für übermäßiges Essen, macht es aber möglich, mehr zu essen. Vor allem, wenn man sich auf die komplexen Kohlenhydrate konzentriert, wie sie in Obst, Gemüse und Vollkorngetreide vorkommen."

Die Gesamtkalorienmenge nicht aus dem Auge zu lassen, kann auch wichtig sein, wie Sie sehen werden, wenn wir einige der Fettmacher näher betrachten. Aber daß Sie durch einfaches Kalorienzählen, wie es bei herkömmlichen Diäten üblich war, Fett auf Dauer abnehmen können, ist ausgeschlossen. Der Weg zur erfolgreichen Reduktion von Körperfett führt allein über die Einschränkung von Fett in Nahrungsmitteln. Ganz zu schweigen davon, daß fettarme Esser sich nicht so leicht hungrig und benachteiligt fühlen wie Menschen, die einfach weniger Kalorien zu sich nehmen, und darum weniger oft frustriert das Handtuch werfen.

Dem Auf und Ab entgehen

Mit fettarmen Eßgewohnheiten entgehen Sie auch dem Teufelskreis des Ab- und wieder Zunehmens, mit dem man bei einer Diät Pfunde verliert, die man dann innerhalb weniger Monate wieder drauf hat. Neben der emotionalen Auswirkung der stetigen Sorge um das Gewicht hat dieser Teufelskreis einen weiteren versteckten Preis: Studien zeigen, daß Menschen, die ständig abnehmen, um dann wieder zuzunehmen, dabei sogar mehr Bauchfett ansammeln als Menschen, die ein gewisses Gewicht erreichen und dabei bleiben.

Wie immer Sie es betrachten, überschüssiges Bauchfett ist zu vermeiden. Ein Schmerbauch ist nicht nur unschön, sondern auch gefährlich. Experten wissen, daß der berüchtigte „Rettungsring“ gefährlicher ist als Speck auf Hüften und Oberschenkeln: Er wird mit einem erhöhten Risiko verbunden, Diabetes, Herzkrankheiten und Krebs zu bekommen.

Und wenn man sich die Forschungsergebnisse anschaut, könnte Bauchfett noch andere Auswirkungen auf die Gesundheit haben, denen die Wissenschaftler erst noch nachgehen müssen. Der „Rettungsring“ scheint mit einem erhöhten Gallensteinrisiko verbunden zu sein, während Fett auf Hüften und Oberschenkeln keine so bedeutende Rolle spielt. Es gibt sogar Hinweise dafür, daß zuviel Bauchspeck bei Frauen mit Unfruchtbarkeit verbunden sein kann.

Wenn Sie je versucht haben, mit einer aus sehr wenigen Kalorien bestehenden Diät zu hungern, werden Sie fettarmes Essen um etliches leichter finden. Hier noch eine gute Nachricht: Fettarmes Leben wird sogar im Laufe der Zeit zunehmend einfacher. Studien zeigen, daß Sie und Ihre Familienmitglieder, wenn Sie die Fette in Ihrem Speiseplan erst einmal mehrere Monate lang reduziert haben, womöglich anfangen, den Appetit auf Fett zu verlieren. Mehr als die Hälfte der in einer Studie befragten Frauen berichteten, Fettgeschmack allmählich nicht mehr zu mögen, und fast zwei Drittel sagten, daß sie sich innerhalb weniger Monate fettarmen Lebens nach dem Verzehr von fettreichen Nahrungsmitteln körperlich unwohl fühlten.

Für Krankheitsbekämpfung und Knochenaufbau

Bisher haben wir uns darauf konzentriert, wie fettarmes Essen Ihr Leben und Ihre Gesundheit verbessern kann, indem Sie abnehmen. Was ist jedoch, wenn Sie gar nicht übergewichtig sind? Gibt es einen Grund, Ihre fettreiche Ernährung aufzugeben, wenn Ihr Gewicht ohnehin goldrichtig liegt?

Die Antwort ist ein nachdrückliches Ja. Selbst wenn Sie zu den wenigen Glückspilzen gehören, die schlank bleiben, obwohl sie viel Fett essen, ist es nicht unwahrscheinlich, daß Ihr Körper innen nicht ganz so fit aussieht wie außen. Selbst wenn Ihr Gewicht normal ist –

die Wahrscheinlichkeit ist groß, daß eine stetige Ernährung mit fettreichen Nahrungsmitteln Sie letztendlich einholen wird. Das könnte Ihr Immunsystem schwächen und Ihr Krankheitsrisiko erhöhen, von Impotenz und Gallensteinen bis hin zu Herzkrankheiten und Krebs.

Forschungsergebnisse zeigen, daß eine fettarme Ernährung eine vergrößerte Anzahl der krankheitsbekämpfenden weißen Blutkörperchen zur Folge hat, die erste Kampftaktik Ihres Körpers gegen Infektionen. Diese positive Auswirkung auf das Immunsystem könnte der Grund sein, daß Menschen, die weniger Fett zu sich nehmen, weniger anfällig für bestimmte Krebsarten sind.

Außerdem lassen Studien darauf schließen, daß eine fettarme Ernährung Gallensteine vermeiden kann – kieselsteinähnliche Partikel, die sich in der Gallenblase bilden, dem birnenförmigen Organ unterhalb der Leber. Gallensteine kommen am häufigsten bei Männern und Frauen über 35 vor, können Gelbsucht und beim Austritt aus der Gallenblase starke Bauchschmerzen verursachen – ein ernster Zustand, der oft operativ behoben werden muß.

Fettarme Ernährung könnte sogar eine Waffe im Kampf gegen Osteoporose sein, den Schwund des festen Knochengewebes, der jährlich Tausende älterer Leute befällt. Die Ergebnisse sind vorerst nur vorläufig, aber eine Studie zeigt, daß Frauen, die fettarm essen, weniger oft Knochenbrüche erleiden als Frauen mit fettreicher Kost.

Es gibt sogar Hinweise dafür, daß eine fettarme Ernährung auch die Komplikationen, die mit Multipler Sklerose in Verbindung gebracht werden, abmildern kann.

Herzensangelegenheiten

Vielleicht der bekannteste Vorteil einer fettarmen Ernährung ist ihre Auswirkung auf Herz und Blutgefäße. Herzkrankheiten sind in Deutschland die häufigste Todesursache, sowohl bei Männern als auch bei Frauen. Wie oft haben Sie schon gehört, daß jemand „aus heiterem Himmel" einen Herzinfarkt erlitten hat?

Die Ironie dabei ist natürlich, daß die meisten Herzinfarkte die Auswirkung allmählicher Veränderungen im Kreislaufsystem sind, die sich über viele Jahre hin entwickeln. Zu solchen Veränderungen zählt Arteriosklerose, die allmähliche Verhärtung und Verdickung der Blutgefäße durch Plaque, einer fettigen, wachsartigen Substanz, die sich nach Jahren sitzender Lebensweise und schlechter Ernährung ansammelt. Plaque beeinträchtigt den Kreislauf des Blutes durch die Arterien. Gleichzeitig sind Menschen mit Herzkrankheiten anfälliger für Blutgerinnsel, und in einer Arterie, die durch Ablagerungen bereits verengt ist, kann eines dieser Blutgerinnsel ausreichen, um den Fluß des Blutes völlig zu stoppen. Das Resultat ist ein Myokardinfarkt, auch Herzinfarkt genannt.

Seit langem wissen Ärzte, daß eine Ernährung, die reich an gesättigten Fettsäuren ist, eine der Hauptursachen der Arteriosklerose darstellt. Und daß die Reduktion von Fett in der Ernährung den Prozeß verlangsamen oder gar rückgängig machen kann.

Niedrigerer Blutdruck, höhere Potenz

Eine fettarme Ernährung kann außerdem das Risiko des Bluthochdrucks senken, der einen weiteren entscheidenden Faktor bei Herzkrankheiten darstellt. Das Abspecken einiger überschüssiger Pfunde ist die zuverlässigste Methode, Ihren erhöhten Blutdruck zu normalisieren.

Doch selbst wenn Ihr Gewicht normal ist, kann die Reduktion von Nahrungsfetten zur Regulierung Ihres Blutdrucks beitragen. Forschungsergebnisse zeigen, daß eine fettarme Ernährung den Blutdruck senken kann, und zwar mit oder ohne Abnehmen. Epidemiologen (Wissenschaftler, die ganze Bevölkerungsgruppen betreffende Krankheiten erforschen) haben beobachtet, daß Bluthochdruck in zahlreichen weniger entwickelten Ländern, in denen die Menschen allgemein weniger Fett und mehr komplexe Kohlenhydrate zu sich nehmen als Bewohner von Wohlstandsländern, viel seltener auftritt.

Menschen, die sich fettreich ernähren, haben auch eine erhöhte Tendenz, Blutgerinnsel zu entwickeln, die die Herzkranzgefäße blockieren können – ein weiterer Risikofaktor für ein krankes Herz. Hier handelt es sich

An lebenswichtigen Fettsäuren wird es Ihnen ganz bestimmt nicht fehlen

Es stimmt schon, daß wir in diesem Buch eine Menge unangenehmer Sachen über Fett zu sagen haben. Dabei verdient nicht alles Fett, schlechtgemacht zu werden. Im Gegenteil, einige Fettsäuren brauchen Sie unbedingt, damit Ihr Körper gut funktionieren kann.

Mehrfach ungesättigte Fettsäuren, wie man sie in Getreide, Samen, Nüssen, Sojaprodukten wie Tofu und einigen Gemüsesorten findet, sind unerlässlich für die Körperfunktionen, weil der Körper ohne sie Fette nicht richtig nutzen kann. Sie liefern essentielle Fettsäuren wie Alphalinolsäure und Linolsäure.

Linolsäure wird im Körper gleich in Arachidonsäure umgewandelt, die für die Zusammensetzung aller Zellmembranen wichtig ist. Sie brauchen also mehrfach ungesättigte Fettsäuren sowohl zur Speicherung von Fett – was für das Überleben notwendig ist – als auch für den Aufbau der Zellmembranen.

Dieses Fett ist zwar lebenswichtig, es ist jedoch unwahrscheinlich, daß Sie sich jemals Sorgen machen müssen, nicht genug davon zu bekommen.

Fortsetzung s. Seite 23

um ein Gebiet, auf dem die Reduktion von Fett schnelle Resultate nach sich zieht.

In einer kleinen Studie wurden junge Frauen mit hohen Cholesterinwerten untersucht. Bereits fünf Monate nach der Umstellung auf eine fettarme Ernährung reduzierte sich ihr Risiko, Blutgerinnsel zu entwickeln, und damit ihr Risiko, einem Herzinfarkt zu erliegen, um 30 Prozent.

Ein gesunder Kreislauf hat noch andere, weniger offensichtliche Vorteile. Unabhängig vom Alter sind Männer, die sich fettarm ernähren, seltener von Impotenz betroffen als jene, deren Arterien mit Plaque verklebt sind. Verstopfte Arterien sind sogar schon für Rückenschmerzen verantwortlich gemacht worden. Autopsien zeigen, daß Menschen, deren Arterien viele Ablagerungen aufweisen, oft besonders abgenutzte Bandscheiben im Lendenbereich haben – ein Zustand, der mit Schmerzen in diesem Bereich in Verbindung gebracht wird.

Die Krebsgefahr

Ob Fett Ihr Steak durchzieht oder bequem auf Ihrer Taille sitzt, es kann auch Ihr Risiko vergrößern, bestimmte Arten von Krebs zu entwickeln.

Prostatakrebs, eine der häufigsten Krebsarten bei Männern der westlichen Industriestaaten, ist mit übermäßigem

Fettkonsum in Verbindung gebracht worden. Wissenschaftler wissen seit langem, daß Prostatakrebs viel seltener in Ländern auftritt, deren traditionelle Ernährungsweise nur wenig gesättigte Fettsäuren aufweist, also Fettsäuren aus Tierprodukten wie Fleisch, Käse, Butter und Vollmilch. Sie wissen beispielsweise auch, daß sich für Männer aus Polen oder Japan – wo der Konsum von gesättigten Fettsäuren niedrig ist und Prostatakrebs selten vorkommt –, die nach Nordamerika ziehen, das Risiko drastisch vergrößert. Schuld daran, glauben die Experten, ist die in Amerika (und auch in Deutschland) übliche, fettreiche Ernährung mit viel Gebratenem und Fritiertem und viel Fleisch, Wurst, Käse, Mayonnaise und Schokolade.

Fortsetzung von Seite 22

Heutzutage ist eine so große Vielfalt gesunder Nahrungsmittel erhältlich, daß Sie genug Linolsäure für Ihren gesamten Bedarf erhalten, ganz egal, ob Sie fettarm oder fettreich essen oder sich überhaupt nicht um den Fettgehalt kümmern. Sie brauchen sich einfach keine Gedanken darüber machen – es kommt selten vor, daß wir für Linolsäure auf zusätzliche Pflanzenöle angewiesen sind.

Dazu kommt, daß die westliche Einstellung, man müsse die Feste feiern, wie sie fallen, vielleicht sogar bei Krebsarten mit offensichtlichen Umweltursachen wie Haut- und Lungenkrebs eine Rolle spielen. Diese beiden zählen zum Beispiel in den Vereinigten Staaten und vielen anderen Ländern zu den häufigsten Krebsarten und werden mit einem bestimmten Risikoverhalten in Verbindung gebracht – zuviel Sonne und Zigaretten. Dabei sind das vielleicht nicht die beiden einzigen Faktoren, die bestimmen, wer daran erkrankt und wer nicht.

Bei einer Untersuchung von 76 Hautkrebspatienten stellte sich heraus, daß diejenigen unter ihnen, die sich fettarm ernährten, mit viel geringerer Wahrscheinlichkeit neue präkanzeröse Hautveränderungen entwickelten als die Patienten, die fettreich aßen.

Schützen Sie Ihre Organe

Obwohl es für die Vorsorge von Lungenkrebs am besten ist, mit dem Rauchen aufzuhören, wissen Forscher, daß alljährlich auch Tausende von Nichtrauchern an

Lungenkrebs sterben. Es ist noch zu früh, um mit Sicherheit zu sagen, warum es manche trifft, während andere verschont bleiben – aber mindestens eine Studie deutet an, daß Fett ein Faktor sein könnte.

Forscher verglichen die Eßgewohnheiten von 429 Frauen mit Lungenkrebs, die nicht rauchten, mit denen von 1021 gesunden, krebsfreien Frauen. Sie fanden heraus, daß das Risiko der Frauen, Lungenkrebs zu bekommen, umso größer wurde, je mehr gesättigte Fettsäuren sie zu sich nahmen.

Fett in Nahrungsmitteln spielt außerdem eine Rolle bei Krebserkrankungen des Verdauungssystems. Besonders auffällig ist hierbei der Darmkrebs, der in Europa heute die zweithäufigste bösartige Tumorerkrankung ist.

Wie Lungenkrebs ist auch Darmkrebs mit Hilfe einiger weniger Veränderungen der Lebensweise in vielen Fällen vermeidbar. Die Formel ist eigentlich recht einfach: Essen Sie weniger Fett, vor allem gesättigte Fettsäuren, und halten Sie sich an Speisen, die reich an Ballaststoffen sind, wie Obst, Gemüse und Vollgetreide. Das sind Grundnahrungsmittel für alle, die sich eine fettarme Lebensweise zu eigen machen. Glücklicherweise ist das auch genau die Art der Ernährung – fettarm, dafür reich an komplexen Kohlenhydraten –, die dazu beitragen kann, Sie vor Krebserkrankungen der Mundhöhle, der Speiseröhre und der Bauchspeicheldrüse zu schützen.

Nehmen Sie dem Brustkrebs die Chance

Dem Fett im Speiseplan eine kleinere Rolle zuzuweisen, ist für alle wichtig, denen die Krebsvorsorge ein Anliegen ist – für Frauen ist es jedoch eine besonders dringliche Angelegenheit. Die Forschung hat gezeigt, daß Brust-, Eierstock- und Gebärmutterkrebs mit Fett in Nahrungsmitteln in Verbindung stehen könnten.

Fragen Sie einen Raum voller Frauen nach ihren größten Gesundheitssorgen, und Sie können sicher sein, daß Brustkrebs bei jeder hoch oben auf der Liste steht. Brustkrebs, bei Frauen die häufigste Krebsart, trifft in Deutschland über 34.000 Frauen pro Jahr.

Bis vor kurzem schien es nicht viel zu geben, womit Frauen ihre Chancen verbessern und ihr Risiko verringern konnten, diese Krebsart zu bekommen. Jetzt lassen mehr und mehr neue Forschungsergebnisse darauf schließen, daß eine Reduktion der über die Nahrung aufgenommenen Fettmenge Frauen einen echten Vorsprung vor dieser gefürchteten Krebsart bietet.

Allerdings können sich die Wissenschaftler bislang nicht darauf einigen, wie groß dabei die Rolle ist, die das Fett in Nahrungsmitteln spielt. Bei Tierversuchen hat sich jedoch herausgestellt, daß zwischen der Fettmenge in der Nahrung und dem Brustkrebsrisiko eine definitive Verbindung besteht. Manche Studien deuten auf eine ähnliche Verbindung beim Menschen hin. Außerdem wissen wir, daß – ebenso wie Prostatakrebs – Brustkrebs in Ländern mit niedrigem Fettkonsum selten, dagegen in Ländern, wo die Ernährung zu hohem Grade fetthaltig ist, häufig vorkommt.

Fett in der Ernährung scheint nicht nur das Brustkrebsrisiko zu erhöhen, sondern spielt womöglich auch für die Prognose von Frauen, die Brustkrebs bekommen, eine Rolle. Eine Studie bei 678 kanadischen Frauen mit Brustkrebs befand, daß eine Frau der Krankheit mit größerer Wahrscheinlichkeit erlag, je mehr gesättigte Fettsäuren ihre Ernährung enthielt.

Manche Forschungsergebnisse zeigen sogar, daß eine fettreiche Ernährung ein Hindernis bei der frühen Erkennung von Brustkrebs sein kann: Mindestens eine Studie kommt zu dem Schluß, daß Mammographien von Frauen, die fettreich essen, weniger akkurate Ergebnisse zeigen. Während auf diesem Gebiet weiter geforscht wird, setzen Sie gleich die Möglichkeit eines geringeren Brustkrebsrisikos auf Ihre Liste der Gründe, warum die Umstellung auf fettarme Ernährung für Frauen ein vernünftiger Schritt ist.

Das Risiko für Frauen verringern – der Östrogenfaktor

Es gibt noch einen weiteren Anreiz für Frauen, fettarm zu essen: Laut der Epidemiologin Nancy L. Potischmann erhöht sich bei einer fettreichen Kost das Risiko, Gebärmutter- und möglicherweise Eierstockkrebs zu bekommen. In einer bei 399 Frauen mit Gebärmutterkebs und 296 gesunden Frauen durchgeführten Studie fand Dr. Potischmann heraus, daß die krebskranken Frauen deutlich mehr Fett zu sich nahmen, und zwar vor allem tierisches Fett.

„Es gibt eine Reihe von Beweisen dafür, daß es einen Zusammenhang zwischen einer fettreichen, westlichen Ernährung und erhöhten Östrogenwerten gibt. Und wir wissen, daß hohe Östrogenwerte mit Gebärmutterkrebs in Verbindung stehen", so Dr. Potischmann.

Und es ist nicht allein das Fett, das Sie essen, das Ihr Krebsrisiko erhöht. Es ist auch sinnvoll, sich über das überschüssige Fett, das Sie mit sich herumtragen, Gedanken zu machen.

Erstens hat Übergewicht eine Auswirkung auf Ihr Immunsystem, das eingebaute Verteidungungssystem Ihres Körpers gegen alle Arten von Krankheiten, einschließlich Krebs. Mehrere Studien zeigen, daß übergewichtige Menschen schwächere Immunsysteme haben als Menschen mit normalem Gewicht. Außerdem brauchen Übergewichtige im allgemeinen länger als normalgewichtige Menschen, um sich von chirurgischen Eingriffen zu erholen. Und besonders bedenklich ist es, daß bei Menschen mit Übergewicht möglicherweise abnormale Zellen weniger effektiv abgetötet werden. Das sind die Zellen, die bei ungehinderter Vermehrung zu Krebs führen können.

Für Frauen stellt Bauchfett eine besondere Bedrohung dar. Es wirkt sich auf die Produktion eines Proteins aus, das sexualhormonbindendes Globulin genannt wird, mit Östrogen eine feste Verbindung eingeht und es in den Blutkreislauf transportiert, wie Dr. Potischmann erklärt. „Eine Frau mit abnormaler Fettleibigkeit produziert geringere Mengen dieses Proteins, so daß ein größerer Teil ihres Östrogens mit anderen Proteinen transportiert wird, mit denen es keine so feste Verbindung eingeht. Das Resultat ist, daß im Blut mehr Östrogen vorhanden ist, was das Krebsrisiko zu erhöhen scheint."

Die Diabetes-Defensive

Eine fettarme Ernährung kann auch ein wichtiges Hilfsmittel bei der Vorsorge oder dem Umgang mit

Diabetes mellitus sein, der „Zuckerkrankheit", von der rund 5 Millionen Deutsche betroffen sind. Bei Menschen mit Diabetes produziert die Bauchspeicheldrüse nicht genug Insulin, ein Hormon, das dazu gebraucht wird, den Blutzuckerspiegel im Körper zu steuern und Nahrung in Energie umzuwandeln.

Diabetes Typ I (insulinabhängiger Diabetes) kommt zwar auch recht häufig vor, die meisten Diabetiker sind jedoch mindestens 40 Jahre oder älter. Hierbei handelt es sich um Typ II, oder insulinunabhängigen Diabetes. Ohne die richtige Behandlung kann Diabetes vom Typ II zu ernsthaften Komplikationen führen, darunter Herzkrankheiten, Nierenversagen und Blindheit.

Wenn in Ihrer Familie Diabetes Typ II vorkommt, haben Sie ein erhöhtes Risiko, diese Krankheit ebenfalls zu entwickeln. Aber Erbgut ist nicht gleich Schicksal: Selbst wenn beide Eltern Diabetes Typ II hätten, liegt Ihr Risiko nur bei etwa 1 zu 20. In den meisten Fällen liegt es mehr oder weniger bei Ihnen selbst, ob Sie zuckerkrank werden.

Ein entscheidender Faktor? Körperfett, vor allem: zuviel davon. Wenn Sie 20 bis 30 Prozent Übergewicht haben, erhöht sich Ihr Risiko auf das Dreifache, ob Diabetes in Ihrer Familie vorkommt oder nicht. Das ist einer der besten Gründe überhaupt, die dafür sprechen, ein normales, gesundes Gewicht zu halten.

Immer mehr Forschungsergebnisse zeigen, daß eine fettreiche Ernährung nicht nur zu Übergewicht beiträgt, sondern auch auf andere Weise Ihr Diabetesrisiko steigert. Studien zeigen, daß manche Menschen, die zuviel Fett essen, mit höherer Wahrscheinlichkeit eine gestörte Glukosetoleranz aufweisen, bei der der Körper Schwierigkeiten hat, Kohlenhydrate umzusetzen. Und eine gestörte Glukosetoleranz kann das Diabetesrisiko erhöhen.

Wieviel Fett ist zuviel? Eine Studie am Zentrum für Gesundheitswissenschaften an der University of Colorado in den USA schätzt, daß sich pro 40 Gramm Nahrungsmittelfette am Tag – das entspricht etwa einem großen Fast-Food-Hamburger mit Pommes Frites – Ihr Risiko, Diabetes Typ II zu entwickeln, verdreifacht. (Manche Menschen, die bereits Diabetes haben, kommen allerdings mit einer Ernährung, die reich an Kohlenhydraten und fettarm ist, nicht so gut zurecht. Sie sollten also, falls Sie Diabetiker/in sind, auf jeden Fall von Ihrem Arzt beaufsichtigt werden, um herauszufinden, was Ihnen bekommt.)

Indem sie weniger Fett zu sich nehmen und ein gesundes Gewicht beibehalten, können Diabetiker/innen bei der Kontrolle ihrer Krankheit eine aktive Rolle übernehmen und schwere Komplikationen vermeiden. Mit Hilfe der richtigen Ernährung können viele Menschen mit Diabetes Typ II ihren Insulinbedarf reduzieren oder eliminieren. Und weil Diabetiker gleichzeitig ein erhöhtes Risiko tragen, Herzkrankheiten zu entwickeln, ist die Umstellung auf eine fettarme Lebensweise zum Schutz des Herzens und der Blutgefäße besonders wichtig.

Hinweis: Falls Sie bereits Diabetiker/in sind, spielt die richtige Ernährung eine besonders wichtige Rolle im Umgang mit Ihrer Krankheit. Das fettarme Lebensprogramm kann für Sie viele Vorteile bringen, aber Sie sollten stets mit Ihrem Arzt sprechen, bevor Sie Ihre Ernährung ändern.

Eines Tages werden sie es Ihnen danken

Wenn Sie Kinder im Haus haben, hören Sie vielleicht Protestgeschrei, wenn Sie die Familienrezepte abändern oder ohne die Lieblingssnacks und -süßigkeiten der Kleinen vom Einkaufen zurückkommen. Sehen Sie ihren Widerstand jedoch nicht als ein Hindernis an; betrachten Sie ihn als zusätzlichen Anstoß, fettarm zu leben.

Die Gründe dafür, Ihre Kinder auf gesunde Bahnen zu führen, sind triftiger denn je. Zwischen den frühen 60er und den späten 70er Jahren hat Fettleibigkeit bei Kindern stark zugenommen, und das Problem wird immer größer. Heute sagen Experten, daß sowohl in Amerika als auch in Deutschland rund ein Viertel aller Kinder und Jugendlichen Übergewicht hat.

In einer Gesellschaft, die von Dünnheit besessen ist, haben übergewichtige Kinder es schwer. Untersuchungen zeigen, daß fettleibige Kinder unter einem niedrigeren Selbstwertgefühl und mehr emotionalem Streß leiden als ihre normalgewichtigen Klassenkameraden. Bei pummeligen Kindern ist das Risiko größer, daß sie im späteren

Leben auch Gewichtsprobleme haben. Eine Studie mit übergewichtigen 10- bis 13jährigen fand heraus, daß ca. 80 Prozent zu schwergewichtigen Erwachsenen werden. Dazu leiden sie auch als Erwachsene unter ernsterer Fettleibigkeit als Menschen, die erst später im Leben füllig werden.

So unfair es ist, überschüssiges Gewicht führt dazu, daß Kinder sowohl gesellschaftlich als auch beruflich benachteiligt werden. Eine Reihe von Studien hat ergeben, daß fettleibige Kinder oft weniger Geld verdienen, wenn sie erwachsen sind. Auch ist die Wahrscheinlichkeit, daß sie heiraten, geringer als bei ihren normalgewichtigen Altersgenossen.

Selbst wenn Ihre Kinder schlank aussehen, sind sie gegen die Gefahren einer fettreichen Ernährung und einer sitzenden Lebensweise nicht immun. Während des Koreakrieges waren amerikanische Militärärzte überrascht, unter jungen, scheinbar gesunden Soldaten, die im Krieg umkamen, einen hohen Prozentsatz an Arteriosklerose zu finden. Für Kinder von heute, die weniger körperlich aktiv sind als jede andere Generation im Lauf der Geschichte, ist die Situation noch schlimmer. Bei amerikanischen Jugendlichen durchgeführte Autopsien zeigen, daß die Herzkranzarterien fast aller 15-19jährigen Fettstreifen aufweisen.

Ihre Kinder brauchen ebenso dringend eine gesündere Lebensweise

Wie ist es möglich, daß junge Menschen, die kaum alt genug zum Autofahren sind, bereits die ersten Anzeichen von Herzkrankheiten zeigen? Ungesunde Ernährung, fettreiches Essen und eine sitzende Lebensweise sind schuld, so Pathologe Dr. Jack P. Strong.

Kinder von heute sitzen fast 20 Stunden pro Woche vor dem Fernseher, was ihnen 20 Stunden weniger für aktivere Freizeitbeschäftigungen wie Sport, Fahrradfahren und Helfen im Haushalt übrigläßt. Während sie fernsehen, knabbern viele Salziges oder Süßes, das fett- und kalorienreich sowie nährstoffarm ist, und konsumieren gleichzeitig Hunderte von Werbespots, die Fast Food und andere Fettmacher anpreisen.

Das alles hat eine katastrophale Auswirkung auf die

Eßgewohnheiten der Kinder. Eine Studie unter 209 Schülern der vierten und fünften Klasse in der Umgebung von Baltimore in den USA kam zu dem Ergebnis, daß die Kinder, die am meisten fernsehen, auch am meisten süße Sprudelgetränke zu sich nehmen, in Fast-Food-Restaurants essen und fettiges Salzgebäck, Süßigkeiten und zuckrige Frühstücksflocken schlecken.

Dabei lernen Kinder schlechte Eßgewohnheiten nicht nur im Fernsehen – ähnliche Impulse kommen durchaus auch aus der Schule. Eine Studie des Mittagessenprojekts in einem amerikanischen Schulbezirk ergab, daß nur rund alle sieben Tage den in der Schule essenden Kindern ein Mittagessen geboten wurde, das den Richtlinien für Fett und Cholesterin entsprach. An den übrigen Tagen wiesen alle zur Wahl stehenden Speisen einen hohen Fettgehalt auf – nicht sehr gesund für die kindlichen Arterien.

Doch bevor Sie aufgeben und Ihr Kind einem kurzen, bewegungsarmen Leben in Burger-Bars und Jeans in Übergrößen überlassen, sollten Sie wissen, daß der wichtigste Einfluß auf die Eßgewohnheiten eines Kindes die Ernährungsweise der Eltern ist.

Studien zeigen, daß übergewichtige Eltern ihre fettreichen Eßgewohnheiten bewußt oder unbewußt zum großen Teil an ihre Kinder weitergeben. Umgekehrt sieht das so aus: Wenn Sie nährstoff- und ballaststoffreiche Speisen anbieten und selbst ein Beispiel setzen, können Sie die Eßgewohnheiten Ihrer Kinder positiv beeinflussen, meint die Ernährungsforscherin Ann Shattuck. „Wenn Sie die meisten Mahlzeiten in Ihrem Haushalt planen, zubereiten und dafür einkaufen, spielen Sie eine sehr wichtige Rolle dabei, was der Rest der Familie ißt."

Allerdings sollten Kinder während der ersten beiden Lebensjahre nicht auf eine fettarme Diät gesetzt werden. Ernährungswissenschaftler sagen, daß Kinder bis zum Alter von zwei Jahren das Fett in ihren Mahlzeiten brauchen – und Sie sollten den Richtlinien Ihres Kinderarztes folgen. Danach jedoch brauchen Kinder im Gegensatz zu dem, was viele von uns glauben, nicht gläserweise Vollmilch und gut durchwachsene Koteletts, um groß und stark zu werden. Studien zeigen, daß Kinder, die fettarm ernährt werden, ebensoschnell wachsen wie Kinder, die fettreich essen.

Fett stufenweise abbauen

Kinder, wie auch Erwachsene, sind Gewohnheitstiere. Mehr als alles andere bestimmt ein wiederholtes Vorsetzen, was sie mögen und was nicht.

Die emotionalen Vorzüge

Wenn Sie sich das Gesamtbild anschauen, ist es klar, daß ein schlankes Leben der beste Weg zu Gesundheit und Wohlbefinden ist. Aber ein fettarmes Leben bietet auch etliche sofort spürbare Vorteile.

Außer dem Selbstbewußtsein, das daher stammt, alles für Ihre Gesundheit zu tun, was Sie können, bemerken Sie vielleicht auch eine Anhebung Ihres Gemütszustandes, wenn Ihre neuen fettarmen Gewohnheiten erst einmal „sitzen". So ging es 165 Männern und Frauen in Oregon in den USA, die im Zuge einer Studie zum Thema „Familie und Herz" eine cholesterinsenkende fettarme Diät anfingen. Diejenigen von ihnen, die den Ernährungsplan fünf Jahre lang beibehielten, wiesen weniger Depressionen und Aggressionen auf als eine Kontrollgruppe, die bei einer traditionellen fettreichen Ernährung blieb.

„Wir glauben, es hat etwas mit erhöhtem Selbstwertgefühl zu tun", sagt die Psychologin Gerdi Weidner, eine der Autorinnen der Studie. „Das Erfolgserlebnis von Menschen, denen es gelingt, eine Veränderung ihres Lebenswandels durchzuziehen, wirkt sich auch auf andere Lebensbereiche aus."

Und das ist noch nicht alles. Die seelischen und körperlichen Vorzüge eines fettarmen Lebens sind nicht nur für Sie – sie können auch auf den Rest der Familie übergreifen. Eine Studie am amerikanischen Fred Hutchinson Cancer Center ergab, daß der Partner oder die Partnerin oft nachzieht, wenn jemand positive Veränderungen in seinem oder ihrem Leben einführt.

Als Wissenschaftler einer Gruppe von 156 Frauen bei der Umstellung auf eine fettarme Ernährung halfen, fanden sie heraus, daß die Vorzüge der gesunden Lebensweise ansteckend wirkten. 15 Monate lang trafen sich die Frauen regelmäßig, um eine fettarme Ernährung und entsprechende Einkaufs- und Kochmethoden zu lernen. Ein Jahr später nahmen die Forscher mit den Ehemännern der Frauen Kontakt auf und verglichen ihre

Eßgewohnheiten mit denen einer Gruppe von 148 Männern, deren Frauen ihre Ernährung nicht verändert hatten. Sie fanden heraus, daß die Ehemänner der fettarm lebenden Frauen etwa 10 Prozent weniger Fett zu sich nahmen als die der Kontrollgruppe, obwohl sie weder an den Treffen teilgenommen noch andere Anleitungen zum fettarmen Leben erhalten hatten.

„Wir fanden einen starken Zusammenhang zwischen der Fettmenge, die die Frauen zu sich nahmen, und der Fettmenge, die die Ehemänner aßen," so Dr. Shattuck, einer der Autoren der Studie. „Obwohl die Ehemänner sich nicht besonders darum bemühten, fettarme Speisen auszuwählen, wenn sie nicht mit ihren Frauen aßen, genügte die Tatsache, daß zu Hause fettärmere Lebensmittel zur Verfügung standen, um einen deutlichen Unterschied in ihrem Fettkonsum zu machen."

Weniger Fett heißt weniger Geld ausgeben

Viele Menschen sind überrascht, daß die Summe auf dem Kassenzettel im Supermarkt niedriger ist, wenn weniger Fett im Einkaufskorb liegt. Wissenschaftler am Forschungszentrum des Mary Imogene Bassett Hospital im Staat New York guckten sich die Kassenzettel von traditionellen (also fettreichen) und fettarmen Essern an. Als die Ergebnisse vorlagen, stellte sich heraus, daß der durchschnittliche fettarme Esser über drei Tage verteilt umgerechnet 4 DM weniger ausgab als einer der fettreich essenden Gruppe.

Wenn Sie zudem Ihren Ehepartner und die Kinder dazu bewegen können, mitzumachen, sind die Ersparnisse sogar noch größer: Eine an der Fettforschungsklinik der George Washington University in den USA durchgeführte Studie ergab, daß eine vierköpfige Familie bei einer besonders fettarmen Ernährung (bei der 10 Prozent der Kalorien von Fett stammen) pro Woche umgerechnet 70 DM weniger ausgab als eine andere Familie, die sich „typisch amerikanisch" mit 37 Prozent Fett ernährte. Das sind über 3.500 Mark pro Jahr, die diese Familie für ein neues Auto, einen Familienurlaub oder neue (und wahrscheinlich kleinere) Kleider für die ganze Familie sparen kann.

Kapitel Drei

Der beste Anfang: Schalten Sie die zehn Fettmacher Ihres Körpers aus

Vorsicht Falle! Wenn Sie, wie so viele Menschen, jede der Fettzellen Ihres Körpers als einen Feind betrachten, dann kommt es Ihnen so vor, als ob Ihre Feinde überall auf der Lauer liegen – weil Sie wahrscheinlich rund 30 Milliarden davon haben. Und genau in diesem Augenblick sind diese Zellen in der Lage, bis zu 150 Pfund Fett zu speichern.

Seit Jahren bekämpfen viele von uns den Feind – Fett – mit wohlgemeinten, doch letztlich wirkungslosen Taktiken. Oder wir greifen in einer halbherzigen Weise an, die uns, biologisch gesehen, zum Scheitern verurteilt.

Forschungsergebnisse zeigen, daß man nicht zum Erfolg kommt, wenn man seine bisherigen Bemühungen intensiviert. Sie werden Ihr Fett nicht mit mehr Fitneßtraining, mehr Darben, mehr Fastenkuren, mehr Willenskraft und mehr Schuldgefühlen über den Genuß von „schlechten" oder „verbotenen" Speisen los.

Wenn aber mehr Bemühungen nicht zum Erfolg führen, muß es an der Zeit sein, einen neuen Gang einzulegen und aus alten Gewohnheiten auszubrechen.

Aber wie?

Wenn wir den Gürtel trotz heroischer Anstrengungen immer weiter schnallen müssen, dann ist einer der Hauptgründe hierfür, daß unsere Fettmacher eingeschaltet sind. Wir müssen also herausfinden, wie wir sie ausschalten können.

Realistisch betrachtet sind Sie sich wahrscheinlich bewußt, daß die Tendenz, große Mengen überschüssigen Körperfetts rapide zuzunehmen, zu einem gewissen Grad vererbt sein kann. Dieses Wissen sollte jedoch niemanden davon abhalten, fettarm zu leben.

Ganz gleich, was für Gene wir haben, wir sind alle den gleichen potentiellen Fettmachern ausgesetzt – besonders den zehn, die ich hier als die wichtigsten Fettmacher identifiziert habe.

Dabei ist es wichtig zu wissen, daß nicht alle zehn die gleiche Macht haben. Vielleicht schalten Sie einige davon bereits erfolgreich aus – indem Sie beispielsweise Fritiertes meiden. Es gibt aber noch zahlreiche andere Arten, wie die Fettmacher Ihre Abspeckversuche sabotieren.

Sie werden herausfinden, daß Sie, wenn Sie einen Fettmacher ausschalten, meist auch gleichzeitig einen Fettverbrenner einschalten. Dieselbe Wissenskraft, mit der Sie die Fettmacher ausschalten, hilft Ihnen, die Fettverbrenner einzuschalten.

Um das neuerworbene Wissen in neue Fähigkeiten umzusetzen, müssen Sie wahrscheinlich erst ein bißchen üben. Deshalb schlage ich Folgendes vor: Während Sie dieses Kapitel über die zehn Fettmacher lesen, suchen Sie sich den heraus, der für Sie der wichtigste zu sein scheint. Wahrscheinlich ist das auch der Fettmacher, der für Sie am schwierigsten auszuschalten sein wird – genau der, den Sie gleich von heute an ausschalten müssen.

Wenn Sie damit anfangen, erinnern Sie sich jedoch daran, daß es der schwerste ist. Das ist gut so, denn wenn Sie diesen Fettmacher ausgeschaltet haben, werden Sie es leichter finden, die anderen auch in Angriff zu nehmen. Und mit jedem wird es leichter werden, bis Sie sich plötzlich dabei ertappen, die letzten paar Fettmacher mit der größten Leichtigkeit auszuschalten.

Fettmacher Nummer 1

Fettreiche Haupt- und Zwischenmahlzeiten

Es ist gegen Ende des Arbeitstages, und Sie haben einen Riesenhunger. Sie können Ihren Magen knurren hören. Aber Sie haben Überstunden gemacht, und es ist schon nach der Abendessenszeit. Sie werden heute nicht mehr dazu kommen, noch zu kochen, darum bestellen Sie beim Bringdienst eine Pizza. Sie ist bereits auf dem Weg.

Ich wette, Sie können sich bereits vorstellen, wie sie schmeckt. Es gab ein Angebot beim Bringdienst, zwei Pizzas für den Preis von einer, darum haben Sie alle zusätzlichen Beläge gewählt – extra Käse, Oliven und Peperoni. Wird sofort geliefert.

Und obwohl Sie an das Fett in den zusätzlichen Zutaten gedacht hatten, vielleicht hatten Sie entschieden: „Na und? Ich bin schließlich berufstätig, und das Abendessen ist meine warme Hauptmahlzeit.“

Schön, schauen wir uns eine andere Situation an.

Sie müssen schnell los zur Arbeit und haben keine Zeit zu frühstücken, darum kaufen Sie sich auf dem Weg schnell ein Croissant. Na gut, es ist ein großes Croissant, aber warum auch nicht? Ungesund sind Croissants doch nicht, oder? Und das ist schließlich Ihr erster Energiespender des Tages.

Einen Augenblick mal. Wie wäre es, wenn Sie nur einen Teil des Croissants zum Frühstück und einen Teil der Pizza zu Abend essen? Geht es so nicht auch – wenn Sie nur eine sehr kleine Portion der fetthaltigen Pizza und nur eine Ecke des Riesencroissants anknabbern?

Na ja. Wir haben vielleicht vor, nur bescheidene Mengen dieser fettreichen Speisen zu essen. Für viele von uns ist es jedoch so gut wie unmöglich, der Versuchung zu widerstehen, mehr zu essen. Und wenn Fett in Lebensmitteln über Magen und Darm in Ihren Blutkreislauf gelangt, sind Gehirn und Körper darauf programmiert, das Signal zum Speichern auszulösen. So wird der größte Teil dieses Fetts in Fettzellen des Körpers gestopft, wo es als Brennstoff für magere Zeiten aufgehoben wird.

In längst vergangenen Zeiten, als wir Jäger und Sammler waren, wurde dieses Fett für Notfälle wieder hervorgeholt – lange Märsche auf Leben und Tod durch feindliches Terrain, je nach Jahreszeit Perioden zermürbender Hitze und Kälte, in denen es wenig zu essen gab. Aber viele unserer urzeitlichen Bedürfnisse sind zusammen mit dem Säbelzahntiger und dem Mammut ausgestorben.

Heutzutage brauchen die meisten von uns nicht viel von dem gespeicherten Fett. Ein nachempfundenes Abenteuer vor dem Fernseher hat mit den schlechten alten Zeiten regelmäßiger Hungersnöte nicht mehr viel gemeinsam. Sogar die schwere Hausarbeit, die beispielsweise noch vor rund hundert Jahren auf einem Bauernhof anfiel, wie Holzhacken oder Wasser pumpen, sind aus unserem Leben ebenso verschwunden wie Pferd und Wagen.

Heute stehen die meisten von uns einfach vom Wohnzimmersessel auf, strecken sich, gähnen, schalten das Licht aus und gehen ins Bett. Selbst an einem besonders hektischen Morgen brauchen wir unsere Fettreserven nicht dazu, den Wagen in den Berufsverkehr einzureihen oder die Kinder zur Schule zu schicken.

Fett verbrennen statt speichern

Ihr Körper muß das Fett, das Sie essen, entweder verbrennen oder ansetzen. Aber selbst wenn Sie jemand sind, der viel sitzt, signalisiert Ihr Gehirn, das einem uralten Selbsterhaltungstrieb folgt, an Ihre Zellen, daß sie Fett speichern sollen, anstatt es zu verbrennen.

Es stimmt zwar, daß wir alle täglich ein wenig Nahrungsmittelfett brauchen – und unser Körper ist darauf abgestimmt, bei jeder Haupt- oder Zwischenmahlzeit kleine Mengen Fett zu verbrauchen. Wenn wir jedoch beispielsweise abends große Mengen fettreicher Speisen zu uns nehmen, gibt es nicht viel, was der Körper damit anfangen kann.

Viele von uns bestellen riesige „Menü-Angebote" in Burger-Bars oder essen abends besonders fettreich, ohne darauf zu achten, wieviel Fett wir dabei zu uns nehmen. Und das tun wir genau in den Stunden, in denen die Fähigkeit des Körpers, Energie zu produzieren und Fett zu verbrennen, rapide absinkt.

Fett in Nahrungsmitteln ist bereits reines Fett, das ohne Anstrengung in unsere Fettspeicherzellen rutschen kann. Darum kostet es sehr wenig Energie – nur etwa 3 Kalorien –, 100 Fettkalorien in neues Körperfett zu verwandeln.

Was sind dabei die Alternativen?

Im Gegensatz zu schnellfließendem Nahrungsmittelfett kostet es viel mehr Energie, die in vielen Vollkorngetreideprodukten und frischem Obst und Gemüse enthaltenen komplexen Kohlenhydrate zu verdauen und in den Körper einzubauen. Es kostet mehr als achtmal soviel Energie, ein Nahrungsmittel, das reich an komplexen Kohlenhydraten ist, in Körperfett umzuwandeln, als ein fettreiches Nahrungsmittel, schätzt Biochemiker Jean-Pierre Flatt. Mit anderen Worten, Ihr Körper muß achtmal so schwer arbeiten, um ein Essen in Körperfett umzuwandeln, das reich an komplexen Kohlenhydraten ist. Dazu zählt etwa ein frischer Gemüsesalat, eine Schüssel guten alten Haferbreis oder eine Scheibe Vollkornbrot.

Kurzschalter

WISSENSKRAFT STATT WILLENSKRAFT

Machen Sie eine kurze Pause und denken Sie darüber nach, was Sie heute zu Abend essen werden. In einer gewöhnlichen Mahlzeit sind die Fette zum Beispiel in Öl, Butter, Margarine, Käse, Sahne, Vollmilch, jeder Art Rind- oder Schweinefleisch, Pommes Frites oder Salatsoße enthalten. Wenn Sie normalerweise außerdem Nachtisch essen, denken Sie vielleicht an ein Stück Kuchen, Eis oder Kekse. Oder Sie nehmen Sahne zum Kaffee.

Während Sie jetzt an diese Mahlzeit denken, entscheiden Sie sich für eine bestimmte Änderung. Vielleicht werden Sie weniger Käse nehmen oder die saure Sahne auf Ihrer Folienkartoffel weglassen. Sie könnten weniger Öl oder Margarine verwenden als sonst, eine kleinere Portion Fleisch oder Wurst essen oder anstelle von Kartoffelchips Knäckebrot knabbern. Anstelle von Mayonnaise oder Ihrer gewöhnlichen Salatsoße, wählen Sie ein fettarmes oder fettfreies Dressing. Versuchen Sie es zum Nachtisch mit fettarmem Speiseeis. Und rühren Sie Magermilch oder fettfreie Milchtrockenmasse in Ihren Kaffee.

Fortsetzung s. Seite 38

Kurzschalter
WISSENSKRAFT STATT WILLENSKRAFT

Fortsetzung von Seite 37

Wählen Sie eine spezifische Veränderung aus. Das ist alles. Fangen Sie damit an. Damit kommt weniger Fett in Ihren Körper – und weniger Fett wird gespeichert.

Speck, Pommes Frites und andere Fettansetzer

Es ist nicht allzusehr vereinfacht, wenn ich behaupte, daß zwei Stück Schmalzgebäck, ein doppelter Cheeseburger, eine große Schachtel gebuttertes Popcorn oder eine Tüte herkömmlicher Kartoffelchips wie ein schwerbeladener Öltanker von Ihrem Magen in den Blutkreislauf gelangen. Und wenn der Tanker seine fettige Ladung in Ihren Blutkreislauf ergießt, geschieht das mühelos und automatisch, und das Öl dringt in die Fettzellen in Ihrem Bauch oder in den Oberschenkeln ein.

Kurz gesagt, das Ansetzen von Körperfett nach großen Portionen Nahrungsmittelfett kann erstaunlich leicht sein. Und jedesmal, wenn Sie etwas Fettes essen, verringern Sie das Verhältnis, in dem Ihr Körper Fett für Energie verbrennt. So wird es allmählich immer schwerer, das Körperfett dauerhaft loszuwerden.

Außerdem erhöht Ihr Körper auf dramatische Weise die Produktion des Hormons Insulin, wenn Sie viel Fett schlucken. Unter anderem regt das Insulin Ihren Appetit an – und die Geschwindigkeit, mit der Ihr Körper Fett speichert. Gleichzeitig wird es schwieriger für den Körper, Fett zu verbrennen. Das Resultat unterm Strich: Wenn Sie fettreiche Nahrungsmittel zu sich nehmen, werden Sie wahrscheinlich in den darauffolgenden Stunden nur noch mehr Fettes essen wollen.

Wo sich das Fett einschleicht

Sind die meisten von uns nicht sowieso schon dabei, ihren Fettkonsum zu reduzieren? Einerseits ja, anderseits nein.

Obwohl viele Menschen bereits weniger Rindfleisch und Butter essen, machen sie diese geringe Reduktion durch andere fettreiche Lebensmittel wieder wett. Zwischen 1993 und 1994 stieg beispielsweise in den USA der Verkauf von supersahnigen Eiscremesorten um über 17 Prozent an. Wenn Sie insgeheim zu den Liebhabern von sahnigem Speiseeis zählen, sollten Sie wissen, daß Sie mit jedem Bissen 60 Prozent Ihrer Kalorien in Form von Fett zu sich nehmen! Die meisten von uns können den Heißhunger auf fettreiche Nahrungsmittel einigermaßen im Zaum halten. Auf der anderen Seite gibt es einige Körpersignale, die uns dazu animieren können, den nächsten Bissen zu tun. Seit Jahren studieren Neurobiologen eine spezifische Gehirnregion, den Hypothalamus, der für den Appetit, die Stoffwechselrate und die Fettspeicherung eine Schlüsselrolle spielt. Sie haben herausgefunden, daß der Hypothalamus eine Substanz namens Galanin produziert, die einen gezielten Heißhunger auf Fett auslöst.

Galaninwerte sind morgens immer niedrig, dann steigen sie an, mittags sind sie schon höher und bleiben dann bis zum Abendessen und in den späteren Abend hinein hoch.

Um es noch schlimmer zu machen, steigert Galanin nicht nur unseren Appetit auf Fettgeschmack, es beeinflußt auch andere Hormone, die sich auf die Speicherung von Fett auswirken. Wenn Ihr Galaninwert hoch ist, können Sie beinahe sicher sein, daß das überschüssige Fett, das Sie essen, als Körperfett gespeichert wird. Forscher an der Rockefeller University in New York City haben anhand des Verhaltens von Ratten herausgefunden, daß Fettkonsum zu noch mehr Fettkonsum zu führen scheint.

„Die Mechanismen, die den Appetit auf Fett steigern, scheinen stärker zu sein als Mechanismen, die ihn senken“, so die Neurobiologin Sarah Leibowitz, die das Forschungsteam leitete. Wie Dr. Leibowitz' Tierversuche zeigten, scheinen Ratten, wenn sie erst einmal etwas Fett gefressen haben, einen Heißhunger auf mehr zu haben. Es liegt nahe, daß die gleichen Einflüsse auf den Appetit auch bei Menschen vorherrschen.

Müssen wir uns also damit abfinden, von einem Heißhunger auf Fettes beherrscht zu werden, der mittags anfängt und den Rest des Tages anhält?

Vielleicht nicht. Obwohl eine vom Gehirn produzierte Substanz wie Galanin einen großen Einfluß haben kann, so ist es doch nicht der einzige Einfluß, meint der Anthropologe Stephen Bailey. „Es steht fest, daß Stoffe wie Galanin bei der Steuerung unseres Appetits eine wichtige Rolle spielen. Sicher ist außerdem, daß wir in der Lage sind, auf die Signale des Gehirns, die uns zum Fettkonsum anregen, auf viele verschiedene Arten zu reagieren,“ so Dr. Bailey.

Zuviel Fett macht träge

Je länger Sie sich fettreich ernähren, umso mehr verlagert sich Ihr Körper darauf, Fett zu *speichern*, anstatt es in Form von Energie zu *verbrennen* – dafür findet die Forschung ständig neue Beweise. Mit anderen Worten, Ihr Stoffwechsel stellt sich möglicherweise darauf um, mehr anzusetzen und weniger zu verbrauchen.

Meiden Sie gehärtete Fette

Wenn mit den Molekularstrukturen bestimmter Fette herumgespielt wird, kommen bei der Lebensmittelverarbeitung manchmal neue Substanzen heraus, die Gesundheitsrisiken mit sich führen können.

Das ist der Fall bei hydrierten, d.h. gehärteten Fetten – Ölen, denen künstlich Wasserstoff beigefügt wird, um sie zu „härten" und so streichfähiger zu machen. Da der Molekülbau durch die Injektion von Wasserstoff von einer „cis"-Figuration in eine „trans"-Figuration umgewandelt wird, werden diese Öle auch Trans-Fettsäuren genannt.

Margarine, die aus gehärtetem, mehrfach ungesättigtem Öl hergestellt wird, ist weithin als cholesterinfreier Ersatz für Butter angenommen worden. Dabei könnte der Härtungsprozeß, der bei der Herstellung von Margarine angewandt wird, zu anderen Gesundheitsproblemen führen, wie die Forscher glauben.

Margarine ist auch nicht die einzige Quelle gehärteter Öle – sie finden sich unter anderem auch nicht selten in folgenden Lebensmitteln:

- Brot und Brotaufstrich
- Kuchen und Keksen
- Bonbons
- Salzgebäck wie Kräcker oder Chips
- Gebratenen Speisen
- Zuckerguß
- Mayonnaise und Salatsoßen
- Pudding
- Backfett

Forschungsergebnisse lassen darauf schließen, daß übermäßiger Konsum von Trans-Fettsäuren Gesundheitsprobleme hervorrufen kann. Eine teilweise Härtung kann Gesamtcholesterinwerte anheben und in mehrere der Schutzmechanismen des Körpers eingreifen.

An dieser unerwünschten Wandlung ist ein Enzym beteiligt, das in der Fachsprache Lipoprotein-Lipase genannt wird (LPL). Die Aufgabe des LPL ist es, Fettmoleküle in Fettsäuren aufzuspalten, die klein genug sind, um in die Membranen der Fettzellen Ihres Körpers einzudringen.

Wenn Sie mehr Fett essen, sendet Ihr Körper stärkere Signale aus, die dieses fettspeichernde Enzym aktivieren. So werden die Fettzellen Ihres Körpers mit mehr Nahrungsmittelfetten gemästet.

Die Nahrungsmittel, die die Speicherung von Fett am stärksten aktivieren, sind anscheinend die, die sowohl besonders fett- als auch zuckerhaltig sind. Damit wären einige unserer beliebtesten Speisen bestens beschrieben. Denken Sie nur an Kuchen, Torten, Eis und Schokolade – alles schwergewichtige Mischungen aus Fett und Zucker.

Im gleichen Moment, in dem große Mengen Fett in unseren Blutkreislauf gelangen, stimuliert der Zucker in diesen Süßigkeiten die Produktion von Insulin. Außerdem kann er die Aktivität des Fettspeicherungsenzyms LPL deutlich erhöhen.

Tatsache ist, daß industriell verarbeitete Süßmittel aller Art für Insulin im Blut sorgen. Fast augenblicklich bereitet das Insulin die Fettzellen auf Speicherung vor. Es trägt auch dazu bei, daß Kalorien aller Art (nicht allein Fettkalorien) in Form von Fett gespeichert, anstatt zur Energieproduktion verbrannt werden. Die Zellen scheinen sich zu „öffnen", und das LPL schleust die zirkulierenden Fettmoleküle geradewegs durch die offene Tür. Das Ergebnis kann eine dramatisch gesteigerte Fettspeicherung sein. Und bei vielen Menschen wird das Fett in erster Linie um die Hüfte und am Bauch gespeichert.

Wie die Forschung zeigt, führt das Fett in fettreichen Lebensmitteln neben dem tatsächlichen Fettzuwachs auch zu geistiger und körperlicher Trägheit. Nach fettreichen Zwischen- oder Hauptmahlzeiten „nimmt die Viskosität (Dickflüssigkeit) des Blutes meßbar zu", wie der Mediziner Neil Barnard feststellt.

Wenn Ihr Blut dickflüssiger oder viskoser wird, wird es unausweichlich auch träge. „Das könnte ein Grund dafür sein, daß sich viele Menschen nach dem Essen geistig und körperlich träge fühlen", sagt Dr. Barnard.

Wieviel Fett ist gesund?

Um den Fettmacher auszuschalten, müssen Sie erst einmal herausfinden, wieviel Fett Sie pro Tag zu sich nehmen können. Ziel ist, nur wenig oder am besten überhaupt kein Nahrungsmittelfett in Form von Körperfett zu speichern. Wenn Sie dieses Ziel erreichen wollen, müssen Sie jedoch einen Höchstprozentsatz für sich festlegen, den die Kalorien in Ihrer Kost, die von Fett stammen, nicht überschreiten dürfen.

Die Amerikanische wie auch die Deutsche Herzstiftung empfehlen den gleichen Prozentsatz. Sie raten, mit der täglichen Nahrungsaufnahme nicht mehr als 30 Prozent der Kalorien in Form von Fetten aufzunehmen.

Dabei ist diese Empehlung eher konservativ und läßt wahrscheinlich noch immer zuviel Fett im Essen zu. Der Ansicht vieler unabhängiger Ernährungswissenschaftler und Gesundheitsexperten nach ist eine Senkung auf 30 Prozent nicht genug.

Studien lassen beispielsweise darauf schließen, daß 30 Prozent Fett die Entwicklung von Herzkrankheiten zwar verlangsamen, aber nicht aufhalten. Eine an der Harvard University unter weiblichen Krankenschwestern durchgeführte Studie ergab, daß Frauen mit einem Anteil von 27 bis 30 Prozent Fett in ihrer Ernährung eine praktisch ebenso hohe Brustkrebsrate hatten wie Kolleginnen, die 40 Prozent Fett aßen.

Andere Studien zeigen, daß einer der wichtigsten gesundheitlichen Vorzüge – Gewichtsverlust – eintritt, wenn der Fettanteil der Ernährung bei unter 30 Prozent liegt. In einer von Forschern der Cornell University in Ithaca, New York, und an der Universität von Göteborg in Schweden durchgeführten Zwei-Phasen-Studie wurden Frauen zuerst auf eine Diät mit unbegrenztem Fettanteil gesetzt und dann auf eine fettreduzierte Diät.

Während der ersten Phase der Studie nahmen die Frauen eine für die westlichen Industrieländer typische Kost zu sich, die zu 35 bis 40 Prozent aus Fettkalorien bestand. Diese Phase dauerte 11 Wochen, während der die meisten Teilnehmerinnen Körperfett zunahmen. Dann kam die Umstellung auf die fettarme Diät. In den nächsten 11 Wochen aßen dieselben Frauen, soviel sie wollten – aber die Speisen, die sich sich aussuchen durften, bestanden nur zu 20 bis 25 Prozent aus Fett.

Das Resultat? Am Ende der zweiten 11-Wochen-Phase hatte jede Frau im Durchschnitt über zwei Kilogramm Körperfett abgenommen. Da die Menge der Nahrungsmittel in beiden Phasen unbegrenzt war, lag der Unterschied allein in dem Prozentsatz der Fettkalorien. Sobald weniger der Kalorien aus Fett stammten, purzelten die Pfunde.

Fetterkennung leicht gemacht

Möchten Sie die Fette in Ihrem Küchenschrank besser einschätzen können? Mit dieser Tabelle für gebräuchliche Nahrungsmittelfette und -öle wissen Sie auf einen Blick Bescheid.

Fettsäuren	gesättigt (%)	einfach ungesättigt (%)	mehrfach ungesättigt (%)
Butter	68	24	4
Distelöl	99	12	74
Erdnußöl	19	46	30
Kokosöl	86	6	2
Maisöl	13	24	59
Olivenöl	14	72	9
Rapsöl	7	60	30
Sesamöl	15	40	40
Sojaöl	15	23	58
Sonnenblumenöl	11	21	68

Setzen Sie Ihr Ziel

Die meisten von uns müssen weniger Fettkalorien zu sich nehmen, wenn sie den Fettmacher Nummer 1 ausschalten wollen.

Für ein fettarmes Leben sollten Sie einen täglichen Nahrungsmittelkonsum anstreben, bei dem etwa 20 Prozent, jedoch nicht mehr als 25 Prozent der gesamten Kalorienmenge aus Fett bestehen. Ihr letztendliches Ziel, oder ein realistisches Zukunftsideal, liegt vielleicht sogar noch niedriger.

Tatsächlich kommt der menschliche Körper mit nur 4 bis 6 Prozent der täglichen Kalorienmenge in Form von Fett aus.

Schnelle Fakten zur Fettbekämpfung

Normalerweise fassen wir Fette in einer einzigen Kategorie zusammen – das ergibt Sinn, wenn Sie Ihren Fettkonsum allgemein im Auge behalten wollen. Aber eigentlich gibt es verschiedene Arten von Fett mit verschiedenen Auswirkungen auf die Gesundheit.

Über 90 Prozent der Fette in Nahrungsmitteln sind aus komplexen Molekülen aufgebaut, die aus drei verschiedenen Fettsäuren bestehen, und zwar gesättigten, einfach ungesättigten oder mehrfach ungesättigten Fettsäuren. Tierische Fette enthalten normalerweise einen hohen Prozentsatz an gesättigten Fettsäuren, während die meisten pflanzlichen Fette in erster Linie ungesättigte Fettsäuren enthalten.

Diese drei Arten von Fettsäuren spielen unterschiedliche Rollen in unserer Ernährung und wirken sich definitiv unterschiedlich auf unsere Gesundheit aus, und zwar so:

Gesättigte Fettsäuren sind in erster Linie tierischen Ursprungs, wie Rind-, Kalb- und Schweinefleisch, dazu Eier und Milchprodukte wie Butter und Käse. Kokosöl und Palmöl enthalten auch viel gesättigte Fettsäuren. Wenn mehr als 5 Prozent Ihrer täglichen Gesamtkalorienmenge aus diesen Fettsäuren besteht, riskieren Sie eine Anhebung Ihres LDL-Spiegels (das ist das „schlechte" Cholesterin) und die Entwicklung von Krankheiten. Man nimmt ferner an, daß ein hoher Konsum an gesättigten Fettsäuren den Bedarf an essentiellen Fettsäuren erhöht, was zur Entstehung von überschüssigem Körperfett sowie anderen Gesundheitsproblemen führen kann.

Einfach ungesättigte Fettsäuren finden sich zu großen Anteilen in Rapsöl, Olivenöl, Erdnußöl und Sesamöl. Man hat herausgefunden, daß Öle, die reich an einfach ungesättigten Fettsäuren sind, LDL-Cholesterinwerte senken helfen, dabei auf HDL (das „gute" Cholesterol) keine Auswirkung haben.

Mehrfach ungesättigte Fettsäuren finden sich in Getreide, Samen, Nüssen, Sojaprodukten wie Tofu und einigen Gemüsesorten. Sie werden für eine angemessene Fettspeicherung und für die Gesundheit der Zellen gebraucht – aber in einer normalen Ernährung kommen sie reichlich vor. In Studien an Tieren haben Forscher eine Verbindung zwischen mehrfach ungesättigten Fettsäuren und der Bildung von Krebstumoren sowie der Verkalkung der Herzkranzgefäße festgestellt.

Diese drei Arten von Fettsäuren sind in verschiedenen Ölen in unterschiedlichen Kombinationen vorhanden. Die Tabelle „Fetterkennung leicht gemacht" zeigt die gesättigten, einfach ungesättigten und mehrfach ungesättigten Fettsäuren in jeder Ölsorte – verglichen mit den Fetten, die in Butter enthalten sind.

Und es gibt Anzeichen dafür, daß extrem fettarme Diäten mit nur 10 bis 15 Prozent Fettkalorien für Menschen mit medizinischen Befunden wie etwa schwerer Herzkrankheit ausgesprochen hilfreich sind. Die langfristigen Vorzüge einer extrem fettarmen Ernährung sind jedoch noch nicht erwiesen. Im Gegenteil, manche Studien lassen auf eine Art Gegenwirkung schließen, bei der eine extrem fettarme Kost den Körper dazu stimulieren kann, mehr Fett aus dem Blutzucker zu produzieren und den Appetit zu steigern.

Solange es keine weiteren gegenteiligen Forschungsergebnisse gibt, scheint der optimale Anteil der Kalorien in Form von Fetten zwischen 10 und 25 Prozent zu liegen. Und für die meisten von uns mag es schon schwierig genug scheinen, unter die 30-Prozent-Grenze zu gelangen.

Wenn Sie sich an die in diesem Buch beschriebenen Vorschläge für Menüs und Imbisse halten, können Sie ohne weiteres ein Ernährungsziel von etwa 20 Prozent Kalorien in Form von Fett erreichen. Und, wie Sie sehen werden, wenn Sie sich die Rezepte anschauen, müssen Sie keineswegs darben, um bei diesem Prozentsatz zu bleiben. Wahrscheinlich essen Sie sogar besser – und dazu wahrscheinlich sparsamer – als je zuvor.

Es gibt auch noch etwas anderes zu beachten, wenn Sie Ihren Fettkonsum berechnen – die Art von Fettsäuren, die Sie zu sich nehmen. Im Idealfall sollte Ihr täglicher Fettkonsum aus nicht mehr als einem Drittel mehrfach ungesättigten, einem Drittel oder weniger an gesättigten und zum Rest an einfach ungesättigten Fettsäuren bestehen. Für den Anfang kann besonders die Reduzierung der gesättigten Fettsäuren einen entscheidenden Schritt darstellen. Die Rezepte und Menüvorschläge in diesem Buch sind mit Bedacht so zusammengestellt, daß dieses Gleichgewicht beibehalten wird.

Tägliches Kalorienlimit

Die anschließende Tabelle soll Ihnen dabei helfen, unter Inbetrachtnahme dessen, wie aktiv Sie sind und was Ihr Zielgewicht ist, Ihr ungefähres tägliches Kalorienlimit zu berechnen.

Wählen Sie die Kategorie aus, die Sie bezüglich Geschlecht und Lebensweise am besten beschreibt. Schreiben Sie Ihr geschätztes „Wohlfühlgewicht“ in die zweite Spalte. Dann multiplizieren Sie dieses Gewicht mit der Zahl in der dritten Spalte – das Ergebnis ist der geschätzte Wert Ihres täglichen Kalorienlimits.

Heften Sie sich diese Zahl an den Küchenschrank oder Kühlschrank. Denken Sie daran – das ist Ihr tägliches Ziel.

Sie sind	Ihr gewünschtes Gewicht ist	multipliziert mit	Ihr tägliches Kalorienlimit
Weiblich, bewegungsarm	___kg	24	__________
Männlich, bewegungsarm	___kg	28	__________
Weiblich, mäßig körperlich aktiv	___kg	30	__________
Männlich, mäßig körperlich aktiv	___kg	34	__________
Weiblich, körperlich sehr aktiv	___kg	36	__________
Männlich, körperlich sehr aktiv	___kg	40	__________

Finden Sie Ihr persönliches Idealgewicht

Falls Sie keine Ahnung haben, wieviele Kalorien Sie pro Tag zu sich nehmen, oder welche Fettkalorienzahl Ihr Ziel sein sollte, können Sie es jetzt für die Zusammenstellung Ihres Programms herausfinden. Mit den folgenden Schritten gelangen Sie zu Ihrem Ziel für den täglichen Fettkonsum.

1. Schätzen Sie Ihr persönliches Idealgewicht, bei dem Sie sich gesund fühlen. Wahrscheinlich haben Sie bereits eine Vorstellung davon, was Ihr „Wohlfühlgewicht“ ist, aber viele Menschen setzen sich unrealistische Ziele.

Vielleicht sollten Sie Ihr persönliches Idealgewicht mit Ihrem Hausarzt oder einem Ernährungsberater besprechen. Es ist wichtig, sich klarzumachen, daß Sie bei abnehmendem Fett und zunehmender Muskelspannkraft wahrscheinlich viel dünner aussehen, als Ihr Gewicht auf der Waage vermuten läßt.

Viele Jahre lang verließ sich das Gesundheitswesen auf die Zahlen für ein „Idealgewicht", die 1959 von der amerikanischen Versicherung Metropolitan Life Insurance Company veröffentlicht wurden. Um auf die „ideale" Norm zu kommen, wurde berechnet, welche Gruppe männlicher und weiblicher Versicherter nach Gewicht und Größe bemessen die niedrigste Sterberate hatte. Der Statistik nach starben Personen in „nicht wünschenswerten" Gewichtskategorien früher als solche in „wünschenswerten" Gewichtsgruppen. Dabei war die Körpergröße jedoch der einzige andere Faktor, der in Betracht gezogen wurde.

Im Laufe der Jahre wurden die Gewichtstabellen der Metropolitan Life zunehmend kritisiert, weil sie weder Körperbau noch Alter, weder ethnische Zugehörigkeit noch Prozentsatz des Körperfetts in Betracht zogen. 1983 wurden die Tabellen neu aufgelegt, indem einfach 10 Prozent zum „wünschenswerten" Gewicht für jede Körpergröße hinzugefügt wurde.

Heute warnt das Amerikanische Institute of Health (Gesundheitsinstitut) vor dem Gebrauch der Tabellen von 1959 und 1983 als einzige Indikation eines Idealgewichts. Ein Forscherteam der Harvard University untersuchte 25 größere Studien zum Thema Gewicht und Langlebigkeit und berichtete, daß die meisten Studien, auf die für die Erstellung dieser Gewichtstabellen zurückgegriffen wurde, das Risiko des Übergewichts unterschätzt hatten. Laut der Harvard-Analyse sind die Gewichtstabellen außerdem von Vorurteilen belastet. Wer herausfinden möchte, welches Gewicht für sein oder ihr Geschlecht, Alter, Körpergröße und andere Faktoren empfehlenswert ist, sollte deshalb lieber einen Arzt fragen als eine „Idealgewichtstabelle" zu Rate zu ziehen.

2. Wenn Sie wissen, wieviel Sie wiegen möchten, berechnen Sie als nächstes Ihr tägliches Kalorienlimit (siehe Tabelle).

Beachten Sie, daß die Tabelle je nach Geschlecht und Lebensart unterschiedliche Kalorienzahlen ergibt. Ein Hochleistungssportler verbrennt natürlich viel mehr Kalorien als jemand, der sehr viel sitzt.

Wählen Sie im Zweifelsfall für den Anfang eher die Kategorie „mäßig aktiv" als „sehr aktiv". Wenn Sie anfangen, sich mehr zu bewegen und merken, daß Sie mehr Kalorien brauchen, können Sie den Kaloriengehalt Ihrer Haupt- und

Täglicher Fettkonsum

Kalorienlimit	Fett (Gramm) (Ziel: 20%)	(Ziel: 25%)
1.200	27	33
1.300	29	36
1.400	31	39
1.500	33	42
1.600	36	44
1.700	38	47
1.800	40	50
1.900	42	53
2.000	44	56
2.100	47	58
2.200	49	61
2.300	51	64
2.400	53	67
2.500	56	69
2.600	58	72
2.700	60	75

Zwischenmahlzeiten immer noch erhöhen.

3. Schätzen Sie Ihr tägliches Fettlimit. Sie können Ihre angestrebte Höchstfettmenge feststellen, indem Sie 20 Prozent (x 0,2) oder 25 Prozent (x 0,25) der Gesamtkalorienmenge berechnen. Diese Zahl teilen Sie durch 9 (die Kalorienzahl pro Gramm Fett) – das Ergebnis ist die Anzahl an Gramm Fett, die Sie an einem Tag nicht überschreiten sollten. Um Ihnen etwas Zeit mit dem Taschenrechner zu sparen, finden Sie hier eine Tabelle mit den fertigen Zahlen.

Natürlich sollte Ihr täglicher Fettkonsum so gleichmäßig wie möglich über den Tag verteilt sein. Wenn Sie zum Beispiel berechnet haben, daß Ihr tägliches Maximum bei 55 Gramm Fett liegt, könnten Sie Ihre Fettaufnahme wie folgt beschrieben zwischen Haupt- und Zwischenmahlzeiten aufteilen. Denken Sie jedoch daran, es handelt sich hierbei lediglich um Beispiele für Höchstwerte, und außerdem um ungefähre Fettmengen.

- Frühstück: 8 Gramm Fett
- 1. Zwischenmahlzeit: 4 Gramm Fett
- Mittagessen: 18 Gramm Fett
- 2. Zwischenmahlzeit: 4 Gramm Fett
- Abendbrot: 18 Gramm Fett
- Abend-Imbiß: 3 Gramm Fett

Wenn Sie erst einmal gelernt haben, wo sich das Fett in Ihren Haupt- und Zwischenmahlzeiten verbirgt, ist das Buchführen über den Fettkonsum relativ einfach. Sie brauchen nicht ständig mit dem Taschenrechner nachzuprüfen, ob Sie noch unter Ihrem täglichen Fettlimit liegen.

In diesem Buch bieten wir Ihnen praktische Anleitungen, mit denen Sie leicht innerhalb Ihrer geplanten Höchstwerte bleiben können. Und natürlich passen auch die Menüpläne und Rezepte in Teil 4 zu diesem Plan.

Fettmacher Nummer 2

Wenn Sie sich vollstopfen – selbst mit fettarmen oder fettfreien Lebensmitteln

Sie haben vor, sich mit einer Tüte Kartoffelchips oder einer Packung Ihrer Lieblings-Schokoplätzchen vor dem Fernseher zu entspannen.

Halt, Moment mal, Sie wollen sich ja nicht mit fettreichen Leckereien den Bauch vollschlagen! Darum holen Sie sich eine Tüte fettarmer oder fettfreier Chips, Reiswaffeln oder Kekse.

Eine gesunde Wahl, oder nicht? Von fettfreien Leckerbissen können Sie ja gar nicht dick werden, selbst wenn Sie sich durch die ganze Packung futtern, stimmt's?

Wenn Sie jetzt die fettfreien Gaumenfreuden aus dem Schrank holen und sich wieder hinsetzen, begehen Sie einen kleinen strategischen Irrtum. Es stimmt zwar, daß fettreiches Essen am meisten dick macht, und daß Sie umso mehr Fett in die Fettzellen Ihres Körpers packen, je mehr Nahrungsfett Sie auf einen Schlag zu sich nehmen, aber das ist noch nicht alles. Bei übermäßigem Genuß schalten selbst fettfreie Lebensmittel die Fettmacher Ihres Körpers ein.

„Wie bitte?“ fragen Sie.

Nein, das soll kein Witz sein. Kuchen oder Kekse mit Karamel- oder Cremefüllung und Schokoladenüberzug, auf denen „100% fettfrei!“ steht, enthalten tatsächlich kein Gramm Fett. Deswegen können sie trotzdem dick machen!

Und bevor Sie sich daran machen, die Tüte fettfreier Reiswaffeln oder fettfrei gebackener Kartoffelchips leerzuessen,

Kurzschalter
WISSENSKRAFT STATT WILLENSKRAFT

Wenn hier so viel von Essen die Rede ist, sind Sie schon kurz davor, in die Küche zu gehen, um sich eine Tüte fettarmes Popcorn zu holen?

Warten Sie eine Sekunde. Wenn Sie erst einmal anfangen, Popcorn zu essen, können Sie auch wieder aufhören?

Wann immer Sie ein Bedürfnis verspüren, sich mit Essen vollzustopfen, holen Sie sich ein Glas eiskaltes Wasser.

Wasser hat Null Kalorien, was bedeutet, daß es auf keinen Fall das Insulin einschalten kann. Und wenn Sie kein Insulin einschalten, schalten Sie den Fettmacher *aus*.

Jetzt denken Sie an Ihr Abendessen und erinnern Sie sich daran, was passiert, wenn Sie allzuviele Kalorien schlucken. Es dauert ungefähr 20 Minuten vom Anfang jeder Mahlzeit, bis sich Ihr Körper satt und zufrieden fühlt. Machen Sie sich das zu Ihrem Vorteil, indem Sie Ihr Essenstempo verringern. Nehmen Sie sich vor, kleinere Bissen in den Mund zu schieben. Überlegen Sie sich, wie Sie Ihre Mahlzeit länger hinausziehen können. Das ist die einfachste Methode, den Fettmacher Nummer 2 ausgeschaltet zu lassen.

sollten Sie sich bewußt sein, daß diese Snacks in Ihrem Körper sogar als Fettmacher wirken können. Das liegt daran, daß sie Hormon- und Enzymreaktionen auslösen, die auch nicht aus Fett bestehende Kalorien zu Fett zu machen und in Ihren Fettzellen abladen können.

Unter dem Strich läßt sich sagen: Essen im Übermaß ist ein Segen für die Fettzellen, selbst wenn auf der Packung „fettarm“ oder „fettfrei“ steht. Wann immer eine Mahlzeit 500 oder 700 Kalorien übersteigt, stimulieren die überschüssigen Kalorien, selbst wenn es keine Fettkalorien sind, die Produktion und Speicherung von Körperfett.

Eine Studie mit 20 Wochen Beobachtungsdauer ergab, daß Testpersonen, die sowohl ihren Fett- als auch ihren Kalorienkonsum einschränkten, wesentlich mehr und dabei einen größeren Prozentsatz an Körperfett abnahmen als Testpersonen, die lediglich ihren Fettkonsum einschränkten.

„Wir essen heute fettfreie Lebensmittel, allerdings in Riesenportionen“, sagt die Ernährungswissenschaftlerin Joan Horbiah.

Das geheime Speichersystem

Wenn Sie eine große Mahlzeit zu sich nehmen, fängt Ihr Körper an, Insulin freizusetzen – und je mehr Sie essen, desto mehr Insulin gerät in Ihren Kreislauf. Insulin führt dazu, daß Ihr

Körper versucht, seinen hohen Blutzuckerspiegel (Glukosespiegel) auf jede mögliche Weise zu reduzieren. Eine der Möglichkeiten ist, die überschüssige Glukose im Blut anstelle des gespeicherten Fetts zu verwenden. Wenn Insulin in diesen Prozeß eingreift, macht das Ihre Fettzellen sehr träge, so daß sie weniger Fett abbauen und in den Blutkreislauf freigeben, wo es als Brennstoff verwendet werden könnte.

Gleichzeitig hilft das Insulin sogar, Ihre Zellen in Magnete für die weitere Speicherung von Fett umzufunktionieren. Das liegt daran, daß Insulin Blutzucker aus dem Blutkreislauf herausbefördert und mithilft, ihn in Fett umzuwandeln, der in Ihren Zellen gelagert wird.

Wenn Sie also vor dem Fernseher sitzen und zwei fettarme Reiswaffeln als Zwischenmahlzeit knabbern, dann ist das wahrscheinlich in Ordnung. Sie nehmen etwa 70 Kalorien zu sich, davon weniger als ein halbes Gramm Fett.

Sind Sie jedoch kurz davor, die ganze Packung aufzufuttern, schalten Sie einen Fettmacher ein. Diese Flut zusätzlicher Kalorien bringt das überschüssige Insulin auf den Plan, was zu weniger Verbrennung und mehr Speicherung von Fett führt. Deshalb ist es so wichtig, den Fettmacher Nummer 2 auszuschalten.

Eine der Fragen, die in den letzten Jahren von gescheiterten Teilnehmern von Schlankheitskuren am häufigsten gestellt wurde, lautet: „Wie habe ich es geschafft, trotz einer fettarmen Diät zuzunehmen?"

Tatsache ist, wenn Sie Lebensmittel mit wenigen oder gar keinen Ballaststoffen wählen, bedeutet „fettfrei" nicht unbedingt „nicht fettmachend". Viele Teilnehmer fettarmer Diäten greifen nach wie vor zu einfachen, industriell verarbeiteten Kohlenhydraten wie Zucker, weißem Reis und Auszugsmehl. Diätforscherin Barbara Rolls fand heraus, daß Menschen, die fettreiche Nahrungsmittel durch fettarme und fettfreie Produkte ersetzen, oft dazu neigen, dafür insgesamt mehr zu essen.

Viele Kliniker und Fettleibigkeitsforscher, darunter Stephen Gullo, der als Direktor des Institute for Health and Weight Sciences in New York über 10.000 übergewichtige Patienten behandelt hat, sagen, daß die Umstellung von einer fettarmen auf eine kohlenhydratreiche Ernährung nicht ausreicht. Es ist wichtig, Nahrungsmittelfette mit komplexen

Kohlenhydrate, die Fettmacher begünstigen

Kohlenhydrate sorgen für den lebenswichtigen Blutzucker – Glukose –, der für die Energieproduktion des Gehirns und für jede Körperzelle als Brennstoff gebraucht wird. Glukose hilft auch mit, die Körpertemperatur, Verdauung, Bewegung, Atmung, Gewebeerneuerung und die Funktionen des Immunsystems aufrechtzuerhalten, und ist damit einer der wichtigsten Stoffe, die in unserem Körper im Umlauf sind.

Es gibt drei elementare Arten von Kohlenhydraten, deren Bezeichnungen einen Hinweis auf die Komplexität ihres Molekülbaus geben: Monosaccharide (Einfachzucker), Disaccharide (Doppelzucker) und Polysaccharide (Vielfachzucker). Polysaccharide bestehen aus vielen Zuckereinheiten, die von Natur aus verbunden sind und komplexe Kohlenhydrate (Stärken) darstellen.

Stärken können entweder naturbelassen oder industriell verarbeitet werden. Unverarbeitete komplexe Kohlenhydrate sind mit zahlreichen Ballaststoffen, Vitaminen, Mineralstoffen und anderen Nährstoffen verbunden. Die meisten von uns sollten mehr Lebensmittel wie Vollkornbrot und Naturreis zu sich nehmen, um genug dieser unverarbeiteten komplexen Kohlenhydrate mitzubekommen.

Im Gegensatz dazu sind die industriell „verfeinerten" Kohlenhydrate in Weißbrot und weißem Reis sowohl weniger sättigend als auch weniger nahrhaft. Beim Prozeß der Verfeinerung, wie etwa beim Mahlen des Weizenkorns zu Auszugsmehl, gehen die Ballaststoffe und viele der Vitamine und Mineralstoffe verloren.

Allgemein werden unverfeinerte komplexe Kohlenydrate langsam und effizient verdaut, sie bieten eine beständige Energiequelle ohne den Berg-und-Talfahrt-Effekt konzentrierter Zucker. Der Konsum komplexer Kohlenhydrate hilft Ihnen also dabei, Ihren Blutzuckerspiegel zu stabilisieren.

Weißer Raffinadezucker – Saccharose – steht ganz oben auf der Liste der „leeren Kalorien", wie auch Maissirup, Rohzucker, Dextrose, Maltose und Rohrzuckersirup. Ein hoher Konsum von Raffinadezucker kann bei verschiedenen gesundheitlichen Problemen eine Rolle spielen, darunter erhöhte Werte von Cholesterin und anderen Blutfetten, Mangel an Chrom, ein Spurenelement, das mit Herzkrankheiten und Diabetes in Verbindung gebracht wird, und der Entstehung von Brustkrebs.

Die einfachen Zuckermoleküle der Saccharose müssen kaum verdaut werden, sie gelangen schnell in den Blutkreislauf und heben den

Fortsetzung s. Seite 53

Fortsetzung von Seite 52
Blutzuckerspiegel weit über den Normwert an. Als Gegenreaktion wird im Körper der Insulin-Sekretionsmechanimus aktiviert, um die überschüssige Glukose aus dem Blut zu steuern, was eine rapide Senkung des Blutzuckerspiegels zur Folge hat.

Selbst „natürliche Zuckeralternativen" wie Ahornsirup, Honig und Fruchtsaft sind kein Patentrezept. Tatsache ist, daß kein im Übermaß verwendetes Süßmittel gut für die Gesundheit ist.

Kohlenhydraten und Ballaststoffen zu ersetzen, wie sie in Gemüse, Obst und Hülsenfrüchten wie Bohnen, Erbsen und Linsen vorkommen.

Die Forschung weiß seit Jahren, daß der Verzehr großer Mengen einfacher Süßmittel wie Zucker, Honig und Sirup mit einer Zunahme an Körperfett verbunden ist. „Man hört nicht einfach auf, zuzunehmen, wenn man große Mengen Nudeln oder weißen Reis ißt", erklärt Ernährungsspezialist Louis Aronne.

Dr. Aronne und viele andere Ärzte raten jedoch nicht zu einer Rückkehr zu eiweißreichen Nahrungsmitteln. Statt dessen befürworten sie einen Übergang von großen Mengen einfacher Kohlenhydrate – wie Zucker, Honig, Auszugsmehl und Alkohol – zu einer fettarmen Ernährungsweise, die reich an Ballaststoffen und komplexen Kohlenhydraten ist und viel Obst, Gemüse, Vollkorngetreide und Hülsenfrüchte umfaßt.

Wenn Sie fettreiche Speisen durch fettarme oder fettfreie ersetzen, achten Sie darauf, daß Sie deshalb nicht mehr essen. Ein Eßlöffel fertig gekaufter Salatsoße kann bis zu 100 Kalorien enthalten, eine fettarme Version kann dagegen bei etwa 16 Kalorien liegen. Sie reduzieren also mit der fettarmen Version tatsächlich Ihre Kalorienzahl – aber nicht, wenn Sie ein Vielfaches der üblichen Menge verwenden.

Ein Tip, wie Sie sich nicht zuviel aufladen: Halten Sie sich von den Selbstbedienungsbüffets in Restaurants fern, bei denen man sich für den Preis des jeweiligen Gerichts oder des ganzen Menüs soviel aufladen kann, wie man will. Selbst wenn Sie nur fettarme Speisen wählen, ist die Wahrscheinlichkeit groß, daß Sie zuviel essen.

Fettmacher Nummer 3

Ballaststoffarme Haupt- oder Zwischenmahlzeiten

Komplexe Kohlenhydrate haben noch einen weiteren großen Vorzug: die Ballaststoffe. Die verschiedenen Arten von Ballaststoffen bestehen aus pflanzlichen Zellwänden, die eine wichtige Rolle bei der Verdauung spielen. Sie halten die Wahrscheinlichkeit gering, daß krebserregende Giftstoffe und andere krankheitsfördernde Substanzen übermäßig lange mit dem Verdauungstrakt in Kontakt sind oder absorbiert werden. Es hat sich auch gezeigt, daß eine ballaststoffreiche Ernährung beim Abnehmen überschüssigen Körperfetts und sogar bei der Senkung des Blutdrucks um rund 10 Prozent hilfreich sein kann.

Der Begriff ***Ballaststoffe*** umfaßt alle unverdaulichen pflanzlichen Stoffe. Obwohl sich „Ballast" nach etwas Schwerem, Unbequemem oder Überflüssigem anhört, ist es die wichtige Aufgabe der Ballaststoffe, den sanften, zügigen Durchlauf durch den Verdauungsapparat zu unterstützen.

Um den Fettmacher Nummer 3 auszuschalten, brauchen Sie zwei Arten von Ballaststoffen.

Zu den ***unlöslichen Ballaststoffen*** gehören Zellulose, die etwa in Weizenkleie vorkommt; Hemizellulosen, die in Vollgetreide und Gemüse vorkommen, und Lignin, der „Klebstoff" in den Wänden der Pflanzenzellen. Diese Fasern absorbieren Wasser, schwellen an und wirken als Füllstoff, was es für den Darm leichter macht, Abfallstoffe weiterzutransportieren.

Zu den ***löslichen Ballaststoffen*** zählen Pektine, die in Äpfeln, Zitrusfrüchten, Hülsenfrüchten und manchen Gemüsesorten vorkommen, und Pflanzenschleime, wie etwa in Hafer, Hülsenfrüchten u. a. Diese Fasern haben ganz andere Aufgaben als die groben, wasserunlöslichen Fasern.

Alle Fasern sind an verdauliche Kohlenhydrate gebunden und helfen so mit, die Absorption von Glukose in den Blutkreislauf zu verlangsamen. Pektin und Pflanzenschleime verlangsamen die Absorption von Zucker durch den Darm. Weil diese Eigenschaften der Fasern anscheinend für einen besseren Ausgleich des Blutzuckerspiegels sorgen, können sie den Fettaufbau im Körper verlangsamen.

Um den Fettmacher Nummer 3 auszuschalten, müssen die meisten von uns mit einer aus vielen verschiedenen frischen Vollwertprodukten zusammengesetzten Kost mehr lösliche und unlösliche Ballaststoffe zu sich nehmen. Frisches Obst und Gemüse, Vollkorngetreide in Form von Brot und Beilagen sowie Bohnen und andere Hülsenfrüchte bieten sich hierbei besonders an.

Wieviel Ballaststoffe sollten Sie insgesamt pro Tag zu sich nehmen? Der durchschnittliche westliche Wohlstandsbürger verzehrt nur rund 10 Gramm. Das amerikanische Krebsinstitut beispielsweise empfiehlt jedoch 20 bis 35 Gramm pro Tag, und andere Institutionenen schlagen sogar vor, daß ein durchschnittlich großer Erwachsener zwischen 30 und 60 Gramm Ballaststoffe pro Tag zu sich nehmen sollte.

Wie sich das Insulin gegen Sie verschwören kann

Wenn Sie ballaststoffarme oder ballaststofffreie Zwischen- und Hautpmahlzeiten essen und außerdem zuviel Zucker und Stärke in Ihrer Kost enthalten ist, kann es passieren, daß das Hormon Insulin anfängt, eine große Rolle bei der Fettproduktion zu spielen.

Das liegt daran, wie Wissenschaftler festgestellt haben, daß eine Kost, die reich an industriell verfeinerten Kohlenhydraten ist, eine Insulinresistenz auslösen kann. Diese Resistenz tritt auf, wenn der Körper auf Stärke und Zucker mit einer Überproduktion an Glukose reagiert, die dann wiederum eine Überproduktion an Insulin auslöst.

Insulin ist ein Hormon, das Glukose steuert, und zwar auf verschiedene Weisen. Erstens entscheidet es, wieviel Glukose sofort als Brennstoff verbraucht wird und wieviel in Fett umgewandelt und gespeichert wird.

Kurzschalter

WISSENSKRAFT STATT WILLENSKRAFT

Sind Sie im Moment gerade hungrig?

Wenn Sie bis zur nächsten Mahlzeit noch ein Weilchen warten müssen oder wenn Sie meinen, etwas Süßes zu brauchen, holen Sie sich einen Apfel, eine Apfelsine oder Birne. Ernährungswissenschaftler bestätigen, daß diese und andere Obstsorten reich an natürlichen Ballaststoffen sind.

Außerdem hilft Ihnen der süße Fruchtgeschmack – die Fructose – wahrscheinlich dabei, Ihren kleinen Hunger zu stillen, ohne daß Sie Appetit auf Fett oder Raffinadezucker bekommen.

Insulin stimuliert ferner den Appetit, der natürlich dazu da ist, Ihnen mitzuteilen, daß Ihr Körper mehr Brennstoff benötigt. Und es reguliert Triglyzeride, die im Körper „gespeicherten Fette“.

Wie ich bereits erwähnt habe, ist Insulin auch daran beteiligt, Ihre Fettzellen davon abzuhalten, gespeichertes Fett zu zersetzen und in den Blutkreislauf freizugeben, wo es als Brennstoff dienen könnte. Und schließlich hilft es, Ihre Fettzellen zu „Magneten“ für alle in Ihren Blutkreislauf aufgenommen Nahrungsmittelfette umzufunktionieren.

Laut Dr. Gerald Reaven, Insulinforscher seit über 30 Jahren, wird eine Insulinresistenz mit einer Vielzahl an Faktoren in Verbindung gebracht – von Glukose-Unverträglichkeit bis hin zu Bluthochdruck. Obwohl es auch ein Bindeglied zu Diabetes gibt (Typ II), sind Sie nicht unbedingt zuckerkrank, nur weil Sie insulinresistent sind. Dr. Reaven behauptet, daß ca. 25 Prozent alle Amerikaner, die nicht zuckerkrank sind, eine Insulinresistenz aufweisen.

Für diese Menschen „ist es fast unmöglich, abzunehmen, indem sie einen Teil ihrer Nahrungsmittelfette mit einfachen Kohlenhydraten ersetzen“, erklärt die Ernährungswissenschaftlerin Artemis P. Simopoulos.

Für viele dieser Menschen kann es jedoch einen Unterschied machen, Fett in Nahrungsmitteln mit komplexen Kohlenhydraten zu ersetzen. Ein weiterer Grund, frisches Obst, Gemüse, Vollgetreide und Hülsenfrüchte zu essen.

Nachschlag? – Nein danke!

Daran sollten Sie auch denken: Ballaststoffarme, fettreiche Haupt- und Zwischenmahlzeiten schalten den Appetit, das „Bitte mehr essen“-Signal des Gehirns nicht so wirkungsvoll aus wie

Lebensmittel, die reich an komplexen Kohlenhydraten und Ballaststoffen sind, lautet die Auskunft des Ernährungsforschers James Kenney. Das liegt daran, daß Nahrungsmittelfett nicht in Glykogen umgewandelt werden kann – den Zucker, der in erster Linie in der Leber und den Muskeln gespeichert wird.

Vor allem das in der Leber gespeicherte Glykogen scheint als ein Auslöser zu fungieren, der das Appetitsignal ausschaltet und Sie wissen läßt, daß Sie nicht mehr hungrig sind.

Ein Forschungsteam der University of Leeds in Großbritannien fand in einem Experiment mit übergewichtigen Männern und Frauen heraus, daß Testpersonen doppelt soviel aßen, wenn sie fettreiche Speisen wie Gebäck, Käse, fettiges Fleisch und sahnige Aufläufe probierten, als wenn ihnen ballaststoff- und kohlenhydratreiche Kost wie Vollkornbrot, Getreide, frisches Obst und Gemüse vorgesetzt wurde. Wie es scheint, löst der Verzehr großer Mengen fettreicher Speisen das vom Körper an das Gehirn geschickte Sättigungssignal nicht so wirkungsvoll aus wie ballaststoffreiche, fettarme Kost.

Ihr Appetitsignal funktioniert also sogar zuverlässiger, wenn Sie Salate, Vollkornbrot, Bohnensuppen und -eintöpfe und praktisch alle der vielen köstlichen Haupt- und Zwischenmahlzeiten essen, deren Rezepte Sie in diesem Buch finden. Solche Speisen tragen nicht nur dazu bei, daß Sie weniger Fett essen und sich dabei satt und zufrieden fühlen, sondern unterstützen auch die Verbrennung anstelle der Speicherung von Fett.

aus

Fettmacher Nummer 4

Schwindende Muskelkraft

Die meisten von uns halten sich für körperlich aktiv und sind stolz darauf.

Hier kommt die Überraschung: Obwohl Sie bei der Arbeit hin und her laufen oder Hausarbeit und die vielen täglichen Besorgungen Sie auf Trab halten, tun Sie nicht viel für die Spannkraft Ihrer Oberschenkel- und Gesäßmuskulatur.

Und Sie unternehmen fast gar nichts für die Spannkraft Hunderter anderer Muskeln in Ihrem Körper. Mit jeder Woche – ja, sogar mit jedem einzelnen Tag, an dem Sie irgendwelche Muskeln nicht bewegen, werden diese allmählich immer schlaffer und schwächer.

Schwindende Muskelspannkraft ist ein großer Fettmacher. Trainierte Muskelfasern unterstützen Ihren Körper dabei, das Fett im Zaum zu halten, indem sie fettverbrennende Enzyme produzieren und Fett als Brennstoff für die Betätigung jeder Muskelfaser verwenden.

Wenn Ihre Muskeln verkümmern – und genau das geschieht bei abnehmender Muskelspannkraft –, wird das Signal, das diese Muskeln dazu anregt, fettverbrennende Enzyme zu produzieren, immer schwächer. Dann wird es für Nahrungsmittelfette umso leichter, als Körperfett gespeichert zu werden. Und wenn es einmal gespeichert ist, bleibt es das wahrscheinlich auch, anstatt zum Verbrennen in Ihren zunehmend weniger aktiven Muskeln in den Blutkreislauf freigesetzt zu werden.

Muskeln verbrennen Fett

Für jedes Pfund Muskelfasern, die Ihr Körper zunimmt, verbrennen Sie automatisch 75 zusätzliche Kalorien am Tag, nur um diese Muskeln instand zu halten.

Dagegen verbrauchen Sie nur 2 Kalorien am Tag, um ein neugewonnenes Pfund Fett als zusätzliche Körpermasse zu behalten.

Das liegt an der unterschiedlichen Stoffwechselrate, mit der der Körper Energie freisetzt oder Fett verbrennt. Wenn Sie die Geschwindigkeit des Stoffwechsels von Muskel- und Fettgewebe vergleichen, wird deutlich, daß die Stoffwechselprozesse der Muskeln 37½ mal schneller ablaufen als die des Fetts. 50 bis 90 Prozent aller im Körper verbrannten Kalorien werden von den Muskeln verbraucht. Dieser fettverbrennende Prozeß läuft sogar ab, während Sie schlafen.

Die Abnahme der Muskelspannkraft ist deshalb ein bedeutender Fettmacher. Um ihn auszuschalten, müssen Sie Ihre Muskeln fit halten und aktiv bleiben.

Wenn die Muskeln schlaffer werden

Leider fängt bei den meisten Erwachsenen der Muskelverlust schon ab etwa 25 an. Wenn Sie körperlich aktiv sind und sich regelmäßig Bewegung an frischer Luft verschaffen, wie etwa Wandern, Jogging oder Radfahren, wird Ihre Muskelspannkraft viel besser sein als die eines durchschnittlichen Erwachsenen mit überwiegend sitzender Lebensweise. Trotzdem fangen Sie allmählich an, Ihre Muskelspannkraft zu verlieren – bis zu ein Pfund Muskeln pro Jahr – wenn Sie nun einmal nicht mehr Mitte Zwanzig sind.

Dieses stetige Abnehmen des Muskelgewebes hat eine meßbare Auswirkung auf Ihren Grundumsatz – das heißt die Geschwindigkeit, mit der Sie Energie verbrennen, wenn Sie sich ausruhen, lesen oder schlafen. Weil Sie eine geringere Muskelspannkraft haben und Ihr Körper immer weniger Kalorien braucht, werden die überschüssigen Kalorien umso leichter als Körperfett gespeichert. Wenn sie nicht gebraucht werden, um Brennstoff in Ihre Muskelfasern zu pumpen, fangen Sie an, Ihre Fettzellen mit Fett anzufüllen. Das ist so ähnlich

Kurzschalter

WISSENSKRAFT STATT WILLENSKRAFT

Gleich jetzt ist die beste Zeit, Ihrer Muskelspannkraft etwas auf die Sprünge zu helfen!

Denken Sie einen Augenblick nach: Welche größeren Muskelregionen benutzen Sie jeden Tag? Mit „größeren Muskelregionen“ meine ich eine Muskelgruppe in einer Körpergegend – Ihre Arme und Beine zum Beispiel, oder Ihre Arme und Schultern.

Jetzt suchen Sie sich eine Muskelregion aus, die Sie am wenigsten benutzen, und denken Sie sich eine einfache Übung für sie aus.

Nehmen wir einmal an, daß Sie im Laufe des Tages Ihre Schultern nicht viel benutzen. Das könnte die Region sein, die Sie ein bißchen trainieren möchten. Hier eine einfache Methode für den Anfang.

Halten Sie dieses Buch seitlich vom Körper weg. Heben Sie es langsam, mit ausgestrecktem Arm, bis auf Schulterhöhe an, dann setzen Sie es langsam wieder ab. Wenn Sie das einige Male wiederholt haben, ist der andere Arm an der Reihe.

So einfach das scheinen mag, Sie haben soeben dazu beigetragen, die Spannkraft Ihrer Schultermuskulatur zu verbessern.

Fortsetzung s. Seite 60

Kurzschalter

WISSENSKRAFT STATT WILLENSKRAFT

Fortsetzung von Seite 59

Mehr braucht mann nicht, um ein Krafttraining anzufangen. Schon ein paar zusätzliche Übungen pro Tag können dazu beitragen, daß Sie fit bleiben und Ihre Muskeln nicht verkümmern. Mit solchen kleinen Spannkraftübungen fangen Sie schon an, den Fettmacher Nummer 4 auszuschalten.

wie bei Honigwaben, die mit Honig angefüllt werden sollen.

Dabei gibt es anscheinend keinen Grund, die Muskelspannkraft so schnell und so drastisch zu verlieren. Neue Ergebnisse zeigen, daß die meisten von uns, wenn nicht gar wir alle, kaum Muskeln zu verlieren brauchen, bevor wir 90 Jahre alt sind. Das ist in der Zeitschrift des Amerikanischen Ärzteverbandes, dem *Journal of the American Medical Association*, veröffentlichten Studien zu entnehmen. Und selbst wenn bereits ein gewisser Muskelschwund eingetreten ist, hat sich erwiesen, daß der Prozeß der Verkümmerung innerhalb weniger Wochen mit entsprechenden Spannkraftübungen umgekehrt werden kann.

Fettmacher Nummer 5

Alkohol – zwei oder mehr Einheiten pro Tag

Bier? Wein? Cocktails? Warum nicht? – aber zunächst möchten Sie vielleicht einmal einige der Konsequenzen bedenken.

Wann immer Sie Alkohol trinken, verbrennt Ihr Körper weniger Fett, und er verbrennt es langsamer als gewöhnlich. Alkohol hat auch noch eine andere Auswirkung: er steigert den Appetit. Zum Beispiel läßt eine amerikanische Studie an der Mayo Clinic in Minnesota darauf schließen, daß man im Schnitt 350 zusätzliche Kalorien zu sich nimmt, wenn man während der Mahlzeit Alkohol trinkt. Das sind eine ganze Menge Kalorien. Wenn Sie normalerweise zwischen 1.800 bis 2.000 Kalorien pro Tag zu sich nehmen, bedeutet das, daß Sie Ihren Kalorienkonsum um mehr als ein Sechstel erhöhen – nur weil Sie zu Ihrer Mahlzeit etwas Bier oder Wein trinken.

Eine Einheit wird in den meisten Studien als 45 ml Spirituosen, 100-150 ml trockener Tafelwein, 90 ml Sherry oder Portwein oder 0,35 l Bier definiert. Diese Quantitäten der verschiedenen Getränke enthalten die gleiche Menge Alkohol. So mancher glaubt, daß ein Glas Bier oder Wein viel weniger Alkohol enthält als ein Whisky mit Zitrone oder ein Gin Tonic. Die Annahme liegt nahe, weil die Alkoholkonzentration in Spirituosen soviel höher ist als in Bier oder Wein.

Wenn Sie jedoch Mixgetränke mit Bier oder Wein vergleichen, finden Sie schnell heraus, weshalb ihr Alkoholgehalt so ähnlich ist. Eine Einheit entspricht etwa 45 ml Spirituosen. Besteht also Ihr Longdrink aus einem Schuß Spirituosen und dazu Tonic, Soda oder einem anderem alkoholfreien Getränk, ist die Alkoholmenge gleich der von einem Glas Bier oder Wein.

Fett vom Feuerwasser?

Schon zwei Alkoholeinheiten können eine große Auswirkung darauf haben, wie Ihr Körper mit Fetten in Nahrungsmitteln umgeht. In einer in der Fachzeitschrift New *England Journal of Medicine* veröffentlichten Studie zum Beispiel wurde festgestellt, daß 90 ml eines alkoholischen Getränks die Fähigkeit des Körpers, Fett abzubauen, um etwa ein Drittel senken. Alkohol kann den Blutzuckerspiegel – und damit den Insulinspiegel – dramatisch anheben und somit die fettbildenden Prozesse des Körpers gewaltig ankurbeln. Außerdem können zwei oder mehr alkoholische Getränke deutlich höhere Insulinwerte auslösen, die die Umsetzung von Kohlenhydraten zu Fetten stimulieren und zur gesteigerten Zunahme von Körperfett führen können.

Für Menschen, die mehr als zwei Einheiten Alkohol pro Tag zu sich nehmen, hat Alkohol eine drastische Auswirkung auf die Kalorienaufnahme. Man schätzt zum Beispiel, daß jemand, der sechs Biere pro Tag trinkt, 900 zusätzliche Kalorien zu sich nimmt. Weil Alkohol außerdem zu gesteigerter Nahrungsaufnahme führen kann, kommen nicht alle dieser zusätzlichen Kalorien direkt vom Alkohol selbst – viele jedoch schon. Ein alkoholisches Getränk hat 7 Kalorien pro Gramm – das ist nicht weit entfernt von den 9 Kalorien pro Gramm für Fett, gleichzeitig sind das aber fast doppelt soviele Kalorien, wie in einem Gramm Eiweiß oder Kohlenhydrate enthalten sind.

Brennstoff für Kontroversen

Viele Jahre lang gingen die Wissenschaftler davon aus, daß Kalorien aus alkoholischen Getränken den Kalorien aus Kohlenhydraten ähnlich sind, weil Alkohol aus Zucker, Obst und Getreide gewonnen wird und wasserlöslich ist. Das ist jedoch nicht der Fall, wie Biochemiker Jean-Pierre Flatt behauptet. Dr. Flatt fand heraus, daß Alkohol sich im Körper verhält, als ob mehr Fett aufgenommen wird, wenn man den Alkohol zu Mahlzeiten konsumiert.

Warum?Es scheint, als ob Alkohol, während er für den Energiebedarf anstelle von Fettkalorien verbrannt wird, auch das Verbrennen von Fett verhindert. Praktisch sorgt also der Alkohol dafür, daß in den Fettzellen des Körpers zusätzliche Fette gelagert werden, so das Ergebnis einer Studie des Instituts für Physiologie der Schweizer Universität Lausanne.

In dieser Studie wurde der Energieverbrauch von acht Männern im Laufe von zwei 48stündigen Phasen gemessen. Für die Messungen benutzten die Forscher eine indirekte Kalorimetrie-Kammer. Sie waren in der Lage, Veränderungen im Glykogen- (gespeicherter Zucker), Fett- und Eiweißhaushalt des Körpers zu kalkulieren, indem sie die verbrauchte Menge Sauerstoff, die produzierte Menge Kohlensäure und die im Urin ausgeschiedene Menge Stickstoff maßen.

Die zwei Phasen gestalteten sich folgendermaßen: Während der ersten 24 Stunden jeder Phase nahmen die Männer eine normale Kost mit 30 Prozent Fettgehalt zu sich. Dann wurde anhand der indirekten Kalorimetrie-Kammer ihr Energieverbrauch gemessen. Die Messungen aus dieser 24-Stunden-Periode – der Kontrollperiode – lieferten die Grundlage für den späteren Vergleich.

Am zweiten Tag der ersten Phase nahmen die Männer 25 Prozent mehr Kalorien zu sich, die ausschließlich aus Alkohol bestanden. Am zweiten Tag der zweiten Phase wurde eine gewisse Menge der Nahrungsmittelkalorien durch Alkohol ersetzt. In der ersten Phase lag die Energieaufnahme (konsumierte Kalorien) also 25 Prozent über der Kontrollperiode. In der zweiten Phase nahmen die Männer dagegen ebensoviele Kalorien wie in der Kontrollphase zu sich.

In beiden Fällen reduzierte sich die Fettverbrennung um etwa 50 Gramm bzw. 36 Prozent. Die Forscher kamen zu dem Schluß, daß Alkohol auf jeden Fall die Speicherung von Fett begünstigt. Der Alkohol als Zusatz zur Kontrolldiät führte zu noch weiterer Fettspeicherung. Die Bedeutung dieser neuen Daten ist, so Dr. Flatt, daß Alkohol wahrscheinlich zu den Fetten gezählt werden sollte, wenn der Fettgehalt der gesamten Kost berechnet wird.

Wenn Sie sich normal ernähren, können Sie davon ausgehen, daß 28 Gramm reiner Alkohol ca. 14 Gramm Nahrungsmittelfett entspricht, wie Dr. Flatt aufzeigt. Wenn Sie also zwei Bier, zwei Cocktails oder zwei Gläser Wein trinken, nehmen Sie damit praktisch 14 Gramm Fett zu sich. Machen Sie das einen Monat lang, dann kommt das etwa auf dasselbe heraus wie der Verzehr von 550 Gramm Fett.

Die Schweizer Studie legt nahe, daß Menschen, die ihr Gewicht im Zaum halten wollen, ohne den Alkohol aufzugeben, ihren Fettkonsum reduzieren sollten, um die im Alkohol enthaltenen zusätzlichen Kalorien auszugleichen.

Kurzschalter

WISSENSKRAFT STATT WILLENSKRAFT

Wenn Sie vor dem Essen gern ein Bier, ein Glas Wein oder einen Cocktail nippen und zum Essen selbst auch Alkohol trinken, können Sie gleich heute abend eine Taktik zur Fettbekämpfung einschalten.

Anstatt sich ein ganzes Bier einzuschenken, machen Sie die Flasche oder Dose nur halb leer – und trinken Sie den Rest in kleinen Schlucken zu Ihrer Mahlzeit. Wenn Sie Tafelwein trinken, messen Sie vor dem Essen 60 ml ab. Nippen Sie daran, während Sie die Mahlzeit zubereiten. Während der Mahlzeit können Sie auf Wunsch weitere 60 ml trinken – aber füllen Sie das Glas nicht höher auf als beim ersten Einschenken.

Das Einschränken von Longdrinks ist einfach. Wenn Sie das Getränk mixen, gießen Sie einfach nur halbsoviel Alkohol ein wie gewöhnlich.

Wo landet das Fett?

Wenn Sie sich fragen, wo das zusätzliche, durch Alkoholkonsum zugenommene Fett in Ihrem Körper angesetzt wird: Medizinische Studien in den USA und der Schweiz lassen darauf schließen, daß Alkohol zu einer Zunahme an Bauchfett beiträgt. Um diesen Faktor zu bemessen, schauten Forscher sich das Verhältnis zwischen Hüften und Taillen der Testpersonen an. Wenn Ihr Taillenumfang größer als Ihr Hüftumfang ist ist, zeigt das, daß Sie mehr Bauchfett haben – auf Deutsch, einen Bierbauch!

In einer an der Medizinischen Fakultät der Stanford University und an der University of California in den USA durchgeführten Studie fanden Wissenschaftler heraus, daß Männer und Frauen, die mehr als zwei Alkoholeinheiten am Tag zu sich nahmen, auch das größte Taillen-Hüft-Verhältnis aufwiesen. Bei diesen Personen war das Verhältnis zwischen Taillen- und Hüftumfang rund zweimal so groß wie das der Nichttrinker.

Aber Wein ist doch gesund?

Jetzt fragen Sie sich womöglich: Wie sieht es mit den Studien aus, bei denen herauskam, daß einige Gläser Wein pro Tag dazu beitragen können, das Risiko von Herzkrankheiten zu reduzieren? Wenn das stimmt, überlegen Sie vielleicht, sind die positiven Aspekte des Weingenusses nicht vielleicht wichtiger als ein bißchen mehr Bauch?

Tatsache ist, daß man den Vorzügen des Alkohols auch die möglichen Nachteile gegenüberstellen muß. Eine in der englischen Fachzeitschrift *Lancet* veröffentlichte Studie befand zum Beispiel, daß den vermeintlichen Vorteilen, die den Franzosen vom Weintrinken entstehen, Erkrankungen gegenüberstehen, die auf den übermäßigen Alkoholgenuß der Bevölkerung zurückzuführen sind. Forscher an der medizinischen Fakultät der University of California fanden heraus, daß ein oder zwei Gläser Wein pro Tag zwar einen gewissen Schutz gegen Herzkrankheiten bieten können, daß die Menschen, die am gesündesten sind und am ältesten werden, jedoch im allgemeinen die sind, die am meisten frisches Obst und Gemüse essen – und nicht die, die am meisten Wein trinken.

Rauchen als Fehlzündung

Für manche Leute gehen Rauchen und Trinken buchstäblich Hand in Hand – das Glas in der einen Hand, die Zigarette in der anderen. Und trotz der Statistiken, die zeigen, das Rauchen jährlich weltweit Hunderttausenden von Menschen das Leben kostet, rechtfertigen manche Raucher ihre Gewohnheit damit, daß es ihr Gewicht im Zaum hält.

Stimmt nicht, behaupten die Experten.

„Rauchen ist eine fürchterliche und potentiell tödliche Methode der Gewichtskontrolle“, bemerkt Psychologe Robert C. Klesges, eine internationale Autorität auf dem Gebiet Rauchen und Gewicht. „Zwar will nicht jeder, der raucht, damit bewußt sein Gewicht niedrig halten, eine große Minderheit der Raucher jedoch schon.“

Letztendlich ist die Strategie, eine Zigarette anzustecken, um schlank zu bleiben, eine Fehlzündung. Zum Beispiel lassen Forschungsergebnisse darauf schließen, daß das Rauchen bei manchen sogar zur gesteigerten Fettbildung führt.

Schwedische Ärzte berichteten in der englischen Zeitschrift *Lancet*, daß Rauchen neben zahlreichen anderen schädlichen Auswirkungen einen plötzlichen Anstieg des Blutzuckerspiegels bewirken kann – eine Reaktion, die, wie wir bereits gesehen haben, zur gesteigerten Bildung von Körperfett führt. Forscher an der amerikanischen Stanford University und an der University of California berichten, daß beinahe doppelt soviele Raucher einen Schmerbauch haben als Nichtraucher.

Doch so viele Raucher behaupten, daß sie jedesmal zunehmen, wenn sie aufhören wollen. Wie kann das angehen?

Viele Menschen, die mit dem Rauchen aufhören, entwickeln einen Heißhunger auf Fett und Süßes, und es stimmt schon, daß sie oft zuerst etwas zunehmen. Im Nachhinein stellt sich das jedoch als relativ geringes Problem im Vergleich zu den riesigen gesundheitlichen Vorzügen des Nichtrauchens heraus.

Für Raucher, die ohnehin aufgeben wollen, hat die Umstellung auf ein fettarmes Leben zusätzliche Vorteile. Wenn Sie lernen, die Fettmacher Ihres Körpers ein- und die Fettverbrenner auszuschalten, und sich an die fettarmen Rezepte im letzten Teil dieses Buches halten, können Sie es vermeiden, mehr als nur ein Minimum an zusätzlichem Körperfett zuzunehmen, während Sie das Rauchen aufgeben.

Zusammengefaßt läßt sich sagen: Wenn Sie Alkohol trinken möchten, müssen Sie Maß halten können. Laut einer Studie des American Cancer Institute (Amerikanisches Krebsforschungsinstitut) bei 275.000 Männern in mittleren Jahren ist das Risiko, früh an Krebs zu sterben, für diejenigen, die vier Alkoholeinheiten pro Tag zu sich nehmen, 30 bis 35 Prozent größer als für Männer, die gar keinen Alkohol trinken.

Eine weitere Studie, diesmal an 89.000 Frauen, zeigte, daß Testpersonen, die zwischen drei und neun Einheiten Alkohol pro Woche zu sich nahmen, mit 30 Prozent höherer Wahrscheinlichkeit an Brustkrebs erkrankten als Abstinenzler.

Schließlich sei noch eine kombinierte Analyse von 12 Untersuchungen an Testpersonen erwähnt, die im amerikanischen *Journal of the National Cancer Institute* veröffentlicht wurde. Sie ergab, daß selbst eine Alkoholeinheit pro Tag das Brustkrebsrisiko im Vergleich zu Frauen, die keinen Alkhol trinken, um 50 Prozent erhöht. In jüngerer Zeit berichtete ein Forschungsteam der Harvard University in derselben Zeitschrift, daß mehr als zwei Einheiten pro Tag das Risiko einer Frau, Dickdarm- oder Mastdarmkrebs zu entwickeln, um 78 Prozent erhöhen.

Fettmacher Nummer 6

Wenn Sie Haupt- oder Zwischenmahlzeiten auslassen

Eine der beliebtesten Strategien von Leuten, die abnehmen wollen, ist das Auslassen des Frühstücks und der Zwischenmahlzeiten, „um Kalorien zu sparen“.

Das ist doch logisch, oder?

Wenn weniger Fett essen das Ziel ist, warum nicht einfach gar keins essen? Wenn weniger Kalorien besser sind, dann ist es ganz ohne Kalorien am allerbesten – haben Sie so nicht auch schon gedacht?

Leider funktioniert es so nicht. Im Gegenteil, das Auslassen von Mahlzeiten beschleunigt die Maschinerie der inneren Nachfrage Ihres Körpers. Wenn Sie eine bescheidene Mahlzeit oder ein Festessen durch ein großes Nichts ersetzen, fühlt Ihr Körper ein starkes Bedürfnis, den Verlust wettzumachen. Er will nur noch mehr Fett herstellen und speichern.

Meuterei im Metabolismus

Studien zeigen, daß das Auslassen von Mahlzeiten den Grundumsatz Ihres Stoffwechsels herabsetzen kann. Das ist die Energie, die Ihr Körper verbrennt, wenn Sie einfach nur reglos dasitzen.

Um im Laufe des Tages die größtmögliche Kalorienzahl zu verbrennen, ist es in Ihrem Interesse, eine möglichst hohe Grundumsatzrate zu haben. Wenn Sie eine Mahlzeit auslassen und Ihre Grundumsatzrate sinkt, sind Sie dabei, den Vorzügen der ausgelassenen Mahlzeit entgegenzuwirken.

Nehmen wir an, es ist ein ganz normaler Tag, Sie essen zu Mittag und gehen Ihren gewöhnlichen Nachmittagsbeschäftigungen nach – und normalerweise verbrennen Sie dabei 200 Kalorien. Jetzt haben Sie jedoch einen neuen Vorsatz gefaßt, möchten abnehmen und lassen das Mittagessen ausfallen.

Natürlich nehmen Sie bei diesem Mittagessen weniger Kalorien zu sich – sogar überhaupt keine. Aber Untersuchungen zeigen, daß Sie dann im Laufe des Nachmittags auch weniger verbrennen – sagen wir etwa 180 bis 190 Kalorien. Wenn Sie weniger Kalorien verbrennen, verbrennen Sie auch weniger Kalorien, die von Fett stammen. Und weil das unverbrannte Fett keine andere Ausweichmöglichkeit hat, müssen Sie es nun einmal speichern.

Sie gewinnen also durch das Auslassen des Mittagessens einen vorübergehenden Vorteil, aber im Laufe des Nachmittags verlieren Sie wieder etwas von diesem Vorsprung. Und wenn Sie dann das verpaßte Mittagessen mit einem größeren Abendessen ausgleichen, schleusen Sie das Fett geradezu in Ihre Zellen, wie die Forschung zeigt, denn der Körper kann abends Fett besser speichern als tagsüber.

Kurzschalter

WISSENSKRAFT STATT WILLENSKRAFT

Denken Sie jetzt gleich einmal einen Augenblick darüber nach, welche Mahlzeiten Sie in der vergangenen Woche ausgelassen oder durch etwas anderes ersetzt haben. Haben Sie eines Morgens das Frühstück vergessen, weil Sie es so eilig hatten, aus dem Haus zu kommen? Haben Sie mittags eine Tüte Salzgebäck gefuttert, weil Sie nicht von Ihrem Schreibtisch wegkamen? Haben Sie eines Abends das Abendessen aufgegeben und einfach spät per Bringdienst noch eine Pizza kommen lassen?

Das sind Kleinigkeiten, oder? Die sollten doch keinen großen Unterschied machen.

Wie Sie aber jetzt wissen, war jede dieser ausgelassenen Mahlzeiten eine verpaßte Gelegenheit, den Fettmacher Nummer 6 auszuschalten.

Denken Sie jetzt an die Mahlzeiten der kommenden Woche. Können Sie sagen, was Sie an jedem Tag für das Frühstück, Mittag- und Abendessen vorhaben? Haben Sie fettarme Snacks und Zwischenmahlzeiten im Küchenschrank und im Kühlschrank? In Ihrem Auto? In Ihrer

Fortsetzung s. Seite 69

„Tatsache ist, wenn Sie den Großteil Ihrer fettarmen Kalorien früher am Tag essen – beispielsweise zum Frühstück und zum Mittag –, entfachen Sie Ihr inneres Stoffwechselfeuer nur noch mehr", erklärt Pat Harper, eine Sprecherin der Amerikanischen Gesellschaft für Diätkunde (American Dietetic Association).

Wenn Sie das Frühstück auslassen, laden Sie sich kiloweise Ärger auf. „Die weitaus überwiegende Mehrzahl übergewichtiger Menschen neigt viel mehr als dünne Menschen dazu, das Frühstück auszulassen und mindestens die Hälfte, wenn nicht gar drei Viertel der täglichen Kalorienmenge nach 18 Uhr aufzunehmen", sagt Dr. James Kennedy.

Wenig, aber öfter

Wie eine Studie in der Fachzeitschrift *New England Journal of Medicine* berichtet, können häufige, kleine fettarme Haupt- und Zwischenmahlzeiten auf verschiedene Weise gut für Sie sein. Um die Auswirkungen gut geplanter Zwischenmahlzeiten zu untersuchen, wählten Forscher nach dem Zufallsprinzip 14 Männer durchschnittlichen Körpergewichts aus. Sie wurden, wieder nach dem Zufallsprinzip, in zwei Gruppen eingeteilt. Die Männer in der ersten Gruppe aßen drei große Mahlzeiten am Tag, die in der zweiten Gruppe bekamen dieselbe Gesamtkalorienmenge mit identischen Gesamtanteilen an Eiweiß, Kohlenhydraten und Fett zu jeder Mahlzeit. Der zweiten Gruppe wurden die Mahlzeiten jedoch in Form von 17 kleinen Portionen über den Tag verteilt gereicht.

In dieser Studie erzielten die häufigen Esser erhebliche positive Ergebnisse in nur zwei Wochen.

- Der Cholesterinspiegel fiel durchschnittlich um 15 Prozent. (Ein niedrigerer Cholesterinspiegel reduziert das Risiko, Herzkrankheiten oder einem Schlaganfall zum Opfer zu fallen.)
- Der Cortisolspiegel sank durchschnittlich um über 17 Prozent. (Cortisol ist ein streßbedingtes, fettbildendes, fettspeicherndes Hormon, das bei erhöhter Anspannung im Körper gebildet wird.)
- Insulinwerte fielen um fast 28 Prozent. (Wie bereits erwähnt, zieht Insulin Fettmoleküle aus dem Blutkreislauf und lagert sie in den Fettzellen des Körpers ab.)

Mit anderen Worten, kleine Häppchen und Zwischenmahlzeiten schalten die Fettmacher nicht ein, dafür aber das Auslassen der Zwischenmahlzeiten. Aber denken Sie daran, wir empfehlen die Sorte fettarmer Snacks, die Sie unter „Zwischenmahlzeiten für mehr Energie und weniger Fett“ auf Seite 102 und im Rezeptteil dieses Buches finden.

Kurzschalter

WISSENSKRAFT STATT WILLENSKRAFT

Fortsetzung von Seite 68
Schreibtischschublade oder im Kühlschrank bei der Arbeit? Denken Sie daran: Jedesmal, wenn Sie die richtigen Tageszeiten für Ihre fettarmen Haupt- und Zwischenmahlzeiten einhalten, schalten Sie diesen Fettmacher aus.

Fettmacher Nummer 7

Versteckter Wassermangel

Über 75 Prozent des menschlichen Körpers bestehen aus Wasser. Diese lebensspendende Flüssigkeit spielt bei der

Kurzschalter

WISSENSKRAFT STATT WILLENSKRAFT

Wenn Sie jemals ein Langstrecken-Radrennen gesehen haben, werden Ihnen bestimmt die Wasserflaschen aufgefallen sein, die Spitzensportler benutzen, während sie mit 90 Stundenkilometern über die Landstraße brettern.

Oder vielleicht kennen Sie die großen, mit Emblemen verzierten Krüge mit den langen Plastikstrohhalmen, auf die sich die Aerobics-Trainer mit Begeisterung stürzen. Oder die riesigen Sportgetränkeflaschen, die wie Schiedsrichter am Rand des Tennisplatzes aufgereiht stehen und darauf warten, zwischen den Sätzen von den Champions geleert zu werden.

Die Flüssigkeitsversorgung der Athleten ist ein riesiges Geschäft. Und jetzt ist es an der Zeit, daß Sie sich eine einfache Wasserflasche kaufen, ob Sie nun ein Freizeitathlet sind oder nicht.

Suchen Sie sich in einem beliebigen Sportgeschäft, Drogeriemarkt oder Kaufhaus den größten leicht in der Hand zu haltenden und leicht zu öffnenden Wasserbehälter aus, den Sie finden können. Sie werden kaum über 10 Mark ausgeben müssen – und die Investition zahlt sich vielfach

Fortsetzung s. Seite 71

Verbrennung, Herstellung und Speicherung von Fett eine wichtige Rolle.

Wasser ist ein Medium für jede chemische Reaktion, auch für die Verbrennung von Fett. Wenn Sie nicht genug Wasser trinken, schüttet Ihr Körper das Hormon Aldosteron aus, das dazu führt, daß das Gewebe fast jedes Flüssigkeitsmolekül festhält, wie Dr. Peter Lindner feststellt. Auch andere Forscher sind zu dem Schluß gekommen, daß weniger Wasser mehr Fettablagerungen bedeutet.

Man sollte meinen, daß Ihre Zellen automatisch ihren Durst anmelden. Wenn Ihr Körper Wasser braucht, sendet er nicht ein direktes, deutliches Signal aus?

Nicht immer, lautet die Antwort. Ihr Durstalarm wird sich laut und deutlich melden, wenn Sie bei strahlendem Sonnenschein einen Marathonlauf durch die Wüste machen. Aber wenn Sie einkaufen, telefonieren, am Computer sitzen oder einfach ausspannen, meldet sich der Durstalarm wahrscheinlich nur sehr schwach, wie aus der Ferne und leicht mit einem anderen Signal verwechselbar.

Anzeichen der Trockenheit

„Die Müdigkeit, der Konzentrationsmangel, das leichte Schwindelgefühl und die einfachen Kopfschmerzen, die Sie am Ende eines Arbeitstages spüren, können allein auf Wassermangel zurückzuführen sein", meint Ernährungswissenschaftlerin Liz Applegate. „Das fängt jeden Tag gleich morgens beim Aufwachen an. Wenn Sie morgens Ihre Augen öffnen, herrscht in Ihrem Körper bereits ein Defizit an Wasser vor."

Manchmal haben wir den ganzen Tag lang eine Minusbilanz an Wasser, ohne es zu merken. Eine Dehydratation entsteht, wenn Sie nicht genug Wasser aufnehmen, um den erlittenen Verlust durch Schwitzen, Atmung und Urinausscheidung zu ersetzen. Dehydratation reduziert das Blutvolumen und führt zu dickflüssigerem, stärker konzentriertem Blut, das eine Belastung für das Herz darstellen kann und weniger gut in der Lage ist, die Muskeln mit Sauerstoff und Nährstoffen zu versorgen. Außerdem scheidet dickflüssigeres Blut weniger Schlacken aus.

Kurzschalter
WISSENSKRAFT STATT WILLENSKRAFT

Fortsetzung von Seite 70

aus, wenn es darum geht, den Fettmacher Nummer 7 auszuschalten.

Warum? Weil Sie, wenn Sie dem versteckten Flüssigkeitsmangel ein Ende setzen wollen, fast jederzeit Wasser in der Nähe haben müssen.

„Selbst eine geringe Unterversorgung mit Wasser stört die biochemischen Abläufe im Körper", erklärt Ernährungsforscher Michael Colgan. „Wenn einem Muskel nur 3 Prozent Wasser entzogen werden, verliert er 10 Prozent seines Kontraktionsvermögens und 8 Prozent seiner Geschwindigkeit. Das Gleichgewicht des Wasserhaushalts ist für ein Leben mit guter Gesundheit und Höchstleistungen die wichtigste veränderliche Größe."

Gegen den Durst

Es gibt noch eine weitere Nebenwirkung des versteckten Durstes: Sie meinen vielleicht, Sie haben Hunger, obwohl Sie in Wirklichkeit nur durstig sind. Die Folge ist womöglich, daß Sie zuviel Süßes oder Salzgebäck essen oder Ihren Teller beim Essen ein zweites Mal füllen, wenn Sie eigentlich nur ein großes Glas Wasser brauchen. Sie nehmen mehr Kalorien zu sich (sowohl Fettkalorien als auch andere), obwohl Ihr Körper nur nach kalorienfreier Flüssigkeit verlangt.

Wenn die meisten von uns unter soviel Wassermangel leiden, werden Sie vielleicht fragen, wie kommt es, daß wir nicht einfach austrocknen und verkümmern?

Nun ist der Wasserentzug ja so drastisch auch wieder nicht. Das Essen und die wenigen Getränke, die Sie normalerweise im Laufe des Tages zu sich nehmen, enthalten eine durchaus angemessene Wassermenge – nur eben nicht die optimale Menge, die Sie brauchen, um wirklich hervorragend in Schwung zu sein.

Ein Leben mit zu wenig Wasser ist mit ständigem Streß oder Spannung zu vergleichen: Sie könnten sich schlapp fühlen, oder Ihre Gesundheit wird geschwächt. An die Lösung des Problems muß man sich erst ein wenig gewöhnen, aber sie ist die Mühe wirklich wert.

Natürlich ist es leicht, den Fettmacher Nummer 7 auszuschalten: Wie Sie sehen werden, brauchen Sie nur den Fettverbrenner Nummer 3 einzuschalten. Und das ist auf Hunderte verschiedener Weisen möglich. Fürs erste können Sie den versteckten Wassermangel mit dem Kurzschalter auf Seite 70 ausschalten.

Fettmacher Nummer 8

aus

Bewegungsarmut

Wieviel Zeit verbringen Sie am Tag und am Abend durchschnittlich mit Sitzen?

Ist es für Sie selten, daß Sie sich einmal eine Stunde lang hinsetzen? Oder sitzen Sie mitunter bis zu zwei oder drei Stunden am Stück?

Der menschliche Körper ist biologisch gesehen auf Bewegung eingestellt, und wenn Sie nicht mit Bewegung beschäftigt sind, beschäftigt sich Ihr Körper mit Speicherung. Wann immer Sie mehr als ca. 60 Minuten untätig sind, schickt Ihr Körper mit großer Wahrscheinlichkeit ein aus der grauen Vorzeit des Menschen übriggebliebenes Signal an Ihr Gehirn, das das *Verbrennen* von Fett einschränkt und die *Produktion* von Fett ankurbelt. Und wenn Sie eine große Mahlzeit essen und danach eine Stunde oder mehr sitzen, ist die Wahrscheinlichkeit größer, daß Sie die Kalorien der Mahlzeit als Körperfett speichern.

Studien am Amerikanischen Zentrum für Vorsorgemedizin (National Center for Chronic Disease Control and Prevention) in Atlanta haben ergeben, daß Menschen umso mehr Übergewicht haben, je weniger sie sich bewegen. Wenn man älter wird, wird der Zusammenhang zwischen der mit Sitzen verbrachten Zeit und der Gewichtszunahme noch deutlicher. Darum wird tägliche körperliche Aktivität gerade im fortgeschrittenen Alter zu einem besonders wichtigen Faktor.

Die Freizeitstarre

Wir sind von vielerlei Versuchungen umgeben, träge zu sein. Nach einer großen Abendmahlzeit ziehen viele Leute einfach vom Tisch zum Fernseher um und schauen in die Röhre, bis sie einschlafen. Amerikaner sehen zum Beispiel im Schnitt zwischen vier und viereinhalb Stunden pro Tag fern – und das ist Fernsehen allein, Videos kommen noch dazu. Untersuchungen lassen darauf schließen, daß so eine lange Fernsehzeit am Abend den Stoffwechsel verlangsamt. Und es gibt keinen Zweifel, daß das Stillsitzen nach einer reichhaltigen Mahlzeit den Fettmacher Nummer 8 einschaltet.

Kurzschalter

WISSENSKRAFT STATT WILLENSKRAFT

Stehen Sie jetzt gleich einmal mit dem Buch in der Hand auf und zucken Sie leicht mit den Schultern.

Nehmen Sie das Buch von einer Hand in die andere, wobei Sie die Hand beim Weitergeben jeweils öffnen und schließen.

Suchen Sie sich ein Stückchen Natur aus, das Sie dabei anschauen können: eine Zimmerpflanze, eine Blume oder die Landschaft vor dem Fenster. Jetzt gehen Sie wieder zu Ihrem Stuhl und setzen Sie sich so hin, wie das Lesen für Sie am bequemsten ist.

Heben Sie Ihre Beine an. Lassen Sie sie ausgestreckt und drehen Sie Ihre Füße in alle Richtungen.

So. Auftrag ausgeführt?

Dann haben Sie soeben ein Signal an Ihr Gehirn geschickt, das die Tendenz zur Fettherstellung bei Bewegungslosigkeit einschränkt. Für die nächste halbe oder ganze Stunde haben Sie dazu beigetragen, den Fettmacher Nummer 8 auszuschalten. So einfach ist das!

Für manche Menschen ist das Fernsehen sogar für mehr Körperfett verantwortlich als eine ganze Batterie von doppelstöckigen Cheeseburgern. Bei einer Untersuchung an 6.000 berufstätigen Männern mit einem durchschnittlichen Alter von 40 Jahren stellte sich heraus, daß diejenigen unter ihnen, die mehr als drei bis vier Stunden pro Tag vor dem Fernseher saßen, dem doppelten Risiko ausgesetzt waren, fettleibig zu werden – das heißt, 20 bis 30 Prozent überschüssiges Körperfett zuzulegen.

Das ungesunde Verhältnis zwischen Fernsehen und Gewicht scheint sich an der Drei-Stunden-Schwelle zuzuspitzen, wie Dr. Larry A. Tucker und Dr. Glenn M. Friedmann beobachten konnten. Sie fanden heraus, daß für Männer, die im Schnitt nur eine Stunde am Tag fernsehen, das Risiko des ungesunden Übergewichts nur halb so groß ist wie für diejenigen, die drei Stunden am Tag vor dem Kasten sitzen.

Laut einer Studie von Dr. Tucker und Dr. Marilyn Bagwell scheinen diese Ergebnisse auch auf Frauen zuzutreffen. Bei einer Bevölkerungsgruppe mit fast 5.000 berufstätigen Frauen, im Schnitt 35 Jahre alt, fanden die Forscher heraus, daß sich für diejenigen, die drei bis vier Stunden (oder mehr) pro Tag vor dem Fernseher saßen, das Risiko der Fettleibigkeit verdoppelte.

Zusätzlich zu der Gewichtszunahme, die vom Stillsitzen kommt, scheint das Fernsehen einen weiteren Dickmacher-Effekt zu verursachen, möglicherweise weil bloßes Zuschauen den Stoffwechsel verlangsamt. In einer in der Fachzeitschrift *Journal of the American Dietetic Association* veröffentlichten Untersuchung bei 800 Erwachsenen nahmen die Forscher an, daß nicht die gesamte Gewichtszunahme, die sie beobachteten, mit der mit Sitzen verbrachten Zeit erklärt werden konnte, selbst wenn sie zusätzliches Naschen vor dem Fernseher in Betracht zogen. In der Gruppe, die untersucht wurde, kamen unter den Testpersonen, die vier Stunden und mehr vor dem Fernseher saßen, viermal soviele Fälle von Fettleibigkeit vor wie unter denjenigen, die eine Stunde oder weniger pro Tag fern sahen. Wer stundenlang vor dem Fernseher saß, nahm mit erhöhter Geschwindigkeit zusätzliches Körperfett zu.

Fettmacher Nummer 9

Schlechter Schlaf

Erfolgreicher Fettverlust und Energieaufbau sind davon abhängig, daß Ihr Körper eine Ruhephase mit tiefem Schlaf bekommt, in der er sich erholen kann.

Schlechter Schlaf kann Ihrer Gesundheit schaden. Wenn Sie nachts ruhelos sind, stört der ständige Wechsel von Schlaf und Wachsein die nächtlichen Stoffwechselprozesse. Am nächsten Tag finden Sie es umso schwieriger, körperlich aktiv und konzentriert zu bleiben – und Stunde um Stunde die richtigen Entscheidungen zu treffen.

Wenn Sie Nacht um Nacht weniger Schlaf bekommen, als Sie brauchen, sind Sie eher in Versuchung, sich mit zuviel essen zu stärken. „Man ißt mehr, wenn man müde ist", wie Schlafforscher Donald Bliwise beobachtet hat. Und wenn Sie einfach nur nach allem Eßbaren in Reichweite greifen, um Ihrem Körper neue Energie zuzuführen, ist es wahrscheinlich, daß Sie ungesunde Lebensmittel vorziehen werden, die einen hohen Fettgehalt haben.

In der Zeitschrift *Tufts University Diet and Nutrition* Letter wurde eine Studie dokumentiert, in der sowohl Labortiere als auch Menschen

Kurzschalter

WISSENSKRAFT STATT WILLENSKRAFT

Wie und wo genau sind Sie letzte Nacht und am Abend zuvor eingeschlafen? Vielleicht vor dem Fernseher? Oder sind Sie auf halber Seite eingenickt, als Sie auf dem Sofa noch ein bißchen lesen wollten?

Viele Menschen dösen schon irgendwo ein, bevor sie ins Bett gehen. Aber immer, wenn beim Einschlafen das Licht noch eingeschaltet ist, oder wenn Sie in einer unbequemen Position einnicken, mindern Sie die Qualität Ihrer Nachtruhe.

Machen Sie es heute abend einmal anders – brechen Sie aus diesem Verhaltensmuster aus und schalten Sie den Fettmacher Nummer 9 aus. Nehmen Sie sich vor, 15 Minuten vor Ihrer gewohnten Zeit zu Bett zu gehen. Warten Sie nicht darauf, daß ein lauter Werbespot oder das zu Boden fallende Buch Sie aufwecken und in Richtung Bett steuern. Drehen Sie dem Fernseher den Saft ab. Knipsen Sie das Licht aus. Machen Sie sich auf ins Schlafzimmer.

Wenn Sie dann gut zugedeckt sind, Ihre Augen aber noch nicht von allein zufallen wollen, blättern Sie noch ein bißchen in einer

Fortsetzung s. Seite 76

Kurzschalter

WISSENSKRAFT STATT WILLENSKRAFT

Fortsetzung von Seite 75

Zeitschrift, die vielleicht mehr Tier- oder Landschaftsfotos als Schauergeschichten der Woche enthält. Wenn Sie jetzt dem Einschlafen nahe sind, müssen Sie sich kaum noch bewegen – schalten Sie einfach das Licht aus. So sinken Sie viel angenehmer ins Land der Träume, als wenn Sie vom letzten Werbespot im Nachtfernsehen unsanft aufgerüttelt werden.

getestet wurden. Sie kam zu dem Ergebnis, daß der Appetit zunimmt, wenn mit unserer Schlafqualität etwas nicht stimmt. Dieses Ergebnis könnte für alle, die abnehmen wollen, von großer Bedeutung sein. Wir kriegen heute weniger Schlaf – und dabei minderwertigeren Schlaf – als je zuvor. Studien haben gezeigt, daß Menschen, die nicht genügend schlafen, dazu neigen, ihren Kalorienkonsum um mehr als 10 bis 15 Prozent pro Tag zu erhöhen, erläutert der Psychologe und Schlafforscher Allan Rechtschaffen.

Fettmacher Nummer 10

Falscher Umgang mit Streß

Wie oft am Tag werden Sie frustriert oder wütend? Wie oft sind Sie besorgt oder innerlich aufgewühlt? Fühlen Sie sich leicht schuldig, weil Sie etwas nicht getan haben oder weil Sie jemanden vergessen haben?

Das sind alles Anzeichen von Streß. Normalerweise verschwinden sie rasch wieder. Wenn sie jedoch länger spürbar sind, verspannt der Streß nicht nur Ihren Körper, sondern trägt auch zu dem allgemeinen Gefühl bei, ohne Unterlaß unter Druck zu stehen. Bei dem ewigen Ringen mit diesem Druck zahlt Ihr Körper einen beträchtlichen Preis.

Natürlich gibt es verschiedene Weisen, mit Streß umzugehen. Manche sehen Streß als eine Herausforderung an, eine Gelegenheit, sich weiterzuentwickeln und voranzukommen. Wenn es aber Zeiten gibt, in denen Sie es schwer finden, zurechtzukommen oder sich auf Veränderungen einzustellen, kann Streß zur Qual werden.

Unter diesen Umständen werden starke Reaktionen ausgelöst. Ihr Herz schlägt schneller, der Blutdruck steigt und die Muskeln sind stärker angespannt. Dabei ist es nicht selten, daß Gefühle der Besorgnis und Müdigkeit stärker werden, ja, Sie fühlen sich vielleicht sogar geistig verwirrt.

Warum den Streß abbauen?

Viele der von streßbedingten Hormonen ausgelösten Reaktionen können direkt zu mehr Körperfett führen, wie Forscher herausgefunden haben. Wenn wir uns „stressen lassen", anstatt der Spannungssituation entgegenzutreten und daraus zu lernen, neigen viele von uns zu übermäßigem Essen, konsumieren fettreiche, raffinadezuckerhaltige Speisen und lassen Sport und Bewegung unter den Tisch fallen. Studien berichten auch von einem streßbedingten Auslösen der „Fastenreaktion" – einer unbewußten Neigung, Nahrung zu speichern, als ob

Kurzschalter

WISSENSKRAFT STATT WILLENSKRAFT

Atmen Sie lang und tief ein, dann langsam wieder aus. Fühlen Sie sich entspannter?

Die Art, wie Sie atmen, kann einen großen Einfluß darauf haben, wie Sie sich fühlen.

Wer besorgt oder beunruhigt ist, atmet meist viel flacher. Der Anteil an Kohlensäure, dem größten Abfallprodukt des Blutes, steigt. Der Sauerstoffspiegel sinkt rapide ab. Wenn sich dieses Muster vertieft, nimmt die Unruhe zu, weil der Körper versucht, schneller zu atmen, um die Kohlensäure auszuscheiden. Inzwischen verspannt sich das Zwerchfell, und eine tiefe Atmung ist nicht mehr möglich.

Das ist genau die Art von Streßreaktion, die den Fettmacher Nummer 10 einschalten kann.

Streßsituationen können zwar nicht völlig umgangen werden, aber eine gute Atmung ist nur eine der Techniken, die Sie sich zunutze machen können, um den Teufelskreis der Unruhe und Spannung zu unterbrechen. Mediziner berichten, daß selbst ein einziger, tiefer, glatter Atemzug die Spannung lockern und ein Gefühl der Ruhe und Kontrolle vertiefen kann.

der Körper sich auf eine Hungersnot vorbereiten müsse. Nicht nur das, sondern innere Aufgewühltheit löst eine übermäßige Fettproduktion aus, so daß auch große Mengen zusätzliches Körperfett gespeichert werden.

Die Fettherstellung wird weiter gesteigert durch die Hormone, die in Belastungssituationen freigesetzt werden, darunter Cortisol und Epinephrin. Untersuchungen zeigen, daß diese Hormone Ihren Körper aktivieren können, mehr Körperfett zu speichern.

Insgesamt scheint zu gelten: Je mehr Zeit Sie jeden Tag frustriert, ungeduldig oder wütend sind, desto wahrscheinlicher ist es, daß dieser Streß zur Fettproduktion Ihres Körpers beiträgt. Wenn Sie sehr besorgt, unruhig oder aufgewühlt sind, wird der Blutzucker von chemischen Reaktionen ferngeleitet, die zur Verbrennung des Fettes führen würden. Anstatt Ihre energieverbrennenden Muskeln zu beliefern, wird ein großer Teil des Blutzuckers in Fett umgewandelt und in Fettzellen gespeichert.

Langanhaltende Streßperioden machen es auch schwieriger, auf die Gehirn- und Körpersignale zu hören, die Sie zu gesunder, fettarmer Ernährung hinführen – und dabei mithelfen, Sie von verlockender fettreicher Kost wegzusteuern.

Zur Erinnerung: Schalten Sie die Fettmacher aus

Fettmacher Nummer 1: Fettreiche Haupt- und Zwischenmahlzeiten

Fettmacher Nummer 2: Wenn Sie sich vollstopfen – selbst mit fettarmen oder fettfreien Lebensmitteln

Fettmacher Nummer 3: Ballaststoffarme Haupt- oder Zwischenmahlzeiten

Fettmacher Nummer 4: Schwindende Muskelkraft

Fettmacher Nummer 5: Alkohol – zwei oder mehr Einheiten pro Tag

Fettmacher Nummer 6: Wenn Sie Haupt- oder Zwischenmahlzeiten auslassen

Fettmacher Nummer 7: Versteckter Wassermangel

Fettmacher Nummer 8: Bewegungsarmut

Fettmacher Nummer 9: Schlechter Schlaf

Fettmacher Nummer 10: Falscher Umgang mit Streß

Ihre zehn Fettverbrenner

Fettverbrenner lassen sich schnell und einfach einschalten, wenn Sie den Bogen erst einmal raus haben. In den nächsten zehn Kapiteln erfahren Sie alles über diese Schalter. Machen Sie sich dabei auch die Kurzschalter zunutze, indem Sie sie gleich einmal ausprobieren. Das ist eine gute Übung, und die Kurzschalter machen deutlich, wie leicht es ist, alle zehn Fettverbrenner einzuschalten.

Wenn Sie alle Fettverbrenner einschalten, wird Ihnen vieles an Ihrem Körper und Geist bewußter: Verdauung, Muskeln, Kreislauf, Herz, Gehirn und alle anderen Systeme in Ihrem Körper – diese verschiedenen Bereiche ergänzen sich im Idealfall zu einem ausgewogenen Zusammenspiel. Wenn Sie sich nur um einen Teil Ihres Geistes oder Körpers kümmern und dabei andere Aspekte ignorieren oder vernachlässigen, gefährden Sie das gesamte Gleichgewicht.

Wenn Sie auf der anderen Seite einen Fettverbrenner einschalten und die positiven Auswirkungen auf Ihren Kreislauf, Ihre Konzentrationsfähigkeit oder Ihre Fettverbrennung zu spüren beginnen, steigern Sie auch gleich die Wirksamkeit der anderen

Teil 2

neun Fettverbrenner. Wie bereits betont, kann die für das Einschalten der Fettverbrenner erforderliche Zeit und Energie an jede Lebensweise angepaßt werden. Ob Sie eine Mutter mit Bergen von Hausarbeit, Besorgungen und Verpflichtungen sind oder eine Karriere machen, bei der Sie den anstrengenden Teil des Tages außer Haus verbringen und mit Projekten, Terminen und Nachrichten auf dem Anrufbeantworter überladen sind – Sie haben trotzdem die Möglichkeit, Ihre Fettverbrenner einzuschalten.

Natürlich können Sie die Schalter auch für sich abändern, falls Sie aufgrund Ihres Alters oder eines medizinischen Befundes vorsichtig sein müssen. Wenn Ihr Arzt oder Ihre Ärztin Ihnen bereits Richtlinien bezüglich Ernährung und Bewegung für Ihren Gesundheitszustand erteilt hat, werden Sie sich diese Richtlinien genau anschauen müssen, bevor Sie Ihre Gewohnheiten drastisch verändern. Und falls einer dieser Schalter bei Ihnen zu Schmerzen, Unbehagen oder deutlichen Stimmungsschwankungen führt, suchen Sie so bald wie möglich Ihren Arzt auf. Wahrscheinlich sind die Symptome nur vorübergehend, aber es kann nicht schaden, das nachprüfen zu lassen – dagegen kann der Schaden groß sein, wenn Sie es versäumen. Ihr neu erworbenes Wissen über ein fettarmes Leben ist am besten einsetzbar, wenn es mit den Ratschlägen Ihres eigenen Arztes kombiniert wird. Wenn Sie diesen Richtlinien mit gesundem Menschenverstand folgen, werden Sie bemerken, daß Sie Ihre Fettverbrenner mit großer Wirksamkeit selbst einschalten können. Auf Sie wartet keine Behandlung, sondern eine Belohnung!

Fettverbrenner Nummer 1

Kurzschalter für den Morgenstoffwechsel

Schon wenn Sie einfach nur diesen einen Fettverbrenner einschalten, sichern Sie sich mehr Energie und eine gesteigerte Fettverbrennung für den Rest des Tages.

Das klingt kaum möglich, dabei ist es außergewöhnlich leicht.

Denken Sie einen Augenblick nach: Wie sieht Ihr Morgen normalerweise aus? Laufen Sie gehetzt umher oder ist es eher Ihre Art, sich beim Aufstehen langsam und schwerfällig zu fühlen?

Als der Wecker heute morgen klingelte, haben Sie ein schwaches Licht eingeschaltet? Haben Sie das Frühstück ausgelassen – oder eine Tasse Kaffee hinuntergeschüttet, um dann in Windeseile aus dem Haus zu laufen?

Es gibt soviele Arten, morgens aufzustehen, wie es Menschen auf der Welt gibt, die morgens aufstehen müssen. Sie

Fangen Sie mit einem beliebigen Schalter an

Die zehn Fettverbrenner sind nicht nach Wichtigkeit oder Wirksamkeit sortiert. Schalter Nummer 7 zum Beispiel – Muskelspannkraft – kann für sich genommen mehr Fett verbrennen als alle anderen, aber jeder Schalter spielt seine Rolle.

Lesen Sie also zuerst über alle zehn Schalter nach, dann fangen Sie mit einem beliebigen an und machen sich der Reihe nach die anderen neun zu eigen.

haben Ihren eigenen Stil; den haben wir alle. Und weil es ein Verhaltensmuster von Ihnen ist, das wahrscheinlich schon seit vielen Jahren feststeht, kommt es nicht oft vor, daß Sie darüber nachdenken.

Vielleicht sollten Sie das ruhig einmal tun, denn Studien haben gezeigt, daß Sie einen Fettverbrenner einschalten können, sobald Sie morgens aufstehen.

Licht – Action!

Gleich werden wir uns anschauen, wie Sie Ihre Energie und die Fettverbrennung Ihres Stoffwechsels augenblicklich einschalten können. Doch zuerst wollen wir uns vor Augen führen, warum dieser Fettverbrenner so gut funktioniert, wenn er eingeschaltet wird.

In dem Augenblick, in dem Sie aus dem Bett steigen, fängt Ihr Gehirn an, Ihren Körper auf die gegenwärtigen und erwarteten physischen Bedürfnisse einzustellen. Wenn Ihr Morgenritual bei schwachem Licht und in Zeitlupe stattfindet, erhält Ihr Gehirn nur einen schwachen Impuls. Wenn dieser Impuls im Schneckentempo durch Ihr Nervensystem kriecht, hat der Körper nur wenig Anreiz, auf schnellere Touren als eine mäßige Winterschlafgeschwindigkeit zu kommen.

Nun nehmen wir einmal an, Sie dehnen dieses „schlafwandlerische“ Aktivitätsniveau über den ganzen Morgen aus – das bedeutet, daß Sie innerlich jammern: „Wenn ich doch nur wieder ins Bett zurückkriechen könnte!“ Und nehmen wir einmal an, Sie beschließen, das Frühstück auszulassen, während Sie herumschleichen und versuchen, fertig zu werden.

Dabei versäumen Sie es unbewußt, Ihren Fettverbrenner Nummer 1 einzuschalten, und vielleicht stimulieren Sie dabei sogar Prozesse, die Fette erhalten und speichern.

Tips fürs Aufstehen

Sie müssen Kalorien verbrennen, nicht einsparen – so erlangen Sie die Stoffwechselkraft, die Ihnen fehlt.

– Victoria Zak und Cris Carlin, Diätetiker, und Peter D. Vash, Endokrinologe und Internist

Mit dem fettarmen Lebensprogramm können Sie diese Neigung rückgängig machen. Es gibt drei besonders wirkungsvolle Weckrufe für Ihren Stoffwechsel.

1. Schalten Sie ein helles Licht ein.
2. Verschaffen Sie sich mindestens fünf Minuten leichter körperlicher Betätigung.
3. Nehmen Sie ein leckeres fettarmes Frühstück zu sich.

Diese drei einfachen Handlungen führen dazu, daß die Thermogenese, der „Wärmeschalter" Ihres Körpers, eingeschaltet wird, und bringen Ihren natürlichen biologischen Rhythmus auf Trab.

Herzlichen Glückwunsch, falls diese drei Schritte bereits Teil Ihrer Morgenroutine sind. Sie brauchen über diesen Schalter nicht weiter nachzudenken – obwohl ich vielleicht ein paar Varianten vorschlagen kann, die Ihrem Stoffwechsel noch weiter auf die Sprünge helfen können.

Wenn Sie jedoch zu den Menschen gehören, die morgens wünschten, sie könnten einen Winterschlaf halten, müssen Sie sich überlegen, was Sie anders machen könnten – und zwar gleich ab morgen früh.

Schauen wir uns die Morgenstrategien einmal der Reihe nach an.

Sorgen Sie für Licht

Treten Sie an einem sonnigen Morgen vor die Tür, um frische Luft zu schnappen und die Helligkeit zu genießen? Viele von uns machen sich diese Gockelhahngebärde im Urlaub zu eigen, vernachlässigen sie jedoch den Rest des Jahres.

Licht ist eines der stärksten Signale, auf die das menschliche Gehirn reagiert. Hunderte von biochemischen und hormonellen Rhythmen des Körpers sind auf Licht und Dunkelheit abgestimmt. Die folgenden Tips helfen Ihnen, Ihren Morgen aufzuhellen.

Ein paar Lux mehr. Studien haben gezeigt, daß zwischen der Netzhaut des Auges – in der sich die Lichtrezeptornerven befinden – und einem kleinen Teil des Gehirns, in dem die

Kurzschalter

WISSENSKRAFT STATT WILLENSKRAFT

Für einen Weckruf am Morgen, der den Fettverbrenner Nummer 1 einschaltet, ist Sonnenenergie noch besser als Glühbirnen.

Selbst das erste Licht der Sonnenstrahlen in der Morgendämmerung ist stärker als alle Lichter im Haus.

Öffnen Sie darum morgen früh die Vorhänge oder ziehen Sie die Rolläden hoch, sobald Sie aufstehen. Wenn das erste Sonnenlicht bereits von Ihrem Fenster aus zu sehen ist, bleiben Sie eine Minute stehen und genießen Sie die Aussicht.

Finden Sie ein wenig später eine Ausrede, um für zwei Minuten vor die Tür zu treten. Machen Sie einen kurzen Spaziergang durch den Garten oder den Hof, um Ihre Augen mit Tageslicht zu überfluten. Falls Sie einen Hund zum Gassigehen haben, steuern Sie ein sonniges Straßen- oder Rasenfleckchen an – und lassen Sie Bello ausgiebig Zeit, sein Geschäft zu erledigen. Diese Dosis Morgensonne macht Sie ebenso munter wie Bello sein Spaziergang.

Konzentration gesteuert wird, eine direkte Verbindung besteht. Ein Ärzteteam der Harvard University führte eine Reihe von Untersuchungen an Testpersonen durch, die Lichtstärken zwischen 7.000 und 12.000 Lux ausgesetzt wurden. Das ist in etwa vergleichbar mit der Lichtstärke, der Sie sich aussetzen, wenn Sie gleich nach Sonnenaufgang aus dem Haus treten.

Gleich nach diesem Lichtschub wurden die Veränderungen der Gehirnströme gemessen, und so gelang es den Wissenschaftlern, eine Verbindung zwischen der Netzhaut und einer Gehirnregion herzustellen, die als der suprachiasmatische Nucleus bekannt ist. Laut Dr. Richard Kronauer und Dr. Charles Czeisler, Leiter der dreijährigen Harvard-Studie, bedeutet das, daß zwischen Lichteinfall und der Gehirnregion, die bei der Konzentration und Energieproduktion eine Schlüsselrolle spielt, eine direkte Verbindung besteht.

Es werde Licht. Wenn morgen früh Ihr Wecker klingelt, knipsen Sie dasselbe Licht ein, das Sie normalerweise einschalten; dann schauen Sie sich nach anderen Lichtschaltern um. Das Licht im Flur? Die zusätzliche Badezimmerleuchte? Die Schreibtischlampe? So ist es richtig – sie alle sollten morgens eingeschaltet werden. Für viele Menschen sorgt das zusätzliche Licht zu einem sofortigen Wachheitsschub im Gehirn. Der Körper wird aus dem Schlafzustand in einen neuen Tag befördert, der mit mehr Energie und einem gesteigerten Stoffwechsel beginnt.

Mindestens fünf Minuten leichter körperlicher Betätigung

Für Sie mag es anders sein, aber der Gedanke an ein striktes, zackiges Liegestütz-Programm ist mir nie besonders verlockend vorgekommen.

Glücklicherweise ist so etwas auch nicht notwendig. Sie brauchen nur fünf Minuten Bewegung, und es braucht nicht die Art Kraftanstrengung zu sein, die Trizeps oder Bizeps trainiert – oder die Grenzen menschlicher Ausdauer strapaziert.

Leichte Bewegung sollte genau das sein – leicht. Studien zeigen, daß die meisten von uns den Morgen größtenteils mit Sitzen verbringen, und dadurch bleibt unser Stoffwechsel träge. Wenn Sie aber nur ein Zwölftel einer Stunde mit morgendlicher körperlicher Betätigung verbringen können – entweder vor oder nach dem Frühstück – werden Sie Ihren Morgenstoffwechsel mit Sicherheit ankurbeln.

Bewegung am Morgen. Wenn Sie mit dem Frühsport gerade erst anfangen, machen Sie sich keine Sorgen darüber, ob Sie ihn sich auch wirklich zur Gewohnheit machen können – die Wahrscheinlichkeit spricht dafür. Eine Studie des Southwestern Health Institute in Phoenix, USA, ergab, daß drei von vier Personen, die Frühsport betrieben, die Gewohnheit auch nach einem Jahr noch beibehalten hatten.

Körperliche Betätigung am Morgen ist sogar leichter zur Gewohnheit zu machen als später am Tag durchgeführte Aktivitäten. Als die Forscher des Gesundheitsinstituts verschiedene Arten von Frühsport mit dem Verhalten von Personen verglichen, die normalerweise bis mittags oder abends warten, um ihre Übungen zu machen, fanden sie heraus, daß nur die Hälfte der Mittagssportler ihre Gewohnheiten über ein Jahr lang beibehielt – und nur ein Viertel der Abendsportler hielt so lange durch.

Wenn Sie Ihren Stoffwechsel und Ihre Energieproduktion früh am Tag anregen, setzen Sie ein Verhaltensmuster, ohne darüber nachzudenken. Machen Sie Ihre Übungen erst später am Tag, merken Sie wahrscheinlich, daß es leicht ist, Ausreden wie: „Ich bin zu müde" oder: „Jetzt habe ich aber keine Zeit mehr" zu finden.

Vor dem Frühstück Fett verbrennen. Sollten Sie Ihre Übungen vor oder nach dem Frühstück machen? Das liegt bei

Ihnen. Es gibt jedoch Anzeichen dafür, daß leichte sportliche Betätigung am Morgen vor dem Frühstück Ihnen beim Verbrennen überschüssigen Körperfetts einen Vorsprung geben kann. Wenn Sie gerade aufgestanden sind, sind in Ihren Muskeln nicht so viele Kohlenhydrate (Glykogen) gespeichert. Daher ist bei Frühsport direkt nach dem Aufstehen der Brennstoff, der aus Ihren Zellen herangeholt wird, mit größerer Wahrscheinlichkeit Fett als Glykogen.

Ob das für alle Arten von sportlicher Betätigung richtig ist oder nicht, es trifft auf alle Fälle auf Jogger zu, die regelmäßig vor dem Frühstück zu einem Dauerlauf aufbrechen. Laut einer Studie unter der Leitung von Dr. Anthony Wilcox stammen bei regelmäßigen Dauerläufern zwei Drittel der in einem Sprint vor dem Frühstück verbrannten Kalorien von Fett. Im Gegensatz dazu stammen beim Dauerlauf am Nachmittag weniger als die Hälfte der Kalorien, die verbrannt werden, von Fett.

Respektieren Sie Ihr Tempo. Wenn Sie ein Morgenmuffel sind und Frühsport einfach nicht mögen, seien Sie ehrlich zu sich selbst. Machen Sie es zu Ihrer täglichen Gewohnheit, langsam aufzustehen, sich mit Muße anzuziehen und Ihren Aktivitätspegel allmählich zu erhöhen.

Vor oder nach dem Frühstück absolvieren Sie eine leichte Aufwärmübung und erlauben sich ein paar Minuten einfacher körperlicher Betätigung. Spazieren Sie fünf Minuten über den Hof oder durch die Nachbarschaft.

Ihre Ausrüstung. Für einen guten Start in den neuen Tag kann ein Trimmgerät oder Heimtrainer hilfreich sein. Sie können die Morgennachrichten im Fernsehen verfolgen, während Sie entspannt und geruhsam in die Pedale eines Standfahrrads treten, ein paar glatte, gleichmäßige Ruderschläge auf dem Rudergerät durchziehen oder auf dem Laufband im Geiste eine Skilanglaufstrecke bewältigen.

Zwischendurch könnten Sie zur Abwechslung ein paar leichte Übungen zur Stärkung der Bauchmuskulatur einlegen, wie sie ab Seite 184 gezeigt sind. Vielleicht genießen Sie diese „Aktivzeit" so sehr, daß sie an manchen Tagen 10, 15 oder sogar 20 Minuten dauert. Das ist natürlich noch besser – aber zwingen Sie sich zu nichts. Es sollte nie eine Belastung sein, den Fettverbrenner Nummer 1 einzuschalten.

Servieren Sie sich ein wohlschmeckendes, fettarmes Frühstück

Das Frühstück ist die wichtigste Mahlzeit des Tages. Selbst wenn Sie es eilig haben, können Sie sich eine köstliche Morgenmahlzeit auf den Sprung mitnehmen.

Wie bereits erwähnt, kann das, was Sie in der Frühe essen oder nicht essen, für den gesamten Tag Ihre Fettmacher einschalten und Fettverbrenner ausschalten.

Der Grund: Wenn Sie auch nur eine kleine Portion eines fettarmen Frühstücks zu sich nehmen, schalten Sie Ihre Energieproduktion und Fettverbrennungskraft ein. Gleichzeitig schalten Sie Fettmacher Nummer 6 aus, der jedesmal, wenn Sie eine Mahlzeit auslassen, auf Hochtouren schaltet.

„Denken Sie stets daran, daß das Auslassen einer Mahlzeit zu überhöhter Eßlust führt", erklärt Dr. Kathy Stone. „Das Frühstück ist auch besonders wichtig für die Kontrolle der Nahrungsaufnahme nach dem Abendessen – überraschend, aber wahr. Was Sie am Morgen essen, hat einen Einfluß darauf, wie satt Sie sich am Ende des Tages fühlen. Wenn Sie glauben, daß das Frühstück Sie hungriger macht, daß es Ihnen an den Tagen, an denen Sie so lange wie möglich nichts essen, sogar besser geht, dann denken Sie noch einmal nach. Was passiert, wenn Sie schließlich anfangen zu essen? Meistens kann man sich nicht beherrschen."

„Die Bedeutung des Frühstücks kann nicht genug betont werden," so Endokrinologe und Internist Peter D. Vash und Diätetiker Cris Carlin und Dr. Victoria Zak. Die Forscher nennen den Prozeß der Fettverbrennung einen Thermogenese-Schalter.

Kurzschalter
WISSENSKRAFT STATT WILLENSKRAFT

Um Frühsport leichter zu machen, planen Sie im voraus.

Bevor Sie heute abend zu Bett gehen, holen Sie Ihre „Aktivzeit-" Kleider aus der Schublade und legen Sie sie auf den Tisch oder auf einen Schlafzimmerstuhl. Wenn Sie sie dort am Morgen liegen sehen, hilft Ihnen das dabei, in die Gänge zu kommen.

Es sollten Kleider sein, in die Sie im Handumdrehen hineinschlüpfen können. Ein locker sitzendes Sweatshirt und eine Trainingshose sind am besten. Wenn sie schon bereit daliegen, brauchen Sie bei Ihrer Morgenroutine über das Anziehen gar nicht mehr nachzudenken.

Kurzschalter
WISSENSKRAFT STATT WILLENSKRAFT

Wenn Sie Ihr fettarmes Frühstück auslassen, weil Sie morgens nicht genug Zeit haben, stellen Sie jetzt gleich Ihren Wecker um.

Lassen Sie ihn 5 oder 10 Minuten früher klingeln, oder 15. Sogar 20, falls nötig – soviel Zeit, wie Sie für Ihr Frühstück brauchen.

Sie möchten Ihre kostbaren zusätzlichen Schlafminuten nicht aufgeben?

Dabei zahlt sich ein Frühstück viel besser aus als die paar Minuten Schlaf – ganz besonders, wenn Sie Ihre Morgenmahlzeit überspringen müssen, um etwas länger im Bett zu bleiben. Für ein Glas Fruchtsaft, etwas Roggenvollkornbrot, Knäckebrot oder einen Teller Müsli brauchen Sie nur zehn Minuten.

Und sie haben herausgefunden, daß er der Schlüssel zum richtigen Start ist. „Wenn Sie aufwachen und einen neuen Tag beginnen, müssen Sie etwas zum Frühstück essen, um Ihre Thermogenese einzuschalten – Ihren Körperrhythmus von langsam auf schnell zu schalten“, so die Wissenschaftler.

Lassen Sie das Frühstück nicht aus. Selbst wenn Sie wissen, daß Sie morgens frühstücken sollten, um den Fettmacher Nummer 6 auszuschalten, ist es leicht, das Frühstück öfter mal zu vergessen. Vielleicht verspüren Sie nicht einmal Appetit auf ein Frühstück.

Wahrscheinlich liegt das daran, daß Sie gelernt haben, Ihre innere Uhr am Morgen zu überhören. Wenn Sie Ihre normale, gesunde Stoffwechselrate erst einmal wiedergewonnen haben, werden Sie anfangen, sich hungrig zu fühlen, wenn Sie morgens aufstehen. Dazu kommt, „daß Sie zu angemessenen Zeiten im Laufe des Tages hungrig sein werden und den Heißhunger auf ein übergroßes Abendessen verlieren,“ meint C. Wayne Callaway, Spezialist für Fettleibigkeit.

Wenn Sie schon lange kein Frühstück mehr gegessen haben, könnten Sie einfach mit einem Stück Obst anfangen – zum Beispiel einem Apfel, einer Banane, einer Apfelsine oder einer halben Grapefruit. Dann essen Sie etwas Toastbrot aus reinem Vollkornmehl, oder ein Brötchen mit fettarmem Frischkäse oder Magerquark und einer Tasse Tee oder Kaffee. Andere Tage möchten Sie vielleicht lieber mit einem Müsli und 100 Gramm Magerjoghurt anfangen. Sie werden den ganzen Tag lang davon profitieren.

Bitte ein Bircher

Die Bircher-Benner-Klinik in Zürich ist eine der bekanntesten Naturheilkundekliniken der Welt. Aus dem gesunden Tagesablauf der Klinik nicht mehr wegzudenken ist das von dem Schweizer Arzt und Ernährungsreformer Maximilian Oskar Bircher-Benner entwickelte weltberühmt gewordene Frühstücksgetreide namens Bircher-Müsli. Es ist leicht zubereitet und sehr sättigend.

Vermischen Sie am Vorabend grobe Haferflocken mit Wasser und lassen Sie diese über Nacht einweichen. Dazu kommt am Morgen frisch gereiftes Obst und Joghurt. So bereiten Sie eine einzelne Portion zu:

50 g grobe Haferflocken
Frisches Obst (Apfel, Banane, Apfelsine, Beeren) oder ungesüßtes Dosenobst wie etwa Pfirsiche
Einfacher Magerjoghurt
1 Teelöffel Rohzucker (auf Wunsch)
Zimt, Vanille oder andere natürliche Geschmackstoffe.

Haferflocken in einen tiefen Teller geben und mit Quellwasser bedecken. Teller abdecken und über Nacht in den Kühlschrank stellen. Am Morgen das Obst in Scheiben schneiden und zusammen mit dem Joghurt, Rohzucker (falls verwendet) und beliebigen Geschmackstoffen unter die Haferflocken mischen.

Halten Sie sich an die Klassiker. Eine der besten Kombinationen für den Morgen ist das klassische Gesundheitsfrühstück – ein Teller guten alten Haferbreis mit Magermilch und einem Stück Obst. Noch ein Klassiker ist mein persönliches Lieblingsfrühstück: das Bircher-Müsli (siehe oben).

Die Mahlzeit, die Sie am Morgen zu sich nehmen, sollte sowohl Eiweiß als auch Kohlenhydrate enthalten, und zwar zum Teil wegen der nächtlichen Prozesse, die in Ihrer Leber ablaufen. „Am Morgen enthält die Leber ungefähr 75 Prozent weniger Glykogen", erklärt Dr. Lawrence E. Lamb. Wie schon erwähnt, ist Glykogen der Brennstoff, den die Leber aus Blutzucker oder Glukose herstellt. „Wenn Sie Ihr körpereigenes Eiweiß schützen wollen, sollten Sie früh am Morgen kohlenhydratreiche Kost zu sich nehmen, um diese

Glukose zu ersetzen“, rät Dr. Lamb. „Auch Ihr Gehirn wird besser funktionieren, weil es für die vielen komplexen Aufgaben, die ihm gestellt werden, Glukose braucht.“

Es gibt jedoch noch einen anderen Grund, bei der ersten Mahlzeit des Tages für Eiweiß und Kohlenhydrate zu sorgen, und der hat mit den Abläufen in Ihrem vegetativen Nervensystem zu tun. Das ist das Nervengeflecht, das Körperteile aktiviert, über die Sie nie bewußt nachzudenken brauchen, wie die Lunge, das Herz, die Leber, den Darm und das Gehirn. Wenn Sie diesem System zu Tagesbeginn Kohlenhydrate, Eiweiß und Ballaststoffe servieren, bringen Sie automatisch die Hormone und Neurotransmitter in Schwung, die Sie auf einen aktiven Tag einstellen. So hilft ein gutes fettarmes Frühstück tatsächlich dabei mit, die Fettverbrennungsrate für den ganzen Tag festzusetzen.

Ihr Frühstückseiweiß kann aus Milchprodukten der Mager- oder Viertelfettstufe stammen, z. B. Milch, Hüttenkäse, Joghurt, Quark oder Frischkäse. Da ballaststoffreiche komplexe Kohlenhydrate in jedem Vollkorngetreideprodukt enthalten sind, sollten Sie sich außerdem Vollkornbrot, Vollkorngetreideflocken oder Haferbrei servieren.

Ich ziehe einen Haferbrei oder ein Bircher-Müsli vor, aber Ihr Supermarkt hat wahrscheinlich auch eine gute Auswahl an Frühstücksgetreide in Schachteln. Achten Sie darauf, daß Sie sich nur Vollkornprodukte aussuchen.

Essen Sie auf dem Weg. Wenn Sie mit dem Auto zur Arbeit fahren, haben Sie mehr als genug Zeit zum Frühstücken.

Eine Müslischüssel ist zwar etwas schwierig zu balancieren, wenn Sie gleichzeitig steuern, schalten und die Fahrspur wechseln müssen, aber einige fettarme Frühstücksideen könnten sich auf die morgendliche Fahrt abwandeln lassen: Bevor Sie das Haus verlassen, vermischen Sie ein wenig kleingeschnittenes Obst, eine Handvoll grober Haferflocken und einen Becher Magerjoghurt in einem Behälter mit Schraubverschluß, und Ihr Frühstück ist fertig.

Noch eine Idee: Halbieren Sie ein Vollkorn-, Roggen- oder Müslibrötchen und bestreichen Sie es mit fettfreiem Frischkäse oder Quark. Klappen Sie die Hälften zusammen und packen Sie das Brötchen in eine Tüte – so können Sie Ihr Frühstück irgendwo auf dem Weg zur Arbeit zu sich nehmen.

Essen Sie in Gesellschaft. Die erste Mahlzeit des Tages wird lustiger und interessanter, wenn Sie mit Ihrem Ehegatten, Kind, einem Freund oder Kollegen eine Frühstückspartnerschaft gründen. Findet das Frühstück zu Hause statt, wechseln Sie sich dabei ab, das fettarme Frühstück füreinander zuzubereiten. Treffen Sie sich mit einer/einem Freund/in oder Kollegen/Kollegin, denken Sie daran, daß Sie nicht in einem Café frühstücken müssen, vor allem bei schönem Wetter. Verabreden Sie sich statt dessen in einem nahegelegenen Park, wo Sie nach Ihrem Frühstück noch einen Spaziergang machen und ein paar Sonnenstrahlen tanken können. Sie können sich auch ein paar Minuten früher bei der Arbeit treffen oder einen Kollegen gleich frühmorgens zu Hause abholen und gemeinsam ein fettarmes Frühstück essen, bevor Sie aufbrechen.

Hände weg vom Bauernfrühstück. Lassen Sie die Finger von dem Frühstück, mit dem sich einst stärkte, wer das Pferd einspannen und auf dem Feld arbeiten mußte. Ein fettreiches Frühstück mit Rührei, Bratkartoffeln und Speck ist eine Einladung an das Fett, einzutreten und es sich gemütlich zu machen – das heißt in Ihren Zellen.

Denken Sie nicht, daß Sie ein allzu fetthaltiges Frühstück nur in der Burger-Bar bekommen: Sie nehmen schon zuviel Fett zu sich, wenn Sie Instant-Haferflocken mit Vollmilch in der Mikrowelle garen und zwei Scheiben getoastetes Weißbrot mit Butter bestreichen.

Bei jedem fettreichen Frühstück steigt Ihr Blutzuckerspiegel rasch an. Bei Fett zum Frühstück schnellt Ihr Blutzuckerspiegel im Vergleich zum Mittagessen mit doppeltem Tempo in die Höhe. Und nach dem Frühstück können zweimal soviele fettbildende Prozesse ablaufen wie nach dem Mittagessen.

Fettverbrenner Nummer 2

Fettarme, ballaststoffreiche Zwischenmahlzeiten sind wichtig

Schwer zu glauben, aber wahr: Wenn Sie zwischen den Mahlzeiten gesunde, fettarme Häppchen zu sich nehmen, fördert das die Bewegungsfreude und den Stoffwechsel und löst einen Energieschub aus, der Wärme produziert und Kalorien verbrennt. Außerdem reduzieren Zwischenmahlzeiten den Drang, zuviel zu essen – vor allem abends.

Wenn Sie tagsüber vier oder fünf Stunden lang nichts essen, sinkt Ihr Blutzuckerspiegel, und Ihre Energie läßt nach. Es kann eine gehörige Portion Willenskraft kosten, einfach vom Stuhl aufzustehen, geschweige denn, etwas Sport zu treiben. Anstatt sich zwei- oder dreimal am Tag den Bauch vollzuschlagen, ist es also viel sinnvoller, bei jeder Mahlzeit weniger und dafür öfter zu essen. Das geht aus Untersuchungen hervor, über die in den Fachzeitschriften *New England Journal of Medicine* und *American Journal of Clinical Nutrition* berichtet wurde.

Die Untersuchungen zeigen, daß Mahlzeiten mit mäßig großen Portionen und zusätzlichen Imbissen zwischen den Mahlzeiten dabei mithelfen können, den Cholesterinspiegel im Blut zu senken, Körperfett zu reduzieren, die Verdauung anzuregen, Herzkrankheiten vorzubeugen und den Stoffwechsel zu beschleunigen. In einer Studie fanden die Wissenschaftler heraus, daß Menschen, die häufiger aßen, geringere Cholesterinwerte hatten als solche, die nur wenige, große Mahlzeiten zu sich nahmen. Der Cholesterinspiegel sank sogar ab, obwohl die häufigen Esser im Laufe des Tages insgesamt mehr Nahrungsmittel zu sich nahmen.

Ein Plan, der sich auszahlt

Es gibt viele gute, wissenschaftliche Gründe dafür, weshalb die meisten von uns nicht nur ändern sollten, was sie essen, sondern auch, wann und wieviel.

Die großen, traditionellen Wohlstandsmahlzeiten, die eine übermäßige Insulinproduktion stimulieren, bauen das stärkste Pro-Fett-Hormon des Körpers geradezu auf. Eine Bratwurst mit Pommes Frites – oder ähnlich fettreiche Kombinationen – fördert die Fettspeicherung. Solche Mahlzeiten beschleunigen auch die Umsetzung von Zucker zu Körperfetten.

Im Gegensatz dazu sorgen bescheidene Haupt- und Zwischenmahlzeiten (wie im „3+4-Mahlzeiten-Plan“ auf Seite 97 gezeigt) für eine gleichmäßigere Erzeugung verhaltener Energie. Dieser Plan unterstützt auch die Verbrennung von Fettsäuren und führt im allgemeinen zu einer geringeren, gesünderen Insulinreaktion.

Hierbei ist anzumerken, daß der „3+4-Mahlzeiten-Plan“ die normale und notwendige Speicherung einer gewissen Menge an Körperfett berücksichtigt, die für die Gesundheit unerläßlich ist. Der Plan ist aber darauf abgestimmt, die Speicherung von nutzlosem, überschüssigem Körperfett zu vermeiden.

Die Resultate werden sich zeigen, wenn Sie nicht nur ändern, wann und wieviel, sondern auch, was Sie essen. Wenn Sie diesem Plan folgen – und Ihr Kalorienkonsum die für jede Haupt- und Zwischenmahlzeit gezeigten Werte nicht übersteigt – werden Sie Ihren Hunger stillen, Ihren Energiehaushalt jedoch stets in genau den richtigen Abständen anheizen.

Imbiß gefällig?

Es gibt viele weitere gute Gründe, Zwischenmahlzeiten nicht zu vernachlässigen. Seit alters her machen Menschen mehrmals am Tag aus Instinkt und Tradition eine Pause, um Kaffee oder Tee zu trinken und einen Happen zu essen. Sie genießen jedes Schlückchen und jeden Bissen, richten den Blick auf den Horizont, halten einen kleinen Plausch oder denken über den Weg nach, auf dem sie gerade reisen. Diese einfachen Handlungen rücken den Tag – und das Leben selbst – in eine etwas bessere Perspektive, und eine der einfachsten und gesündesten menschlichen Freuden wird nicht vergessen. Eine lohnenswertere Entscheidung können Sie so leicht nicht treffen, egal, wie schnell sich die Welt zu bewegen scheint und wie eilig Sie es haben.

Hier also einige Vorschläge für fettarme Imbißpausen – ja, Sie können sie gerade in der heutigen Zeit sehr gut gebrauchen.

Verteilen Sie Ihren Pausenhunger. Vorsorgemediziner Dean Ornish ist der Meinung, daß über den Tag verteilte Imbisse das Abnehmen erheblich erleichtern. Wenn Sie am Vormittag und am Nachmittag je eine Pause für fettarme Zwischenmahlzeiten machen, sind Sie weniger versucht, zu den Hauptmahlzeiten zuviel zu essen oder abends streßbedingten Freßorgien zu verfallen.

Halten Sie Ihre Lieblingssnacks vorrätig. Erwachsene treffen am Tag im Schnitt zwischen 20 und 30 Entscheidungen, die das Essen betreffen, erzählt der Ernährungsspezialist Dr. George L. Blackburn. Um die Essensentschei-

Gesättigte Fette am besten liegenlassen

Wenn Sie die Supermarktregale nach fettarmen Snacks absuchen, sollten Sie nicht nur die gesättigten Fettsäuren tierischen Ursprungs vermeiden, sondern sich auch besonders vor Imbissen und anderen verpackten Lebensmitteln vorsehen, bei denen „reines Pflanzenöl“ auf der Zutatenliste steht. Dabei handelt es sich oft um Kokos-, Palmkern- oder Palmöl, die zu 86 Prozent bzw. 81 Prozent und 49 Prozent aus gesättigten Fettsäuren bestehen. Kokos- und Palmkernöl enthalten sogar mehr gesättigte Fettsäuren als Rinderfett und Talg!

Selbst wenn auf der Verpackung „cholesterinfrei“ steht, lesen Sie die kleingedruckten Nährwertinformationen. Die genannten drei Pflanzenfette enthalten zwar tatsächlich kein Cholesterin, erhöhen jedoch den Cholesterinspiegel im Blut.

Kurzschalter

WISSENSKRAFT STATT WILLENSKRAFT

Seit Adam und Evas Zeiten hat sich viel geändert, und glücklicherweise ist frisches Obst nicht länger tabu! Das gleiche gilt für frisches Gemüse. Der Trick – falls es einen gibt – liegt darin, solche Leckerbissen in Reichweite zu halten.

Falls Sie täglich um die Mitte des Vormittags oder Nachmittags hungrig werden – wofür entscheiden Sie sich? Eine Schachtel Käsekräcker, eine Tüte Chips, eine Kalorienbombe in Form einer Schokoladentafel oder einer Tüte Erdnüsse?

Denken Sie jetzt gleich einmal darüber nach, wo Sie einen Apfel, eine Banane, eine Apfelsine oder eine Tüte Karotten, Radieschen oder Stangensellerie aufbewahren können, damit sie morgen für eine Imbißpause bereit liegen.

Das hört sich fast ein bißchen zu einfach an, aber dadurch, daß Sie einen frischen Imbiß in Ihrer Schreibtischschublade oder Ihrem Handschuhfach haben, verändern Sie Ihre Umwelt.

Und „wenn Sie etwas an Ihrer Umwelt verändern, ist es leichter, die Umstellung auf ein fettarmes Leben zu meistern“, verspricht Dr. Diane Hanson.

dungen zwischen den Mahlzeiten so leicht wie möglich zu machen, ist es daher besonders wichtig, fettarmes Knabberzeug in der Nähe zu haben.

Wenn dagegen gerade nur eine süße Limonade, eine Tüte Chips oder eine Riesentafel Schokolade griffbereit sind, kann es passieren, daß Sie aus reiner Bequemlichkeit auf einen Schlag 50 oder 60 Gramm Fett oder 1.000 Kalorien zu sich nehmen. Schauen Sie sich die fettarmen Snacks, die ich in diesem Kapitel empfehle, genau an, und setzen Sie sie auf Ihre Einkaufsliste, damit sie beim nächsten Pausenhunger gleich griffbereit sind.

Machen Sie die Kaffepause zu Ihrer Imbißpause. „Für viele, wenn nicht gar die meisten Menschen ist es besser, am Vor- und Nachmittag eine Pause für fettarme Zwischenmahlzeiten einzulegen“, meint der Ernährungsspezialist Richard N. Podell.

Was und wann Sie essen, wird im Laufe des Tages immer wichtiger, weil der Stoffwechsel allmählich langsamer wird. Ein Imbiß am Nachmittag hilft dabei mit, die Glukose zu liefern, die Sie brauchen, um aktiv zu bleiben, laut Dr. Podell. „Ein Imbiß um diese Zeit hilft Ihnen, dem nachmittäglichen Abfall des Blutzuckerspiegels entgegenzuwirken“, merkt er an. „Ein kleiner Happen am Nachmittag sorgt außerdem dafür, daß Ihr Blutzuckerspiegel im Gleichgewicht bleibt, so daß Sie bis zum Abendessen keinen Heißhunger entfalten können.“

Der 3+4-Mahlzeiten-Plan des fettarmen Lebens

„Drei Mahlzeiten am Tag braucht der Mensch“, hieß es früher – aber diese Weisheit stammt aus einer anderen Ära. Heute sind Sie viel besser beraten, wenn Sie drei fettarme Hauptmahlzeiten und drei bis vier fettarme Zwischenmahlzeiten pro Tag zu sich nehmen. Moderne Forschung kommt immer mehr zu dem Schluß, daß dieses Verhaltensmuster – und nicht der 3-Mahlzeiten-Plan – Ihnen dabei hilft, die Fettmacher auszuschalten, die Fettverbrenner einzuschalten und Ihr Körperfett auf einem komfortablen Minimum zu halten.

An der graphischen Darstellung unten sehen Sie, wie der Plan funktioniert. Alle Mahlzeiten enthalten unter 500 Kalorien, und höchstens 20 bis 25 Prozent dieser Kalorien stammen von Fett. Zusätzlich zu den drei Hauptmahlzeiten sollten Sie sich mindestens zwei – und bis zu vier – kleine Imbisse pro Tag gönnen, ungefähr in den in der Tabelle angezeigten Intervallen von zwei bis drei Stunden. Alle Zwischenmahlzeiten sollten kalorienärmer und damit fettärmer als die Hauptmahlzeiten sein. Wenn Sie Ihre Haupt- und Zwischenmahlzeiten wie gezeigt verteilen und sich an die empfohlenen Kalorienlimits halten, helfen Sie mit, die in Form von überschüssigem Fett gespeicherten Kalorien auf ein absolutes Minimum zu reduzieren.

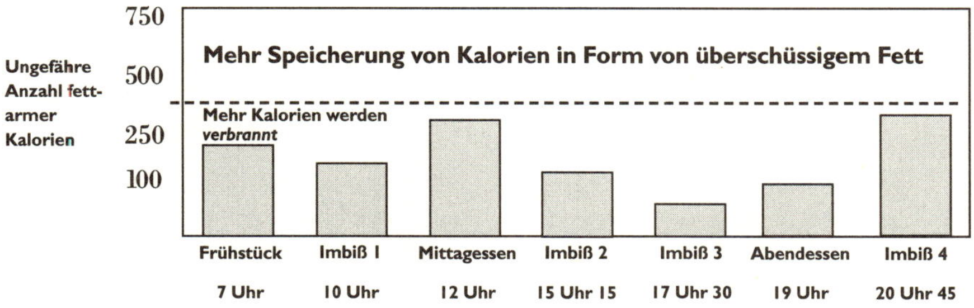

Am mittleren bis späten Nachmittag neigt das Gehirn dazu, einen Heißhunger auf fettreiche, zuckerhaltige Speisen anzumelden. Es ist wichtig, sich weder den fettreichen Imbiß am Spätnachmittag noch ein fettreiches Abendessen zur Gewohnheit zu machen. Besonders das allzu herzhafte Abendessen löst Signale aus, die Sie darauf programmieren, daß Sie spät nachts noch mehr Fett verzehren.

Trauen Sie der „Diätkost“ nicht

Unter normalen Umständen weiß der Körper, wann er mit dem Essen aufhören sollte – das heißt, wenn der Nährstoffbedarf gedeckt ist. Künstliche Süßstoffe blockieren jedoch die natürlichen Signale des Gehirns und Körpers. Deshalb passiert es oft, daß Sie noch auf etwas anderes Appetit bekommen, wenn Sie etwas künstlich Gesüßtes gegessen oder getrunken haben.

Experimente zeigen, daß der Geschmack von Süßem den Appetit allgemein steigern kann, so daß wir viel mehr essen, als wir brauchen, manchmal bis hin zur Fettleibigkeit.

Ob künstlicher Süßstoff ohne Kalorien oder kalorienhaltige Süße wie Saccharose (Haushaltszucker) oder Fructose, der Körper reagiert stets auf ähnliche Weise. Das kann zum Teil an der Leber liegen: Sie verschluckt überschüssige Glukose, senkt den Blutzuckerspiegel und hilft, den aufgenommenen Brennstoff in Fett umzusetzen.

„Studien über die Auswirkungen von künstlichen Süßstoffen haben keine Anzeichen ergeben, daß sie insgesamt gesehen zu einer Kalorienreduktion oder Gewichtsabnahme führen“, sagt Dr. C. Wayne Callaway. „Es hat sich gezeigt, daß Süßigkeiten (selbst künstliche) einfach durch andere Nahrungsmittel ersetzt werden. Es hat sich auch gezeigt, daß Süßigkeiten (auch künstlich gesüßte) bei manchen Leuten einen Appetit auf Fettes auslösen.“

Einige Studien haben beispielsweise gezeigt, daß Aspartam (der künstliche Süßstoff, der unter der Bezeichnung NutraSweet verkauft wird) den Appetit sogar anregt. Obwohl nicht alle Ergebnisse zu diesem Thema übereinstimmen, gibt es noch andere Einwände, die ebenfalls in Erwägung gezogen werden müssen.

„Chemische Süßstoffe stellen außerdem potentielle Gesundheitsrisiken dar“, meint Dr. Neil Barnard. „Leute, die mit ihrem Gewicht zu kämpfen haben, können von künstlichen Süßstoffen keine Wunderkur erwarten.“

So wenig Fett wie möglich. Allgemein sollten die Zwischenmahlzeiten, die Sie sich aussuchen, weniger als fünf Gramm Fett pro Portion enthalten – drei Gramm Fett wären ein noch besseres Ziel. Und wenn Ihre fettarme Zwischenmahlzeit aus einer Packung stammt, lesen Sie die Verpackung aufmerksam durch, um herauszufinden, was genau eine Portion darstellt. Denken Sie daran: Zuviel Knabberzeug –

selbst fettfreies – kann den Fettmacher Nummer 2 einschalten und existierende Kalorien in Körperfett umsetzen.

Sparen Sie Kalorien. Sie müssen immer zuerst an das Fett denken, aber auch die Kalorien im Auge behalten. Selbst wenn Sie sich fettfreies Essen zu Gemüte führen, kann die Kalorienzahl schnell anwachsen, falls Sie schnell essen oder sich ein- oder zweimal Nachschlag holen. Die Vorschläge für „Die besten Zwischenmahlzeiten für mehr Energie und weniger Fett“ auf Seite 102 haben zum Beispiel in der angegebenen Menge je unter 300 Kalorien. Wenn Sie jedoch zu jeder Zwischenmahlzeit zwei oder drei Portionen essen, können Sie Ihr tägliches Kalorienlimit leicht überschreiten, und das bedeutet, daß Sie statt einem Fettverbrenner aus Versehen einen Fettmacher einschalten.

Die Bildung neuer Fettzellen können Sie vermeiden, indem Sie nicht zuviel auf einmal essen. Verteilen Sie kleinere Mahlzeiten über den ganzen Tag. Diese Taktik verringert das hormonelle Signal, das Fettzellen dazu veranlaßt, sich zu teilen und zu vermehren.

– Dr. Peter D. Vash, Endokrinologe und Internist

Trockenobst langsam genießen. Das Problem mit Trockenfrüchten ist, daß sie so gut schmecken! Sie lassen sich sehr leicht pausenlos nacheinander wegfuttern. Nicht nur das, sie sind ja auch so gesund. Nur Obst, dem die Flüssigkeit entzogen wurde – was könnte auf natürliche Weise köstlicher sein?

Es könnte eine Überraschung für Sie sein, daß Sie, wenn Sie ungefähr 20 Stückchen Trockenobst knabbern – was leicht möglich ist – möglicherweise zwischen 500 und 1.000 besonders zuckerhaltige Kalorien zu sich nehmen. Obwohl es sich beim Fruchtzucker um einen „natürlichen“ Zucker handelt, können solche Mengen Trockenobst Ihre fettbildenden Prozesse auf Hochtouren bringen.

„Bei manchen Menschen bewirkt Fruchtzucker einen erheblichen Anstieg des Blutfettspiegels (Triglyceride)“, erklärt Internist John A. McDougall. „Das sind genau die Fette, die im Gewebe abgelagert werden. Obst regt außerdem die Produktion des Insulins an, welches die Fettsäuren in unsere Fettzellen befördert“.

Imbisse in Maßen

Viele Snacks, die vom Hersteller als „gesund“ bezeichnet werden, sind tatsächlich gesund – aber nur, wenn Sie maßhalten können.

Das Problem ist, daß manche Lebensmittel, selbst wenn sie vollständig fettfrei sind, eine ungewöhnlich starke Insulinreaktion auslösen können, wenn sie in großen Mengen verzehrt werden. Und wenn die Insulinreaktion einsetzt, wird im Körper die Fetthersynthese gestartet.

Besonders für Menschen, die mit Übergewicht kämpfen, bedeutet das, daß eine Portion solcher „gesunder“ Lebensmittel ohne Bedenken verzehrt werden kann. Sie sollten es sich aber gut überlegen, ehe Sie mehr essen.

Wenn Sie zum Beispiel eine ganze Tüte Reiswaffeln oder fettfreier Kartoffelchips verputzen, kann das die Verbrennung von Fettsäuren sogar verlangsamen und die fettbildenden Prozesse ankurbeln.

Um eine mögliche Insulinreaktion durch die unten aufgezählten Lebensmittel zu vermeiden, rate ich Ihnen, sie weniger häufig auf Ihren Speiseplan zu setzen als „Die besten Zwischenmahlzeiten für mehr Energie und weniger Fett“ auf Seite 102. Und wenn Sie sich diese fettarmen Leckereien ab und zu gönnen möchten, genießen Sie sie auf jeden Fall nur in kleinen Mengen, wie ich sie hier angegeben habe:

- Fettfreie Waffeln – bis zu drei Stück
- Fettfreies Popcorn – eine Tasse voll
- Baguette und anderes Weißbrot – bis zu zwei 1½ cm dicke Scheiben
- Fettfreie Kartoffelchips – eine Handvoll
- Fettfreie Mais-Chips – eine Tasse voll (auf Wunsch mit Salsa)
- Kräcker aus Weißmehl – bis zu drei Stück
- Fettfreie Weißmehlkekse mit Zucker – bis zu drei Stück
- Frischer Karottensaft – ein kleines Glas (0,2 l)
- Trockenobst – bis zu 60 g

Selbst Obstsaft kann zum Problem werden, wenn Sie sehr viel davon trinken. „Um die Frucht zu Mus oder Saft zu machen, müssen Ballaststoffe verarbeitet oder entfernt werden, was zu einer Beschleunigung der Absorptionsrate und einer größeren Menge Kohlenhydrate im Blutkreislauf führt“, so Dr. McDougall. „Fruchtpüree, wie etwa Apfelmus, hebt den Insulinspiegel mehr an als der Verzehr der ganzen Frucht.“

Verschmähen Sie die scheinheiligen Süßigkeiten. Studien lassen darauf schließen, daß synthetische Süßstoffe den Appetit auf Süßes verstärken können. „Künstliche

Die besten Reste

Einige meiner absoluten Lieblingssnacks sind die Überreste leckerer fettarmer Hauptmahlzeiten. Zu Hause warten diese Delikatessen vom Vortag im Kühlschrank nur darauf, serviert zu werden. Wenn Sie sie mit zur Arbeit nehmen, brauchen Sie nur ein paar kleine Plastikbehälter und einen Löffel oder eine Gabel.

Wie einem vom Holzhacken zweimal warm wird – einmal beim Schwingen der Axt und dann, wenn das Holz im Kaminfeuer prasselt – zehren Sie zweimal von einer fettarmen Mahlzeit, deren Reste sich gut verwerten lassen (die Rezepte stammen alle aus Teil 4 dieses Buches). Lassen Sie Ihren eigenen Geschmack entscheiden, hier jedoch eine Liste meiner liebsten Reste.

- Wildreis-Kastanien-Suppe (Seite 335)
- Vier-Bohnen-Salat mit Balsam-Vinaigrette (Seite 332)
- Texmex-Nudelsalat (Seite 336)
- Pfefferkuchen-Muffins (Seite 340) und andere Muffins aus Vollkornmehl
- Linsencreme mit Pitta-Brot (Seite 349)
- Herzhafte Gazpacho (Seite 308)
- Buttermilchkekse mit grünen Chilis und Gouda (Seite 310)
- Herzhaftes Gemüse-Chili (Seite 345) oder Texanisches Hähnchen-Chili (Seite 346)
- Amerikanisches Maisbrot (Seite 348)
- Eine Scheibe Frittata mit Linguine und Brokkoli (Seite 311)
- Hähnchenfleischsalat mit Pfirsichen und Pekannüssen (Seite 318) oder Hähnchen- und Weizenkornsalat auf einer Scheibe Bulgurbrot (Seite 319, 320)
- Griechischer Pasta-Salat (Seite 327)
- Himbeer-Korinthen-Scones (Seite 411)
- Köstlicher Kürbispudding (Seite 429)
- Apfel-Rosinen-Kuchen (Seite 427)
- Eine Scheibe Vollkornbrot mit Gurken-Joghurt-Aufstrich (Seite 434)

Süßstoffe können hungrig machen und das Abnehmen erschweren", warnt Dr. McDougall.

Man nimmt an, daß große Mengen der künstlichen Süßstoffe die Serotoninwerte senken können, eine der Substanzen, die dem Gehirn signalisieren: „Ich bin satt! Nicht mehr essen!" Gleichzeitig können die Süßstoffe den Insulin-

Fortsetzung s. Seite 104

Die besten Zwischenmahlzeiten für mehr Energie und weniger Fett

Das Gute am 3+4-Mahlzeiten-Plan ist unter anderem, daß er so viele fettarme Zwischenmahlzeiten enthält. Zuerst müssen Sie vielleicht Ihre Einkaufsgewohnheiten etwas ändern – und sogar ein paar neue Geschäfte besuchen –, um sich ein interessantes Sortiment an verlockenden fettarmen Imbissen zuzulegen. Die Auswahl ist jedoch groß.

Hier einige Vorschläge für Ihren Einkaufszettel – und das ist erst der Anfang. Schauen Sie sich in der Obst- und Gemüseabteilung nach Leckerbissen um, Sie werden je nach Jahreszeit wechselnde Spezialitäten vorfinden.

Die angegebenen Mengen gelten für eine gute, solide fettarme Zwischenmahlzeit. Bei frischem Obst und Gemüse habe ich jedoch keine besonderen Mengenangaben gemacht, da es fast unmöglich ist, sich daran zu überessen.

Denken Sie dennoch selbst vor einer Zwischenmahlzeit daran, einen Blick auf die anderen Fettverbrenner zu werfen. Vielleicht sind Sie in Wirklichkeit durstig (Fettverbrenner Nummer 3), oder Ihr Körper braucht Licht und Bewegung (Fettverbrenner Nummer 4). Wenn Sie sich für einen Imbiß entscheiden, halten Sie sich auf jeden Fall an die hier gezeigten gemäßigten Portionen und die zeitliche Einteilung nach dem 3+4-Mahlzeiten-Plan. Wenn Sie sich an diese Mengen halten, können Sie sicher sein, daß der Fettverbrenner Nummer 2 eingeschaltet ist.

- Eine dicke Scheibe Brot aus 100 Prozent Vollkornmehl mit fettarmem Frischkäse oder Magerquark und Konfitüre mit 100 Prozent Fruchtgehalt
- Ein Roggenknäcke oder -brötchen aus Vollkornmehl mit fettfreiem Frischkäse oder Frischkäse mit frischem Obst
- Ein Vollkorn-Rosinenbrötchen mit Konfitüre aus reiner Frucht und Frischkäse oder Quark der Magerstufe
- Ein Vollkorn-Rosinenbrötchen mit fettarmer Salatcreme und einer dünnen Scheibe Schnittkäse (Viertelfettstufe)
- Ein Stück fettfreier Vollkornkuchen
- Ein fettarmer Müsliriegel mit Vollhafer
- Eine bis drei Scheiben Knäckebrot mit reiner Fruchtkonfitüre und/oder Frischkäse (Viertelfettstufe)
- Ein Vollkornbrötchen mit einem Teelöffel Senf, einem Teelöffel fettarmer Salatcreme und zwei Scheiben Putenbrust

- Ein Vollkornbrötchen mit einem Teelöffel Senf und einer halben Ecke Schmelzkäse (Viertelfettstufe)
- Eine fettfreie Fruchtschnitte aus dem Reformhaus oder Naturkostladen
- Ein bis drei fettfreie Vollkornkekse
- Ein bis drei fettfreie Kräcker aus Roggen oder anderem Vollkorn mit Diätaufstrich
- Eine halbe Tasse fettfreies Knuspermüsli mit Magermilch oder -joghurt
- Eine Tasse mit Fruchtsaft gesüßter Magerjoghurt mit Obst – frisch oder, soweit ungesüßt, aus der Dose oder dem Gefrierfach
- Eine Tasse mit Magermilch zubereiteter Tomatensuppe und zwei Vollkorn-Roggenkräcker
- Eine Tasse Haferschleim mit Magermilch und einem Teelöffel Rohzucker
- 60 g Ricotta-Käse (Viertelfettstufe) mit einer Handvoll fettfreiem Knuspermüsli
- 120 g gefrorener Magerjoghurt
- 120 g Hüttenkäse (Viertelfett- oder Magerstufe) mit Frischobst oder ungesüßtem Obst aus dem Gefrierfach oder der Dose
- 250 g mit Magermilch gekochter Tapiokapudding
- 250 ml fettfreie oder fettarme Bohnen-, Linsen- oder Gemüsesuppe
- Rohes Obst und Gemüse, in appetitliche Häppchen geschnitten, mit drei Vollkornkräckern und einem fettfreien Dip oder einer fettfreien Salatsoße
- Ein Stück Vollkorn-Engelskuchen mit ungesüßten frischen Beeren (Kuchenrezept siehe Seite 417)
- Eine Scheibe Vollkorn-Roggen- oder Weizenbrot mit einem Teelöffel fettarmer Salatcreme und 60 Gramm Thunfisch (in Wasser, nicht Öl)
- 125 ml ungesüßter Orangensaft mit einem kleinen Stück trockenem, fettarmem Kuchen aus Vollkornmehl (falls Sie den Kuchen im Laden kaufen, prüfen Sie auf der Verpackung nach, ob er wirklich fettarm ist)
- Ein Apfel oder anderes frisches Obst mit drei fettarmen Vollkorn-Kräckern
- Eine Stange Sellerie, gefüllt mit einem gehäuften Eßlöffel Frisch- oder Hüttenkäse der Magerstufe
- In Scheiben geschnittenes Obst, vermischt mit einem halben Becher einfachem Joghurt, Hüttenkäse oder Quark der Magerstufe

spiegel erhöhen, wobei gleich wieder weniger Fett verbrannt wird.

Den Süßmitteln aus dem Weg zu gehen heißt jedoch nicht, daß Sie sie vollständig meiden müssen. Hin und wieder können Sie schon etwas künstlich Gesüßtes essen oder trinken oder sehr kleine Mengen Saccharose oder Haushaltszucker verwenden. Viele der Rezepte in Teil 4 schmecken süß und lecker, obwohl sie so wenig Süßmittel wie möglich enthalten.

Meiden Sie die falschen Fette. Ständig werden neue Ersatzstoffe für Fett getestet, und niemand kann vorhersagen, wann die nächste große Neuheit auf den Markt kommt.

Wenn Sie sich an ein fettarmes Lebensprogramm halten, brauchen Sie so etwas nicht – und es reizt Sie wahrscheinlich auch gar nicht. Jede Nachahmung von Fett steigert wahrscheinlich nur Ihren Appetit auf fetthaltige oder sogar regelrecht fetttriefende Speisen.

„Falsche Fette können für die Hersteller eine Goldgrube sein", meint Ernährungsmediziner Neil Barnard. „Aber sie sind keine Antwort auf die Gewichtsprobleme der Wohlstandsländer. Erstens ist ihr Konsum gesundheitlich fragwürdig, und zweitens verstärken diese Zusätze den Appetit auf Fettes, anstatt dabei zu helfen, die Gewohnheit zu durchbrechen."

Knabbern für die Konzentration. Kleinere, nährstoffreiche Haupt- und Zwischenmahlzeiten helfen, den Blutzuckerspiegel zu stabilisieren, was wiederum zur Optimierung der Gedächtnis-, Lern- und Leistungsprozesse führt, so Psychologe Ernest Lawrence Rossi.

Wenn Sie für Ihren Imbiß eine Pause machen, können sich Ihr Geist und Körper neu aufeinander abstimmen, meint Dr. Rossi. „Oxidationsabfälle und freie Radikalmoleküle, die sich während der vorhergehenden Hochleistungs- und Streßphase im Gewebe angestaut haben, werden aus den Zellen geräumt. Die Vorräte der für die Kommunikation zwischen Geist und Körper so wichtigen Botenmoleküle werden aufgestockt und die Energiereserven wiederhergestellt."

Gönnen Sie sich ab und zu etwas Besonderes. Ein verlockendes Geschmackserlebnis in der neuen Generation leichter, leichterer und leichtester Genußmittel ist fettarme oder fettfreie Schokolade. Da es sie nun einmal zu kaufen gibt, warum sollten Sie sich nicht ab und zu ein wenig davon gönnen?

Machen Sie sich an einem kalten Winternachmittag eine

Tasse fettfreier heißer Schokolade mit Magermilch – oder verwöhnen Sie sich im Sommer mit fettfreiem Schokoladensirup in eiskalter Magermilch. Für echte Schokoladenfans können ein oder zwei fettfreie Vollkorn-Schokoladenkekse ebenso lecker sein wie „richtige“ Schokolade.

Genießen Sie alles, was Sie essen. Zusammenfassend läßt sich sagen: Wenn Sie überschüssiges Körperfett „verheizen“ und den ganzen Tag bis in den Abend hinein konzentrations-, gefühls- und leistungsmäßig in Topform sein wollen, sollten Sie es sich zur Gewohnheit machen, vormittags, nachmittags und abends eine fettarme Imbißpause einzulegen.

Unterbrechen Sie dazu Ihre jeweilige Tätigkeit für ein paar Minuten und befreien Sie sich von jeglichem Leistungsdruck. Schauen Sie aus dem Fenster, treten Sie vor die Tür und finden Sie ein ruhiges Fleckchen oder eine schöne Aussicht, vor der Sie etwas essen und trinken möchten, das Ihnen gut schmeckt.

Es mag einfach klingen, aber die wenigsten von uns machen sich heute so etwas zur Gewohnheit. Und täglich müssen wir dafür bezahlen – nicht nur mit verminderter Fettverbrennung, sondern auch in bezug auf unsere Leistungskraft, zwischenmenschliche Beziehungen, Einstellung und Lebensfreude.

Kapitel Sechs

Fettverbrenner Nummer 3

Wasser und andere Anti-Fett-Getränke

Seit Jahren empfehlen uns die Ärzte, achtmal täglich einen Viertelliter Wasser zu trinken, um gesund zu bleiben. Und das ergibt Sinn, denn unsere alltägliche Umgebung scheint wie geschaffen dafür, uns auszutrocknen.

Wohnungen und Büros mit Zentralheizung im Winter; Klimaanlagen mit niedriger Luftfeuchtigkeit an vielen Arbeitsplätzen im Sommer; Autos und öffentliche Verkehrsmittel mit klimatisierter Luft, die gewöhnlich viel zu trocken ist. Wenn wir in unseren Wohnzimmern, Büros und Autos sitzen, trinken wir normalerweise viel weniger Wasser, als wir ausscheiden.

Schon der Verlust einer überraschend geringen Menge wie 1 bis 2 Prozent des gesamten Wassergehalts des Körpers kann zu Dehydratationserscheinungen führen. Jeden Tag scheidet man im Durchschnitt 0,5 Liter Wasser mit der Atmung aus, weitere 0,5 Liter durch unsichtbares Schwitzen und 1,5 Liter durch die Blase und den Darm. Das sind 2,5 Liter pro Tag. Es gibt noch andere Faktoren, die zum Wasserverlust beitragen: Koffeinhaltige und andere harntreibende Getränke führen zu gesteigerter Transpiration und Blasentätigkeit, und wenn Sie Sport treiben oder schwere körperliche Arbeit verrichten, verdampft zusätzliche Flüssigkeit.

Für die Wasserzufuhr stehen Ihnen mehrere Quellen zur Verfügung, selbst wenn Sie nicht viel darüber nachdenken. Viele Lebensmittel bestehen zum größten Teil aus Wasser; an einem durchschnittlichen Tag nehmen Sie über die Nahrung rund 0,85 Liter Flüssigkeit zu sich. Der Körper rekonstitutiert außerdem eine geringe Wassermenge selbst. Während Sie Energie verbrennen, fällt Wasser als eines der Nebenprodukte der Stoffwechselprozesse an – etwa 0,15 Liter pro Tag.

Da Sie 2,5 Liter Wasser pro Tag ausscheiden und durch Nahrungsaufnahme und Stoffwechsel nur 1 Liter wieder wettmachen, ist es logisch, daß Sie mindestens 1,5 Liter trinken müssen, um im Gleichgewicht zu bleiben. Wenn Sie, wie empfohlen, 2 Liter trinken können, tun Sie sich etwas Gutes.

Hoch die Tassen

Zwei Liter Wasser können natürlich viele verschiedene Formen annehmen. Sie könnten ein Viertelliterglas ständig in der Nähe behalten und es etwa alle zwei Stunden mit Wasser auffüllen. Oder trinken Sie die gleiche Menge anderer Flüssigkeiten wie Magermilch, ungesüßter Säfte oder irgendein anderes koffeinfreies Getränk.

Temperatur, Luftfeuchtigkeit, Bewegung und Ernährung beeinflussen Ihren tatsächlichen Bedarf. Wenn Sie an einem heißen Sommertag in den Bergen oder am Strand entlang wandern, brauchen Sie viel mehr als acht Gläser Wasser, um Ihrem Flüssigkeitshaushalt Genüge zu tun. Und wer zur Zwischenmahlzeit trockene Tortilla-Chips knabbert, braucht mehr Flüssigkeit als jemand, der zwei Apfelsinen zum Imbiß macht. Der genaue Bedarf kann je nach Umwelt und Kost unterschiedlich sein, aber wichtig ist, daß Sie fast immer zusätzliche Flüssigkeit brauchen.

Wenn Sie genug trinken, erhalten Sie sich dadurch nicht nur Ihre Leistungsfähigkeit, Sie verbrennen auch Fett. Wie Sie gesehen haben, schaltet versteckter Wasserentzug den Fettmacher Nummer 7 ein. Wenn Sie genügend durststillende

Flüssigkeiten zu sich nehmen, schalten Sie diesen Fettmacher aus und einen brandneuen Fettverbrenner ein – weil Trinkwasser und andere Anti-Fett-Getränke nicht nur den Fettverbrennungsprozeß beschleunigen, sondern auch Streß und Müdigkeit bekämpfen.

Den Hunger mit Wasser stillen

Viele von uns verwechseln Durstgefühle mit Hunger und knabbern fettreiche Snacks, obwohl wir in Wirklichkeit Durst haben.

Um diese Empfindungen zu unterscheiden, empfiehlt es sich, ein Glas eiskaltes Wasser zu trinken, wenn Sie hungrig sind, und dann ein paar Minuten zu warten. Vielleicht merken Sie, daß Ihr Hunger damit gestillt ist. Falls nicht, gönnen Sie sich einen kleinen Imbiß. Das Wichtige ist, daß Sie den wirklichen Durst und Hunger Ihres Körpers verspüren und angemessen stillen, indem Sie Wasser trinken, wenn Sie eigentlich Durst haben, und essen, wenn Sie tatsächlich hungrig sind.

„Wer nicht am Wasser spart, hat die eindeutig beste Methode, den Heißhunger zu umgehen und den Appetit zu zügeln", sagt Ernährungsspezialist Dr. George L. Blackburn. Wenn Sie den ganzen Tag über reichlich Wasser trinken, füllt es zu einem gewissen Grad Ihren Magen, so daß Sie sich ein wenig satter fühlen und Ihre Eßlust gebremst wird. Die Forschung von Dr. Wayne Miller und seinen Kollegen zeigt, daß zwischen einem hohen täglichen Wasserkonsum und erfolgreichem dauerhaften Gewichtsverlust eine Verbindung besteht.

Manche Studien lassen darauf schließen, daß eine gesteigerte Wasseraufnahme im Rahmen einer aktiven Lebensweise sogar bei der Reduzierung der Fettdepots helfen kann. Wenn der Körper vollständig hydratisiert ist, hat das Blut jede Menge Flüssigkeit, um die Lipide oder Fettsäuren durch den Körper zu transportieren. Wer Wasser trinkt, erleichtert also auch die physiologischen Prozesse, die die Fettsäuren der Fettzellen in das Blut abgeben, um es den Muskeln zum Verbrennen zu liefern.

Es gibt auch Anzeichen dafür, daß die Fettverbrennungskraft umso größer ist, je kälter das Getränk. Sie können „die Kalorienverbrennung maximieren, indem Sie Ihr Wasser eiskalt trinken“, so Sportwissenschaftler Ellington Darden. „Sie verbrauchen über 200 Kalorien Wärmeenergie, um 4,5 Liter eiskaltes Wasser auf Körpertemperatur anzuwärmen.“ Dr. Darden merkt an, daß auch ein oder zwei Gläser Wasser erst auf Körpertemperatur angewärmt werden müssen – und das verbraucht hin und wieder ein paar Kalorien. Sie leiten ganz einfach einen Teil der Körperenergie zu Ihrem inneren Warmwasserbereiter um.

Studien über die Fettverbrennung beim Konsum von eisgekühltem Wasser sind bisher nur an drei Gruppen von je 100 Frauen zwischen 20 und 65 Jahren durchgeführt worden. Doch das erforschte Prinzip scheint biologisch sinnvoll zu sein, und nach den Beobachtungen des Forschungsteams, das diese Studien durchführte, müßten die Resultate sowohl auf Männer als auf Frauen zutreffen.

Ob eiskalt oder lauwarm, es steht fest, daß Sie eine gute Entscheidung für lebenslange Gesundheit und Ihr Körpergewicht treffen, wenn Sie mehr Wasser trinken. „Wasser ist vielleicht der einfachste, durchschlagendste Weg zum Abnehmen“, meint Dr. Darden.

Wasser hält wach

Außer der Verbrennung von Fettsäuren hat Wasser noch andere positive Auswirkungen auf Ihre Körpersysteme. Es mag offenkundig scheinen, aber es ist wichtig, darauf hinzuweisen, daß Wasser der Austrocknung vorbeugt und so neben der Produktion von Fettsäuren auch anderen körperschädigenden Auswirkungen vorbeugt, die aus dem Wasserentzug resultieren können. „Wenn man nicht genug Wasser trinkt, reagiert der Körper damit, daß er Wasser zurückhält“, sagt Dr. Darden. „Das behindert wiederum die Nierenfunktion, und Abfallprodukte sammeln sich an. Daraufhin muß die Leber die Schlacken herausspülen. Das Ergebnis ist, daß eine der Hauptfunktionen der Leber – die Umsetzung von gespeichertem Fett in nutzbare Energie – auf ein Minimum reduziert wird.“

Das Auffüllen der inneren Wasserreserven ist ferner zum Wachbleiben und für die Speicherung von Energie wichtig. „Weil ein Mangel an Wasser die Konzentration von Elektrolyten wie Natrium, Potassium und Chlorid verändern kann, hat Wasser eine gewaltige Auswirkung auf Gehirnfunktion und Energiewerte“, erläutert der Neurochirurg Vernon H. Mark. Einige Sportmediziner bestätigen diese Beobachtungen. „Selbst ein geringfügiger Wasserverlust kann zu einem kleinen, aber kritischen Schrumpfen des Gehirns führen, und so die neuromuskuläre Koordination, die Konzentrationsfähigkeit und das Denken beeinträchtigen“, erklärt Sportmediziner Robert Goldman. Weil Sie dem Wasserentzug vorbeugen, wenn Sie viel trinken, helfen Sie, die Müdigkeit zu bekämpfen.

Stimulation für den Stoffwechsel?

Wie steht es mit koffeinhaltigen Getränken? Wahrscheinlich ist eine Tasse Kaffee oder schwarzer Tee oder ein Colagetränk ab und zu vollkommen in Ordnung. Es ist jedoch wichtig zu wissen, daß koffeinhaltige Getränke wie Kaffee, Tee und manche Limonaden harntreibend wirken, die Urinproduktion steigern und zu mehr Flüssigkeitsverlust führen.

Laut einer in der Fachzeitschrift *New England Journal of Medicine* veröffentlichten Studie ist es außerdem möglich, daß Sie sich am Wochenende nicht ganz auf der Höhe fühlen, wenn Sie während der Woche bei der Arbeit Kaffee trinken und plötzlich am Samstag und Sonntag kein Koffein zu sich nehmen.

Die langfristigen Auswirkungen von Koffein auf die Gesundheit sind unklar. Die Daten einer Studie der Universität Genf weisen darauf hin, daß für manche Erwachsene ein gemäßigter Koffeinkonsum den Stoffwechsel anregen kann. Bei anderen Personen kann Koffein dagegen Streßsymptome verstärken und den Appetit entweder steigern oder zügeln.

Allgemein sind Behauptungen, daß Koffein den Stoffwechsel in Schwung bringt, möglicherweise übertrieben. „Koffein stimuliert auf negative Weise, weil es eine Insulinausschüttung provoziert und vielleicht sogar zu einer verstärkten Speicherung von Fettsäuren führt“, teilt Psychologin Judith Rodin mit. „Zahllose Frauen trinken koffeinhaltige Diätgetränke, wenn sie fasten oder nur sehr wenig essen wollen. Das kann dazu führen, daß sie noch hungriger werden und ihren Körper darauf einstellen, die größtmögliche Menge dessen, was sie essen, in Form von Körperfett zu speichern.“

Und wenn Sie doch Tee oder Kaffee trinken, verkneifen Sie sich auf alle Fälle die Sahne, Vollmilch und den milchfreien Kaffeeweißer, wenn er viel Fett enthält.

Schenken Sie ein

Werfen Sie einen Blick auf Ihren Tisch. Steht dort gerade ein gefülltes Glas oder eine Wasserflasche?

Falls nicht, müssen Sie wahrscheinlich ein paar neue Alltagsgewohnheiten und Verhaltensweisen entwickeln, um den Fettverbrenner Nummer 3 einzuschalten. Hier einige Tips, die Ihnen dabei helfen werden, diesen für das fettarme Leben so wichtigen Schalter zu betätigen.

Trockenheit erschnuppern. Atmen Sie durch die Nase ein und achten Sie darauf, wie sich das anfühlt. Spüren Sie ein leichtes Zusammenziehen der Nasenwände? Wenn Sie auf solche Körpersignale achtgeben, werden Sie stets daran erinnert, wenn es an der Zeit ist, etwas zu trinken. Ein weiteres Anzeichen ist es, wenn sich der Mund oder die Augen trocken anfühlen. Hierbei handelt es sich um wichtige Anzeichen, daß Sie mehr Flüssigkeit brauchen.

Vielleicht haben Sie sich angewöhnt, einen Bonbon oder eine Halstablette zu lutschen, wenn Ihr Mund trocken ist, Tropfen für die Augen zu nehmen, wenn sie sich trocken anfühlen oder jucken, oder gegen trockene Nasenschleimhäute ein Nasenspray zu verwenden. Bevor Sie eine dieser Methoden anwenden, versuchen Sie es das nächste

Kurzschalter

WISSENSKRAFT STATT WILLENSKRAFT

Wenn Sie für den Tag eine Wasserflasche mitnehmen, wie können Sie sich merken, wie oft Sie sie auffüllen müssen? Dieser kleine Trick sorgt dafür, daß Sie genug Wasserpausen einlegen: Streifen Sie morgens Gummibänder über den Behälter und nehmen Sie jedesmal eines ab, wenn Sie Wasser nachfüllen. Wenn Ihr Behälter zum Beispiel einen halben Liter faßt, müssen Sie ihn viermal auffüllen, um Ihre empfohlene tägliche Wassermenge zu erreichen. Fangen Sie am Morgen mit vier Gummibändern um den Behälter an und nehmen Sie jedesmal eines ab, wenn Sie nachfüllen.

Bis etwa 10 Uhr morgens sollte das erste Band abgenommen sein, und gegen Mittag das zweite. Am Nachmittag und Abend sollten Sie den Behälter noch zweimal nachfüllen und das letzte Gummiband abgenommen haben, wenn Sie zu Bett gehen.

Am nächsten Morgen streifen Sie wieder alle Gummibänder über den Behälter und fangen von vorne an.

Mal mit einem großen Glas Wasser oder einem anderen Getränk, das dem Wasserentzug vorbeugt. Wahrscheinlich wird allein die zusätzliche Flüssigkeit in Ihrem Körper das trockene Gefühl in Augen, Mund und Nase lindern – ohne jegliche Medizin.

Wasser mit Pep. Einfaches, klares, energiebringendes, fettverbrennendes Wasser ist natürlich etwas Feines, aber Sie können es auf viele verschiedene Weisen interessanter machen. Peppen Sie es mit ein paar Tropfen konzentriertem, ungesüßten Zitronen-, Limetten-, Orangen- oder Beerensaft auf. Wasser mit einem Schuß reinem Pfefferminzgeschmack ist ebenfalls köstlich.

Ohne Süßmittel. Zucker und künstliche Süßstoffe können Ihrem Appetit und Stoffwechsel einen Anstoß in die falsche Richtung geben. Wenn Ihnen ein kohlensäurehaltiges Fruchtsaft- oder Sportgetränk in den Griff kommt, schauen Sie sich auf dem Etikett die Zutaten an. Zu den Süßstoffen, die Sie nicht im Übermaß genießen sollten, zählen sowohl künstliche (Aspartam oder Saccharin zum Beispiel) als auch natürliche Zucker (wie Fruchtzucker, Maissirup oder Haushaltszucker). Der Konsum großer Mengen von Getränken mit industriell verarbeitetem Zucker ist eine der Gewohnheiten, die zur Fettleibigkeit beitragen können.

Lassen Sie es sprudeln. Reines, kohlensäurehaltiges Mineralwasser ist für den Durst ebenso gut wie stilles Wasser, aber viele Leute ziehen den Sprudel vor. Derselbe Zitrus-, Beeren- und Pfefferminzgeschmack, der stillem Wasser ein gewisses Etwas gibt, prickelt in kohlensäurehaltigem Wasser richtig schön auf der Zunge und bietet Ihnen eine leckere, natürliche Limonade ohne Süßmittel.

Versuchen Sie es mit Tee. Wenn sich eine Eisteepause für Sie gut anhört, kann ich viele verschiedene Sorten empfehlen. Grüner Tee ist einer der besten, ungesüßt oder mit höchstens einem Teelöffel Zucker pro Viertelliter.

Nicht nur im Teeladen, auch im Supermarkt gibt es entkoffeinierte schwarze Teesorten mit natürlichen Geschmackstoffen, die von Kennern geschätzt werden – zum Beispiel Mangotee, Ingwertee, Zimttee oder Tees mit einem Hauch von Kirsche, Orange, Zitrone und Vanille, um nur einige zu nennen. Alle schmecken ungesüßt und geeist ganz köstlich. Wenn Ihnen ein leicht süßer Geschmack lieber ist, können Sie pro Viertelliterglas einen Teelöffel Zucker dazugeben. Falls Sie den traditionellen Teegeschmack vorziehen, trinken Sie eisgekühlten, entkoffeinierten schwarzen Tee.

Sie können Ihren Eistee entgegen aller Tradition nicht nur im Sommer, sondern auch im Winter trinken. Das kann für Sie bei der Fettbekämpfung ähnliche Vorzüge mit sich bringen wie das Trinken von eisgekühltem Wasser.

Kaffee ohne Koffein. Eisgekühlter, entkoffeinierter Kaffee schmeckt hervorragend mit Magermilch und bis zu einem Teelöffel Zucker. Es gibt so viele verschiedene entkoffeinierte Kaffeesorten, daß auch für Ihren Geschmack ganz bestimmt etwas dabei ist.

Kapitel Sieben

Fettverbrenner Nummer 4

Aktivminuten und leichte Aerobic

Ich weiß, Sie sind zu beschäftigt. Oder nicht fit genug. Oder Ihr Rücken, Ihre Knie, Ihre Arme, Hüften oder Füße tun weh. Und je älter Sie werden, desto weniger Zeit haben Sie.

Ob Sie Kinder oder Eltern zu versorgen haben, den Anforderungen einer steilen Karriere gerecht werden müssen oder neben der Haus- oder Heimarbeit auch Ihren Freunden und der Gemeinschaft gegenüber Verpflichtungen haben – für sportliche Betätigungen bleibt nicht mehr viel Zeit übrig.

Aber sind es wirklich Ihre Verpflichtungen, die Sie von regelmäßiger Bewegung abhalten – oder eher das Fernsehprogramm?

Sportmediziner Steven N. Blair verschreibt Millionen von konditionsschwachen Wohlstandsbürgern mit überwiegend sitzender Lebensweise, „den Fernseher auszuschalten, den Hintern aus dem Sessel zu heben und sich draußen vor der Tür ein bißchen zu bewegen“. Die Forschung zeigt, daß jede Form von körperlicher Betätigung die Gesundheit fördert und

Ein langes, bewegtes Leben

Schon allein Ihr eigenes Vergnügen ist der beste Grund, den Fettverbrenner Nummer 4 einzuschalten. Indem Sie sich täglich die Aktivminuten verschaffen, die Sie brauchen, verbrennen Sie nicht nur Fett, sondern steigern auch in fast jeder anderen Hinsicht Ihr Wohlbefinden. Falls Sie sich fragen, ob diese Aktivminuten auch zu einem längeren Leben führen können, schauen Sie sich die untenstehende grafische Darstellung an, die auf einer großangelegten, in der Fachzeitschrift *Journal of the American Medical Association* veröffentlichten Untersuchung basiert.

Hierzu untersuchten Wissenschaftler die Statistiken zu den Sterberaten von Männern und Frauen dreier verschiedener Kategorien – Menschen, die sich wenig bzw. mäßig oder viel körperlich betätigen. Die Gruppe mit „schwacher" Kondition führte einen überwiegend sitzenden Lebenswandel und saß den größten Teil des Tages. Die Gruppe mit „mäßiger" Kondition schaffte etwa 200 Minuten körperlicher Betätigung pro Woche – etwas weniger als eine halbe Stunde pro Tag. Die Gruppe mit der „guten" Kondition trieb viel mehr Sport: Die Befragten gingen regelmäßig zum Aerobic-Unterricht, absolvierten fast täglich einen Konditionslauf oder

Sterberate nach Konditionsgruppen, Frauen

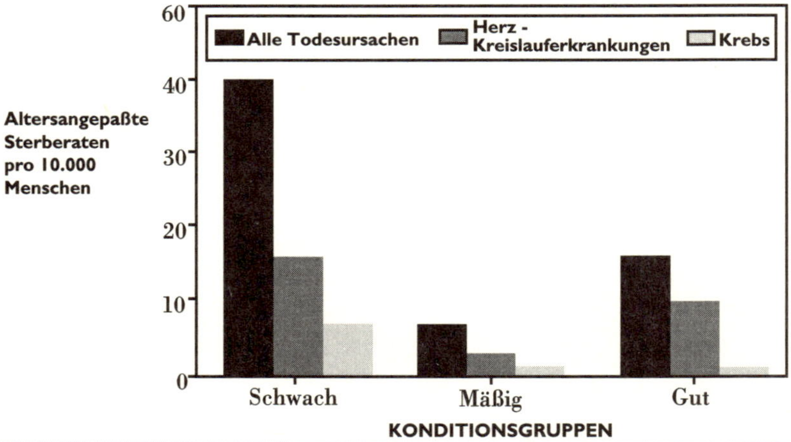

Kalorien verbrennt. „Jede Aktivität, die den Stoffwechsel erhöht und mehr Kalorien verbrennt, tut gut", meint Dr. Blair.

Bewegung – keine Strafarbeit

Die meisten von uns setzen bei Sport noch immer auf das Motto „alles oder nichts", in dem Glauben, daß das, was für trieben anderweitig Sport.

Die Forscher fragten sich angesichts dieser drei unterschiedlichen Konditionsgruppen als erstes, wie die Sterberaten miteinander zu vergleichen waren. Sie nahmen sich jedoch auch die verschiedenen Todesursachen vor, vor allem Herz-Kreislauf-Erkrankungen und Krebs, um auch zu sehen, wie die drei Gruppen in diesen Bereichen zu vergleichen waren.

Das Schaubild zeigt, daß die altersangepaßte Sterberate für Frauen mit schwacher Kondition bei fast 40 von 10.000 liegt – für alle Todesursachen. Vergleichen Sie diese Zahl einmal mit der Sterberate für Frauen mit mäßiger körperlicher Betätigung. In dieser Gruppe lag die Sterberate für alle Todesursachen bei weniger als 5 von 10.000.

Im Schaubild der Männer zeigen die Sterberaten der Gruppen mit schwacher und mäßiger Kondition ein ähnliches Muster – der Beweis, daß mäßige körperliche Betätigung einen großen Einfluß auf Ihre Lebenserwartung haben kann.

Sterberaten nach Konditionsgruppen, Männer

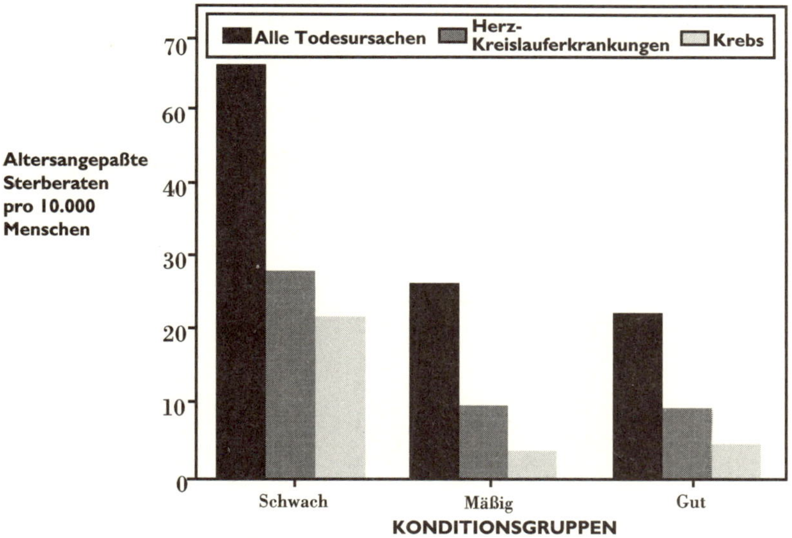

die Gesundheit gut ist, nicht gleichzeitig angenehm sein kann. „Sport ist Mord", sagt der Volksmund, und wer sich schon ein paarmal bis zur Erschöpfung getrieben hat, stimmt dem sicher zu.

Dabei brauchen Sie gar keinen eisernen Willen zu haben, um genug Bewegung zu bekommen. Sie brauchen nicht jeden Tag ein perfekt durchstrukturiertes Zirkeltraining zu absolvieren. Und

Wenn körperliche Betätigung in Tablettenform zu haben wäre, wäre sie die am häufigsten verschriebene und wirkungsvollste Medizin der Nation.

– Robert Butler, Gerontologe

das trifft sich gut, denn ein vollständiges Fitneßprogramm kann leicht zwei Stunden pro Tag in Anspruch nehmen, vor allem, wenn Sie den Weg zum Fineßstudio dazurechnen.

Sie haben heute nicht einmal eine volle Stunde Zeit? Macht nichts. Aber Sie können wahrscheinlich hier und da einige kürzere Zeitspannen einlegen, und das ist fast ebensogut.

Wenn Sie nur ab und zu ein paar Aktivminuten zwischenschalten, machen Sie auch Riesenschritte bei der Regulierung Ihrer Aufnahme von Nahrungsmittelfetten. So einfache Handlungen wie statt dem Aufzug die Treppe zu benutzen oder ein Stückchen weiter zu Fuß zu gehen als sonst, können Ihnen dabei helfen, den natürlichen Heißhunger auf fettreiche Speisen zu neutralisieren.

„Die Forschung zeigt sogar, daß körperliche Betätigung Ihnen mehr Appetit auf Obst und Gemüse machen kann“, erklärt Dr. Diane Hanson. Dazu kommt, daß Sie jedesmal, wenn Sie sich im Laufe des Tages ein paar überall durchführbare Aktivminuten gönnen, automatisch den Fettverbrenner Nummer 4 einschalten. Mit jeder aktiven Minute fangen Sie langsam und allmählich an, überschüssiges Körperfett zu verbrennen und Ihre Gesundheit zu verbessern. Sie tragen dazu bei, Fettleibigkeit, Herzkrankheiten und Bluthochdruck geringere Chancen einzuräumen.

Die Erfolgskombination

Studien zeigen, daß Sie mit der Kombination von überall durchführbaren Aktivminuten an einigen Tagen und leichter Aerobic an anderen Tagen Ihr Risiko, Osteoporose, Brustkrebs und Mastdarmkrebs zu bekommen, wahrscheinlich drastisch verringern können. Und selbst kurze, über den Tag verteilte Phasen körperlicher Betätigung können Depressionen, Angstgefühle und Streß abbauen helfen.

„Bewegungslosigkeit ist für den Menschen ein unnatürlicher Zustand“, meint Psychologe Keith Johnsgard. „Ohne (Bewegung) nehmen wir zu, unsere Muskeln verkümmern, unser Herz-

Kreislaufsystem leidet – und es kommt noch schlimmer. Wir werden deprimiert und leiden unter Angstzuständen."

Was passiert, wenn Ihr Leben nicht genug Bewegung enthält? Nun, zum Beispiel – und das sollte Ihnen zu denken geben – senken Sie damit die Wahrscheinlichkeit, ein langes und gesundes Leben zu führen.

Wie ein von den Centers for Disease Control and Prevention in Atlanta und dem American College for Sports Medicine einberufenes Expertenforum berichtet, „kann jährlich eine überwältigende Anzahl von Todesfällen auf Bewegungsarmut zurückgeführt werden – sprich eine Viertelmillion". Regelmäßige Bewegung und Fitneßtraining können zu Fettverlust führen, selbst wenn Sie Ihren Kalorienkonsum nicht einschränken.

Einige Studien kommen zu dem Schluß, daß regelmäßige sportliche Betätigung für den bleibenden Erfolg beim Abnehmen der wichtigste Einzelfaktor sein kann. Eine Studie an der School of Public Health der University of California ergab, daß 90 Prozent der Testpersonen, die ein angestrebtes Gewicht erreichen und beibehalten konnten, regelmäßig Sport trieben, im Vergleich mit nur 34 Prozent der rückfällig Gewordenen – der Testpersonen, die nach der Diät wieder ein höheres, unerwünschtes Gewicht auf die Waage brachten.

Sportliche Betätigung kann auch zu einer Reduktion der mit den Nahrungsmitteln aufgenommenen Fette beitragen, indem sie Ihren Heißhunger darauf bremst. Untersuchungen lassen darauf schließen, daß die Lipoprotein-Lipase, ein wichtiges Enzym bei der Fettspeicherung, durch Bewegung im Zaum gehalten wird. Und die Reduktion der Lipoprotein-Lipase unterstützt die Reduktion von überschüssigem Körperfett.

„Ein wenig mehr körperliche Betätigung kann für Menschen, die sehr viel sitzen, einen ebenso großen gesundheitlichen Unterschied machen wie das Aufgeben des Rauchens", erläutert Dr. Blair, einer der Experten des Forums. Menschen, die sich mit fettverbrennenden Übungen fit machen – selbst wenn sie erst spät im Leben körperlich aktiv werden –, leben im allgemeinen länger als Menschen, die sich so gut wie gar nicht bewegen.

„Übergewichtige Amerikaner mittleren Alters verschaffen sich im Schnitt nur 50 Minuten körperlicher Betätigung pro Woche, brauchen aber rund 200 Minuten."

– George L. Blackburn, Ernährungsspezialist

Über den Tag verteilt

Obwohl Vorsorgemediziner seit langem regelmäßige Bewegung anpreisen, zeigen Berichte, daß bisher nur wenig Fortschritte erzielt wurden. In Amerika treibt zum Beispiel nur knapp jeder Zehnte regelmäßig Sport. Rund 70 Prozent der Amerikaner, die ein Fitneßprogramm anfangen, geben innerhalb des ersten Jahres auf. Nach dem 40. Lebensjahr wird der Durchschnittsamerikaner mit jedem Jahr weniger aktiv. Das gilt auch für viele andere Wohlstandsländer.

Ihr Konditiontraining wird jedoch leichter, wenn Sie es in einfache, kleine Blöcke aufteilen. Außerdem sollten Sie sich nach Ihren Aktivminuten jeweils eine Belohnung gönnen.

Neben dem direkten Fettverbrennungseffekt bieten Ihnen kleine, kurze Fitneßphasen auch jeweils etwas Streßentlastung, was, wie wir sehen werden, Ihnen im Kampf gegen das Fett den Rücken stärkt. Schon fünf oder zehn Minuten Bewegung haben eine direkte Auswirkung auf Ihre Fähigkeit, mit Alltagsstreß umzugehen – und zusammen mit dem Streß verringert sich die Neigung Ihres Körpers, zusätzliches Fett zu speichern.

Allgemein betrachtet ergeben Studien, daß Menschen, die körperlich aktiv sind, weniger extreme psychologische und physiologische Reaktionen auf streßvolle Situationen und alltägliche Ärgernisse zeigen. Mit anderen Worten: Wenn Sie Aktivminuten in Ihren Tag einplanen, verlieren Sie nicht so leicht Ihr seelisches Gleichgewicht oder produzieren Angst- und Streßhormone, die auch zur Speicherung von Bauchfett führen können.

Untersuchungen am Institute for Circadian Physiology der Harvard Medical School haben gezeigt, daß Sie jedesmal, wenn Sie Muskelkraft anwenden, und sei es auch nur kurz, Ihr Energieniveau und Ihre Konzentrationsfähigkeit erhöhen. Selbst wenn Sie also nur hier und da ein paar Aktivminuten einlegen, verschaffen Sie Ihrem Stoffwechsel jedesmal einen richtigen Aufschwung.

Erschmuggelte Minuten

Für vielbeschäftigte Leute, die sich fest vorgenommen haben, Aktivminuten in ihren Tagesablauf einzubauen, gibt es Hunderte von Möglichkeiten, den Fettverbrenner Nummer 4 einzuschalten. Hier finden Sie einige der Taktiken, mit denen Sie Bewegung in Ihr fettarmes Lebensprogramm bringen können.

Spazieren Sie sich fit. Sie können mit mehreren kurzen Spaziergängen pro Tag anfangen, um auf den Geschmack einer aktiveren Lebensweise zu kommen. Wenn es Ihnen so vorkommt, als ob Sie nie die richtige Zeit zum Spazierengehen haben, schauen Sie sich die folgenden Möglichkeiten an:

- Vor oder nach einer Mahlzeit
- Nach einer Konferenz im Büro – wenn Sie sowieso eine Pause machen
- Am Ende des Arbeitstages
- Zwei Stunden nach dem Abendessen, wenn es noch zu früh ist, um ins Bett zu gehen.

Telefonsport. Wenn Sie sich normalerweise mit dem Telefon in einem bequemen Sessel zurücklehnen, stellen Sie beim nächsten Klingeln etwas Neues auf die Beine. Während Sie sprechen, wandern Sie umher, schauen Sie aus dem Fenster, machen Sie ein paar Kniebeugen. Stillsitzen ist unnötig, wenn Sie eine lange Telefonschnur oder, noch besser, ein drahtloses Telefon haben. Wenn Sie diese Zeiten gut nutzen, kann selbst ein eintöniges Telefongespräch zum fettverbrennenden Zeitvertreib werden.

Hausarbeit für die Kondition. Viele Menschen bedauern, daß sie keine Zeit für das Fitneßstudio oder das Schwimmbad haben, weil im Haus und Garten so viele Arbeiten auf sie warten. Dabei sollten Sie die Hausarbeit in Ehren halten – sie

Kurzschalter

WISSENSKRAFT STATT WILLENSKRAFT

Stehen verbrennt mehr Kalorien als Sitzen. Also – stehen Sie auf!

Jetzt gleich?

Bitte!

Sie müssen nicht unbedingt sitzen, während Sie ein Buch lesen; im Gegenteil, es ist erwiesen, daß Sie wahrscheinlich konzentrierter und motivierter sind, wenn Sie sich irgendwie betätigen, auch wenn es Ihnen nebensächlich vorkommt. Beim Lesen zu stehen ist eine Möglichkeit, Ihren Körper in Bewegung zu bringen.

Der nächste Schritt: Wenn Sie einen Brief schreiben oder am Computer arbeiten müssen, ordnen Sie Ihren Arbeitsbereich so um, daß Sie leicht eine Weile stehen und eine Weile sitzen können. Selbst dieses kleine bißchen körperlicher Betätigung kann, mehrmals am Tag angewendet, einen Unterschied machen.

ist ein großer Fettverbrenner.

Sie können ein Pfund Fett pro Woche abnehmen, wenn Sie zu Hause ein wenig aktiver werden, meint die Bewegungsphysiologin Janet Walberg-Rankin. Zu den Aktivitäten auf ihrer Liste zählen Rasenmähen, Holzhacken und den Keller aufräumen.

Wenn Sie kaum genug Zeit haben, auf Ihrer täglichen Besorgungsliste alles abzuhaken – darunter zügiges Staubsaugen, den Boden wischen oder Blätter aufharken –, können Sie diese Minuten als Teil der Gesamtsumme Ihres „Aktivlebens" sehen. Es stimmt zwar, daß manche Fitneßübungen Kalorien schneller verheizen können, aber alles, was Ihren Körper in Bewegung bringt, unterstützt die Fettbekämpfung.

Jede Minute zählt. „Es ist nicht die Intensität der körperlichen Tätigkeit, die zu besserer Gesundheit führt," sagt Fitneßphysiologe John Duncan, „sondern die Gesamtsumme der Minuten, die Sie pro Woche mit Bewegung verbringen."

Wenn Ihr Ziel bei 30 Minuten Bewegung pro Tag liegt, brauchen Sie diese Minuten nicht an einer Kraftmaschine zu verbringen. „Einst glaubten wir, daß man erst einmal schnell genug gehen mußte, um die maximale Sauerstoffaufnahmekapazität (VO_2 max) zu verbessern, bevor die Gesundheit profitiert", sagt Dr. Duncan. „Aber heute wissen wir, daß die Stoffwechselveränderungen bei sehr gemäßigten Bewegungsintensitäten auftreten. Diese Stoffwechselveränderungen sind gut für die Gesundheit, auch wenn der Kreislauf selbst keine großen meßbaren Unterschiede aufweist."

Aktiv für den Nachwuchs. Selbst wenn Sie nicht für sich selbst aktiver werden sollen, vielleicht tun Sie es Ihren Kindern oder Enkeln zuliebe. Wenn beide Eltern aktiv sind, sind die Kinder mit fast sechsmal größerer Wahrscheinlichkeit auch aktiver als die Kinder zweier bewegungsarmer Elternteile – so das Ergebnis einer Studie, die in den USA auf der jährlichen Konferenz der National Institutes of Health zum Thema Fitneß und Fettleibigkeit vorgestellt wurde.

Wie Sie Zeit finden können

Zeit für Bewegung zu entdecken, ist ein bißchen wie der Versuch, im Leben mehr zu lachen: Meistens ist es einfacher gesagt als getan. Um die Tricks zu meistern, müssen Sie zum Teil Entfesselungskünstler und zum Teil Stratege sein, aber vor allem Opportunist. Die Augenblicke, die Sie sich für Ihr Konditionstraining zunutze machen können, tauchen plötzlich auf und gehen schnell vorüber. Und wenn Sie sie nicht ausnutzen, zahlt jede Zelle Ihres Körpers einen gewissen Preis.

Die folgenden Ideen sollen Ihnen dabei helfen, Zeit für ausreichende Bewegung einzuplanen.

Treppen sind gesund. Wann immer Sie die Möglichkeit haben, wählen Sie die Stufen statt der Rolltreppe oder des Fahrstuhls. Beim Treppensteigen verbrennen Sie zehnmal soviel Kalorien wie beim Stillsitzen. Wenn das bedeutet, daß Sie sich ein paar Minuten mehr Zeit nehmen müssen, um ins Büro zu kommen oder um Ihren Weg durch den Bahnhof oder Flughafen zurückzulegen, dann lassen Sie sich davon nicht abhalten. Nehmen Sie sich einfach die Zeit, auch wenn Sie dafür etwas früher aus dem Haus gehen müssen, um ins Büro, zu Ihrem Termin oder zum Flugzeug zu gelangen.

Schweifen Sie in die Ferne. Sie fahren mit dem Auto zum Einkaufszentrum oder Supermarkt? Anstatt einen Parkplatz zu suchen, der dem Eingang am nächsten ist, steuern Sie das entgegengesetzte Ende des Parkplatzes an. Da, wo es so schön leer ist. Es wird Sie nicht viel mehr Zeit kosten, ins Geschäft zu kommen, den Schlußverkauf verpassen Sie auch nicht, und der kleine Spaziergang regt Ihren Stoffwechsel an und verbrennt Kalorien.

Steigen Sie zu früh aus. Wenn Sie mit dem Taxi fahren, planen Sie etwas mehr Zeit ein und lassen Sie sich ein paar hundert Meter vor Ihrem Ziel absetzen; wenn Sie mit dem Bus fahren, steigen Sie ein oder zwei Haltestellen früher aus. Das letzte Stück gehen Sie zu Fuß und verbrennen dabei Fettsäuren.

Übungen für zwischendurch. Beim Schlangestehen können Sie zum Beispiel Ihre Gesäßmuskeln an- und entspannen. Wenn Sie am Telefon darauf warten, verbunden zu werden, ist das eine gute Gelegenheit, ein paar Atemübungen zu machen, wie etwa die Bauchatmung auf Seite 184 oder die transpyramidale Atemübung auf Seite 186. „Diese kleinen Übungen können ein richtig gutes Training nicht ersetzen, aber sie unterstützen die Stärkung der Muskulatur – auf eine überraschend leichte Weise“, weiß der Fitneßspezialist Charles Kuntzleman.

Pausengymnastik. Für einen Fan der Fettbekämpfung ist die Fernsehwerbung nicht dazu da, sich Knabberzeug zu holen, sondern um sich ein wenig zu strecken. Stehen Sie auf, recken Sie sich, wandern Sie hin und her. Wenn Sie oben im Haus sind und unten ein bißchen Hausarbeit zu erledigen ist oder umgekehrt, nutzen Sie die Werbung dazu, diese schnell zu erledigen. Oder hängen Sie ein Springseil neben den Fernseher und hüpfen Sie im Takt zur Musik. Selbst das bißchen Bewegung hilft Ihnen dabei, aus dem Kreislauf der Fettproduktion auszubrechen.

Suchen Sie sich Sportsfreunde. Verabreden Sie sich mit Freunden zu körperlicher Betätigung. Wenn Sie sich normalerweise zum Mittagessen oder auf ein Bier treffen, machen Sie etwas anderes aus, das mit Sport zu tun hat. Vielleicht möchte Ihr Mittagessenpartner schon seit langem wieder einmal Tennis spielen – und Sie auch. Vielleicht könnten Sie ein paar interessierte Kollegen zum Frisbee-, Tischtennis-, Hand-, Fuß- oder Volleyballspiel zusammentrommeln. Selbst wenn Ihre Mittagsstunde wörtlich nicht mehr als eine Stunde dauert, können Sie und ein Freund/eine Freundin ein kurzes gemeinsames Mittagessen einplanen und danach einen langen Spaziergang machen.

Kehren Sie vor der eigenen Tür. Haus- und Gartenarbeit ist meistens angenehmer, wenn man sie in kleinen Schüben verrichtet, als einen riesigen Frühjahrsputz vom Keller bis zum Dachboden auf einmal zu machen. Wenn das Wetter schön ist, treten Sie vor die

Kurzschalter

WISSENSKRAFT STATT WILLENSKRAFT

Es ist erstaunlich, wieviel unbenutztes Sportgerät man in staubigen Kellern, auf Dachböden und in spinnwebenbenetzten Schränken finden kann – die vielversprechenden Werkzeuge einer fettärmeren Zukunft.

Falls auch bei Ihnen solche Reichtümer versteckt liegen, nutzen Sie diese Gelegenheit, das Rudergerät oder die Laufmaschine abzustauben und ans Licht zu bringen.

Keine Frage: Die Aktivminuten-Strategie funktioniert am besten, wenn Sie Ihr Fitneßgerät gleich dort bereithalten, wo Sie es benutzen können. Wenn Sie ein paar Minuten Ruderschläge absolvieren oder in die Pedale treten möchten, wollen Sie nicht erst Zeit damit verlieren, das Rudergerät oder das Standfahrrad aus einer versteckten Ecke zu ziehen.

Holen Sie das Sportgerät jetzt gleich in die „Aktivzone" Ihrer Wohnung. Es paßt nicht zur Einrichtung? Geben Sie ihm einfach einen Designernamen – *nouveau vie* zum Beispiel, das bedeutet „neues Leben", und genau das soll es auch darstellen. Wenn das Gerät für Ihre Aktivminuten zur Hand ist, können Sie sich auf den Weg in ein gesünderes Leben radeln, skifahren, wandern oder rudern, und das ganz bequem in Ihrem eigenen Heim. Sie können dabei sogar den Fernseher eingeschaltet lassen.

Tür und kehren Sie ein paar Minuten Ihren Bürgersteig, Ihre Terrasse oder Auffahrt, den Balkon oder den Hausflur. Blätter zusammenharken und ein paar Unkräuter zupfen sind weitere Freiluftarbeiten, die ein paar Minuten ausfüllen können – mit positiven Auswirkungen auf Ihre Stimmung und Ihren Stoffwechsel.

Gehen Sie Sterne zählen. Am späten Abend ist es meist nicht schwer, Zeit für ein paar Minuten Spaziergang unter dem Sternenhimmel zu finden. Nehmen Sie Ihren Ehepartner, ein Kind oder eine/n Freund/in mit; Sie können sich gegenseitig von Ihrem Tag erzählen. Oder legen Sie heute abend eine Lieblingsmusik auf und bewegen Sie dazu Ihre Füße im Takt (sogar mit dem Fuß wippen verbrennt mehr Kalorien als Stillsitzen).

Fahren Sie Fahrrad. Ob Sie auf einem Mountainbike oder einem Standfahrrad in die Pedale treten, Sie werden auf angenehme Weise Kalorien hinter sich lassen.

Gehen Sie vor die Hunde. Wenn Sie der stolze Besitzer eines lebhaften Vierbeiners sind, wissen Sie, daß Sie ihn nicht erst hinter dem Ofen hervorlocken müssen, um spazierenzugehen. Anstatt dem flehenden Blick der treuen Hundeaugen zu widerstehen, geben Sie einfach nach. Je öfter Sie Ihren Hund spazierenführen können, desto weniger Fett haben Sie zu verlieren.

Oder, wenn Sie zwar selbst keinen Hund haben, aber dafür Ihr Nachbar, erstaunen Sie ihn mit dem Angebot, zweimal am Tag mit seinem Bello Gassi zu gehen. Sie schlagen zwei Fliegen mit einer Klappe: Ihr Nachbar wird Ihnen ewig dankbar sein, und Sie verlängern Ihr Leben mit mehr Bewegung.

Tapetenwechsel zum Mittagessen. Essen Sie mindestens fünf Minuten von Ihrem Arbeitsbereich entfernt zu Mittag. Machen Sie auf dem Rückweg einen Umweg, so daß Sie noch einmal zehn Minuten Spazierweg zurücklegen können.

Wirken statt warten. Warten Sie darauf, daß die Waschmaschine mit dem Schleudern fertig wird, oder lassen Sie gerade ein Bad einlaufen? Nutzen Sie die Zeit, um die Treppe hoch- und runterzugehen. Wenn Sie eine Rudermaschine haben, absolvieren Sie ein paar gleichmäßige Schläge. Haben Sie ein Laufgerät, trainieren Sie ein bißchen darauf. Sie müssen weder ein hohes Tempo vorlegen noch allzuviel Zeit investieren. Rhythmische Bewegungen jeder Art tun Ihrem Körper gut.

Bewegung zum Nachtisch. Wenn keine der mit einer fettarmen Haupt- oder Zwischenmahlzeit aufgenommenen Kohlenhydrate für Muskeltätigkeit verbrannt werden müssen, reagieren die Neurochemikalien in Ihrem Gehirn und Körper damit, daß sie die Kohlenhydrate rasch und auf direktem Wege in Körperfett zur Speicherung umsetzen. Forschungsergebnisse lassen darauf schließen, daß die Kalorienverbrennungsrate für jede aktive Bewegungsminute zweimal so hoch ist wie gewöhnlich, wenn Sie Ihre körperliche Betätigung innerhalb von 15 bis 30 Minuten nach einer Haupt- oder Zwischenmahlzeit beginnen.

Untersuchungen zeigen, daß die Stoffwechselrate Ihres Körpers nach einer Haupt- oder Zwischenmahlzeit um etwa 10 Prozent ansteigt. Dies geschieht aufgrund der chemischen Prozesse, die in Gang gesetzt werden, um das Essen zu verdauen. Es scheint, daß diese 10 Prozent erhöht und in manchen Fällen verdoppelt werden können, wenn Sie sich 5 bis 20 Minuten leicht körperlich betätigen, wie etwa mit Spazierengehen, während diese anfänglichen Verdauungsprozesse ablaufen.

Indem Sie „innerhalb einer halben Stunde nach dem Essen verstärkt Sauerstoff aufnehmen, kann die Nahrung sozusagen mit mehr Hitze verbrannt werden, so daß weniger Kalorien für die Fettspeicherung übrigbleiben", erklärt Sportwissenschaftler Bryant A. Stamford.

Es hat sich weiterhin gezeigt, daß ein einziger zehnminütiger Spaziergang zu einem zwei Stunden anhaltenden Aufschwung Ihres Wohlbefindens führen kann, weil Sie sich so neue Energie verschaffen und Streß abbauen.

Aerobic macht fit

Kurze Aktivpausen können nur gut für Sie sein, aber um mit dem Fettverbrenner Nummer 4 die größtmögliche Fettmenge zu verheizen, brauchen Sie auch ein zweites Element: leichtes Aerobic-Training.

Um Ihrer Gesundheit das wirkungsvollste Fitneßprogramm zu bieten und Alterserscheinungen vorzubeugen, sollten Sie mehrmals pro Woche Aerobic leichter Intensität machen. Laut

Hoch das Bein

„Aber ich bin viel zu beschäftigt, um Fitneßtraining zu machen," sagen Sie vielleicht.

Und das kommt der Wahrheit wahrscheinlich nahe – wenn für Sie Fitneßtraining daraus besteht, zum Fitneßstudio zu fahren, Sportkleidung anzuziehen, eine Stunde zu trainieren, zu duschen, sich anzuziehen, nach Hause zu fahren und dann die tausend anderen Dinge anzugehen, die Sie noch erledigen müssen.

Aber Sie sind nicht zu beschäftigt, um den 4x5+10-Plan auszuprobieren. Das ist jetzt Ihre Gelegenheit, innezuhalten, an morgen zu denken und Ihre Pausen zu planen.

- Sie werden fünf Minuten leichter körperlicher Betätigung am Morgen machen. Werden Sie dafür früher aufstehen oder bis nach dem Frühstück warten?
- Planen Sie einen fünfminütigen Spaziergang vor dem Mittagessen ein. Entscheiden Sie jetzt gleich, wann Sie Ihre Mittagspause anfangen müssen, um diese zusätzliche Zeit für den Spaziergang zu haben.
- Sie brauchen mindestens einen fünfminütigen Spaziergang nach dem Mittagessen. Rechnen Sie ihn in Ihre Zeitplanung ein.
- Planen sie fünf Minuten leichter Streck- und Spannkraftübungen ein (siehe Fettverbrenner Nummer 7 auf Seite 177), wenn Sie nach Hause kommen.
- Fragen Sie Ihren Partner, ein Familienmitglied oder einen Freund/eine Freundin, ob jemand Sie nach dem Abendessen auf einen zügigen, zehnminütigen Spaziergang begleiten möchte.

Kenneth H. Cooper, einem Spezialist für Vorsorgemedizin, müssen Sie das gemäßigte Trainingsniveau „mindestens 30 Minuten dreimal pro Woche oder 20 aufeinanderfolgende Minuten viermal pro Woche" durchhalten.

Eines der ersten spürbaren Anzeichen verbesserter Aerobic-Fitneß ist eine niedrigere Pulsfrequenz im Ruhezustand, weil Ihr normaler Herzschlag langsamer wird, je fitter Sie werden. Vielen Nicht-Sportlern schlägt das Herz zwischen 75- bis 80mal pro Minute; Hochleistungssportler können dagegen in so guter Kondition sein, daß ihr Ruhepuls zwischen 30 und 45 Schlägen pro Minute liegt. Die Veränderung kommt dadurch zustande, daß das Herz durch regelmäßiges Aerobic-Training gestärkt und somit kräftiger und effizienter wird.

Das ist auch schon alles. Innerhalb von rund einer Woche haben Sie vielleicht schon soviel mehr Energie und Ausdauer, daß Sie meinen, pro Tag viel mehr produktive Zeit gewonnen zu haben. Die Aktivminuten kosten Sie keine Zeit, sie sparen Ihnen Zeit durch erhöhte Leistungs- und Konzentrationsfähigkeit.

Das Herz eines Menschen, der durch regelmäßiges Aerobic-Training ein gut konditioniertes Herz-Kreislaufsystem hat, schlägt im Ruhezustand etwa 45- bis 50mal pro Minute, laut Dr. Cooper. Dabei pumpt das Herz mindestens ebensoviel Blut durch den Kreislauf wie bei einem konditionsschwachen Menschen, dessen Herz im Ruhezustand bis zu 80mal pro Minute schlägt. Das Ergebnis: Im Laufe eines Tages muß das Herz eines konditionsarmen Menschen 50.000mal öfter schlagen als das eines gut durchtrainierten Menschen. Innerhalb eines Jahres muß ein konditionsarmes Herz ein Arbeitspensum von über 18 Millionen zusätzlicher Schläge bewältigen!

Was ist Aerobic-Training?

Als ich in den 60er Jahren mit dem Studium der Fitneßwissenschaften begann, nannte man die Übungen, die wir machten, „Herz-Kreislauf-Gymnastik". Nach ein paar Jahren lautete die Bezeichnung irgendwann „kardiorespiratorisches Training". Heute heißt es „kardiovaskuläres Ausdauertraining" oder – die bekannteste Bezeichnung – „Aerobic-Training".

Was bedeuten diese ständig wechselnden Bezeichnungen nun eigentlich? Sprechen wir alle seit 30 Jahren über dasselbe, nur unter verschiedenen Namen?

Tatsächlich unterscheidet sich die kardiovaskuläre Ausdauer ein wenig von Aerobic, obwohl die positiven Auswirkungen ähnlich sind. Beim Aufbau kardiovaskulärer Ausdauer trainieren Sie in erster Linie Herz, Lungen und Blutkreislauf, um Ihre optimale oder Spitzenleistung zu erreichen. Aerobic bedeutet dagegen, daß mit regelmäßigem Training die Aufnahme, der Transport und die Nutzung des Sauerstoffs verbessert werden.

Viele entdeckten Aerobic, als Dr. Cooper die Bezeichnung bekannt machte. Unter der Aufsicht seines Forschungsteams sind über 20 Jahre hinweg über 1,25 Millionen Trainingsstunden mit fast 52.000 Teilnehmern aufgezeichnet und ausgewertet worden.

Aerobic-Übungen erhöhen Ihre Atem- und Herzfrequenz auf ungefährliche und bequeme Weise für eine längere Zeitdauer – normalerweise mindestens 20 Minuten – ohne das Gleichgewicht zwischen Sauerstoffaufnahme und -verbrauch zu stören. Mit anderen Worten, Sie erhöhen die Geschwindigkeit Ihrer körperlichen Aktivität, bis Sie schwer atmen und Ihr Herz schnell schlägt; weil Sie die Geschwindigkeit jedoch langsam steigern, bleibt die Konzentration von Sauerstoff im Blut praktisch dieselbe.

Im Gegensatz dazu sind Aktivitäten, für die plötzliche, exzessive Energieschübe nötig sind – wie etwa Sprinten – „anaerob". Mit anaeroben Übungen geben Sie für eine kurze Zeit Ihr äußerstes, wodurch der Sauerstoffgehalt Ihres Blutes verringert wird. Ihre Nerven und Muskeln erleiden kurzfristigen Sauerstoffentzug, bis die Explosion der Riesenanstrengung vorüber ist.

Dr. Cooper befürwortet Aerobic-Training als eines der Fundamente guter Gesundheit, weil es die Fähigkeit Ihres Körpers unterstützt, Bewegungen durchzuführen, Muskelgewebe aufzubauen und Fett zu verbrennen. Laut Dr. Cooper sorgt Aerobic-Training für mehr Blut im Kreislauf und steigert die Menge des sauerstofftragenden Hämoglobins im Blut.

Kurz gesagt, Ihr Blut wird reichhaltiger: Es kann mehr Sauerstoff zu jeder Zelle befördern und mehr Kohlensäure und andere Schlacken abtransportieren als vor dem Beginn Ihres Aerobic-Programms. Außerdem verbessert sich die Fähigkeit Ihrer Muskelzellen, den Sauerstoff zu verarbeiten und Abfall produkte auszuscheiden.

Aerobic für die ganze Familie

Wenn Sie sowohl Fett verbrennen als auch Ihrem Herzen etwas Gutes tun wollen, müssen Sie das von Dr. Cooper gesetzte Ziel anpeilen – mindestens eine halbe Stunde Aerobic-Training dreimal die Woche, oder 20 Minuten viermal die Woche.

An manchen Tagen könnten Sie einfach Ihren zehnminütigen Spaziergang auf 20 oder 30 Minuten ausdehnen. Oder vielleicht fallen Ihnen ein paar andere Übungen ein, die Sie mehrmals pro Woche 20 bis 30 Minuten ohne Unterbrechung machen möchten. So zahlen sich Aerobic-Übungen leichter Intensität am besten aus.

Die Vorzüge der Aerobic

Beim Aerobic-Training atmen Sie mit jedem Zug mehr Sauerstoff ein und mehr Kohlenstoff aus. Das stärkt das Herz und regt den Kreislauf an, hat jedoch laut Dr. Kenneth H. Cooper auch noch andere Vorteile, zum Beispiel:

- Ihre Blutgefäße werden geschmeidiger, so daß sich weniger leicht Fette aus dem durchfließenden Blut in ihnen ablagern können. Das bedeutet weniger Widerstand in den Blutgefäßen und weniger Arbeit für Ihr Herz.
- Die Anzahl der Kapillargefäße, feine Blutgefäße, die Ihren Körper netzartig durchziehen, steigt. Ausgelöst durch den angeregten Kreislauf oder infolge einer chemischen Reaktion bildet Ihr Körper neue Kapillargefäße, wenn Sie Ihr Aerobic-Training aufnehmen.
- Die Lungenkapazität vergrößert sich. Manche Studien verbinden damit eine bessere Aussicht auf ein langes Leben.
- Der Herzmuskel wird kräftiger und wird besser mit Blut versorgt. Mit jedem Schlag kann das Herz mehr Blut pumpen und so seine Kapazität, das Schlagvolumen, erhöhen.
- Das Blut enthält mehr HDL, „gutes" Cholesterin. Gleichzeitig sinkt das Verhältnis des Gesamtcholesterins zu HDL ab – ein deutliches Zeichen, daß Ihr Cholesterinspiegel insgesamt besser wird.
- Aufgrund des verbesserten Cholesterinspiegels reduziert sich Ihr Risiko, Arteriosklerose zu bekommen.

Bei mir zu Hause führen wir dreimal pro Woche gleich nach dem Abendessen eine entspannte, leichte halbstündige Aerobic-Session durch. Wenn das Wetter schön ist, besteht das Training einfach aus einem zügigen Spaziergang.

Wie können Sie sich die Zeit nehmen, wenn Sie eine heranwachsende Familie haben?

Ich kann nur aus unserer eigenen Erfahrung sprechen. Wir haben zwei Töchter, fünf und zwei Jahre alt, die die Spielplatzgeräte in einem nahegelegenen Park lieben. Während sie auf dem Spielplatz sind, spazieren meine Frau Leslie und ich rund um den Park und behalten sie dabei im Auge. Manchmal kommt die Fünfjährige mit uns mit. Selbst die Zweijährige macht sich manchmal mit uns auf dem Weg, später setze ich sie mir auf die Schulter (intensiveres Training für mich!).

Wenn unser 16jähriger Sohn zu Hause ist, kommt er auch oft mit vor die Tür. Während wir spazierengehen, joggt er oder übt Basketballwerfen.

An zwei oder drei Abenden pro Woche machen wir nach unserem kurzen Aerobic-Spaziergang 15 bis 20 Minuten Übungen zur Stärkung der Muskelspannkraft, siehe Fettverbrenner Nummer 7 (ab Seite 177). Manchmal machen wir diese Übungen bei eingeschaltetem Fernseher im Familienzimmer, während die Kinder ein Sesamstraßenvideo gucken oder Spiele spielen.

Wir haben das Glück, viele Übungsgeräte zur Auswahl zu haben, und ich kann jedes Gerät empfehlen, das Sie sich leisten können. Standfahrrad, Laufgerät, Skilanglaufmaschine oder Treppensteiger sind nicht schwer zu benutzen, und dabei wirkungsvoll. Das Konditionstraining in einem Zimmer mit der ganzen Familie hat mir schon viele vergnügliche und fettverbrennende Stunden bereitet.

Was wir uns auch vornehmen, das Ziel ist immer, Spaß zu haben. Oft heißt das, daß wir die Aktivitäten im Haus vorausplanen müssen, damit die Mädchen und unser schon fast erwachsener Sohn sich gut amüsieren und wir alle die Gelegenheit haben, gemeinsam zu lachen. Das machen wir allerdings nicht jeden Tag. Aber mindestens dreimal die Woche machen wir eine volle halbe Stunde dieses Aerobic-Trainings, mit oder ohne Übungen zur Stärkung der Muskelspannkraft. An den anderen Abenden versuchen wir immer, nach dem Abendessen etwas Aktivzeit zu verbringen, selbst wenn wir nur zehn Minuten Fangen oder andere Spiele mit den Mädchen spielen, zu denen man aufstehen und herumlaufen muß. Weil diese Bewegung nach dem Essen dem Heißhunger auf Fettes vorbeugt, zieht es uns weniger oft in die Küche, und wir wundern uns nicht ständig, warum wir nach einer gegessenen Mahlzeit noch hungrig sind.

Genießen Sie Ihre aktive Zeit

Es gibt mehrere Gründe, warum jede Art von Aerobic oder Muskelstärkung so wertvoll ist. Erstens bringt, wie ich bereits erwähnt habe, Aerobic-Training innerhalb von 30 Minuten nach der Abendmahlzeit die Fettverbrennung vor dem Zubettgehen in Schwung, das heißt genau zu dem Zeitpunkt, an dem Ihr Stoffwechsel langsam abbaut. Wenn körperliche

Tätigkeit auch stets zu einem sofortigen thermogenetischen (hitzeproduzierenden) Aufschwung des Stoffwechsels führt, ist Ihr Körper jedoch etwa eine Stunde später beinahe wieder in den Ruhezustand zurückgekehrt. Wie Studien zeigen, führt jedoch die Kombination von Essen und Bewegung zu einem verstärkten Aufschwung des Stoffwechsels, wenn die zwei Tätigkeiten innerhalb von einer halben Stunde stattfinden. In manchen Fällen verbrennt der Körper noch zehn Stunden lang Kalorien schneller als gewöhnlich.

Leslie und ich haben bemerkt, daß die Aktivzeit am Abend wirklich dabei hilft, unsere Familie enger zusammenzubringen. Die gemeinsame Aktivzeit hat auch unser Liebesleben verbessert, vielleicht durch die bessere Abstimmung unserer wellenförmigen „ultradianischen" Biorhythmen. Und die zusätzliche Bewegung hat noch einen weiteren Vorteil, der mit dem Fettverbrenner Nummer 10 verbunden ist – sie verhilft allen Familienmitgliedern zu einem meßbar tieferen nächtlichen Schlaf.

Richtlinien für Rastlose

Was tun, wenn Sie ausgerechnet abends arbeiten? Oder Morgengymnastik für Sie angenehmer ist oder Ihnen zeitlich besser paßt?

Antwort: Vielleicht werden Sie die Familie nicht zu einer gemeinsamen Aktivzeit versammeln können, aber zu Ihrem eigenen Nutzen sollten Sie diese Fitneßphasen unbedingt einplanen. Die Tageszeit ist dabei nicht weiter wichtig, Sie werden sich durch Ihr Aerobic-Training niedriger Intensität in jedem Fall deutlich besser fühlen. Es sollte stets Spaß machen – nicht nur jede Übung selbst, sondern auch das schöne Gefühl hinterher, wenn Sie wieder frisch und hellwach sind. Um aus Ihrem leichten Aerobic-Training das meiste herauszuholen, ist es jedoch sehr wichtig, daß Sie sich langsam steigern und Überanstrengung und mögliche Verletzungen vermeiden.

Hier einige Richtlinien für Ihr Aerobic-Training.

Fangen Sie langsam an. Fangen Sie jede Aerobic-Session mit mindestens fünf Minuten leichter Aufwärmübungen an, die die Bewegungen Ihres folgenden Fitneßprogramms nach ahmen, jedoch mit langsamen und lockeren Bewegungen. Wenn Sie sich strecken, tun Sie das auf sanfte Weise, ohne sprunghafte

Sind Sie fit genug für mehr Sauerstoff?

Manche Experten raten zu einem Test auf körperliche Belastbarkeit, bevor man ein Fitneßprogramm anfängt.

Ist das notwendig?

Das kommt darauf an, sagen die Spezialisten.

Der DTB (Deutsche Turner-Bund) empfiehlt, ab dem 35. Lebensjahr einen ärztlichen Belastbarkeitstest durchzuführen, bevor man mit dem Training beginnt, vor allem, wenn man schon lange keinen Sport mehr getrieben hat.

Manche Mediziner vertreten die Auffassung, daß vor dem Beginn eines gemäßigten Fitneßprogramms keinen Arzt aufzusuchen braucht, wer keine Symptome von Herzkrankheiten aufweist und keine besonderen Risikofaktoren hat.

Wenn Sie ein abnormales EKG haben, Zigaretten rauchen oder Diabetiker/in sind, ist es sicher empfehlenswert, Ihren Arzt um Rat zu fragen. Auch Menschen mit erhöhtem Risiko (über 35 mit einem oder mehreren Herzkranzgefäß-Risikofaktoren) und Personen jeden Alters, die Symptome von Stoffwechsel-, Lungen- oder Herzkranzgefäßkrankheiten aufweisen, sollten sich untersuchen lassen, bevor sie ein Fitneßprogramm anfangen.

Selbst wenn diese Risikofaktoren bei Ihnen nicht vorhanden sind, sollten Sie das Trainingsprogramm auf alle Fälle langsam anfangen und allmählich steigern.

Bewegungen, wenn Ihre Muskeln schon warm sind; Sie könnten sonst Ihre Gelenke verletzen.

Der Rhythmus, bei dem jeder mit muß. Trainieren Sie größere Muskelgruppen wie etwa die Oberschenkel in einem rhythmischen, für Sie angenehmen Tempo. Fangen Sie langsam an. Hören Sie auf Ihren Körper. Hören Sie sofort auf, wenn etwas wehtut.

Finden Sie Ihren optimalen Trainingspuls mit dem Sprechtest. Setzen Sie sich eine Trainingsintensität, die es Ihnen ermöglicht, sich stetig zu bewegen und dabei gleichzeitig zu sprechen, ohne daß Sie nach Luft schnappen müssen. Das ist als der Sprechtest bekannt.

Mediziner empfehlen außerdem, daß Sie Ihren optimalen Trainingspuls finden, und dann während des Trainings innerhalb

Wie Sie Ihren optimalen Trainingspuls berechnen

Der Maximalpuls ist die Anzahl der Herzschläge pro Minute, die Sie bei sportlicher Betätigung nicht überschreiten sollten. Mit zunehmendem Alter wird das Herz ein bißchen weniger kräftig und widerstandsfähig, selbst wenn Sie sich bester Gesundheit erfreuen. Der Maximalpuls sinkt daher mit zunehmendem Alter ab. Er läßt sich ganz einfach berechnen: 220 minus Lebensalter. Für 45jährige ist der Maximalpuls beispielsweise 220 minus 45, also 175. Schneller sollte Ihr Herz nicht pumpen müssen, selbst wenn Sie sich richtig ins Zeug legen.

Die untere und obere Grenze der für das Training wünschenswerten Pulsfrequenz liegen bei 60 und 75 Prozent des Maximalpulses. Sie berechnen diese Grenzen, indem Sie den Maximalpuls mit 0,60 und 0,75 multiplizieren. Der Trainingspuls, den Sie anstreben sollten, liegt zwischen diesen beiden Werten. Die untere Grenze des Trainingspulses eines/einer 45 jährigen mit einem Maximalpuls von 175 liegt bei 105, die obere Grenze bei 131. Wenn der Puls während des Trainings zwischen 105 und 131 Schlägen liegt, bewegt sich der/die 45jährige gefahrlos innerhalb der Grenzen des optimalen Trainingspulses.

der unteren und oberen Grenze bleiben. Das heißt, solange Ihr Herz eine gewisse Anzahl von Schlägen pro Minute nicht über- oder unterschreitet, können Sie sicher sein, daß Sie mit einer ungefährlichen Übungsfolge etwas Gutes für sich tun.

Zuerst stellen Sie mit einer leichten Rechenaufgabe (siehe „Wie Sie Ihren optimalen Trainingspuls berechnen“) Ihren Maximalpuls fest. Danach richtet sich der optimale Trainingspuls, eine für das Aerobic-Training sinnvolle Intensität, die gewöhnlich 60 bis 75 Prozent des Maximalpulses beträgt. Um den Fettverbrenner Nummer 4 am wirksamsten einzuschalten, schlagen manche Experten vor, das Training eher in der Nähe der unteren Grenze des optimalen Trainingspulses anzusetzen. Dahinter steckt folgende Theorie: Wenn die Muskeln auf Hochleistung eingestellt sind, verbrennen sie mehr Glukose aus dem Blut für ihre Tätigkeit, anstatt den Kreislauf dazu anzuregen, gespeichertes Fett umzusetzen und zu verbrennen.

Um Ihre Pulsfrequenz herauszufinden, sollten Sie dreimal Ihren Puls messen: Kurz nach Beginn des Trainings, dann etwa nach der Hälfte Ihrer Aerobic-Übungen und ein weiteres Mal in der Abkühlphase. Tasten Sie sanft mit den Fingerspitzen an der Innenseite Ihres Handgelenks oder Ihre Halsschlagader (Hals-Unterkiefer-Grube) und fühlen Sie nach dem Puls. Zählen Sie die Pulsschläge innerhalb von 15 Sekunden (den ersten Schlag als 0 zählen, nicht 1) und multiplizieren Sie diese Zahl mit 4.

Noch besser ist es, wenn Sie ein elektronisches Pulsfrequenz-Meßgerät benutzen können, an dem Sie den jeweiligen Wert nur abzulesen brauchen. Technisch besonders ausgefeilt ist ein Meßgerät mit Brustgurt und Armband, das den Puls anzeigt und verschiedene Signaltöne von sich gibt. Ein solches Gerät erlaubt Ihnen, die Reaktionsfähigkeit Ihres Herzens auf verschiedene physiologische Variablen wie Streß, Übungsintensität und Spannungswerte ständig im Auge zu behalten – so regulieren Sie die Intensität und Qualität Ihrer Kondition durch Aerobic auf optimale Weise.

Der Vorteil eines Pulsfrequenz-Meßgeräts besteht darin, daß Sie nicht mitten im Training innehalten müssen, um Ihren Puls zu messen, was die Übung unterbricht und die Konzentration stört. Wenn Sie es erst einmal eingestellt haben, steuert Sie das Gerät automatisch mit LED-Anzeige und einer Reihe von deutlich hörbaren Tönen in die optimale Trainingspulsfrequenz.

Ein paar Minuten finden sich immer. Wenn es in Ihren Tagesplan paßt, nehmen Sie sich drei- oder viermal die Woche 20 bis 30 Minuten leichtes Aerobic-Training vor. Denken Sie aber daran, daß Sie an Tagen, an denen Sie einfach nicht soviel Zeit für das Training aufwenden können, statt dessen ein paar fünf- bis zehnminütige Mini-Spaziergänge machen oder morgens und nach dem Mittagessen mehrere Etagen Treppen steigen.

Treiben Sie sich nicht zu verbissen an. Diese Erkenntnis mag Sie überraschen: Konkurrenzdenken während des Fitneßtrainings kann negativen Streß erhöhen. Laut einer an der der Shippensburg University in Pennsylvania, USA, durchgeführten Studie können die Werte solcher Streßhormone wie Noradrenalin, die normalerweise während anstrengender Aktivitäten mäßig ansteigen, drastisch zunehmen, wenn Sie sich im Geiste mit Wörtern wie *schneller* und *fester* antreiben.

„Es lohnt sich, Wettbewerbsgedanken während des Fitneßtrainings aufzugeben", meint Psychologe Kenneth France, der die Auswirkungen von Gedanken auf Noradrenalinwerte studiert hat. Seine Studie umfaßt Sportler verschiedener Disziplinen, die identische Übungen auszuführen hatten. Zwei verschiedene Arten von Stichwörtern wurden den Sportlern vorgegeben,

Kurzschalter

WISSENSKRAFT STATT WILLENSKRAFT

Haben Sie irgendwo einen kleinen elektrischen Ventilator – vielleicht einen alten, den Sie nur manchmal im Sommer benutzen?

Holen sie ihn jetzt gleich hervor und stellen Sie ihn neben Ihrem Übungsbereich oder Trimmgerät auf. Wenn Sie im Haus Sport treiben, schalten Sie ihn ein.

Wie die Forschung zeigt, kann Langeweile zum Teil mit Hitze verbunden sein. Wenn Ihnen eine kühle Brise um die Nase weht, während Sie einen Heimtrainer benutzen oder Ihre Übungen machen, fühlen Sie sich wahrscheinlich gleich viel frischer und wacher.

Wenn Sie keinen kleinen Ventilator besitzen, können Sie in den meisten Elektrogeschäften, Kaufhäusern oder Haushaltswarengeschäften einen finden. Ventilatoren, die sich an einem Schreibtisch oder Fensterrahmen festklemmen lassen, sind besonders praktisch und leicht verstellbar.

angefangen mit Wörtern wie *ruhig*, *entspannt* und *gleichmäßig* und gefolgt von wettbewerbstypischen Wörtern wie *schneller*, *fester* und *besser*. Dr. France fand heraus, daß beide Arten geistiger Signale zu den gleichen Veränderungen der Pulsrate führten, doch die aggressiven Wörter hatten zur Folge, daß sich die Noradrenalinwerte im Urin mehr als verdoppelten. „Leistung kann sogar gesteigert werden, wenn man sich weniger unter Druck setzt“, so Dr. France. Kurz gesagt, es muß Ihnen Spaß machen – ein Wort, das man in Verbindung mit strengem Konditionstraining selten hört. Fangen Sie an, Bewegung und Gymnastik als etwas anzusehen, das Ihnen lieb und teuer ist, und lassen Sie Freunde an Ihren Fitneß-Sessions teilnehmen, wenn Ihnen das Spaß macht.

Sorgen Sie für leichte Beschleunigung. Wenn Sie allmählich fitter werden, können Sie die Geschwindigkeit ein wenig beschleunigen – nicht mit einem Ruck, sondern schrittweise.

Sportwissenschaftler Dr. Stamford schlägt vor, es mit Aerobic-Training in zwei verschiedenen Geschwindigkeiten zu probieren, wenn Sie noch mehr Fett verbrennen wollen.

Zuerst müssen Sie mit genug Schwung anfangen, um eine gewisse Adrenalinausschüttung auszulösen. „Eine der Aufgaben des Adrenalins ist es, für mehr freie Fettsäuren im Blut zu sorgen, damit sie als Brennstoff für die Tätigkeit verwendet werden können“, merkt Dr. Stamford an. „Oft geschieht das im gespeicherten Fett der Bauchregion.“ (Es ist möglich, daß die Fettzellen dort besonders leicht auf Adrenalin reagieren.) Diese Wirkung kann wahrscheinlich schon durch zügiges Gehen ausgelöst werden. „Gehen Sie einfach etwas schneller oder fallen Sie hin und wieder in einen leichten Trott, um die Adrenalinausschüttung anzuregen", rät Dr. Stamford.

Eine Aktivität dieser Intensität sollte dann jedoch von einer längeren, weniger intensiven Art von Bewegung gefolgt werden, die die freigesetzten Fettmoleküle verbrennt. Spazierengehen oder jede andere gleichmäßige, für Sie angenehme Bewegung kann dazu angemessen sein. Das gleiche Prinzip trifft auf Tätigkeiten wie Gartenarbeit zu. Sie könnten mit Hacken oder Umgraben anfangen und dann zu einer etwas weniger intensiven Ausdauerübung wie etwa stetigem Harken übergehen.

Langsam abkühlen. Bewegen Sie sich am Ende jedes Aerobic-Trainings solange weiter, bis Ihr Puls allmählich wieder Normalwerte annimmt. Diese Abkühlphase, so kurz sie auch sein mag, ist vom Gesundheits- und Sicherheitsstandpunkt aus unerläßlich, weil sie den Körper allmählich in den gleichen Zustand wie zu Beginn des Trainings zurückführt.

Hören Sie nie plötzlich mit dem Training auf. Wenn Sie erst einmal ein wenig ins Schwitzen gekommen sind, sind Sie vielleicht versucht, ein wenig stillzustehen, sich hinzusetzen oder Ihrem Trainingspartner etwas zu erzählen. Lassen Sie sich jedoch durch nichts von einer vernünftigen Abkühlphase von bis zu fünf Minuten abhalten. Wenn Sie Ihren Puls nicht mit einem Meßgerät, sondern per Hand messen, üben Sie es, ihn während der Bewegung zu messen.

Kapitel Acht

Fettverbrenner Nummer 5

Ein Anti-Fett-Mittagessen

Das Mittagessen ist der Wendepunkt des Tages. Der Morgen geht zu Ende und der Nachmittag fängt an – entweder mit einer gesunden Portion Belebung für Geist und Körper oder für viele Menschen mit den ersten Anzeichen einer nachmittäglichen Abwärtskurve.

In vielen Wohlstandsländern ist Geschwindigkeit zum Mittagsmotto geworden: Schnell etwas zu essen holen, im Gehen hinunterschlingen, schnell wieder zurück zur Arbeit.

Viele nehmen das Mittagessen gar nicht so recht wahr, oder sie lassen es ganz aus. Diese Einstellung macht jedoch einen Strich durch ein fettarmes Lebensprogramm. Studien kommen zu dem Schluß, daß man ein gutes Mittagessen braucht, „sowohl für die Gesundheit als auch für die Leistungsfähigkeit bei der Arbeit", sagt Ergonomiker Etienne Grandjean.

Wenn Sie sich anschauen, wie Ihr Stoffwechsel auf das Auslassen einer Mahlzeit reagiert, werden Sie merken, daß ein übergangenes Mittagessen ein teurer Fehler werden kann. Es führt spät am Tag zu einem Riesenhunger und einem größeren Heißhunger auf Fettes, warnt Wayne Callaway, Spezialist für Fettleibigkeit. „Wer das Frühstück oder Mittagessen ausläßt, neigt dazu, sich abends übermäßig den Bauch vollzuschlagen, anstatt in Maßen zu essen."

Gut essen – die beste Taktik

Für ein fettarmes Leben ist es besonders wichtig, daß Sie nicht nur das Mittagessen nicht auslassen, sondern auch, daß Sie sich eine Gewohnheit daraus machen, fettreiche und fettbildende Speisen zu meiden. Problematisch wird das Mittagessen dadurch, weil das, was Sie auf den ersten Blick für eine gute Wahl halten, voll versteckter Fette sein kann. Außerdem macht ein fettes Mittagessen müde, und neben den offensichtlicheren Gewichtsproblemen ist das einer der Hauptgründe, mittags am Fett zu sparen.

„Fett scheint das Denken und die Bewegung zu verlangsamen", überlegt die Ernährungsforscherin Judith J. Wurtman. „Es macht lethargisch. Während des langen Verdauungsprozesses, der auf eine fettreiche Mahlzeit folgt, wird mehr Blut vom Gehirn weg zum Magen und zum Darm umgeleitet." Wie schon erwähnt müssen Frauen mit dem Verzehr tierischer Fette vorsichtig sein, weil diese zusätzlichen Fettkalorien zu einer erhöhten Produktion des Pro-Fett-Hormons Östrogen führen können. Und sowohl Frauen als auch Männer sollten einfache Kohlenhydrate meiden und mittags mehr frisches Gemüse, Hülsenfrüchte und Vollkorngetreide essen.

Geschmack muß sein

Für Sie stellt sich nun die Aufgabe, mittags etwas zu essen, das einen kräftigen, unverwechselbaren, gaumenkitzelnden Geschmack hat und dabei fettarm und relativ reich an energiespendendem Eiweiß ist.

Wie Ernährungswissenschaftler festgestellt haben, liegt den meisten Menschen nicht viel an Gesundheit auf Kosten des Geschmacks. Wenn Ihnen ein unglaublich gesunder, nährstoffreicher, ballaststoffreicher Gemüsebratling angeboten wird, der nach Pappe schmeckt, essen sie ihn vielleicht ein- oder zweimal, weil sie wissen, daß er ihnen guttut. Wie Studien zeigen, werden sie jedoch schon bald wieder auf Frikadellen zurückgreifen.

Das passiert jedoch nicht, wenn der vegetarische Bratling Ihnen eine Reihe bisher ungekannter Geschmackserlebnisse bietet. Sobald Sie ihn besser mögen als die fettreichen Varianten, werden Ihnen Ihre früheren Eßgewohnheiten gar nicht mehr fehlen.

Der wichtigste Einzelfaktor für den Genuß von Mahlzeiten mit weniger Fett ist der Geschmack. Es ist erstaunlich, wieviel mehr „das Gehirn daran interessiert ist, was auf der Zunge passiert und nicht im Körper“, sagt Psychologe Harvey Weingarten.

Das bringt uns zu den leckeren fettarmen Mittagessen, die ich am liebsten mag – und meine Familie auch (selbst unser wählerischer Sechzehnjähriger). Einige unserer Lieblingsgerichte finden Sie im Kapitel 18. Sie sind alle dazu geeignet, den Fettverbrenner Nummer 5 einzuschalten.

Das Ziel bei der Zusammenstellung unserer Rezepte war: Viel Geschmack, wenig Fett und keine Schuldgefühle. „Oft wird angenommen, daß man entweder ein genüßliches, erfülltes Leben führt und jung stirbt, oder dem Leben aus dem Weg geht und nur langweiliges Zeug ißt“, meint Vorsorgemediziner Dean Ornish. Das von ihm entwickelte Programm mit Fitneßtraining, Streßreduktion und einer sehr fettarmen Diät hat große Erfolge bei der Behandlung von Herzkrankheiten erzielt. „Dabei muß man überhaupt nicht zwischen den beiden wählen.“ Sie brauchen überhaupt nie etwas Langweiliges zum Mittag zu essen! Die Formel ist ganz einfach: Sie müssen dafür sorgen, sich die Spannung und den Reiz guten Geschmacks nicht vorzuenthalten. Gut zu essen ist ein genußreiches Erlebnis, auf das sich die meisten von uns freuen. Wenn Sie nur faden Geschmack zu erwarten haben und sich benachteiligt fühlen, ist das beinahe eine Garantie dafür, daß Sie fettarmes Essen nicht lange durchhalten werden.

15 Tips, wie Sie Ihr Mittagessen abspecken können

Was tun, wenn Sie mittags nicht zu Hause sind – oder morgens keine Zeit haben, eines der Mittagessen des fettarmen

Mittags-Muntermacher

Was erwarten Sie von Ihrem Mittagessen? Je nachdem, was Sie essen, kann es ein großer Energieschub sein – oder Sie können sich hinterher ruhiger und konzentrierter fühlen.

Ein Mittagessen, das nicht nur fettarm, sondern auch relativ eiweißreich ist, kann zu gesteigerter Leistungsfähigkeit führen. Eiweißreiche Speisen können zu schnellerem Denken, mehr Energie, einem gesteigertem Konzentrationsvermögen und einer höheren Reaktionsgeschwindigkeit beitragen. Zur Wahl steht Ihnen beispielsweise Hähnchenbrust, Putenbrust oder Fisch, gebraten oder gegrillt, ohne Haut; Salat, Suppe oder ein Eintopf mit Bohnen oder Linsen; Milch, Joghurt oder Hüttenkäse der Magerstufe mit einem Stück Obst. Runden Sie das Menü mit komplexen Kohlenhydraten aus Obst, Gemüse, Vollkornbrot, Knäckebrot oder einer Beilage aus Bohnen oder Linsen ab.

Wenn statt Hochleistungsenergie eher Entspannung gewünscht ist, verlagern Sie den Schwerpunkt Ihrer Mahlzeit auf die komplexen Kohlenhydrate. Forschungsergebnisse deuten darauf hin, daß Haupt- und Zwischenmahlzeiten, die fett- und eiweißarm, aber reich an komplexen Kohlenhydraten sind, zu einem ruhigeren, klareren Geisteszustand führen und entspannen. Eine solche Wirkung können Sie beispielsweise von einem fettarmen Nudelsalat mit einem Stück Obst oder einem Gemüsegericht mit einem Vollkornbrötchen oder -knäcke mit reiner Fruchtkonfitüre erwarten. Sehr kleine Mengen dieser kohlenhydratreichen Lebensmittel – im Schnitt etwa 30 bis 45 Gramm – reichen gewöhnlich aus, um eine beruhigende, konzentrationsfördernde Wirkung zu erzielen. (Es gibt jedoch Ausnahmen. Falls Sie 20 Prozent oder mehr Übergewicht haben, brauchen Sie wahrscheinlich eher zwischen 60 und 75 Gramm kohlenhydratreicher Speisen zum Mittagessen. Frauen brauchen diese höhere Menge auch an den Tagen kurz vor der Menstruation.)

Hinweis: Manche Leute haben einen biologischen Heißhunger auf Kohlenhydrate und verspüren einen Energieschub anstatt einer beruhigenden Wirkung. Für diese wenigen Menschen ist der „Zucker-Hit" Wirklichkeit. Die weit verbreitete Ansicht, daß Kohlenhydrate bei normalen, gesunden Menschen Hyperaktivität, einen Überschuß an Energie oder eine gesteigerte Aggressivität verursachen, ist jedoch ein Irrglaube.

Knackig-frische Früchte und Gemüse (außer Kartoffeln, Mais und Popcorn) scheinen stimmungsneutral zu sein, sagen die Forscher. Das bedeutet, daß diese Lebensmittel keinen direkten Einfluß auf Konzentrations- oder Entspannungsfähigkeit haben und darum im allgemeinen sowohl zu eiweißreichen als auch kohlenhydratreichen Lebensmitteln verzehrt werden können.

Fett und Zucker – nein danke!

Gehen Sie allgemein der Kombination von Fett und Zucker aus dem Weg. Sportwissenschaftler Bryant Stamford stellt fest: „Einfachzucker und Fette in derselben Mahlzeit sind eine beliebte Kombination – Hamburger mit Pommes Frites und Cola zum Beispiel".

Wenn Ihr Körper den Schuß der Einfachzucker aus einem kohlensäurehaltigen Getränk (0,35 Liter enthalten im Schnitt zehn Teelöffel Zucker) zu spüren bekommt, reagiert er mit einer massiven Ausschüttung von Insulin.

Dr. Stamford beschreibt Insulin als „ein Pro-Fett Hormon, das die Fettzellen ‚öffnet' und sie auf die Fettspeicherung vorbereitet". Wenn Sie ein gezuckertes, kohlensäurehaltiges oder Fruchtsaftgetränk zu sich nehmen, das den Glukosespiegel in Ihrem Blut erhöht, ergießt sich das Insulin in Ihren Blutkreislauf, um den Blutzuckerspiegel unter Kontrolle zu halten. „Dann kommt das Fett vom Hamburger und den Pommes an und wird sofort abtransportiert und gespeichert", erklärt Dr. Stamford.

Nicht nur süße Sprudelgetränke haben diese Wirkung. Alle zuckerhaltigen Lebensmittel und Getränke können eine Insulinreaktion hervorrufen, die zu rascher Fettspeicherung führt.

Lebensprogramms vorzubereiten?

Wann immer Sie eine Mittagspause machen, können Sie eine gute, sättigende Wahl treffen und Ihren Fettverbrenner einschalten. Überall gibt es Möglichkeiten, das Fett und die Kalorien zu reduzieren und den Geschmack beizubehalten.

Es ist leichter, als Sie glauben – besonders, wenn Sie an Würstchen- und Pommesbuden vorbeigehen können, selbst wenn Sie es eilig haben. Hier ein paar Informationen und Vorschläge, die Ihnen helfen können, aus dem Fettkreislauf auszusteigen und einen fettärmeren Gang einzulegen.

1. Trinken Sie Mineralwasser „Ein Light-Getränk für mich!" ruft die gewichtsbewußte Gesellschaft im Chor. Aber ein riesiges Cola- oder Limonadengetränk, „Light" oder nicht, ist nicht der beste Durststiller für das Mittagessen. Soviel Süße, in welcher Form auch immer, regt Ihren Appetit an, und das Getränk selbst löscht wahrscheinlich noch nicht einmal Ihren Durst.

Und was den Geschmack angeht? Sie können sicher sein, daß jeder Küchenchef, der etwas auf sich hält, schockiert sein würde, einen Gast mit einem ultrasüßen Sprudelgetränk zu sehen, das den subtilen und unverwechselbaren Geschmack einer gut zubereiteten Mahlzeit mit einer Überdosis Zucker oder Süßstoff zunichte macht. Es gibt andere Möglichkeiten für Ihr Mittagsgetränk. Bestellen Sie eisgekühltes Leitungs- oder Mineralwasser und geben Sie einen Spritzer Zitronensaft dazu. Wenn Sie Milchgeschmack mögen, können Sie zu Ihrer Mahlzeit auch Magermilch trinken. Ihr Körper verlangt nach dem zusätzlichen Kalzium, um dem Knochenschwund durch Osteoporose vorzubeugen. (Ein Hinweis für Frauen: Sie sind besonders anfällig für Osteoporose, und jedes Glas Magermilch ist eine kalorienarme, kalziumreiche Dosis Vorsorgemedizin!)

Natürlich gibt es noch viele andere Getränke, die die Fettbekämpfung nicht behindern. Schauen Sie sich dazu unbedingt den Fettverbrenner Nummer 3 auf Seite 107 an.

2. Es geht auch ohne Chips. Wer mittags außer Haus ißt oder es eilig hat, kommt nicht selten in die Versuchung, einfach nebenbei eine Tüte Kartoffelchips zu knabbern. Die Vorstellung, „nur ein paar" essen zu können, ist eine der größten Selbsttäuschungen. Sie brauchen diese fettreichen Kalorien nicht für Ihre Mittagspause. Knabbern Sie statt dessen lieber ein wenig knuspriges Knäckebrot oder fettarme Vollkornkräcker.

3. Lassen Sie fette Dips stehen. Sagen Sie nein zu mysteriösen Dips und fettreichem Frischkäse. Sie machen Ihr Mittagessen selbst? Bereiten Sie sich ein köstliches, fettfreies Bohnenpüree als Dip zu, nehmen Sie fettreduzierte saure Sahne oder eine besonders fettarme Käsesorte. Alle schmecken großartig auf Knäckebrot oder Reiswaffeln.

4. Vorsicht Suppenfett. „Es ist noch Suppe da!" ist ein Essensruf, der Ihren Heißhunger auf Fettes zerstreuen und Kalorienzahlen drastisch senken kann. Suppe ist sogar die beste, nahrhafteste, appetitstillendste Vorspeise, verrät Gewichtsforscherin Barbara Rolls. Damit ist natürlich nicht fettige Hühnerbrühe oder Hummercremesuppe mit Butter und Sahne gemeint. Halten Sie sich an Suppen, die mit leichter Hühner- oder Gemüsebrühe zubereitet sind – sie bekämpfen das Fett und zügeln den Appetit. Ein gutes Beispiel ist eine Tomatensuppe mit Magermilch, oder probieren Sie zur Abwechslung eine frische Gazpacho.

5. Zaubern Sie Frisches auf den Tisch. Wo es ein Salatbüffet gibt, können Sie zulangen. Ein gutes Salatbüffet bietet heutzutage eine große Auswahl frischen Grüns und anderer Leckereien aus dem Gemüsegarten – Feldsalat, Friséesalat, Radicchio, Lollo biondo und rosso, Batavia- und Eichblattsalat. Außerdem finden Sie hier vielleicht Schalotten, frischen Spinat, Alfalfa- und Bohnensprossen, Weißkohl, Chinakohl, Rotkohl und Gurken. In manchen Supermärkten und Lebensmittelgeschäften kann man auch fertige Salatmischungen kaufen – ein Kaleidoskop köstlicher Blattgemüse. Wenn Sie stets dieselben Gemüsearten ansteuern, können Sie leicht etwas verpassen. Wissen Sie, wie wunderbar frischer Mangold, Chicorée, Kohlrabi oder Endivien schmecken? (Nicht alle Salatbüffets bieten sie zur Auswahl, manche aber schon.) Und bevor Sie zur Salatsoße greifen, sorgen Sie mit duftenden Kräutern für fettfreien Geschmack – frischer Koriander, Brunnen- und Gartenkresse, Dill, Petersilie, Fenchel oder Knoblauch. Wenn Sie es herzhaft und scharf mögen, laden Sie sich rote oder weiße Zwiebeln, Frühlingszwiebeln, Radieschen oder frische Chilis auf den Teller.

Champignons sehen mitunter am Salatbüffet nicht so appetitlich aus, falls sie zu lange an der Luft gelegen haben. Aber greifen Sie ruhig zu, wenn sie frisch sind. Mit Tomaten kann es ähnlich sein – frisch geschnitten sind sie köstlich.

Gemüsepaprika halten sich am Büffet lange frisch, nehmen Sie sich also auf jeden Fall auch grüne, rote oder gelbe Paprika für Ihren Salat.

6. Kein Fett für die Soße. Ein Gemüsesalat kann Teil eines großartigen Mittagessens sein, aber wenn Sie Ihre übliche Salatsoße oder Mayonnaise darübergießen, kommen Sie leicht auf 25 Gramm Fett!

Fettreiche Salatsoßen sind heute beispielsweise in Amerika für Frauen im Alter von 19 bis 50 Jahren die größte Quelle von Fett in Nahrungsmitteln – sie machen fast 10 Prozent ihres Fettkonsums aus, dicht gefolgt von Margarine, Käse und Rinderhack.

Wenn Sie Salatsoßen in der Flasche kaufen, entwickeln Sie schnell Ihre eigenen Vorlieben für bestimmte fettarme Dressings.

Sie können die Soße auch ganz weglassen und einfach etwas Zitronen- oder Limettensaft über den Salat träufeln. Versuchen Sie es ein paarmal: Sie werden feststellen, daß Sie

Kurzschalter

WISSENSKRAFT STATT WILLENSKRAFT

Was Sie ins Schwitzen bringt, kann Ihnen beim Schlankwerden helfen.

Denken Sie an Ihr nächstes Mittagessen und überlegen Sie, wie Sie es etwas schärfer und würziger machen können. Sie planen nicht nur ein fettarmes Menü, sondern unterstützen auch einen Ihrer Fettverbrenner, wenn Sie mindestens eine scharfe oder superscharfe Zutat dabeihaben.

Zum Beispiel können Sie der Suppe etwas Cayennepfeffer oder einen Tupfer scharfen Senf beigeben. Wenn Sie den Geschmack von Tabasco mögen, verwöhnen Sie sich mit dieser Pfeffersoße, bis Ihr Gaumen „olé!" singt.

Überlegen Sie gleich einmal, wohin Ihr nächster Restaurantbesuch Sie führen wird. Planen Sie zur Abwechslung mal ein mexikanisches, thailändisches, indisches oder chinesisches Restaurant ein, in dem der Koch gewagt mit Curry, Chilis und anderen scharfen Zutaten hantiert.

Diese Gewürze können Ihre Stoffwechselrate erhöhen, wie kanadische Studien herausgefunden haben. Wenn Sie Scharfes essen, übernehmen Sie sich auch nicht so leicht. Der Geschmack ist so intensiv, daß das Gericht selbst das Signal der Sättigung auslöst.

mit ein paar Tropfen Zitrussaft für eine unverwechselbare säuerlich-frische Würze sorgen, vor allem, wenn Ihr Salat bereits durch frische Kräuter, Paprikaschoten und andere Lecker-bissen aus dem Garten bereichert wird.

7. Aufgepaßt bei Milchprodukten. Viele Milchprodukte enthalten viel mehr Fett, als der Mensch braucht. Sagen Sie einfach nein zu Vollmilch, Frisch- und Schmelzkäse der Vollfettstufe und zu anderen fettreichen Käsesorten. Gute Alternativen sind Magermilch und Joghurt, Hüttenkäse, Quark und Frischkäse der Mager- oder Viertelfettstufe, teilentrahmter Kefir und hin und wieder ein wenig Camembert und Schnittkäse der Halbfettstufe.

8. Tragen Sie nicht zu dick auf. Streichen Sie sich Geschmack anstelle von Fett aufs Brot, wie etwa mit Senf, Pfeffersoße oder fettarmem Salatdressing statt Butter oder Margarine. Anstelle von Mayonnaise empfiehlt sich ein wenig fettarme Salatcreme.

9. Bei Nudeln dürfen Sie zugreifen. Erfreuen Sie Ihren Gaumen mit frischen Teigwaren, die zu den feinsten fettarmen Grundnahrungsmitteln zählen. Wichtig ist, die Soße mit Vorsicht auszuwählen – Soße, die Tomaten oder Wein zur Grundlage hat anstelle von Sahne-, Öl- oder Käsesoße. Wenn Sie einen kalten Nudelsalat machen, wählen Sie fettarme Zutaten, etwa fettarmes Dressing, keine Oliven und fettreduzierten Käse.

10. Auf den Belag kommt es an. Belegte Brote, Brötchen oder Baguettes können fettarm sein, ob Sie sie unterwegs kaufen oder zu Hause selbst belegen – Sie müssen nur die Zutaten mit Bedacht auswählen. Als erstes nehmen Sie statt einem Weißmehl- ein Vollkornbrötchen. (Und verkneifen Sie sich Croissants, die im Gegensatz zu den 1,4 Gramm in zwei Scheiben Brot aus Vollkornmehl bis zu 12 Gramm Fett e nthalten können.) Nun zum Belag: Bestellen oder belegen Sie Ihr Brötchen mit Putenbrustscheiben anstelle von Schinken, Mortadella oder Salami – ohne Mayonnaise. Oliven, Käse und Öl lassen Sie links liegen. Hüten Sie sich vor fertig zubereitetem Hähnchen- oder Thunfischsalat, der verlockend im Feinkostgeschäft in der Auslage steht – dazu nur ein Beispiel: Ein 15 cm langes Baguettebrötchen mit Thunfischsalat und gewöhnlicher Mayonnaise enthält ganze 36 Gramm Fett. Sparen Sie nicht an Blattsalat, Tomaten- und Gurkenscheiben und anderem frischen Gemüse, das Ihre Mahlzeit knackiger, geschmackvoller und ballaststoffreicher macht. Paprikaschoten, Sprossen, Salzgemüse und Zwiebelringe sind weitere fettfreie Zutaten. Statt einem fettreichen Dressing empfiehlt sich zum Beispiel etwas scharfer Senf mit einem Schuß Essig, oder ein Teelöffel fettarmer Salatcreme mit einem Teelöffel Magerjoghurt verrührt.

11. Pep statt Fett für die Pizza. Pizza kann ein schnelles und sättigendes mageres Mittagessen sein, wenn Sie keine fettreichen Beläge bestellen und mit dem Käse sehr sparsam umgehen. Oliven sind fast reines Fett, und auch die meisten Fleischzutaten – darunter Wurst, Salami, Schinken und Hackfleisch – enthalten viel Fett. Wenn Sie viel Belag möchten, wählen Sie Gemüsesorten und etwas Chilisoße.

12. Kalorienarme Kantinenkost. Stellen Sie sich selbst eine fettarme Mahlzeit zusammen und steuern Sie vor allem Vollkorngetreide, Hülsenfrüchte und frisches Gemüse an. Erkundigen Sie sich gegebenenfalls nach der Zubereitungsart und hüten Sie sich vor versteckten Fetten in Soßen, Suppen und Aufläufen. Halten Sie sich an die Salatbar und an fettarm zubereiteten Fisch wie gegrillte Scholle, Dorsch oder Seezunge, mit Magerquark angemachte Quarkklöße, Spätzle (falls sie fettarm gefüllt sind), Erbsensuppe (ohne Wurst), Sauerkraut, Rotkohl, rote Bete und zum Nachtisch beispielsweise Obstsalat – ohne Sirup oder Schlagsahne.

13. Wenn's um die Wurst geht. Wenn Sie nach einer Bratwurst oder einem Hamburger schmachten, machen Sie sich die kleine Mühe, nach Alternativen zu suchen. Sie sparen viel Fett, wenn Sie zum Beispiel statt dessen ein gegrilltes Schaschlik mit Hähnchenbruststücken oder ein Hacksteak aus Putenbrust wählen. Sie müssen jedoch gegrillt sein, nicht in Fett gebraten, und dürfen nicht mit fettigen Soßen serviert werden. Es gibt auch würzige, fettarme Fleisch- oder Geflügelsoßen.

Denken Sie daran, daß in der Imbißstube und im Fast-Food-Restaurant alles zu fett ist, was in Öl gebraten oder fritiert wurde, selbst wenn unter der dicken Panierschicht ein Stück Hähnchenfleisch, Fisch oder Gemüse versteckt ist. Stellen Sie sich den goldbraunen Fritierteig als einen Schwamm vor, der Fett und Öl aufsaugt und Ihre Gesamtfettmenge für den Tag drastisch erhöhen würde.

14. Verschmähen Sie Pommes Frites. Manche Restaurants behaupten heute, daß ihre Pommes weniger dick machen, weil sie in „gesünderen" Pflanzenölen fritiert sind. Es stimmt zwar, daß Pflanzenöl weniger gesättigte Fettsäuren enthält, es kann jedoch reich an Triglyzeriden sein, die erwiesenermaßen das Risiko eines erhöhten Cholesterinspiegels und anderer Herzkrankheiten mit sich bringen.

Ihre beste Taktik: Verzichten Sie auf Pommes Frites, egal, in welchem Öl sie fritiert wurden. Ersetzen Sie sie durch Vollkornbrotstangen oder einen fettarmen Bohnensalat.

15. Gönnen Sie sich einen Nachtisch. Wenn Ihnen nach etwas Süßem zumute ist, gestatten Sie sich eine kleine Nachspeise. Sie müssen nur vernünftig auswählen. Empfehlenswert sind zum Beispiel ein fettfreies Stück Vollkornkuchen oder ein paar fettarme Kekse. Rote Grütze, mit Magermilch zubereiteter Grießbrei mit Fruchtgeschmack oder einfach eine fettarme oder fettfreie Hafer- oder Fruchtschnitte sind weitere Möglichkeiten. Oder essen Sie einen kleinen Becher einfachen Magerjoghurt, den Sie mit frischem oder Dosenobst süßen. Ein besonderer Leckerbissen ist ein einzelnes Blättchen Pfefferminzschokolade.

Verspeisen Sie Ihren Nachtisch sehr langsam und lassen Sie den Geschmack auf sich wirken. Dann putzen Sie sich sofort Ihre Zähne (das hilft, den Appetit auf noch mehr Süßes auszulöschen), bevor Sie sich an Ihr Arbeitspensum für den Nachmittag machen.

Oder probieren Sie einmal diesen Nachtisch, der Ihren Heißhunger auf etwas Süßes nach dem Essen vielleicht volkommen stillt: Stecken Sie sich nach dem Essen ein Pfefferminzkaugummi in den Mund, kauen Sie langsam und werfen Sie es weg, wenn der Geschmack verschwindet. Bis dahin ist es mitten am Nachmittag und Ihr kleiner Nachtischhunger wird verblaßt oder überhaupt nicht mehr vorhanden sein.

Kapitel Neun

Fettverbrenner Nummer 6

Streßblockaden für überall

Irgendetwas ist es immer. Rechnungen. Langsame Autofahrer. Verkehr. Schlangestehen müssen. Nur ein paar der kleinen Ärgernisse, die zu einem großen Dorn im Auge werden können, wenn Sie unter Druck stehen.

Ich habe bereits erläutert, wie Streß zu einem Fettmacher werden kann (Fettmacher Nummer 10, siehe Seite 76) und wie Sie die fettbildenden Prozesse im Körper reduzieren können, indem Sie Ihre eigenen „Druckstellen“ identifizieren und nach Wegen suchen, den Streß so gut wie möglich fernzuhalten. Diese Taktik ist ein guter Anfang.

Wenn Sie jetzt den Fettverbrenner Nummer 6 einschalten, machen Sie den nächsten Schritt. Hier werden Sie eine Reihe von sofort wirksamen, spannungslösenden Techniken erlernen, mit denen Sie tägliche Ärgernisse leichter gelassen sehen und Anspannung und Wut entschärfen können. Ihr Geist und Körper bleiben so länger leistungsfähig. Mehr Energie bedeutet effizientere Verbrennung von Fettsäuren und eine größere Wahrscheinlichkeit, daß Sie den ganzen Tag über daran denken werden, auch andere Fettverbrenner einzuschalten.

Statt der Nerven nur das Fett verlieren

Laut den Forschungsergebnissen, die 1994 auf der Internationalen Konferenz für Fettleibigkeit präsentiert wurden, ist Ihre Stoffwechselkraft wahrscheinlich größer, je weniger Streß Sie an sich heranlassen. Das liegt daran, daß besorgte, wütende oder aggressive Menschen dazu neigen, Fettsäuren langsamer umzusetzen als andere Menschen.

Wer vor Wut bebt, wird das Nahrungsmittelfett am langsamsten los, sagt die Psychologin Catherine Stoney. „Ständige Wut führt einfach zu nichts", meint sie.

Menschen mit besonders niedriger Stoffwechselrate scheinen oft aggressiv oder ängstlich zu sein, wie Studien zeigen. Solche Menschen leiden täglich unter mehr Streß und versuchen mitunter, ihn zu unterdrücken.

Wenn Sie verstärktem Druck ausgesetzt sind, reagiert Ihr Körper mit einer Ausschüttung von Adrenalin, dem blitzschnell eingreifenden Hormon, das die Auslösung von Fett aus Fettzellen im ganzen Körper bewirkt. In den Augenblicken direkt nach dem Adrenalinschub fühlen Sie sich jedoch eine Zeitlang angespannt oder aus der Fassung gebracht. „In einer Streßsituation veranlaßt das Adrenalin im ganzen Körper Fettzellen dazu, ihren Inhalt in den Blutkreislauf zu entleeren", meint Verhaltensforscher Redford Williams. „Wenn sie erst einmal im Umlauf sind, können diese freien Moleküle den Körper mit der zusätzlichen Energie versorgen, die den physischen Anforderungen Ihrer Situation entspricht."

Sind Sie leicht reizbar?

Als wir noch in der Steinzeit lebten, bedeutete diese Reaktion auf Gefahr und Streß einen Energieschub für den Körper, so daß wir mit Steinen nach wilden Tieren werfen und vor wildgewordenen Mammuts Reißaus nehmen konnten. Diese Reaktion war wahrscheinlich sehr angemessen für Neandertaler, die vor Gefahren fliehen oder sich unerschrocken

Zunge am Großhirn: Ihre Reaktion auf verschiedene Lebensmittel

Die Lebensmittel, die Sie zu sich nehmen, können die Produktion von Neurotransmittern – Botenstoffen des Gehirns – beinflussen, wie die Forschung zeigt. Neurotransmitter wirken sich auf Ihre geistige Energie, Konzentrationsfähigkeit, Einstellung, Stimmung, Ihr Verhalten und Ihre Leistungsfähigkeit aus, meinen die Autoren von Studien, die an der Harvard University, dem Massachusetts Institute of Technology und den National Institutes of Health in den USA durchgeführt wurden.

Die Auswahl der richtigen Lebensmittel und der richtigen Kombination von Lebensmitteln kann bei der Steuerung Ihrer Gefühle und Gedanken hilfreich sein. Diese Auswirkungen sind jedoch von Person zu Person unterschiedlich. Deshalb müssen Sie die Reaktionen Ihres Körpers aufmerksam beobachten.

Das können Sie zum Beispiel tun, indem Sie ein Ernährungstagebuch führen. Machen Sie sich im Laufe der kommenden Wochen 10 bis 15 Minuten vor Haupt- und Zwischenmahlzeiten Ihren geistigen und seelischen Zustand bewußt. Fühlen Sie sich wachsam und motiviert, ruhig und konzentriert oder angespannt und reizbar? Halten Sie diese Beobachtungen in Ihrem Tagebuch fest.

Eine Stunde nach dem Essen überdenken Sie Ihren geistigen und seelischen Zustand neu und schreiben Sie kurz Ihre ehrlichen Einschätzungen auf.

Nach zwei Wochen werten Sie Ihre Notizen aus und erstellen Sie eine Liste der Speisen und einzelnen Zutaten, die Ihnen anscheinend besonders guttun. Benutzen Sie die Liste als Anhaltspunkt für die Kontrolle Ihrer alltäglichen Eßgewohnheiten. Führen Sie das Tagebuch noch eine dritte und vierte Woche fort und prüfen Sie von Zeit zu Zeit nach, ob Ihre Beobachtungen gleich bleiben. Am Ende eines Monats sollten Sie eine klare Vorstellung von den Lebensmitteln haben, die bei Ihnen die gewünschte Reaktion hervorrufen, was Leistungsfähigkeit und Wohlbefinden betrifft.

in den Kampf stürzen mußten. In der heutigen Zeit werden jedoch diese Fettmoleküle in den meisten Alltagssituationen gar nicht gebraucht – es sei denn, das Streßhormon Cortisol tritt auf den Plan.

Wie bereits beschrieben, wird Cortisol ausgeschüttet, wann immer Sie eine Spannungsphase erleben. Auf biologischen Wegen, die über Jahrtausende für die Erhaltung der

Menschheit nützlich gewesen sind, dämmt Cortisol den Vorgang der Fettverbrennung ein. Fett wird zur Speicherung für Notfälle beiseite geschafft, während das Cortisol die Verbrennung von Kohlenhydraten stimuliert, um den gesteigerten Brennstoffbedarf des Körpers zu decken.

An der Yale University erzielte Forschungsergebnisse lassen darauf schließen, daß Männer und Frauen mit Übergewicht, deren Fett in erster Linie in der Bauchregion konzentriert ist, mehr Cortisol produzieren als Menschen, die dort weniger gut gepolstert sind. In einer an der Wake Forest University in den USA durchgeführten Studie wiesen Spannungszuständen ausgesetzte männliche Affen – sowohl solche, die sich viel bewegten, als auch solche, die viel saßen –, mehr Bauchfett auf als ihre streßfreien Artgenossen. Die Forscher schlossen daraus, daß ein chronisches, streßbedingtes Reizsyndrom bei der Verteilung von Bauchfett eine Rolle spielt.

In Zeiten, in denen wir oft angespannt und gestreßt (jedoch keiner körperlich lebensbedrohenden Situationen ausgesetzt) sind, wandert ein großer Teil des im Blutstrom befindlichen überschüssigen Fetts zur Speicherung in Ihren Bauch. Wann immer Sie sich für längere Zeit angespannt oder bedrückt fühlen, führt das zu meßbaren Auswirkungen auf das Gehirn und den Körper, darunter eine verlangsamte Verbrennung von Fettsäuren.

Glücklicherweise gibt es Anzeichen dafür, daß Atemübungen, Meditation und andere Anti-Streß-Techniken mithelfen können, den Cortisolspiegel niedrig zu halten. Und das könnte einen großen Unterschied dabei machen, wie Ihr Körper mit Fett umgeht, wenn Sie unter Druck stehen.

Machen Sie kleine Veränderungen

Das Erarbeiten einfacher, praktischer neuer Methoden, um sich von dem Streß in Ihrem Leben nicht unterkriegen zu lassen, kann zu gesteigerter Leistungsfähigkeit und Fettverbrennungskraft führen und es für Sie leichter machen, im Laufe des Tages alle Ihre anderen Fettverbrenner einzuschalten. Die beste Nachricht ist, daß es kleine Streßbewältigungsentscheidungen sind, die zu großen, bleibenden Veränderungen führen können.

„Es gibt schnelle, einfache Strategien, die sich jeder

zunutze machen kann“, meinen die Streß-Management-Experten Ronald G. Nathan, Thomas E. Staats und Paul J. Rosch. Sie sprechen von Strategien, die ohne Verzögerung, im Streßmoment selbst, eingesetzt werden können. „Die Streßreaktion setzt innerhalb von Sekunden ein“, so die Forscher. „Ein sofortiges Ableiten der Spannung ist wichtig, weil der Streß und das Gefühl des Kontrollverlusts sich so nicht aufstauen und Sie überwältigen können.“

Die Umstellung liegt bei Ihnen

Es ergibt Sinn, Ihr Repertoire an „Anti-Streß-Techniken-für-überall“ auszuweiten. „Ob Meditation, Biofeedback, Yoga oder was auch immer, alle Entspannungsmethoden führen zu den gleichen Veränderungen im Körper, von denen eine die Eindämmung der streßbedingten Produktion von Cortisol ist“, meint Medizinprofessor Herbert Benson.

So etwas nennt man dann Verhaltensänderung. Sowohl die American Medical Association (amerikanischer Mediziner-verband), die Californian Dietetic Association (kalifornischer Diätetikerverband) und der Internationale Kongreß zur Fettleibigkeit sind zu dem Schluß gekommen, daß für ein erfolgreiches Abnehmen mit bleibendem Resultat und lebenslanger guter Gesundheit eine Veränderung der Verhaltensweisen nötig ist.

Weniger Streß in unter 30 Sekunden

Hier bieten wir Ihnen einige der besten Streß-bewältigungstechniken mit wissenschaftlicher Grundlage, die wir getestet haben. Sie wirken besonders schnell, und zwar in unter einer halben Minute – und doch können Sie mit ihnen tiefe und langanhaltende Wirkungen erzielen.

Atmen Sie den Streß einfach aus

Überraschenderweise halten viele von uns zu Beginn einer streßhaften Situation für mehrere Sekunden oder länger den Atem an. Dadurch erhält das Gehirn weniger Sauerstoff, und Sie fühlen sich in eine Notlage gedrängt und werden ängstlich, wütend, frustriert oder panisch. Solange das der Fall ist, kommt es leicht zu Fehlreaktionen und zu dem Gefühl, die Kontrolle zu verlieren.

Darum ist eine der besten Methoden, die Ruhe wiederzuerlangen, wenn erhöhter Streß zuschlägt – wie sich in Anzeichen von Muskelspannung, unregelmäßiger Atmung, kalten Händen oder nervösem Schwitzen zeigt –, Ihre Atmung zu ändern.

Die Handlung ist einfach: Atmen Sie ohne Unterbrechung tief und gleichmäßig weiter. Wenn der Auslöser der Angst, Bedrohung oder Nervosität Ihnen aufzufallen beginnt, sind Sie gerade mitten beim Ein- oder Ausatmen, so daß Sie sich als erstes darauf konzentrieren müssen, diesen Kreislauf zu vollenden. Gleichzeitig sagen Sie zu sich selbst „wacher Sinn, entspannter Körper".

„Es ist die innere Atmung der (100 Billionen) Zellen in Ihrem Körper, die es Ihnen ermöglicht, biologische Energie zu produzieren", erklärt Medizinprofessor Sheldon Saul Hendler. Was führt zu dieser biologischen Energie? Dr. Hendler weist auf eine spezifische komplexe Substanz hin, Adenosintriphosphat (ATP), die primäre Energiequelle jeder Muskelbewegung. ATP ist wie eine Sprungfeder, die „aufspringt" und Energie freisetzt, wenn sie mit einem Zellbrennstoff wie Glukose zusammentrifft. Mit anderen Worten, um Brennstoff in Energie umzuwandeln, braucht Ihr Körper dringend einen angemessenen Vorrat der Substanz, die die Umwandlung vornimmt – und diese Substanz ist ATP. „Ohne ATP gibt es keine Energie, kein Leben", meint Dr. Hendler. „Für jede Handlung brauchen wir ATP." Körper und Gehirn reagieren extrem empfindlich auf die geringste Reduktion der ATP-Produktion, wie Dr. Hendler beobachtet hat. „Diese Empfindlichkeit drückt sich in Form von Besorgtheit, Angstzuständen, Schmerzen, Verwirrung und zeitweiliger Müdigkeit aus." Die Produktion von ATP, so Dr. Hendler, ist direkt von der „inneren Atmung" Ihrer Zellen abhängig. „Atmen ist ohne Frage das wichtigste, was Sie im Leben tun, und gut atmen ist ohne Frage das beste, was Sie tun können, um Ihr Leben zu verbessern."

Jeder von uns atmet rund 20.000mal pro Tag. Bei soviel Luftzufuhr kommt man schnell zu dem Schluß, daß wir genug Sauerstoff zu uns nehmen. Tatsache ist, daß die meisten von uns nur gerade tief genug atmen, um sich vor der Bewußtlosigkeit zu bewahren. Neurologen berichten, daß wir uns so zwar technisch am Leben halten, unser Gehirn jedoch nicht mit der optimalen Menge an Sauerstoff versorgen. Die Vitalkapazität, das maximale Atemvolumen eines Menschen, nimmt alle zehn Jahre um rund fünf Prozent ab, was vor allem auf die geringere Elastizität des Lungengewebes zurückzuführen ist.

Am National Institute of Aging (Institut für Altersforschung) in den USA durchgeführte Studien zeigen, daß die von den Lungen aufgenommene Sauerstoffmenge im Alter stark abfällt. Dieser Verlust kann zum größten Teil – wenn nicht gar vollständig – mit richtiger Atmung, guter Haltung und regelmäßigem Aerobic-Training vermieden werden. Untersuchungen des National Institute on Aging haben ergeben, daß der Blutkreislauf eines 20jährigen Mannes im Schnitt knapp vier Liter Sauerstoff pro Minute aufnimmt. Im Gegensatz dazu nimmt das Blut eines 75jährigen Mannes wegen seiner flachen Atmung und verminderten Lungenelastizität nur anderthalb Liter Sauerstoff pro Minute auf. Das ist typisch, aber nicht unvermeidbar. Die Forscher meinen, daß ein fitter 75jähriger ebensoviel Sauerstoff aufnehmen kann wie ein fitter 20jähriger. Viele Menschen gewöhnen sich jedoch im Laufe des Lebens eine flache Atmung an. Das bedeutet, daß wir viel weniger Luft einatmen – und unseren Zellen viel weniger Sauerstoff zuführen als Menschen, die regelmäßige Bauchatmung praktizieren.

Kurzschalter

WISSENSKRAFT STATT WILLENSKRAFT

Wie können Sie sich die Bauchatmung dauerhaft angewöhnen?

Üben Sie erst einmal – dann wird es schon zur Gewohnheit werden. Zunächst müssen Sie sich Ihrer Atmung bewußter werden. Konzentrieren Sie sich auf jeden Schritt dieses Vorgangs.

1. Sitzen oder stehen Sie, Schultern zurück und entspannt, Hals gestreckt und Kopf gerade.

2. Legen Sie Ihre Hände genau auf den Bauch, unterhalb der Rippen.

3. Atmen Sie langsam durch die Nase ein. Fühlen Sie, wie sich Ihr Bauch leicht nach unten und vorne ausdehnt (die Lendenwirbelregion bleibt dabei gerade), und wie sich Ihre unteren Rippen leicht nach außen verschieben. Atmen Sie weiter ein, bis auch Ihre Brust sich bequem ausdehnt.

4. Atmen Sie langsam durch den Mund aus und spüren Sie dabei, wie eine Welle der Entspannung Ihren Bauch, Brustkorb, Hals und Ihr Gesicht durchströmt. Die Hände müssen über dem Zwerchfell liegen. Wenn Sie die Außenseite der unteren Rippen berühren, ist das Ergebnis noch besser. Je öfter Sie die Übung wiederholen, desto bewußter wird Ihnen, wie sich richtige Atmung exakt anfühlt.

Bei der Bauchatmung bewegt sich das Zwerchfell nach unten, was zu einem natürlichen Vakuum führt, das Luft in die unteren Lungenabschnitte zieht. Gleich darauf spürt man, wie sich der Bauch und die unteren Rippen leicht vorwölben. Die Einatmung ist abgeschlossen, wenn sich die Brust wölbt und die oberen Lungenregionen mit Luft gefüllt werden.

Die reine Brustatmung führt automatisch zu einer Unterversorgung mit Sauerstoff und stört die Verbrennung von Fettsäuren und andere Energieproduktionsprozesse im Körper. Bauchatmung auf der anderen Seite füllt Ihre Lungen fast bis zum Rand. Und das ist ein wichtiger Unterschied, denn je mehr Luft Sie Ihrer Lunge zuführen, desto mehr Sauerstoff befördern Sie in Ihren Blutkreislauf.

Wenn das Blut vom Herzen weggepumpt wird, um Sauerstoff aufzunehmen, fließt das Blut mit unterschiedlicher Geschwindigkeit zu den verschiedenen Bereichen Ihrer Lunge. Man schätzt, daß das Blut mit einer Geschwindigkeit von etwa zehn Millilitern pro Minute in den oberen Lungenbereich fließt, in den mittleren Bereich dagegen mit einem halben Liter pro Minute und in den unteren mit knapp einem Liter pro Minute.

Beim ersten Mal kann Ihnen die Bauchatmung schwieriger vorkommen als flache Atmung, aber das liegt wirklich nur an der Gewöhnung. Tatsächlich verbraucht eine stetige Bauchatmung nur etwa ein Prozent des laufenden Energiebedarfs des Körpers, um die Luft ein- und ausströmen zu lassen, wie Untersuchungen gezeigt haben. Im Vergleich dazu muß für die flache Brustatmung mindestens zweimal soviel Energie aufgewendet werden, um dieselben Aufgaben zu verrichten.

Für den Umgang mit Streß und die Erhaltung der Gesundheit ist es also ungeheuer wichtig, daß Sie sich die Bauchatmung antrainieren. Die Bewegung Ihres Zwerchfells hat auch noch einen weiteren Vorteil: Wenn sich dieser Hohlmuskel zusammenzieht, schiebt er die inneren Organe sanft nach unten, wobei sie massiert werden – was, wie manche Forscher annehmen, den Blutkreislauf und die Verdauung anregt.

Benutzen Sie ein Schlüsselwort

Um von Streß und Angstzuständen im Handumdrehen auf mehr Gelassenheit umschalten zu können, empfehlen

Verhaltenswissenschaftler, ein Stichwort zu verwenden.

Das Schlüsselwort kann eine Aufforderung an Sie selbst sein, wie etwa: „Entspann dich!“ oder „Zeit für eine Pause!“. Stichwörter mit besonderer persönlicher Bedeutung sind jedoch gewöhnlich wirkungsvoller, wie zum Beispiel „Strand“ oder „Berg“ oder „Sommerferien“. Diese Assoziationen können Sie für sich persönlich abwandeln, indem Sie die Namen Ihrer eigenen liebsten Urlaubsorte einsetzen.

Wenn Sie den Einsatz Ihres Stichworts üben, versuchen Sie, jeden Aspekt davon in Ihrer Vorstellung zu entwickeln. Die folgende Checkliste soll Ihnen dabei helfen, den entspannenden Anblick und Geschmack, die Geräusche und Gefühle, Temperaturen und Emotionen heraufzubeschwören, die Sie mit diesem Wort verbinden.

Falls irgendetwas fehlt, versetzen Sie sich wieder in Ihr persönliches Paradies zurück und stellen Sie es sich noch einmal vor. Füllen Sie alle Einzelheiten aus, bis Ihr Stichwort ein vollständiges, sinnliches, emotionales und geistiges Erlebnis ergibt.

- Wie entspannt waren Sie?
- Konnten Sie ein Gefühl der Leichtigkeit, der Nächstenliebe, Freude, Entdeckerlust oder des Staunens spüren?
- Wie war es, diese innere Ausgeglichenheit zu spüren – mit Ihrer Seele auf Tuchfühlung zu gehen?

Kurzschalter

WISSENSKRAFT STATT WILLENSKRAFT

Sie können jetzt gleich üben, Ihr eigenes Schlüsselwort zu entwickeln. Wenn das Wort erst einmal in Ihrem Unterbewußtsein verankert ist, können Sie es jederzeit und überall bei der Bekämpfung von fettbildendem Streß einsetzen.

1. Setzen Sie sich hin, wo es ruhig und für Sie bequem ist, und atmen Sie tief und langsam. Erlauben Sie sich, für ein paar Minuten eventuelle Sorgen und alles, was mit Arbeit zu tun hat, zu vergessen.

2. Wenden Sie Ihre Aufmerksamkeit Ihrer Atmung zu und konzentrieren Sie sich darauf, wie die Luft sanft durch Ihre Nase und Ihre Brust strömt. Spüren Sie, wie sich Ihr Körper anfühlt – spüren Sie die Luft oder Kleidung auf Ihrer Haut, die Schwere Ihrer Schultern und Arme; spüren Sie, wie sich der Stuhl oder Fußboden anfühlt, auf dem Sie sitzen.

3. Machen Sie sich ein lebhaftes Bild von einem Ort und einer Situation, wo Sie sich rundum so wunderbar entspannt gefühlt haben, daß es Ihnen anzusehen, anzuhören und anzumerken war. Versetzen Sie sich in eine Zeit zurück, in der Sie sich sicher, geliebt und respektiert

Fortsetzung s. Seite 160

Kurzschalter

WISSENSKRAFT STATT WILLENSKRAFT

Fortsetzung von Seite 159

fühlten und nur Ihre beste Seite zum Vorschein kam.

4. Wenn dieses Bild seine stärkste und beruhigendste Wirkung hat, stellen Sie sich im Geiste das Wort (oder die Wörter) vor, die Sie an diesen Ort erinnern oder ihn am besten beschreiben. Damit haben Sie Ihr Schlüsselwort.

- Waren Sie drinnen oder im Freien, in der Sonne oder im Schatten, in frischer Luft, im Regen oder Schnee?
- Wie warm oder kalt war es? Waren Sie sich eines Lufthauchs oder einer Brise bewußt?
- Was für Kleidung trugen Sie, und wie fühlte sie sich auf Ihrer Haut an?
- Was konnten Sie von Ihrer sitzenden, stehenden oder liegenden Position aus in alle Richtungen sehen?
- Hatten Sie einen süßen Geschmack im Mund? Lag Wald- oder Blumenduft in der Luft?
- Wie fühlten sich Ihre Muskeln an?
- Welchen Rhythmus hatte Ihre Atmung?
- Was für Geräusche konnten Sie um sich herum und in der Ferne hören?
- Woran dachten Sie? Auf welche besondere Weise fühlten Sie sich mit der Natur und dem Universum verbunden?

Mit jeder Benutzung Ihres Schlüsselworts wird die sofortige Abrufbereitschaft des Wortes stärker. Es wird zu einem automatischen Auslöser. Wenn dann im Laufe des Tages hier und da Streß auftaucht, können Sie an Ihr Schlüsselwort denken, es vielleicht sogar laut aussprechen und das Gefühl der Entspannung und inneren Kontrolle wiederherstellen.

Wenn Sie zum Beispiel den ganzen Tag lang mit Telefonaten behelligt worden sind, könnten Sie, wenn es das nächste Mal klingelt, zuerst innehalten und Ihr Stichwort laut aussprechen, bevor Sie den Hörer abnehmen. Das Wort wird Ihr „Beruhigungsmittel mit Sofortwirkung“. In einem einzigen Augenblick können Sie ruhiger und selbstbewußter werden. Und wenn Sie dann ans Telefon gehen, wird diese Ruhe in Ihrer Stimme zu spüren sein.

Gönnen Sie Gesicht und Händen eine Welle der Entspannung

Manche Körperzonen entsprechen großen Regionen der „Landkarte“ des Gehirns und sind ausschlaggebend dafür, ruhig, konzentriert und in jeder Situation reaktionsbereit sein zu können. Zu diesen Signalzonen gehören das Gesicht und die Hände.

Die Übung besteht darin, eine geistige „Welle der Entspannung“ auszusenden, die mit den Muskeln in Ihrem Gesicht und um Ihre Augen herum anfängt. Dann lassen Sie diese Welle durch Ihren Hals, die Schultern und den ganzen Körper strömen, bis in die Fingerspitzen und Zehen.

Um das auszuprobieren, stellen Sie sich mit lockeren Schultern und lose, an den Seiten herabhängenden Armen hin. Stellen Sie sich vor, daß ein warmer Wasserfall durch Sie hindurchfließt, erst durch Ihr Gesicht, dann durch den Hals, die Schultern, Arme und Hände und bis nach unten durch die Zehen. Und während er durch Sie hindurchfließt, wäscht dieser Wasserfall alle Spannung weg.

Verlagern Sie Ihre Aufmerksamkeit

„Einfach an etwas anderes denken kann dazu führen, daß Sie sofort wieder selbst in der Hand haben, wie Sie auf den Streß reagieren“, schlägt Psychiatrieprofessor Frank Ghinassi vor. Wohin Sie in den anfänglichen Augenblicken einer Spannungssituation

Die Anspannung ausschalten

Um den Streß abzubauen, müssen Sie manchmal nur schnell eine andere Aktivität zwischenschieben – oder die Tätigkeit, bei der sich der Streß ansammelt, völlig abbrechen. Hier einige Methoden, die Sie auf der Stelle anwenden können. Sie sehen einfach aus, aber Sie werden von ihrer Wirkung überrascht sein.

■ Stehen Sie auf und machen Sie ein paar leichte Streckübungen.

■ Werden Sie telefonflüchtig. Wenn es das nächste Mal klingelt, lassen Sie den Anrufbeantworter antworten. Wenn Sie keinen Anrufbeantworter haben, ziehen Sie den Stecker aus der Wand oder drehen Sie die Lautstärke auf Null. Sie können sicher sein, daß der Anrufer sich wieder melden wird, wenn es wirklich dringend ist.

■ Führen Sie sich etwas Schönes vor Augen. Machen Sie einfach die Augen zu und denken Sie ein paar Sekunden lang an Personen, Dinge oder Erinnerungen, die Sie schätzen oder lieben.

■ Nippen Sie ein Glas eisgekühlten Kräutertee und denken Sie nur an den Geschmack.

■ Setzen Sie sich hin und schreiben Sie eine Liste mit fünf Sachen, die Ihnen in der vergan-

Fortsetzung s. Seite 162

Fortsetzung von Seite 161
genen Woche oder im vergangenen Monat Freude bereitet haben.

- Denken Sie an Ihren allerschönsten romantischen Augen blick.
- Ziehen Sie die Schuhe aus, lassen Sie Ihre Füße kreisen und wackeln Sie mit den Zehen.

Ihre geistige Energie lenken, trägt zum Ausgang der Situation bei.

Wenn Sie Ihre Aufmerksamkeit von der Situation weg verlagern, verhelfen Sie Ihrem Gehirn zu einem Zustand entspannter Wachsamkeit, und das lenkt Sie von den typischen Streßreaktionen wie der Wut oder einem Gefühl der Lähmung ab.

Um sich das einmal besser vor Augen zu führen, denken Sie an einen Zeitpunkt, an dem die Sicherheit eines Menschen (vielleicht Ihre eigene) bedroht war und Sie übertrieben reagiert haben. Sie werden merken, daß Sie, wenn Sie ruhiger und flexibler geblieben wären – wenn es Ihnen in den ersten Momenten der Situation möglich gewesen wäre, klarer zu denken –, eine souveränere Reaktion an den Tag gelegt haben könnten.

Das ist der Schlüssel zu rascher Streßbewältigung: Lernen Sie, gleich zu Beginn jeder Streß- oder Angstsituation eine Pause einzulegen, während der Sie sich in ruhiger Konzentration üben. Mit der Zeit können Sie diese Pause zwischen Streßauslöser und Reaktion verlängern und Ihre Vorstellungskraft einsetzen, um neue Lösungen zu finden. Die folgenden Taktiken können Sie auf der Suche nach diesen Lösungen unterstützen.

- Konzentrieren Sie sich darauf, was Sie unter Kontrolle haben, anstatt darauf, worauf Sie keinen Einfluß haben.
- Lenken Sie Ihre Gedanken von der Situation ab, so daß Sie sich nicht immer wieder in Sorgen oder eingebildeten Ängsten verstricken.
- Hören Sie nur einen Augenblick länger unparteiisch zu, anstatt sofort zu kontern.
- Fragen Sie sich: „Wird meine Reaktion meinem Gegenüber schaden?“ Indem Sie sich nicht zu unüberlegten Reaktionen hinreißen lassen, tragen Sie nicht nur dazu bei, eine überspannte Streßsituation abzuwenden, sondern machen sich auch selbst weniger verletzlich.

Körperliche Betätigung als Streßableiter

Forschung an der medizinischen Fakultät der University of Pennsylvania hat ergeben, daß Fitneßtraining eine direkte

Auswirkung darauf hat, wie gut Sie mit Alltagsstreß umgehen können. Wenn Sie körperlich aktiv sind, ist es vor allem wahrscheinlich, daß Sie nicht so leicht aus dem seelischen Gleichgewicht geraten, wenn Sie einer streßhaften Situation ausgesetzt sind.

Wenn Sie sich zu besonders streßreichen Zeiten körperlich betätigen, ist es wahrscheinlicher, daß Sie sich schneller erholen, sowohl physisch als auch psychisch.

Stehen Sie also vielleicht bei der nächsten Streßsituation einfach auf und bewegen sich ein wenig. Sie haben gute Chancen, damit die negative Streßwirkung reduzieren und sich einen raschen Schub geistiger und körperlicher Energie zu holen. „Körperliche Fitneß hat einen großen Einfluß darauf, wie wir uns selbst wahrnehmen“, meint Psychologe Robert Motta. Eine Reihe von Studien geben ihm recht und zeigen weiterhin, daß regelmäßige Bewegung die Stimmung steigert und die Streßbewältigung leichter macht.

Forscher an der amerikanischen Stanford University untersuchten im Lauf von 12 Monaten die psychologischen Auswirkungen körperlicher Betätigung auf 357 Erwachsene im Alter zwischen 50 und 65 Jahren. Die Wissenschaftler verglichen Gruppen von Versuchspersonen, die an verschiedenen Fitneßkursen teilnahmen oder ihre Übungen zu Hause machten. Die Studie zeigte, daß alle Testpersonen, die Sport trieben, egal, wie oder wo sie ihre Übungen machten, im Gegensatz zu den Nichtsportlern geringere Streß- und Angstwerte aufwiesen. Diejenigen, die am regelmäßigsten Sport trieben, litten am wenigsten unter Angst und Depressionen.

Wie Gesundheitspsychologe Richard Dienstbier weiß, zeigen Studien, daß für den Umgang mit Streß „eine geistige Widerstandsfähigkeit und Robustheit“ wichtige Attribute sind. Diese Eigenschaften werden von einer Reihe physiologischer Veränderungen in dem aus Hypophyse, Adrenalin und Kortex bestehenden „Stimulationssystem“ stark beeinflußt. Die Veränderungen gehen mit einem regelmäßigen Fitneßprogramm einher, vor allem Aerobic-Training, oder sie entstehen daraus.

„Wenn das physiologische Muster für Robustheit durch regelmäßige Fitneßübungen und andere gesundheitsfördernde Maßnahmen erst einmal erreicht ist“, so Dr. Dienstbier, „kann eine so gestärkte Person beim Abschätzen des Erfolgs oder

Mißerfolgs einer neuen Situation das erhöhte Energieniveau und die geringeren Angstgefühle und Depressionen mit in die Gleichung einbeziehen. Ein robusteres Individuum weiß, daß seine Leistungsfähigkeit hoch genug ist, um die meisten Aufgaben zu bewältigen, und sagt Erfolg anstelle von Mißerfolg voraus. Diese Vorhersage allein führt kurzfristig gesehen zu den hormonellen Veränderungen, die mit mehr Energie und Leistungsfähigkeit in Verbindung gebracht werden. Auf der anderen Seite wird ein weniger widerstandsfähiger Mensch, der mit mehr Besorgnis als Energie an die Sache herangeht, eher den Mißerfolg vorhersehen und als direkte Auswirkung dieser Vorhersage höhere Cortisolwerte produzieren."

Da Cortisol eine potente, vom Körper produzierte Substanz ist, die zur Fettspeicherung führen kann, schalten Sie jedesmal, wenn Sie mit Bewegung oder Fitneßübungen Streß bekämpfen, einen Fettmacher aus.

Einmal tief durchatmen

Atmen Sie bei den Anzeichen einer Streßsituation zur Beruhigung einmal tief ein und warten Sie einen Augenblick, bevor Sie sprechen, vor allem, wenn Sie die Wut in sich aufsteigen fühlen. Diese Strategie kann für zwischenmenschliche Beziehungen einen großen Unterschied machen, vor allem bei Ehegatten, engen Freunden oder Verwandten, die durch Ihre Wut leicht verletzt werden können.

„Unsere Forschung hat ergeben, daß ein böses Wort ausreicht, um Stunden liebevoller Zuwendung, die Sie Ihrem Partner gezeigt haben, zunichte zu machen", meinen die Psychologen Clifford Notarius und Howard Markman. Sie verweisen auf die kleinen Verhaltensänderungen, die die Situation zu Ihren Gunsten umschwenken können.

„Hören Sie auf Ihren Partner, anstatt davonzulaufen oder im Laufe eines Streits einmal zu laut werden – es könnte für Ihre Streßbewältigung und Ihr Eheglück einen großen Schitt nach vorn bedeuten", raten sie.

Sehen Sie die Dinge mit anderen Augen

Wann immer Sie Wut oder Aggressionen in sich aufsteigen fühlen, ändern Sie Ihren Blickwinkel. Fragen Sie sich, ob es sich wirklich um einen absichtlichen Angriff handelt.

Versuchen Sie, die vermeintliche Provokation von der Warte des anderen zu sehen.

- Darüber braucht man sich gar nicht aufzuregen.
- Vielleicht ist Ihr Gegenüber aus einem anderen Grunde wütend und läßt nur Dampf ab.
- Falls die Situation kompliziert wird, bleiben Sie ruhig.

Vor allem müssen Sie mit den Folgen der Aggressivität gut umgehen. Entspannen Sie verknotete Muskeln. Atmen Sie langsamer. Wo immer möglich, nehmen Sie es mit Humor.

„Aber die Situation ist nicht witzig!" sagen Sie. Nein, aber vielleicht kann sie es werden, wenn Sie sich etwas Lächerliches vorstellen. Wenn Sie zum Beispiel in dichtem Verkehr unterwegs sind, und das Auto vor Ihnen ohne zu blinken in Ihre Spur überwechselt, könnten Sie, anstatt wütend zu werden, einfach denken: „Was für ein Clown!" Dann stellen Sie sich ein riesiges Clownsgesicht mit roten Lippen und einer Knollennase vor, die dicht am Steuer hängt. Mit dem Bild von August dem Clown vor Augen, der versucht, die Straße entlang zu manövrieren, ist es leichter zu lachen als vor Wut zu platzen.

Eine nette Abwechslung ist der Vorschlag von dem Psychologen Martin E. P. Seligmann. Sagen Sie zu sich selbst: „So ein Arsch!" – und dann stellen Sie sich gleichzeitig zwei Hinterbacken vor, die das ärgerniserregende Auto steuern. Schmücken Sie sie mit ein paar Federn oder Faschingsflitter. Stellen Sie sich vor, was passiert, wenn ein Polizist das Auto wegen grober Fahrlässigkeit anhält und feststellt, daß hinter dem Steuer nur ein Allerwertester sitzt.

Ist die Wut schon verraucht?

Wenn sie trotz Ihrer Bemühungen, die Situation ins Lächerliche zu ziehen, noch da ist, könnten Sie sich selbst als einen Bombenentschärfer vorstellen. Ihre Aufgabe ist es, langsam und gelassen die Wutbombe zu entschärfen und dann mit irgendeiner Handlung zu reagieren, die keinen Angriff darstellt. In Gesprächen könnten Sie sich zum Beispiel auf eine kurze Liste „entschärfender" Wörter verlassen, die darauf zugeschnitten sind, den Ärger des Ehegatten, der Kinder, Ihres Chefs, schwieriger Kollegen oder nervtötender Nachbarn abzuschwächen.

Natürlich ist es weniger einfach, wenn man selbst die Zielscheibe eines Wutausbruchs ist, und so mancher meint, daß die einzige gute Verteidigung eine lebhafte Offensive ist.

Aber bevor Sie kontern, machen Sie eine Pause und sehen Sie die humorvolle Seite.

Was tun, wenn Ihr Ehepartner nach einem harten Arbeitstag nach Hause kommt und den Frust an Ihnen oder den Kindern ausläßt? Anstatt wütend zu werden und das emotionale Gleichgewicht zu verlieren, versuchen Sie es mit einer Portion Humor. Sie könnten sich den Partner als einen griesgrämigen, aber knuddeligen Teddybären vorstellen, der eine Umarmung, einen Kuß oder ein nettes Wort braucht. Sie können die Knurrigkeit weniger ernst nehmen, weil die Genervtheit nicht Ihnen gilt, obwohl Sie sie natürlich auch zu spüren bekommen. Was Ihr Partner wirklich braucht, ist Ihre Unterstützung und Zuwendung anstelle einer Konfrontation oder einem verdorbenen Abend oder Wochenende.

Wenn Ihnen der/die andere knurrig und mißmutig gegenübersteht, holen Sie einmal tief Luft und sagen Sie in einem so freundlichen Ton wie möglich: „Ich merk schon, du hattest es heute ganz schön schwer". Dann klopfen Sie ihm/ihr vielleicht ermutigend auf die Schulter oder legen ihm/ihr die Hand auf den Arm und sagen: „Schön, daß du jetzt wieder da bist". Der Endeffekt – und die gesamte Abendstimmung – wird ganz anders aussehen, als wenn Sie zurückgebellt hätten: „Wenn du glaubst, daß nur du einen schlechten Tag gehabt hast...!" Wenn die Grummeligkeit chronisch ist, müssen vielleicht andere Strategien auf den Plan gerufen werden. Wenn sie aber nur gelegentlich auftritt, kann Ihre Bereitschaft, mitfühlend zu sein und Spaß zu haben, ansteckend sein. Humor und ein Witz zur rechten Zeit, dazu ein nettes Wort, geben Ihrem Partner die Möglichkeit, das Mütchen zu kühlen.

Verstecken Sie die Badezimmerwaage

Ich weiß – es ist vielleicht schwer zu glauben, daß die Waage im Badezimmer bei der fettarmen Lebensführung Ihr Feind sein kann. Aber wenn Sie an eine morgendliche Gewichtskontrolle gewöhnt sind, die bei Ihnen Schuldgefühle und Wut hervorruft, Sie entmutigt oder demoralisiert, dann ist sie mehr als nur Ihr Feind – sondern ein regelrechter Saboteur Ihrer Bemühungen bei der Fettbekämpfung.

Denken Sie daran, was passiert, wenn Sie auf die anklagende Trittfläche steigen. Meistens hat sie nur schlechte Neuigkeiten – daß Sie nicht abgenommen oder, noch schlimmer, daß Sie zugenommen haben. Die Zahlen lügen zwar nicht, aber sie erzählen nicht die ganze Geschichte.

„Von der Waage bekommen Sie Halbwahrheiten“, sagt Sportmediziner Wayne L. Westcott. „Ihre Waage sagt Ihnen vielleicht, daß Sie in den letzten zehn Jahren fünf Kilo zugenommen haben, aber in Wirklichkeit haben Sie womöglich zwei Kilo Muskelmasse abgenommen und sieben Kilo Fett zugenommen.“ In so einem Fall gaukelt Ihnen die Waage die Illusion vor, daß Sie fünf Kilo Übergewicht haben, wenn Sie tatsächlich sieben Kilo Fett loswerden sollten.

Auf der anderen Seite stehen die Dinge vielleicht besser, als die Waage kundtut. Wenn Sie sich etwa das fettarme Lebensprogramm zu eigen gemacht haben, sagt Ihre Waage vielleicht aus, daß Sie nach drei Monaten nur drei Kilo abgenommen haben. Tatsächlich haben Sie aber vielleicht drei Kilo Muskelmasse zugenommen und sechs Kilo Fett abgenommen, so daß Ihr Körper unter dem Strich viel eindrucksvollere Fortschritte gemacht hat, als die Waage Ihnen verrät. Sie kann auch eine Gewichtszunahme anzeigen, wenn das neue Gewicht nur aus Muskeln besteht, die schwerer als Fett sind.

Der Waage ist nicht nur das Gleichgewicht zwischen Muskeln und Fett gleichgültig, sie kann auch nicht zwischen Wassergewicht und Fettgewicht unterscheiden. Ein zusätzliches Pfund oder zwei könnte einfach nur Wasser sein, das in einem Tag womöglich wieder verschwunden ist.

Die meisten der angeblich 70 Prozent diätlebenden Menschen, die sich regelmäßig wiegen, vergessen, daß ihr Körpergewicht eine komplizierte Zusammenstellung von Wasser, Muskeln, Fett, Knochen und anderem Gewebe reflektiert. Das Gleichgewicht zwischen den verschiedenen Faktoren kann von Stunde zu Stunde, von Tag zu Tag verschieden sein, selbst wenn der Fettgehalt genau gleich bleibt.

Das bedeutet also, daß es keinen Grund gibt, sich jeden Tag oder selbst jede Woche auf die Waage zu stellen. Wenn Sie auf dem Weg in ein fettarmes Leben sind, können Sie sogar (laut Waage) zunehmen, während Sie Fett verlieren, und die Proportionen Ihres Körpers können sich verändern, so daß Sie gesünder werden und mehr Energie haben.

„Sie sollten sich auf eine gesunde Änderung Ihres Lebenswandels konzentrieren. Je mehr Sie sich auf die Waage konzentrieren, desto enttäuschender wird das Ergebnis“, meint

Mediziner John Foreyt. Wenn Sie Ihren Fortschritt aber nun mal gern in Zahlen ausgedrückt sehen, gibt es trotzdem etwas, das Sie messen können – und es ist viel nützlicher, als sich auf die Waage zu stellen. Messen Sie Ihre Taille, Hüften, Oberschenkel und Arme. Die Maße werden sich alle verändern, wenn Sie überschüssiges Fett loswerden. Prüfen Sie diese Maße alle ein bis zwei Monate als Anhaltspunkt für Ihren Fortschritt.

Ein weiteres gültiges Anzeichen positiver Entwicklung ist der Sitz Ihrer Kleidung. Vielleicht probieren Sie jetzt gleich einmal ein Paar enge Jeans an, und dann legen Sie sie für weitere Vergleiche beiseite.

Die Badezimmerwaage lassen Sie einfach außer Sicht und außer Reichweite. Sie haben genügend Streß im Alltag ohne eine morgendliche Portion Schuldgefühle, Selbstzweifel und „Montagmorgen-Blues".

Essen im Streß – stellen Sie sich zur Rede!

„85 Prozent meiner Patienten essen aus psychologischen Gründen zuviel und zu fettreiche Speisen", sagt Dr. Maria Simonson, Spezialistin für Ernährung und Streß. „Einer der Hauptgründe ist Streß. Streß führt mehr als alles andere dazu, zu schnell zu essen."

„Manche Menschen greifen im Streß nach weichen, cremigen, trostspendenden Speisen wie Kartoffelpüree mit viel Butter", wie Dr. Simonson beobachtet hat. Ein weiteres typisches Trösterchen ist das „Betthupferl" – etwa Plätzchen oder Schokolade vor dem Zubettgehen. Wenn Sie sich bei Müdigkeit oder Problemen leicht dem Essen zuwenden, müssen Sie andere Strategien parat haben, mit denen Sie Ihre Stimmung heben können. „Bevor Sie essen", rät Dr. Simonson, „fragen Sie sich: ‚Wie genau fühle ich mich in diesem Augenblick? Was bedrückt mich? Will ich das essen, weil ich Hunger habe oder weil ich bedrückt bin?' "

Schalten Sie den Fernseh-Blues aus

Wer viel vor dem Fernseher sitzt – über zwei Stunden an einem Stück – ist hinterher im allgemeinen schlechterer Laune als vorher, wie eine vom amerikanischen National Institute for Mental Health geförderte Studie befand. Die Beobachtung von über 1.200 Testpersonen im Laufe von 13 Jahren machte es den Forschern einfacher zu verstehen, was in Menschen vorgeht, für die Fernsehen eine Flucht vor Streß oder ein Versuch ist, sich etwas Gutes zu tun.

Das ist in vielen Fällen ein Fehlschlag – die Stimmung sinkt. Und im allgemeinen, je schlechter Ihre Laune, desto schwieriger ist es, mit Streß umzugehen. Der glasige Blick nach stundenlangem Fernsehen liegt nicht allein daran, daß die Augen überanstrengt sind.

Die Flimmerkiste hat auch eine meßbare Auswirkung auf den Stoffwechsel. Eine Studie an der amerikanischen Memphis State University ergab, daß die Stoffwechselrate junger Mädchen, die eine Folge der beliebten Fernsehserie *The Wonder Years* sahen, bis zu 16 Prozent unter den Grundumsatz abfiel. Mit anderen Worten, sie verbrannten beim Fernsehen weniger Kalorien, als wenn sie mit ausgeschaltetem Fernseher still saßen.

Obwohl weitere Untersuchungen der genauen Auswirkungen der Fernsehstarre auf Erwachsene erst noch abgeschlossen werden müssen, die grundlegende Botschaft scheint klar zu sein: Um die stoffwechselsenkende, stimmungsdrückende, streßfördernde Wirkung des Fernsehens auszugleichen, brauchen Sie irgendeine Abwechslung oder ein Gegengewicht.

Wie Sie am besten für Ausgleich sorgen? Schalten Sie Ihre Fettverbrenner ein, indem Sie abends aktiver werden. Wenn Sie daran gewöhnt sind, sich früh vor den Kasten zu setzen und durchzuhalten, bis Ihnen bei der Reklame schon die Augen zufallen, ist Ihr erstes Ziel, einfach weniger Zeit vor dem Fernseher zu verbringen. Oder, wie ich bereits vorgeschlagen habe, bringen Sie etwas mehr Energie in Ihr Medienerlebnis, indem Sie beim Zuschauen auf einem Heimtrainer in die Pedale treten oder auf einer Laufmaschine tüchtig ausholen. Auch stricken, stopfen, bügeln oder Wäsche zusammenlegen kann man beim Fernsehen, und jede dieser stoffwechselanregenden Beschäftigungen hilft Ihnen, die stimmungs- und energiesenkenden Auswirkungen der Flimmerkiste auszugleichen.

Bleiben Sie in Kontakt

Wenn die Anspannung in Ihrem Leben zunimmt, denken Sie daran, mit den Menschen in enger Verbindung zu bleiben, an denen Ihnen am meisten liegt. Ziehen Sie sich für ein paar

Momente aus der Spannungssituation zurück, um eine kurze Nachricht an eine nahestehende Person aufzuschreiben. Wenn Sie Zugang zu einem Computer mit Modem haben, schicken Sie eine E-Mail, oder greifen Sie zum Telefon und sagen etwas Nettes zu Ihren Lieben. Diese kleinen Aufmerksamkeiten festigen Ihre zwischenmenschlichen Beziehungen und helfen, Sie gegen Dauerstreß zu schützen.

„Wenn Sie die Faktoren anschauen, die ein erfolgreiches, dauerhaftes Abnehmen vorhersagen, steht Unterstützung durch das soziale Umfeld weit oben auf der Liste", meint Dr. Foreyt. „Ich würde sogar sagen, sie ist absolut notwendig."

Sagen Sie etwas Nettes – zu sich selbst

Es ist erstaunlich festzustellen, daß eine hohe Stoffwechselrate vielleicht ebenso sehr die innere Einstellung als auch die körperliche Verfassung widerspiegelt.

Heißt das, daß wir uns dünn denken können? Wahrscheinlich nicht. Aber wenn es um den Umgang mit Spannungszuständen geht, können Ihre gedanklichen Prozesse sowohl eine direkte als auch eine indirekte Auswirkung auf Ihre Energiereserven und Fettverbrennungskraft haben.

Sehen wir uns einige Beispiele an: Vielen von uns ist der Glaube eingeimpft worden, daß wir Lösungen für seelischen Streß finden, wenn wir genug darüber nachdenken oder reden. Aber das Nachdenken und Reden über unsere Schwierigkeiten und Unzulänglichkeiten – überschüssiges Körperfett oder das Älterwerden zum Beispiel – kann die kummervollen Gedanken unbeabsichtigt am Leben erhalten.

Autosuggestion oder Selbstbeeinflussung kann den Kummer verstärken, wenn wir negative Kommentare oder Kritiken gegen uns selbst richten. Mit diesem inneren Selbstgespräch leben wir den ganzen Tag lang, jeden Tag. Das ist eine natürliche menschliche Neigung, und leider haben die meisten von uns gelernt, die pessimistischen Botschaften zu betonen.

Oft haben wir Schwierigkeiten damit, uns selbst gegenüber so mitfühlend oder rational zu denken, wie wir es für Freunde und Nahestehende tun würden. Vielleicht liegt das daran, daß kritische Eltern, Lehrer, Vorgesetzte und Kollegen uns unabsichtlich dazu geführt haben, daß wir viele negative Dinge über uns selbst glauben.

Bei mehreren Untersuchungen von Gesprächen zwischen

Neutralisieren Sie die Saboteure Ihres Selbstbewußtseins

Nehmen Sie sich etwa einmal im Monat ein paar Minuten Zeit, diese gut erprobte Methode zum Identifizieren und Abändern gewohnheitsmäßiger Selbstgespräche anzuwenden. Ich nenne sie die Zwei-Spalten-Taktik.

1. Ziehen Sie auf einem Stück Papier durch die Mitte einen Strich von oben nach unten. In die linke Spalte schreiben Sie die Überschrift „Saboteur" oder „Negatives Selbstgespräch", in die rechte Spalte „Trainer" oder „Stimme der Wahrheit".

2. Schreiben Sie in der linken Spalte negative, gegen Sie selbst gerichtete Kommentare auf, an die Sie sich aus den letzten paar Stunden erinnern können. Achten Sie besonders auf Sätze mit den Worten „hätte" und „hätte nicht". Schreiben Sie auch alles auf, was herabwürdigend klingt.

3. Schreiben Sie in der rechten Spalte gegenüber von den negativen Aussagen die positiven auf. Das sind die Wörter oder Sätze, die Sie dazu benutzen können, sich selbst so zu „trainieren", daß Sie von den negativen, wiederkehrenden Gedanken loskommen und eine neue innere Einstellung gewinnen.

Fangen Sie damit an, daß Sie die Sätze in verschiedene Kategorien aufteilen. Eine Kategorie könnte zum Beispiel das Abnehmen sein.

Unter „Saboteur" steht vielleicht: „Ich hätte nicht wieder zuviel Fettes essen dürfen." Ihre „Trainer"-Spalte kontert: „Es ist vollkommen in Ordnung, ab und zu etwas Fettreiches zu essen, denn schließlich esse ich ja jetzt meistens fettärmere, besser schmeckende Speisen, die ich allmählich immer lieber mag."

Oder Ihr Saboteur sagt: „Es ist noch so ein weiter Weg, und ich bin schon so oft gescheitert. Warum sollte es diesmal anders sein?" Und Ihr „Trainer" antwortet: „Vielleicht habe ich vorher keine wirkungsvollen Methoden probiert – oder sie waren einfach nicht die richtigen für mich. Diesmal geht es um mehr als das Abspecken. Mit einer kleinen Entscheidung nach der anderen baue ich meine Gesundheit und Kondition auf."

Wenn Sie Ihre Liste durchlesen, übernehmen Sie die Sätze des „Trainers" in Ihre Gedanken und Gefühle, verinnerlichen sie bis zu dem Punkt, wo Sie wirklich positiver denken und zu jedem Aspekt Ihres Lebens ein besseres Gefühl mit sich herumtragen.

Eltern und Kindern kam heraus, daß die meisten Eltern für jedes Kompliment und jeden positiven Kommentar ein Dutzend Kritiken anwenden. In den Schuljahren nach der Grundschule liegt das Verhältnis zwischen kritischen Bemerkungen und Komplimenten der Lehrer an die Schüler bei 18:1. Im Beruf, wie eine Studie an der Stanford University in den USA ergab, überwiegen die negativen Kommentare von Vorgesetzten die positiven im Verhältnis von 4:1 bis 8:1.

Nörgelnde, kritische Stimmen finden in Ihrem Unterbewußtsein bestimmt ein Echo. Sie können großen Schaden anrichten, vor allem, wenn sie Sie in alten, selbstzerstörerischen Verhaltensweisen gefangenhalten.

„Wenn Ihr inneres Selbstgespräch – die kleine nörgelnde Stimme in Ihrem Kopf – sehr kritisch und voreingenommen, abschätzig oder selbstmitleidig ist oder sie aus der Fassung bringt, müssen Sie Ihr Denken umtrainieren", meint Psychologin Joyce D. Nash. „Sie müssen Ihrer inneren Stimme beibringen, etwas objektiver zu sein und Sie zu unterstützen, wie ein Trainer eine Sportmannschaft moralisch aufbaut. Wenn Sie negative Autosuggestion zulassen, lassen Sie auch zu, daß sie Sie sabotiert, Ihnen die Motivation raubt und Sie in schmerzhafte Emotionen verwickelt."

Immer wieder hört man folgendes: „Wenn ich mich schlecht fühle, bin ich ganz verspannt, höre auf, meine Übungen zu machen, und kann nicht schlafen"; „Wenn ich niedergeschlagen bin, schreie ich andere Leute an, und dann fühle ich mich ganz schrecklich"; „Wenn ich eine Wut auf mich habe, bestrafe ich mich selbst damit, daß ich vor dem Fernseher sitze und ununterbrochen esse".

Psychologen sagen, daß bei Menschen, die über irgendetwas unglücklich sind und damit reagieren, Essen in sich hineinzustopfen, das daraus entstehende Gefühl des Versagens normalerweise nichts mit der Realität zu tun hat. Das heißt, die meisten Leute wissen gar nicht, wieviele zusätzliche Kalorien oder überschüssige Gramm Fett sie zu sich genommen haben. Statt dessen wird das Gefühl des Versagens fast völlig durch den Gedanken hervorgerufen, daß sie gesündigt oder geschummelt haben.

Ein Gefühl des Versagens kann viele Arten von emotionalem Streß hervorrufen, von der Meinung, nicht attraktiv zu sein, bis hin zu einem Zusammenbruch des Selbstwertgefühls, sagt Psychologin Marcia Germaine Hutchinson. Wie sie weiß, kann jede trübsinnige Phase „zu schlechter Haltung führen – runde Schultern, ein herabhängender Kopf –, was nicht nur unattraktiv, sondern auch ungesund ist und Atmung, Leistungsfähigkeit und Stoffwechselfunktionen behindern kann".

Eine der einfachsten Methoden, diese negative Haltung abzuschütteln, ist die schnelle, praktische Änderung einer Vielzahl alltäglicher Gewohnheiten. Indem Sie zum Beispiel die Fettmacher ausschalten und die Fettverbrenner einschalten, setzen Sie sofort aktiv etwas in Gang, das Ihrer Energie und Ihrer Kalorienverbrennungskraft einen Schub nach vorn gibt. Es gibt gute wissenschaftliche Beweise dafür, daß Sie außerdem leichter eine positive Einstellung behalten werden, wenn Sie diese Schalter beherrschen.

Es dauert nur ein paar Augenblicke, Ihre Gedanken zu verlagern und sich etwas moralische Unterstützung zu verschaffen – und diese Schritte zahlen sich aus. Hüten Sie sich vor dem „Wenn-ich-nur", in das wir uns leicht verstricken. Viele Menschen, die mit verschiedenen Diäten Höhen und Tiefen erlebt haben, leben in einem sich immer enger zuziehenden Netz aus „Wenn-ich-nur"-Klagen wie etwa: „Wenn ich nur diese acht Kilo loswerden könnte", oder: „Wenn ich nur etwas mehr Selbstdisziplin hätte, könnte ich mich verändern".

Wer sagt: „Wenn ich nur dünn wäre", meint oft in Wirklichkeit: „Ich hasse mich so, wie ich bin". Um Fortschritte zu machen, müssen Sie sich sofort, gleich heute, dafür

Kurzschalter

WISSENSKRAFT STATT WILLENSKRAFT

Fangen Sie beim Lesen an, daran zu denken, was Sie gestern nicht zum Nachtisch gegessen haben sollten, oder an die fettreiche Zwischenmahlzeit, die Sie sich heute hätten verkneifen können?

Wenn ja, dann unterstützen Sie mit diesem Schuldgefühl womöglich einen Fettmacher. Schon eine kleine Portion Schuldgefühle kann Ihre Streßwerte anheben – der Streß kann zu mehr Fettbildung führen, als wenn Sie etwas Fettreiches naschen.

Anstatt sich über einen Ausrutscher oder zwei Sorgen zu machen, betrachten Sie die Dinge im richtigen Licht. Seien Sie netter zu sich selbst.

Ja, manchmal werden Sie kleinere Mengen „verbotener" Speisen essen. Wenn Sie sich einmal überessen und nicht automatisch selbst dafür bestrafen, essen Sie wahrscheinlich weniger und lassen Ihre Fettverbrenner eingeschaltet. Also:

- Verzeihen Sie sich dafür, daß Sie nicht perfekt sind; denken Sie daran, jeder hat seine guten und schlechten Momente.
- Werden Sie aktiver. Gehen Sie auf einen fünfminütigen Mini-Spaziergang vor die Tür.
- Machen Sie mit Ihren gewöhnlichen Mahlzeiten weiter. Wenn Sie versuchen, weniger zu essen, um das Zuvielessen auszugleichen, verwirren Sie nur Ihren Stoffwechsel.

Kurzschalter

WISSENSKRAFT STATT WILLENSKRAFT

Einer der einfachsten und wichtigsten Schritte zu einer anderen Lebensweise besteht darin, Ihre inneren Selbstgespräche zu erkennen und zu leiten.

Die folgenden beiden Schritte können Sie jetzt gleich nachvollziehen, um die kritische Stimme gegen die Ihnen wohlgesonnene auzutauschen.

1. Wenn Ihr Selbstgespräch negativ wird und Sie anfangen, sich niedergeschlagen zu fühlen, machen Sie mit Absicht eine Pause und sagen Sie etwas Hilfreicheres zu sich selbst.

2. Unterstützen Sie diese Aussage mit einer positiven Handlung, die Sie stark und stolz macht.

Negative Autosuggestion wird oft durch einen kritischen Kommentar von einem Bekannten über Ihr Aussehen oder durch einen Blick auf Ihre Statur in einem Spiegel ausgelöst. Wenn Sie bemüht sind, abzunehmen oder Ihr Aussehen zu ändern, erleben Sie wahrscheinlich eine Welle der Unsicherheit oder Ungeduld, wenn das erhoffte

Fortsetzung s. Seite 175

verzeihen, daß Sie nicht so aussehen, wie Ihnen die Gesellschaft eingetrichtert hat, daß Sie aussehen sollten. In unserer vom Dünnsein besessenen Kultur ist es schon schwer genug, übergewichtig zu sein, auch ohne daß Sie das Problem schlimmer machen, indem Sie hart gegen sich selbst sind.

Es ist also wichtig, dazwischen unterscheiden zu können, einen Körper zu *haben* und dieser Körper zu *sein*. Erinnern Sie sich daran, daß Ihr Kopf und Ihr Herz viel eher das ausmachen, wer Sie als menschliches Wesen sind. Die Tatsache, daß Sie einen Körper zum Leben haben, ist ein Grund zur Dankbarkeit. Lassen Sie sich in Ihrer Dankbarkeit aber nicht dazu verleiten, sich zu sehr mit Ihrem Körper zu identifizieren – sonst bleibt Ihnen nur das verzerrte und negative Gefühl, daß Sie nur aus pummeligen Oberschenkeln oder einem hervorstehenden Bauch bestehen!

Sehen Sie stets das Positive

Es gibt gute, wissenschaftlich belegte Gründe, weshalb Menschen, die leicht lachen – vor allem über sich selbst – allgemein aktiver, energiereicher, gesünder und besser in der Lage sind, streßvolle Situationen zu bewältigen. Die medizinische Forschung hat gezeigt, daß Menschen mit dieser Art von Humor seltener aus Streß zuviel essen und Bewegung meiden.

„Um über sich selbst zu lachen, müssen Sie sich dafür verzeihen können, daß Sie nicht perfekt sind“, meint Mark Therrien, Direktor von Innerplay, einer amerikanischen Organisation, die den therapeutischen Einsatz von Humor und Spiel fördert. Therrien erklärt, wie bei einem Gewichtsreduktionsprogramm Humor ins Spiel kommt: „Die versöhnliche Einstellung macht es Ihnen möglich, Ihre Fehler anzuschauen, von ihnen zu lernen, und über sie zu lachen. Außerdem verbrennt Lachen Kalorien.“

Humor hat dabei wenig mit Witzeerzählen zu tun. Es geht eher darum, die Absurditäten des Alltagslebens zu erkennen und darüber schmunzeln zu können, auch bei Kummer, Sorgen und in schweren Zeiten. Das bedeutet, daß man sich selbst leichter nehmen muß, selbst wenn man schwere Arbeit verrichtet. Und es hat mit Lachen zu tun – herzlicher und häufiger, als es die meisten von uns normalerweise tun.

Unser Körper und Gehirn reagieren sehr schnell auf selbst die kleinsten Ausbrüche von fröhlichem Gelächter. Ein Blick für das Absurde und das Lachen, das damit einhergeht, wirken Wunder, indem sie den Geist zuerst aufwecken und ablenken und uns hinterher entspannter fühlen lassen.

Dahinter steckt die Theorie, daß Gelächter die Produktion von Neurotransmittern und Hormonen anregt. Diese Körpersubstanzen werden mit Gefühlen der Freude, Schmerzlinderung und einer verstärkten Immunreaktion in Verbindung gebracht.

Sie möchten sich ein wenig aufheitern? Hier zwei Vorschläge von Humor-Experten und Psychologen.

Entwickeln Sie einen Sinn für Situationskomik. Wenn Sie einen Sinn für Entspannung und Spaß haben, können Sie spontane Fröhlichkeit auf natürlichem Wege auf sich

Kurzschalter
WISSENSKRAFT STATT WILLENSKRAFT

Fortsetzung von Seite 174

Ergebnis nicht erreicht ist oder Sie einen plötzlichen Heißhunger auf fettreiche Speisen verspüren.

Versuchen Sie gleich jetzt einmal, ob in Ihrem Kopf gerade irgendeine negative Selbstkritik aufzuspüren ist. Der nächste Schritt: Widersprechen Sie ihr. Dann suchen Sie sich einen der Fettmacher zum Ausschalten und einen Fettverbrenner zum Einschalten aus – schon haben Sie die Oberhand wiedergewonnen.

Kurzschalter

WISSENSKRAFT STATT WILLENSKRAFT

Finden Sie es schwierig, Ihren Ärger, Streß und Ihre Probleme in die richtige Perspektive zu rücken?

Fragen Sie sich selbst: „Lohnt es sich, deswegen zu sterben?“ schlägt Kardiologe und Streßforscher Robert S. Eliot vor.

Wenn Sie permanent den Streß die Überhand gewinnen lassen, riskieren Sie nicht nur, die Fassung zu verlieren, sondern Sie verkürzen auch Ihr Leben. Forscher wissen, daß falscher Umgang mit Ärger und Aggression zu hohem Blutdruck und dem Risiko eines Herzinfarkts beitragen kann. Womöglich gibt es auch eine Verbindung zwischen Wut oder Hilflosigkeit und manchen Krebsarten, und Ihr Streß kann, langfristig gesehen, Beziehungen zerstören.

Was schürt nun also Ihren persönlichen Frust? Auf jemanden zu warten, der stets zu spät kommt? Autofahrer, die im Schneckentempo vor Ihnen herfahren? Geldautomaten, die nicht so wollen wie Sie? Nur zu – zählen Sie alle auf.

Wenn Sie Ihre Hauptärgernisse mit der großen Preisfrage relativieren, sollte es leichter werden, die Ruhe zu bewahren und unnötige Wut und Spannungen einfach loszulassen.

zukommen lassen. Halten Sie Ausschau nach den urkomischen Alltagsereignissen, die ständig um Sie herum geschehen. Machen Sie andere darauf aufmerksam. Überlegen Sie sich kleine Geschichten über die witzigsten Dinge, die Sie sehen oder hören, und bringen Sie damit am Abend Ihre Familie zum Schmunzeln.

Legen Sie eine Humorsammlung an. Was bringt Sie zum Lachen? Comics, Briefe von Freunden, Poster, Biographien, alte oder neue komische Filme, Witzbücher oder lustige Geschichten – alle gehören in Ihre Sammlung. Vergessen Sie auch nicht die Kassetten von Live-Auftritten von Komikern, die Ihnen am Anfang oder Ende des Tages eine kleine Dosis Frohsinn vermitteln können. Achten Sie darauf, welcher harmlose Humor Sie zum Kichern bringt – und machen Sie es zu Ihrer Aufgabe, sich mit mehr davon zu umgeben.

Fettverbrenner Nummer 7

Schnelles und leichtes Muskeltraining

Legen Sie die Fingerspitzen der linken Hand auf Ihre rechten Oberarmmuskeln. Spannen Sie diese Armmuskeln an. Jetzt legen Sie die Fingerspitzen auf Ihren Bauch und spannen Ihre Bauchmuskeln an.

Was haben Sie beim Anspannen dieser Muskeln gefühlt? Fühlten sie sich fest an oder ein kleines bißchen weich, obwohl Sie sie so fest wie möglich angespannt hatten?

Sie haben über 400 Muskeln in Ihrem Körper, die Sie täglich benutzen. Auf manche haben Sie nicht viel direkten Einfluß, wie zum Beispiel die Muskelfasern, die den größten Teil Ihres Herzens ausmachen, oder die fein aufeinander abgestimmten Darmmuskeln, die Nahrung und Abfallstoffe durch Ihr Verdauungssystem dirigieren. Viele der willkürlichen Muskeln, die Haltung und Bewegung steuern, wie die in Ihren Schultern, Oberarmen, Brust, Rücken, Taille, Oberschenkeln und Waden, stehen unter Ihrer Kontrolle.

Die willkürlichen Muskeln haben alle etwas gemeinsam. Sie müssen sie stärken, für ihr ausgeglichenes Zusammenspiel sorgen und das Gleichgewicht aufrechterhalten. Wenn Sie dieses Ausbalancieren und Kräftigen für Ihren Körper nicht übernehmen, können Sie sicher sein, daß Ihre Muskeln langsam verkümmern und allmählich die Fähigkeit verlieren, ihre jeweiligen Aufgaben auszuführen. Für diesen allmählichen Muskelschwund zahlen Sie unter anderem mit einem verringerten Stoffwechsel.

Die Garantiezeit Ihres Körpers

Eine der wichtigsten Entdeckungen der Sportmedizin der letzten zehn Jahre ist die Tatsache, daß fitte Muskeln bei der Verteilung von Fett eine entscheidende Rolle spielen. Solche Muskeln sind wie fettverbrennende Hochöfen, die 24 Stunden am Tag in Betrieb sind und so für einen erstaunlichen Aufschwung des Stoffwechsels sorgen.

„Um das Körperfett wirkungsvoll zu bekämpfen, brauchen Sie rund um die Uhr eine gute Kalorienverbrennungsmaschinerie, und die erreichen Sie nur mit ausreichend Muskelgewebe“, meint Sportwissenschaftler Bryant A. Stamford. Viele von uns scheinen die Tatsache akzeptiert zu haben, daß wir gegen den Hüftspeck ins Feld ziehen müssen – und allzu oft erleben wir dieses einzelne Schlachtfeld als unser Waterloo.Um fit zu bleiben, müssen Sie jedoch den Blick an Ihrem Bauch vorbei auf alle anderen größeren Muskeln in Ihrem Körper richten.

Das ist der Grund: Ihr Körper hat eine eingebaute Garantiezeit. Wenn Sie als Erwachsener alle Ihre Muskelgruppen konsequent benutzen, werden diese Muskeln Ihr Leben lang fest, beweglich und gut aufeinander abgestimmt bleiben.

Muskelschwund fängt um die Mitte Zwanzig an. Wenn Sie jemand sind, der viel sitzt, verlieren Sie ab den 25. Lebensjahr etwa ein Pfund Muskelgewebe pro Jahr. Und selbst wenn Sie seit vielen Jahren regelmäßig Sport treiben oder eine aerobe Tätigkeit wie Wandern, Dauerlauf oder Radfahren ausüben, haben Sie trotzdem seither etwas an Muskelgewebe verloren. Muskeln werden fettfreies Körpergewebe genannt, im Gegensatz zu Fettgewebe, das überhaupt keine Muskeln enthält. Wenn Ihr fettfreies Körpergewebe ständig abnimmt, verlangsamt sich auch Ihr Grundumsatz.

Das Ergebnis ist, daß Ihr Körper immer weniger Kalorien braucht, um zu funktionieren, und die überschüssigen Kalorien werden immer leichter als Körperfett gespeichert.

Von allen im Körper verbrannten Kalorien werden 50 bis 90 Prozent von Ihren Muskeln verheizt – sogar wenn Sie schlafen.

– Covert Bailey, Autor von „Fett verlieren, Form gewinnen".

Fit durch Spannkraft

Durch die Stärkung Ihrer Muskelspannkraft erhöhen Sie Ihre Stoffwechselrate, so daß Sie selbst im Ruhezustand mehr Fett verbrennen. Die beim Krafttraining gewöhnlich angewandten Übungen schneiden in den meisten Kategorien am besten ab. Hierbei handelt es sich um jede Art von Training, bei dem Gewichte angehoben werden – ganz gleich, ob die Gewichte schwer oder leicht sind. (Ein großer Unterschied: Hier ist nicht vom Bodybuilding à la Schwarzenegger die Rede.)

Laut den neuesten sportmedizinischen Richtlinien sind für gute, aufeinander aufbauende Ergebnisse nicht mehr als je 15 Minuten kräftigender Übungen drei- oder viermal pro Woche nötig – mit Hanteln, Kraftmaschinen oder das Körpergewicht einbeziehenden Gymnastikübungen. Muskelbildendes Krafttraining könnte Ihre wirkungsvollste Waffe sein, wenn Sie über 40 sind und zunehmen, meint Physiologe William Evans. Starke Muskeln mit guter Spannkraft halten Ihren Kreislauf in Schwung, nehmen mehr Sauerstoff auf, beschleunigen die Kalorienverbrennung, regen allgemein den Stoffwechsel an und unterstützen Sie so dabei, hartnäckige Schichten überschüssigen Körperfetts zu „verheizen".

Ihre Rolle bei der Instandhaltung Ihres Körpers kennt keine altersbedingten Grenzen. Wissenschaftler sagen, daß es nie zu spät ist, kräftiger zu werden – und es zu bleiben.

„Es ist ein weitverbreiteter Irrglaube, daß wir mit dem Älterwerden die Fähigkeit verlieren, von Sport und Fitneßtraining zu profitieren – daß wir nicht kräftiger werden oder unsere Muskeln größer machen können", wie Dr. Evans beobachtet hat. Die richtige Art von Muskeltraining kann Menschen über 65 stärker machen, als sie es je zuvor gewesen sind. Wir könen die Muskelkraft von alten Menschen verdreifachen; wir können einen 90jährigen stärker als einen 50jährigen machen", sagt Dr. Evans. „Unser ältester Teilnehmer ist 100 Jahre alt."

Kalorien abarbeiten und Muskeln aufbauen

Wie Sie gesehen haben, verbrennen Aerobic-Übungen jedesmal Kalorien, und darum lohnt es sich, den Fettverbrenner Nummer 4 einzuschalten. Doch auch über Aerobic hinaus – wenn Sie durch Krafttraining fettfreies Körpergewebe aufbauen und beibehalten, verbrennen die neuen, aktiven Muskelfasern rund um die Uhr Kalorien, nur um Ihre Spannkraft zu erhalten.

Ärzte haben die Wirksamkeit von Aerobic für den Aufbau fettfreien Körpergewebes mit der des Krafttrainings verglichen und sind zu dem Schluß gekommen, daß Sie mit allen beiden zusammen am besten beraten sind. Zum Vergleich führte Sportmediziner Wayne L. Westcott eine Studie bei 72 Männern und Frauen durch, von denen eine Gruppe acht Wochen lang Aerobic-Übungen machte. Die Testpersonen dieser Gruppe nahmen im Schnitt anderthalb Kilo Fett ab und ein Viertel Kilo Muskeln zu. Eine zweite Gruppe kombinierte kurze Krafttrainings-Sessions mit Aerobic. Sie nahmen im Schnitt fünf Kilo Fett ab und ein Kilo Muskeln zu. Mehrere Nachfolgestudien führten zu ähnlichen Ergebnissen. Muskelstärkende Übungen sind für Frauen ebenso entscheidend wie für Männer, sagt die Sportmedizinerin Barbara Drinkwater. „Es ist eine gesunde Entwicklung, daß Frauen Muskeln heute als Bestandteil eines normalen menschlichen Körpers ansehen."

Krafttraining bietet noch weitere Vorteile für Frauen, wie eine in der Fachzeitschrift *Archives of Internal Medicine* veröffentlichte Studie ergab. Die Forscher berichteten, daß Krafttraining für Frauen vor den Wechseljahren mit verringerten Werten des „schlechten" LDL-Cholesterins in Verbindung gebracht werden konnte.

Den Widerstand überwinden

Die Grundprinzipien des Krafttrainings sind einfach: Wenn Sie Ihre Muskeln anspannen, indem Sie sie gegen einen Widerstand arbeiten lassen, macht diese Beanspruchung sie stärker. Weil Muskeln sofort auf den Widerstand reagieren, beginnt die Stärkung der Spannkraft sofort und hält an, solange Sie weiter trainieren. So hat jeder von uns die lebenslange Kapazität, mehr Kraft und Muskelstärke zu entwickeln.

Ich möchte noch einmal betonen – weil es ein so weitverbreiteter Fehlglaube ist –, daß Krafttraining nicht bedeutet, daß Sie riesige Muskeln entwickeln werden. Und es bedeutet auch nicht, daß Sie Stunde um Stunde im Fitneß-Center an den Kraftmaschinen verbringen müssen. Sie können mit genau der Art von Krafttraining anfangen, die Sie interessiert. Wenn Sie sich dann ein paar grundlegende Übungen ausgesucht haben, hören Sie auf Ihren Körper. Achten Sie auf eine gute Haltung und fangen Sie mit leichtem Widerstand und gleichmäßigen, gut gesteuerten Bewegungen an. Sie werden rasch Ergebnisse spüren und sehen können.

Alle in diesem Kapitel aufgeführten Übungen zur Muskelspannkraft werden Ihnen dabei helfen, den Fettverbrenner Nummer 7 einzuschalten. Wenn Sie sich ein komplettes Trainingsprogramm zusammenstellen, das verschiedene Übungen mit der empfohlenen Anzahl von Wiederholungen umfaßt, ist das Ergebnis besonders eindrucksvoll. Auf Seite 207 finden Sie deshalb unter „Muster-Wochenplan für schnelle Spannkraft" ein fertig zusammengestelltes Programm.

Denken Sie jedoch daran, daß alle diese Übungen in jeder Kombination und Anzahl Ihre Muskelspannkraft stärken und überschüssige Kalorien verbrennen können. Alle Übungen beruhen auf den gleichen Prinzipien. Für einige brauchen Sie nur ein Paar kleine Hanteln bzw. Gewichtsmanschetten und einen Stuhl – für manche überhaupt keine Requisiten. Sie brauchen auch keine besondere Fitneßkleidung. Sie brauchen weder Fitneßstudio noch Sporthalle zu besuchen, teures Gerät ist nicht nötig. Wenn Sie die Übungen der Reihe nach machen, bewegen Sie fast alle der wichtigen Muskelgruppen Ihres Körpers.

Der Einstieg ist einfach. Sie brauchen keine lange

Aufwärmzeit, obwohl Sie vielleicht vorher fünf Minuten spazierengehen können. Das Beste ist, daß Sie in der vertrauten Umgebung Ihres eigenen Wohnzimmers, Schlafzimmers oder Büros anfangen können. Suchen Sie sich einfach aus, welche Körperregion Sie an allererster Stelle in Form bringen und kräftigen möchten. Hier die Körperzonen, die in den folgenden Abschnitten drankommen werden:

- Bauch
- Lendenwirbelbereich
- Brust, Schultern und obere Wirbelsäule
- Oberarme
- Oberschenkel und Gesäß
- Unterschenkel

Die Spielregeln

Auch wenn Sie bisher noch kein Muskelkrafttraining gemacht haben, ist es leicht, mit diesen Übungsfolgen in Schwung zu kommen. Es gibt jedoch einige allgemeine Regeln, die Sie vorher kennen sollten. Sie helfen, Verletzungen zu vermeiden und aus jeder Übung die beste Stärkung der Muskelspannkraft und die optimale Fettverbrennung herauszuholen.

1. Machen Sie vor jedem Training ein paar lockere, entspannte Aufwärmbewegungen, um den Blutkreislauf anzuregen und Ihre Muskeln und Gelenke aufzulockern.

2. Wenn Sie Gewichte benutzen, sollten Sie Ihr 1RM (aus dem Englischen: one-repetition maximum) für jede Übung kennen und Gewichte benutzen, die 80 Prozent dieses Wertes entsprechen. 1 RM ist das größtmögliche Gewicht, das Sie mit einer einzigen Bewegung oder Muskelkontraktion heben können. Es ist ein Gewicht, das so schwer ist, daß Sie es nicht ein zweites Mal anheben können, ohne sich vorher eine Weile auszuruhen.

Dieses Gewicht ist von Person zu Person unterschiedlich, und es verändert sich auch mit dem Maße, in dem Sie sich an die Übungen gewöhnen. Wenn Sie Ihr 1RM kennen, sollten Sie es alle zwei bis vier Wochen nachprüfen.

Experten empfehlen eine Kraftanstrengung in Höhe von 80 Prozent des 1RM, um Muskelkraft aufzubauen, ohne Verletzung oder Überdehnung zu riskieren. Wenn Sie nach zwei oder vier Wochen Ihr 1RM überprüfen und merken, daß es höher liegt, berechnen Sie die 80 Prozent neu und benutzen Sie entsprechend schwerere Gewichte.

3. Hören Sie auf Ihren Körper. Wenn Ihnen bei einer bestimmten Bewegung etwas weh tut, hören Sie sofort auf. Fahren Sie fort, wenn der Schmerz aufgehört hat, aber suchen Sie sich dafür ein leichteres Gewicht aus.

Es ist möglich, daß Sie beim Trainieren ein leichtes Brennen verspüren, und auch ein leichter Muskelkater am nächsten Tag ist für den Anfang nicht ungewöhnlich. Wenn Sie jedoch tatsächliche Schmerzen verspüren und das unangenehme Gefühl in irgendeiner Körperregion nicht vergeht, sollten Sie erst Ihren Arzt aufsuchen, bevor Sie weitermachen.

4. Achten Sie während jeder Übung auf eine gute Haltung und fließende, gut kontrollierte Bewegungen, und atmen Sie so gleichmäßig wie möglich. Krümmen Sie Ihren Rücken nicht und machen Sie keine Drehbewegungen, die nicht zur Übung gehören.

Flüssige Bewegungsabläufe sind wichtig. Zu jeder Übung gehört eine konzentrische (Aufwärts-) und eine exzentrische (Abwärts-) Bewegung. „Ohne die exzentrische Komponente einer Übung ist nicht viel Muskelwachstum möglich", weiß Dr. Maria Fiatarone. Andere Experten stimmen zu. „Langsame, kontrollierte Bewegungen sind für den Aufbau von Muskelfasern und für die Fettverbrennung am besten", meint auch Dr. Westcott. Führen Sie deshalb jede Übung unbedingt langsam und fließend von Anfang bis Ende durch. Das hilft auch, Verletzungen zu vermeiden.

Halten Sie nie beim Training die Luft an, weil das zu einem ungesunden Anstieg des Blutdrucks führen könnte.

5. Wenn Sie aufgewärmt sind, führen Sie zweimal fünf bis zehn Wiederholungen jeder Übung durch (eine Wiederholung ist die vollständige Bewegungsfolge einer Übung). Jeder Körperteil ist etwa fünf Minuten lang an der Reihe.

Führen Sie zum Beispiel die ersten fünf bis zehn Wiederholungen unter Belastung von 80 Prozent Ihres 1RM durch. Es kann hilfreich sein, wenn Sie sich zwischen den einzelnen Wiederholungen ein paar Sekunden auszuruhen.

Wenn Sie Gewichte benutzen, werden Sie wissen, daß das 1RM stimmt, wenn Ihre Muskeln nach fünf bis zehn

Kurzschalter

WISSENSKRAFT STATT WILLENSKRAFT

Sie können vor jeder Mahlzeit damit anfangen, Ihre Rumpfmitte zu festigen, und das ist buchstäblich so leicht wie das Atmen, wenn Sie die folgende Technik benutzen.

Die Vakuum-Bauchatmung ist eine einfache Übung, die seit Jahren von Fitneßexperten dazu benutzt wird, die Körpermitte zu festigen und schlank zu machen. Probieren Sie sie gleich einmal aus.

1. Atmen Sie ein paarmal ganz normal ein und aus. Dann pusten Sie beim letzten Ausatmen jeden letzten Kubikzentimeter Luft aus Ihren Lungen.

2. Bei diesem letzten Ausatmen ziehen Sie den unteren Teil Ihres Bauches so weit ein und so hoch wie möglich. Halten Sie diese Position nach dem Ausatmen etwa fünf Sekunden an, dann atmen Sie wieder ein.

4. Wiederholen Sie die Übung noch ein- oder zweimal.

Es gibt zwei sehr wichtige Muskeln in Ihrer unteren Bauchregion: M. transversus und M. pyramidalis. Sie bewegen sich nach innen und oben, wenn Sie bewußt stark ausatmen.

Wiederholungen zu sehr ermüdet sind, um ohne Ausruhen weiterzumachen. Gönnen Sie sich am Ende dieser ersten Runde ein oder zwei volle Minuten Pause, damit sich Ihre Muskeln erholen können. Dann kommt die zweite Runde mit fünf bis zehn Wiederholungen, bevor Sie wieder eine Pause machen. Wenn Sie dann noch können, wollen oder noch ein paar Minuten Zeit haben, können Sie auch noch eine dritte Runde anfügen.

6. Kühlen Sie sich nach dem Training mindestens ein paar Minuten lang ab. Hören Sie nicht abrupt mit den Übungen auf oder setzen sich danach wieder ruhig hin. Bewegen Sie sich weiter und gehen Sie allmählich zu Ihrer Alltagsroutine über, so daß Ihr Puls langsam wieder auf seinen Normalwert zurückkehren kann.

Wie Sie einen flachen Bauch bekommen

Gut, fangen wir also mit der Taille an. Ohne Zweifel ist ein schlanker, fester Bauch das begehrteste Symbol eines fettarmen Lebens. Wenn die Bauchmuskeln stark sind und sich im Gleichgewicht befinden, sorgen sie für eine schlanke Taille und stützen Ihre inneren Organe.

Vielleicht wissen Sie gar nicht, wie gut es Ihrem Rücken tut, durch eine kräftige Bauchmuskulatur gestärkt zu werden. Mit kräftigeren

Bauchmuskeln unterstützen Sie den Rücken an dem strategischen Punkt zwischen Lendenwirbeln und Kreuzbein. Schmerzen im Lendenbereich haben oft in dieser Region ihren Ursprung oder werden hier verstärkt, so daß die Bauchstraffungsübungen, die die Kalorienverbrennung ankurbeln, auch zukünftige Rückenprobleme vermeiden helfen können.

Machen Sie vor jeder Mahlzeit ein paar dieser Übungen und Sie werden merken, wie diese Muskeln an Kraft und Kontrolle gewinnen, wenn Sie sie weiterhin trainieren. Das passiert nicht auf einen Schlag. Aber wenn Sie sich diese Übung angewöhnen, werden diese beiden Muskeln „aufwachen" und wieder zu arbeiten beginnen.

Wie können Sie den Bauch am besten flach bekommen? Ich bin sicher, daß viele Leute an Aufsitzen aus der Rückenlage und Anheben der Beine aus der Rückenlage denken, zwei besonders beliebte Bauchübungen. Allerdings machen diese beiden Übungen die Taille nicht schlank, egal, wie oft Sie sie durchführen. Es stimmt tatsächlich: Sie könnten 5.000 davon im Monat machen, ohne daß Ihre Taille das kleinste bißchen schlanker wird.

Oft verursachen oder verschlimmern diese lange Zeit beliebten Übungen sogar Rückenschmerzen im Lendenbereich, indem sie die Lendenwirbel nach vorn ziehen, was zu einem Kippen der Hüften führt. Wenn das passiert, wölbt sich Ihr Rücken nach innen, und der Bauch wird nach vorne gedrückt. Die resultierende Haltung unterstützt noch den Eindruck eines Schmerbauchs.

Es hat aber auch etwas Positives, daß das Aufsitzen aus der Rückenlage und das Anheben der Beine für die Festigung der Taille und Stärkung der Bauchmuskulatur nicht wirkungsvoll sind. Es bedeutet, daß Sie sie nicht machen müssen!

Im Anschluß nun die Bauchübungen, die zusammen mit der im Kurzschalter beschriebenen Vakuum-Bauchatmung meiner Ansicht nach die wirkungsvollsten sind. Wie Sie sehen werden, können einige von ihnen variiert werden. Ob Sie jeden Tag alle Übungen durchführen oder nur ein paar, liegt ganz bei Ihnen. Ich schlage jedoch vor, daß Sie alle Übungen zuerst einmal probieren, um herauszufinden, welche Sie am liebsten

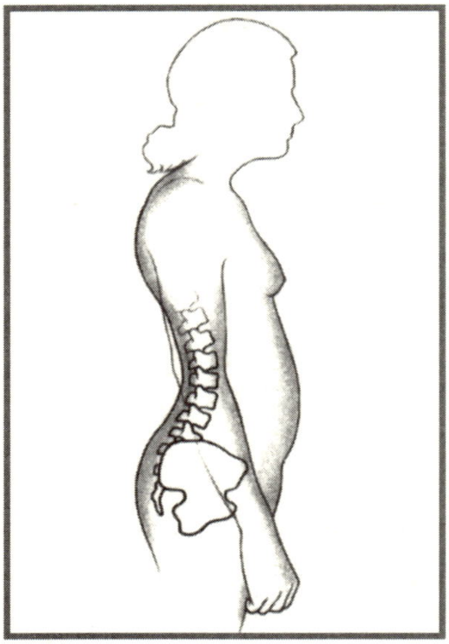

Beim Aufsitzen aus der Rückenlage und dem Anheben der Beine in der Rückenlage können die Bauchmuskeln die Lendenwirbel vorziehen und so den Bauch nach außen wölben.

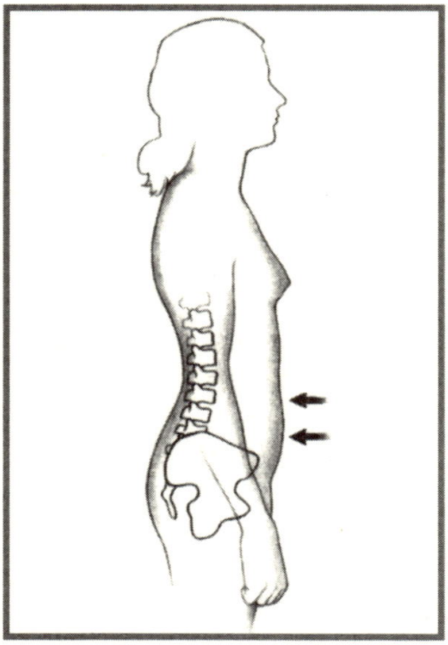

Mit den Übungen in diesem Kapitel straffen Sie die untere Bauchmuskulatur, und der Bauch wird flacher.

mögen – und um ein Gespür dafür zu entwickeln, welche am meisten für Sie zu tun scheinen.

Transpyramidale Atemübung

Diese Übung, eine vollständigere Version der Vakuum-Bauchatmung, hilft Ihnen dabei, einen schlanken, fitten Bauch zu bekommen. Sie heißt transpyramidale Atemübung, weil sie auf zwei Muskeln abzielt – M. transversus und M. pyramidalis. Hierbei handelt es sich um „die wichtigsten Übungen für einen flachen Bauch", erläutert Dr. Lawrence E. Lamb.

1. Legen Sie sich auf den Rücken, Schultern entspannt und Knie nur so weit gebeugt, daß Ihre Füße bequem auf dem Boden stehen können. Legen Sie Ihre Hände auf die Hüften, mit den Fingern über den Bauch ausgespreizt. Der Zeigefinger jeder Hand sollte auf den Bauchnabel zeigen, ohne ihn jedoch zu berühren.

2. Atmen Sie tief ein und wieder aus. Achten Sie beim Ausatmen darauf, in welche Richtung sich Ihr unterer Bauch bewegt. Am Ende jeder Ausatmung sollten Sie bemerken, daß sich der untere Teil Ihres Bauches nach innen wölbt, Richtung Wirbelsäule. Diese Bewegung zeigt Ihnen, daß die Muskeln M. transversalis und pyramidalis der unteren Bauchregion ihre Arbeit verrichten.

3. Jetzt atmen Sie ein. Spüren Sie, wie sich Ihr Bauch nach oben gegen Ihre Finger wölbt.

4. Übertreiben Sie bei der Wiederholung dieser Übung, um einen sehr deutlichen Unterschied zwischen den beiden Bewegungen zu machen – den Bauch beim Ausatmen nach innen und oben zu ziehen und beim Einatmen nach außen zu wölben. (Die entscheidende Hälfte der Bewegung für die Muskelspannkraft ist die Ausatmung.)

5. Am Ende jeder Ausatmung spannen Sie die Muskeln der unteren Bauchregion an, um sie noch weiter nach innen zu ziehen. Beim nächsten Ausatmen lassen Sie Ihren Bauch bewußt gegen die Finger vorwölben.

Es ist gut, wenn Sie zum Ausprobieren dieser Bewegung in einer bequemen Position auf dem Boden liegen. Wenn Sie die Übung erst einmal beherrschen, können Sie sie auch im Sitzen oder Stehen durchführen.

Variante: Wenn Sie die Übung im Sitzen machen, sollten Sie auf einem Stuhl mit gerader Rückenlehne sitzen. Atmen Sie langsam aus, und wenn Sie an der Stelle ankommen, wo Sie normalerweise mit dem Ausatmen fertig sind, atmen Sie zügig und kraftvoll noch weiter aus und setzen dazu die Kraft Ihrer unteren Bauchmuskulatur ein. Für den Anfang können Sie bei der Ausatmung für diese Übung Ihre untere Bauchregion leicht mit den Händen nach oben schieben.

Wiederholungen: Nehmen Sie sich etwa zehn Wiederholungen dieser Übung pro Tag vor. Sie müssen aber nicht alle auf einmal absolviert werden. Machen Sie sie, wann immer Sie können – eine oder zwei im Bett, bevor Sie morgens aufstehen, ein paar kurz vor jeder Mahlzeit oder sogar, wenn Sie beim Autofahren an der Ampel warten müssen. Weil die Übung auch im Stehen durchgeführt werden kann, können Sie auch eine kleine Übungspause einlegen, bevor Sie anfangen, in der Küche zu arbeiten oder bevor Sie sich an Ihren Schreibtisch setzen.

Hochrollen aus der Rückenlage

Das Hochrollen aus der Rückenlage mit erhöht liegenden Beinen ist eine der leichtesten und wirkungsvollsten Übungen zur Stärkung der Spannkraft Ihrer oberen Bauchmuskulatur. So wird's gemacht:

1. Sie liegen mit angewinkelten Beinen auf dem Rücken. Ihre Waden ruhen bequem auf einem Stuhl. Wenn die Stuhlfläche nicht die geeignete Höhe für Ihre Beine hat, können Sie einfach Ihre Knie ein wenig beugen und Ihre Füße flach auf den Boden stellen. Überkreuzen Sie die Arme auf der Brust.

2. Heben Sie Kopf und Schultern langsam bis zu einem

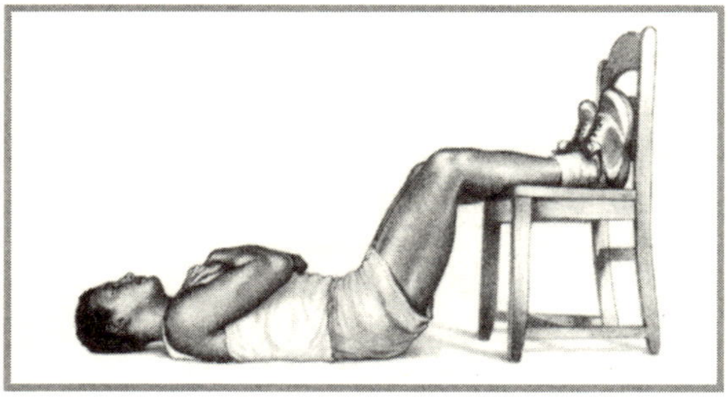

Bevor Sie sich aus dem Liegen hochrollen, sollte Ihr Oberkörper entspannt sein, dabei sind die Arme über der Brust gekreuzt.

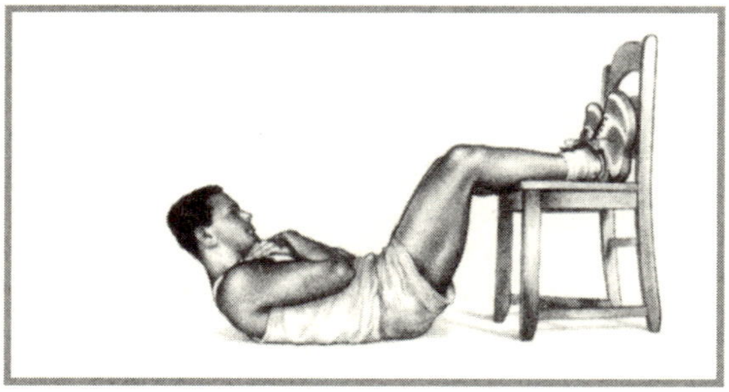

Beim Anheben von Kopf und Schultern spüren Sie die Kontraktion der Bauchmuskulatur.

Winkel von 30 oder 45 Grad vom Boden ab. Dabei bleibt der mittlere und untere Teil der Wirbelsäule auf dem Boden liegen. Halten Sie während dieser Bewegung Ihren Bauch flach. Passen Sie auf, daß er sich bei der Aufwärtsbewegung nicht hochwölbt.

3. Halten Sie eine oder zwei Sekunden lang die Position und legen sich dann langsam wieder in die Ausgangsposition zurück.

Ihre Beine und Füße sollten bei dieser Bewegung frei liegen oder stehen. Sie könnten in Versuchung sein, Ihre Füße zum Beispiel unter das Sofa zu klemmen, aber davon ist stark abzuraten. Wenn Ihre Füße festgehalten werden, tun Sie nicht viel für Ihre Bauchmuskulatur. Statt dessen übernehmen die Hüft-Beugemuskeln die Bewegung, was für Ihren Lendenbereich zu einer schweren Überbelastung führen kann.

Achten Sie auch darauf, Ihre Arme in der gezeigten Position über Kreuz zu halten, wenn Sie sich aufrichten. Wenn die Arme mit Schwung nach vorn schnellen, kann die plötzliche Bewegung zu einer Nackenverletzung führen.

Wiederholungen: Fangen Sie mit dieser Übung nur sehr langsam an. Machen Sie einige wenige Wiederholungen und dann eine Pause, um zu sehen, wie Sie sich fühlen. Solange keine ernsthaften Beschwerden auftreten, können Sie sich im Laufe von ein paar Wochen bis zu 25 oder mehr Wiederholungen hocharbeiten.

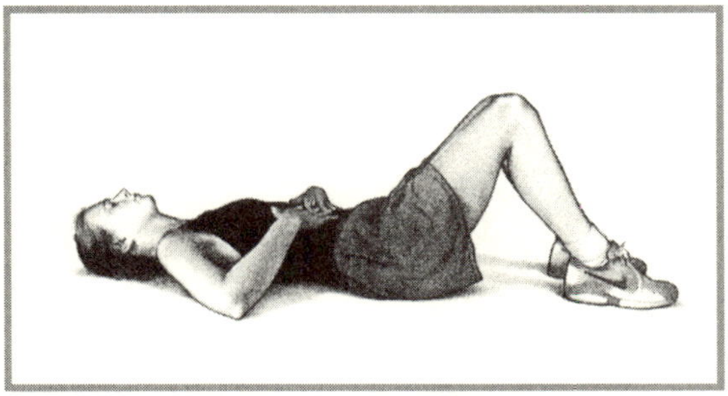

Hochrollen mit Ausatmung: Legen Sie sich in entspannter Position auf den Rücken und atmen Sie ganz normal.

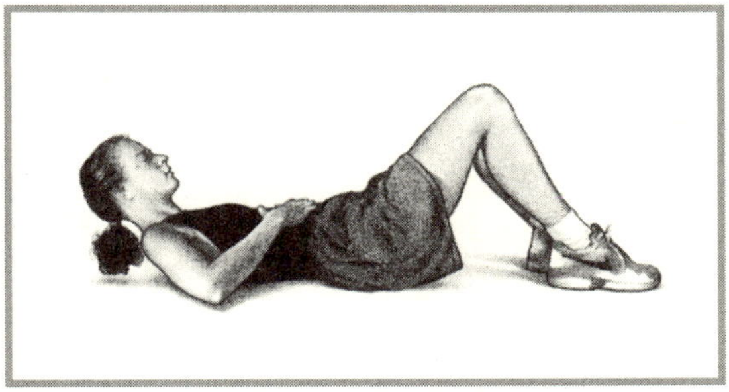

Ausatmen und dabei Hals und die Schultern anheben – die Anspannung übt Druck auf die Bauchmuskeln aus.

Hochrollen mit Ausatmung

Diese Übung verbindet das Aufrichten aus der Rückenlage und die transpyramidale Atemübung zu einer einzigen bauchstärkenden Bewegung. Schauen Sie sich die Illustrationen an und folgen Sie dann der Beschreibung.

1. Legen Sie sich mit angewinkelten Beinen auf den Rücken, die Füße stehen flach auf dem Boden. Ihre Finger liegen auf dem unteren Bauchbereich, die Zeigefinger zeigen in Richtung Bauchnabel.

2. Richten Sie sich wie auf dem Bild gezeigt leicht auf, wobei Sie nur die Schultern und den oberen Rücken vom Fußboden abheben.

3. In der aufgerichteten Position atmen Sie sanft aus.

4. Verharren Sie zwei Sekunden lang, bevor Sie langsam in die Ausgangsposition zurückkehren.

Wiederholungen: Bauen Sie im Laufe der Zeit bis zu fünf oder sechs Wiederholungen in Ihr Programm ein.

Hochrollen mit Drehbewegung

Diese Übung und die folgende – Rumpfdrehung – sind besonders gut für die Festigung der Seiten der Taille.

1. Legen Sie sich mit angewinkelten Beinen auf den Rücken, die Füße stehen auf dem Boden. Ihre Hände sind leicht hinter dem Kopf verschränkt.

2. Stellen Sie sich vor, daß Ihr Bauch in die Lendenwirbelregion „absinkt“. Versuchen Sie dieses Gefühl während der ganzen Übung beizubehalten.

3. Heben Sie Kopf und Schultern leicht an, wobei der

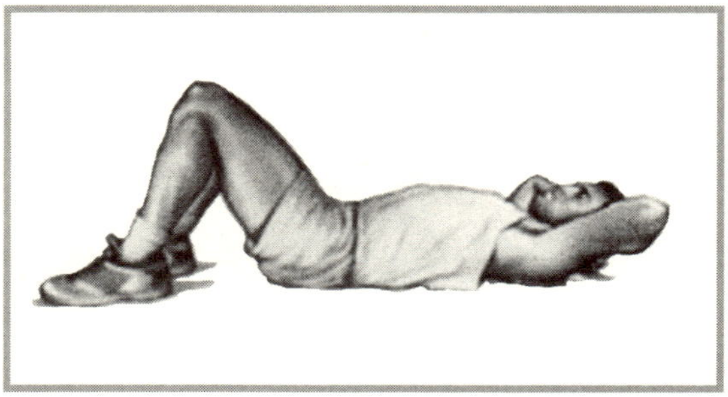

Die Ausgangsposition für das Hochrollen mit Drehbewegung ist der für die transpyramidale Atemübung ähnlich.

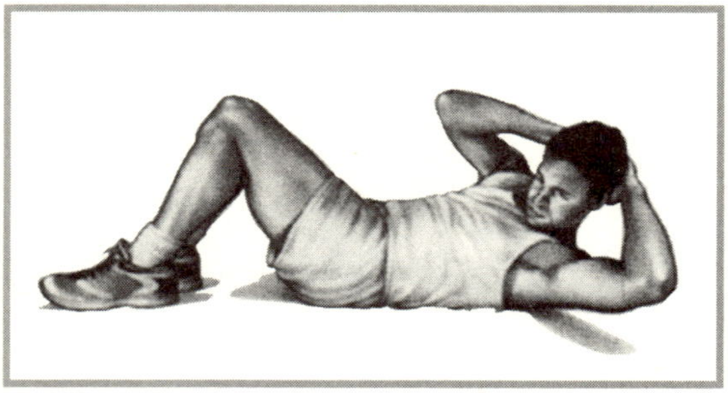

Heben Sie einen Ellenbogen an und führen Sie ihn in Richtung gegenüberliegendes Knie – atmen Sie dabei aus und entspannen Sie Ihre Rückenmuskeln.

untere Teil der Schulterblätter auf dem Boden liegenbleibt.

4. Machen Sie eine transpyramidale Atemübung. Atemübung. Atmen Sie aus und spannen Sie dabei Ihre Bauchmuskeln an, wobei Sie langsam einen Ellenbogen und die Schulter auf das gegenüberliegende Knie zubewegen, wie im Bild gezeigt. Dabei halten Sie Ihren Ellenbogen und Rücken entspannt – die Drehung soll sanft sein und aus der Taille kommen, nicht aus dem Arm oder Nacken.

5. Gehen Sie in die Ausgangsposition zurück.

6. Wiederholen Sie die Übung mit dem anderen Ellenbogen und der Schulter, die Sie auf das gegenüberliegende Knie zubewegen und dabei den Brustkorb in die gleiche Richtung drehen.

Wiederholungen: Bis zu fünf auf jeder Seite. Wenn Sie die Übung öfter wiederholen wollen, achten Sie darauf, daß die Bewegungen stets langsam und gleichmäßig sind.

Rumpfdrehungen

Hier eine weitere erprobte Übung für die Kondition der Bauchmuskulatur und eine gute Haltung. Diese Bewegung bezieht die inneren und äußeren schrägen Bauchmuskeln mit ein, die eine Drehbewung ermöglichen und dabei mithelfen, Ihren Bauch schlank und fest zu halten.

Mit Rumpfdrehungen stärken Sie auch die tieferliegenden Rückgratmuskeln (M. multifidus und M. rotatores), den Rückenstrecker (M. erector spinae) und einen wichtigen Lendenwirbelmuskel, den M. quadratus lumborum. Das gesamte Bewegungsspektrum dieser Übung macht die Taille und den unteren Rücken beweglicher und kräftiger. Eine ideale Kombination, um Verletzungen und Rückenschmerzen vermeiden zu helfen.

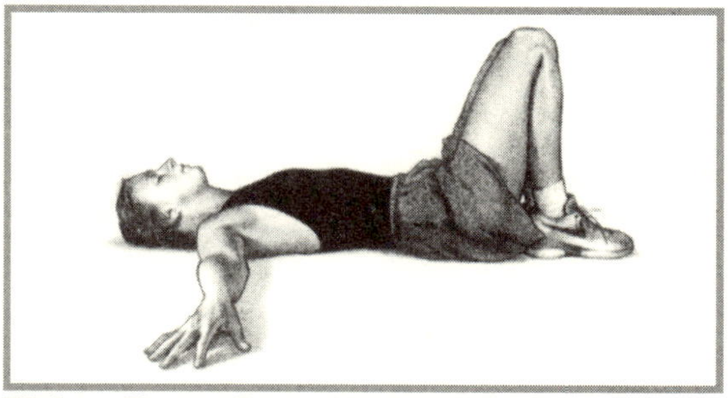

Ziehen Sie zur Rumpfdrehung die Fersen so dicht wie möglich an Ihr Gesäß heran.

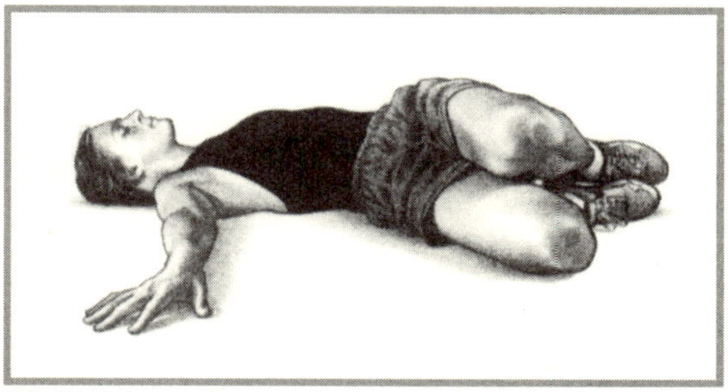

Die Wirkung ist am besten, wenn Sie beim seitlichen Ablegen die Knie im gleichen Winkel halten können.

1. Legen Sie sich auf den Rücken, Arme seitlich ausgestreckt, wie im Bild gezeigt. Ihre Arme sollten im rechten Winkel zum Rumpf liegen, so daß Ihr Körper von oben gesehen den Buchstaben T bildet.

2. Winkeln Sie die Beine so an, daß Ihre Fersen dicht am Gesäß sind – Knie zusammen.

3. Lehnen Sie die Beine langsam zur Seite und halten Sie dabei die Knie wenn möglich im gleichen Winkel, bis die Außenseite des einen Unterschenkels flach auf dem Boden liegt.

4. Heben Sie die Beine in einem Zug in die Ausgangsposition zurück. Ihre Arme und Schultern sollten während der gesamten Übung in Kontakt mit dem Fußboden bleiben, um die inneren und äußeren Schrägmuskeln zu dehnen und zu stärken.

5. Wiederholen Sie die Bewegung, diesmal auf der anderen Seite.

Varianten: Falls sich Ihre Schultern vom Boden abheben, wenn Sie Ihre Beine auf die Seite legen, könnten Sie jemanden bitten, sie sanft herabzudrücken, während Sie diese Übung machen. Wenn Sie die Übung noch immer schwierig finden, winkeln Sie die Beine weniger stark an. Sie können auch damit anfangen, daß ein Partner Ihre Knie festhält, während Sie sie sanft zur Seite legen. Mit Hilfe Ihres Partners testen Sie beide Seiten, um Ihre gegenwärtige Kraft und Beweglichkeit festzustellen.

Ein berühmter Rehabilitationsmediziner, René Cailliet, schlägt eine andere, leicht abgewandelte Form dieser Übung vor: „Bewegen Sie beim langsamen Ablegen der Beine Ihre Knie in Richtung Schultern".

Je fitter Sie werden, desto näher können Sie Ihre Fersen an das Gesäß ziehen, und desto steiler stehen Ihre Knie. Die Übung wird schwieriger, je steiler die Knie sind. Am schwierigsten ist ein Winkel von fast 90 Grad zum Boden.

Wiederholungen: Fangen Sie mit einigen wenigen Wiederholungenn an und steigern Sie sich über mehrere Wochen hinweg allmählich auf sechs oder zehn. Winkeln Sie die Knie dabei im Laufe der Zeit immer mehr an.

Muskelspannkraft für den Lendenwirbelbereich

Ihre Haltung und die Stärke Ihres Rückens haben einen Einfluß darauf, wie weit Ihr Bauch vorsteht, und auch darauf, ob Sie andere Übungen gefahrlos und mit Spaß ohne Verletzung oder spannungsbedingte Müdigkeit durchführen können. Hier einige einfache Übungen, die alle mindestens von einem Rückenspezialisten empfohlen werden und Ihren Rücken sanft dehnen und stärken. Wenn möglich, führen Sie diese Übungen an den Tagen durch, an denen Sie auch Bauchmuskelübungen machen.

Ein Wort zur Vorsicht: Übungen zur Stärkung des Lendenwirbelbereichs machen Sie am besten, wenn Sie durch einen kurzen Spaziergang oder eine andere Art leichter Aerobic (Fettverbrenner Nummer 4) aufgewärmt sind. Fangen Sie mit nur ein oder zwei Wiederholungenn jeder Übung an. Wenn Sie mit Ihrem Rücken besonders vorsichtig sein müssen oder gerade unter Rückenschmerzen leiden, fragen Sie Ihren Arzt, bevor Sie diese oder irgendwelche anderen Rückenübungen durchführen.

Knie zur Brust heben

Diese leichte Übung dehnt die Muskeln und das Bindegewebe Ihres Rückens und der Hüften.

1. Legen Sie sich mit angewinkelten Beinen auf den Rücken, die Füße stehen flach auf dem Boden.

2. Heben Sie ein Bein an, bis Sie mit beiden Händen Ihren Oberschenkel gleich unter dem Knie umfassen können.

3. Ziehen Sie das Knie sanft an die Brust und zählen Sie dabei langsam bis fünf. Entspannen Sie sich.

4. Lassen Sie Ihr Bein los und stellen Sie es langsam wieder auf den Ausgangspunkt zurück.

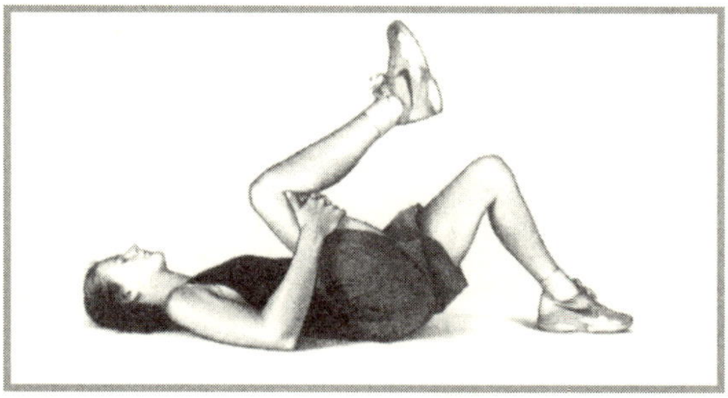

Wenn Sie das Knie zur Brust heben, sollten Sie im Rücken und in der Hüfte die Dehnung spüren.

5. Wiederholen Sie die Übung mit dem anderen Bein.

Wiederholungen: 6-10 pro Bein.

Rückendehnen im Sitzen

Der Vorteil dieser Dehnübung ist, daß Sie sie fast überall machen können – zu Hause, im Büro oder sogar, während Sie auf jemanden warten. Versuchen Sie nur nicht, sie zu schnell durchzuführen, wo immer Sie gerade sind, weil Sie die Muskulatur des Lendenwirbelbereichs wirklich bis auf das äußerste dehnen und plötzliche Bewegungen zu Zerrungen und Verstauchungen dieser Muskeln führen können.

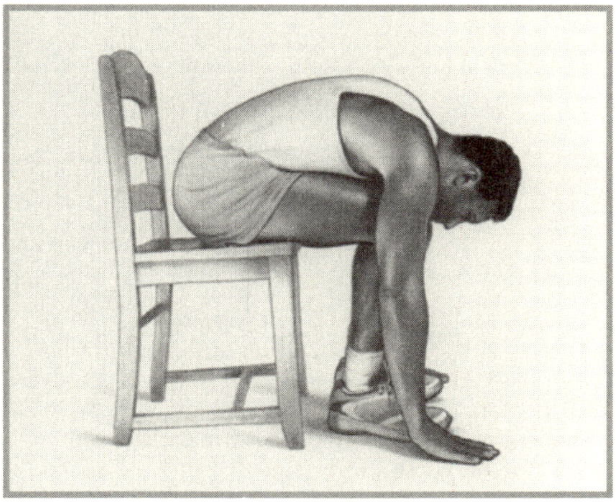

Wenn Sie mit den Handflächen nicht bis auf den Boden kommen, strecken Sie sich einfach, so weit Sie können – machen Sie dabei aber keine wippenden Bewegungen.

1. Setzen Sie sich auf einen Stuhl mit fester Sitzfläche, Füße flach auf dem Boden, Knie gespreizt.

2. Beugen Sie sich langsam und sanft nach vorn, bis Sie Ihre Handinnenflächen auf den Fußboden legen können.

3. Halten Sie diese Position fünf Sekunden lang an.

Wiederholungen: 6-10.

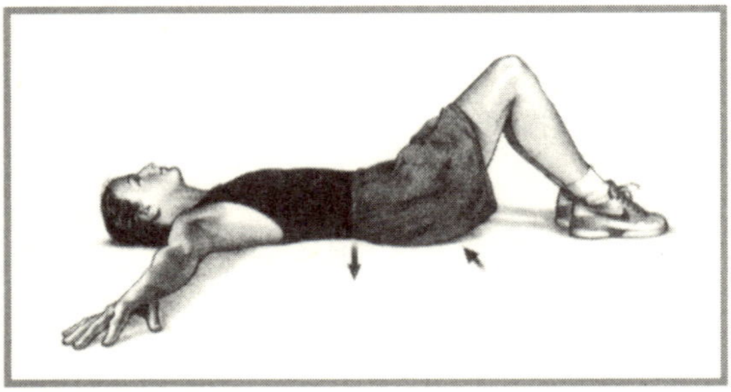

Drücken Sie Ihre Lendenwirbel auf den Boden – Sie kippen so Ihre Hüftknochen, und Ihr Rücken wird gerader.

Kippen der Hüfte

Diese einfache, entspannende Übung stärkt einige der Muskeln an der Oberfläche des Rückgrats und dehnt den Rücken.

1. Legen Sie sich mit seitlich ausgestreckten Armen auf den Rücken, Beine angewinkelt und Füße flach auf dem Boden, wie im Bild gezeigt.

2. Drücken Sie Ihre Lendenwirbel sanft auf den Boden.

3. Verharren Sie ein paar Sekunden in dieser Position.

Wiederholungen: 6-10.

Stärkung der Brust- und Schultermuskulatur

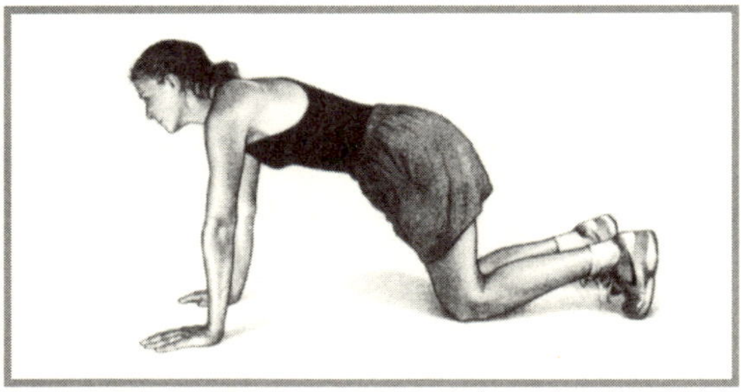

Für die leichten Liegestütz sollten Ihre Arme ganz ausgestreckt sein, die Knie jedoch auf dem Boden bleiben.

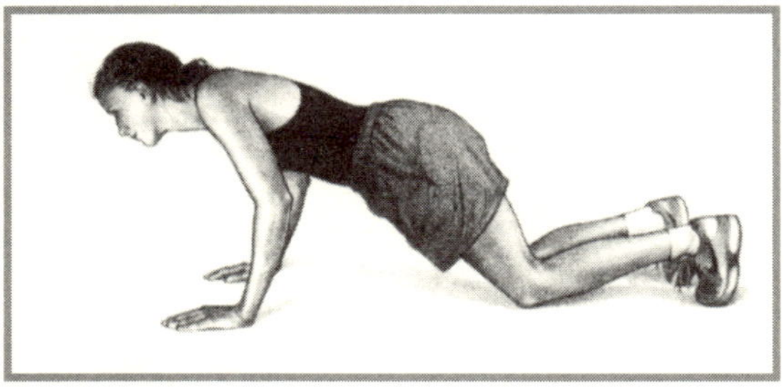

Bewegen Sie den Oberkörper langsam nach unten und spüren Sie, wie die Muskeln in den Schultern und im oberen Rückenbereich gestreckt werden.

Die Muskeln in Ihrer Brustwirbel- und Schulterregion sind so eng miteinander verbunden, daß es sinnvoll ist, alle zusammen zu trainieren. Drei spezifische Übungen – leichte Liegestütz, Schulterdrücken und Brustdrücken – zielen darauf ab, alle Muskelgruppen zu kräftigen und zu festigen. Das beste Ergebnis werden Sie verspüren, wenn Sie nicht nur eine dieser Übungen, sondern alle nacheinander machen.

Leichte Liegestütz

Mit dieser abgeänderten Version einer klassischen Übung stärken Sie Muskeln in den Armen, der Brust, den Schultern und im Rücken. Auch wenn Sie zuerst Ihre Knie nicht vom Boden abheben können, gelingen Ihnen im Laufe der Zeit mit etwas Übung vielleicht auch normale Liegestütz.

Bewegen Sie den Ober- körper langsam nach unten und spüren Sie, wie die Muskeln in den Schultern und im oberen Rückenbereich gestreckt werden.

1. Legen Sie sich in Bauchlage mit geschlossenen Knien auf den Boden.

2. Plazieren Sie Ihre Handinnenflächen rechts und links von der Brust flach auf den Boden, etwa auf Schulterhöhe.

3. Heben Sie den Oberkörper langsam an, stützen Sie sich dabei mit den Armen ab und lassen Sie Ihre Knie auf dem Boden. Halten Sie dabei den Rücken so gerade wie möglich.

4. Kehren Sie mit einer flüssigen Bewegung in die Ausgangsposition zurück.

Varianten: Wenn Sie vor allem die Oberarme und den Rücken kräftigen möchten, legen Sie die Hände zum Abstützen genau unter die Schultern. Wenn Sie vor allem die Brustmuskulatur kräftigen möchten, verschieben Sie Ihre Hände so, daß sie etwas weiter auseinanderliegen als Ihre Schultern.

Wiederholungen: 6-25.

Schulterdrücken

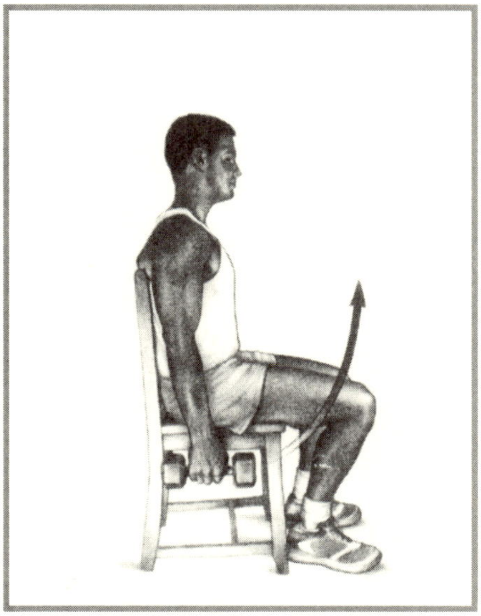

Zu Beginn des Schulterdrückens sollte Ihr Arm entspannt seitlich herabhängen.

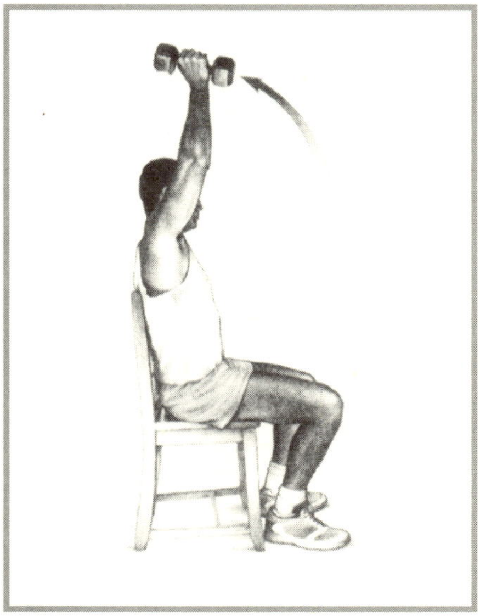

Halten Sie den Arm gerade ausgestreckt und heben Sie das Gewicht langsam an. Spannen Sie dabei die Muskeln der Schulter und des Oberarms an.

Für diese Übung brauchen Sie ein kleines Gewicht, zum Beispiel Hanteln mit abnehmbaren Scheiben unterschiedlicher Gewichte. Wenn Sie keine Hanteln haben, können Sie aber auch damit anfangen, ein Buch zu stemmen. Eine andere Möglichkeit: Gießen Sie Wasser in eine Milch- oder Saftflasche aus Plastik, die einen festen Griff hat. Füllen Sie den Behälter, bis das gewünschte Gewicht erreicht ist, und schrauben Sie den Verschluß fest zu.

1. Setzen Sie sich aufrecht auf einen Stuhl, nehmen Sie das Gewicht in eine Hand und lassen Sie den Arm locker herabhängen.

2. Halten Sie Ihren Ellenbogen gerade und heben Sie den Arm nach vorne und oben an.

3. Halten Sie an, wenn der ausgestreckte Arm fast über Ihrem Kopf, jedoch nicht ganz senkrecht ist.

4. Kehren Sie langsam in die Ausgangsposition zurück.

5. Wenn Sie mit dem einen Arm fertig sind, wiederholen Sie die Übung genauso oft mit dem Gewicht in der anderen Hand.

Wiederholungen: 6-10. Sollten Sie die Übung nicht sechsmal fehlerfrei durchführen können, ohne soweit zu ermüden, daß Sie das Gewicht nicht mehr heben können, ist es zu schwer und das Gewicht muß verringert werden. Wenn Sie leicht zehn oder mehr Wiederholungen durchhalten können, sollten Sie das Gewicht allerdings erhöhen.

Brustdrücken

Noch eine Übung mit Gewichten, die ein gutes Training für die Muskeln der vorderen Brust- und Schulterpartie darstellt. Wenn Sie keine verstellbaren Hanteln haben, können Sie zwei gleich schwere Bücher oder teilweise gefüllte Milch- oder Saftflaschen benutzen.

Heben Sie Ihre Arme mit den Gewichten sehr langsam an. Die Brust- und Schultermuskeln bleiben weiter angespannt.

1. Legen Sie sich rücklings auf den Boden, Beine angewinkelt und Füße bequem aufgestellt. Die Lendenwirbel sollten fest gegen den Boden gedrückt sein. Halten Sie, wie im Bild gezeigt, ein Gewicht in jeder Hand; die Ellenbogen stehen im Winkel von 90 Grad.

2. Strecken Sie die Arme auf Schulterhöhe seitlich aus. Die Innenseite der Arme zeigt dabei nach oben.

3. Halten Sie die Ellenbogen leicht angewinkelt, heben Sie

Ihre Arme ganz langsam an und bewegen Sie sie in einem Bogen aufeinander zu, bis die Gewichte mitten über Ihrer Brust einander sanft berühren.

4. Bewegen Sie die Gewichte langsam auseinander und begeben Sie sich in umgekehrter Reihenfolge in die Ausgangsposition zurück.

Wiederholungen: 6-10.

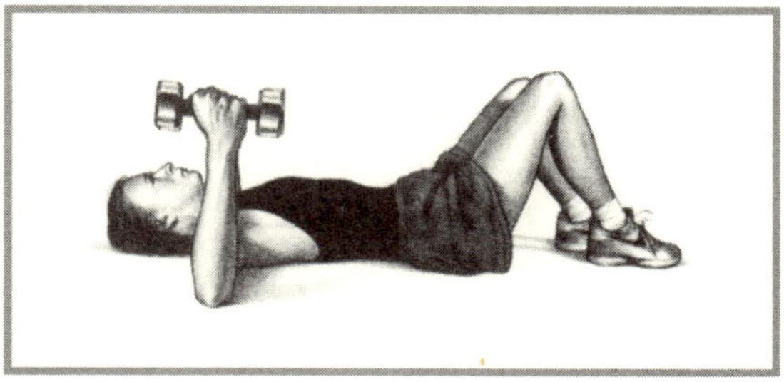

Zu Anfang der Übung sollten Ihre Unterarme senkrecht auf dem Boden stehen.

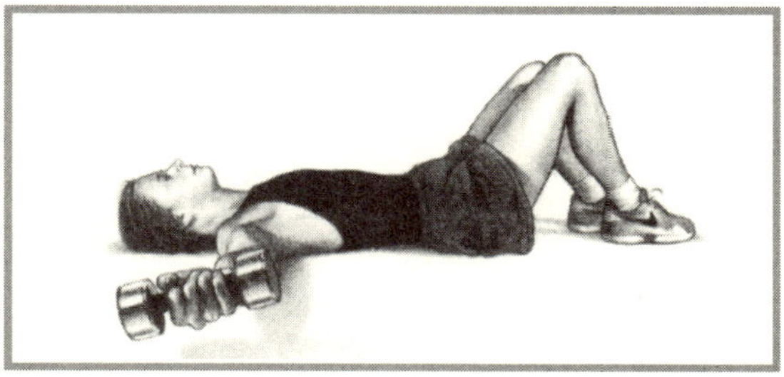

Lassen Sie die Gewichte langsam Richtung Boden sinken. Die Brust- und Schultermuskeln bleiben dabei angespannt.

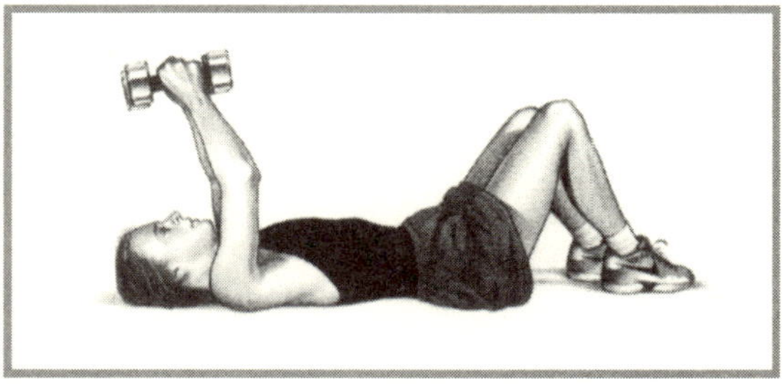

Heben Sie Ihre Arme mit den Gewichten sehr langsam an. Die Brust- und Schultermuskeln bleiben weiter angespannt.

Stärkung der Oberarmmuskulatur

Diese zwei Spannkraftübungen werden Ihnen helfen, die Vorder- und Rückseite Ihrer Oberarme zu trainieren. Für beide brauchen Sie Gewichte oder Hanteln. Für die Armbeugen können Sie jedoch einen Expander verwenden, wie er in vielen Sportgeschäften erhältlich ist. Wie auch bei anderen Übungen mit Gewichten müssen Sie ein wenig experimentieren, um Ihr ideales Anfangsgewicht zu finden. Mit zunehmender Kondition können Sie es dann nach und nach erhöhen.

Armbeugen

Eine beliebte, einfache Übung zur Stärkung des Bizeps (an der Vorderseite Ihres Oberarms) und zur Kräftigung der Unterarme.

1. Setzen Sie sich auf einen Stuhl oder eine Bank ohne Armlehnen.

2. Bewegen Sie Ihren Unterarm mit einem Gewicht in einer Hand in Richtung Schulter, wobei der Ellenbogen gebeugt bleibt. Gegen Ende dieser Bewegung sollte Ihre Handinnenfläche in Richtung Schulter zeigen, wie auf dem Bild gezeigt.

3. Kehren Sie langsam in die Ausgangsposition zurück.

4. Wenn Sie diese Übung ein paarmal mit der einen Hand gemacht haben, nehmen Sie das Gewicht in die andere Hand und wiederholen Sie die Übung ebenso oft auf dieser Seite.

Varianten: Bei dieser Übung können Sie entweder beide Arme gleichzeitig anheben oder links und rechts abwechseln. Sie können die Übung auch mit nach unten zeigenden Handflächen durchführen.

Es gibt auch eine isometrische Variante. Das bedeutet, daß anstelle des Gewichthebens Druck auf ein unbewegliches Objekt ausgeübt wird. Diese Variation, die leicht an Ihrem Schreibtisch ausgeführt werden kann, wird von Sportwissenschaftler Bryant A. Stamford empfohlen. Setzen Sie sich normal hin und drücken Sie die Unterseite Ihres Schreibtisches nach oben. Üben Sie den Druck sechs Sekunden lang aus. Laut Dr. Stamford sind fünf bis zehn Wiederholungen dieser isometrischen Armbeuge gut für die Muskelspannkraft. ***Wiederholungen:*** 6-25.

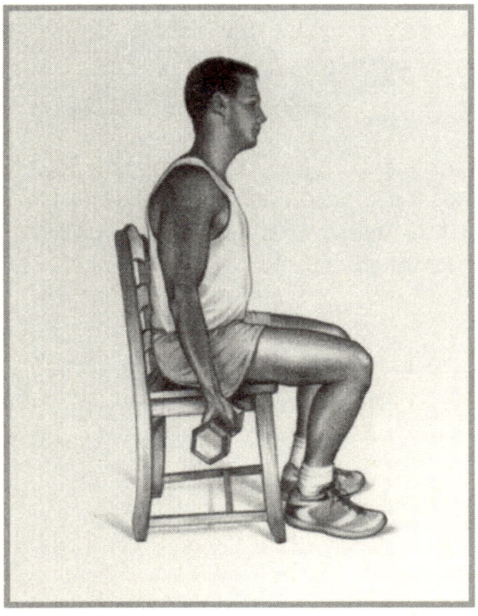

Zu Beginn der Armbeuge hängt der Arm seitlich entspannt herab.

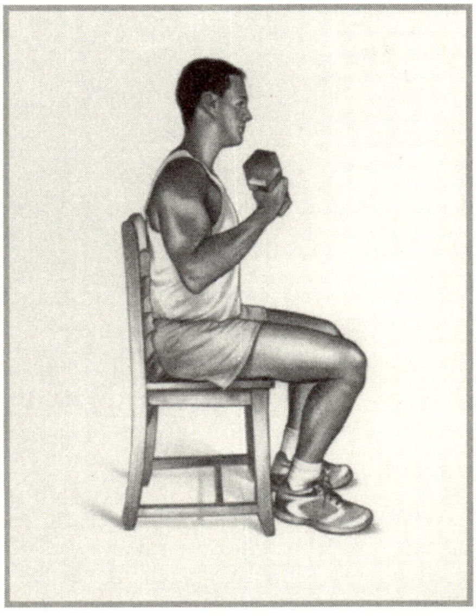

Sie sollten spüren, wie sich Ihr Bizeps anspannt, wenn Sie das Gewicht in Richtung Schulter heben.

Armstrecken

Diese einfache Übung hilft Ihnen, die Trizepsmuskeln an der Rückseite Ihrer Oberarme zu kräftigen. Sie brauchen einen Stuhl oder eine Bank, um Ihre freie Hand aufzustützen, während Sie sich nach vorne lehnen.

1. Stehen Sie links neben Ihrer Stütze, mit dem rechten Fuß leicht vorgestellt. Halten Sie ein Gewicht in Ihrer linken Hand und beugen Sie sich aus den Hüften nach vorne. Stützen Sie Ihre rechte Hand auf dem Stuhl oder der Bank auf. Ihr Oberkörper sollte fast parallel zum Fußboden sein und Ihr Rücken so gerade wie möglich, wie im Bild gezeigt.

2. Heben Sie Ihren linken Arm mit dem Gewicht an, bis Ihr Oberarm mit dem Oberkörper eine Linie bildet. Dabei ist der Ellenbogen gebeugt, und Ihr Unterarm zeigt gerade nach unten. Der Winkel am Ellenbogen beträgt fast 90 Grad, und der Oberarm berührt in der richtigen Position leicht Ihren Oberkörper.

3. Strecken Sie Ihren Arm langsam aus und heben Sie das Gewicht bis knapp über Ihr Gesäß nach hinten an.

4. Kehren Sie langsam in die Ausgangsposition zurück.

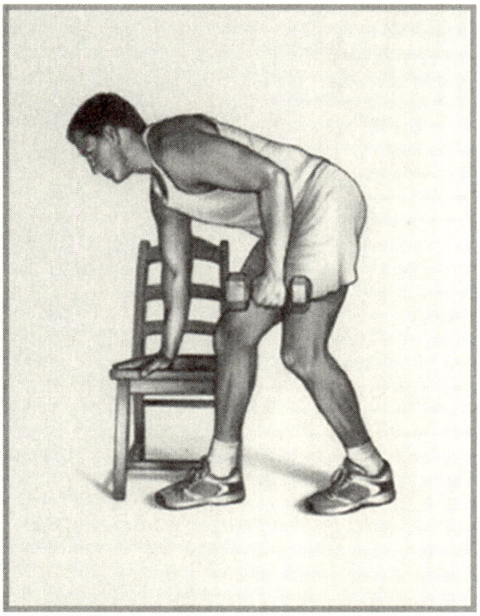

Zu Beginn der Streckübung halten Sie Ihren Oberarm dicht am Körper, während der Unterarm gerade nach unten hängt.

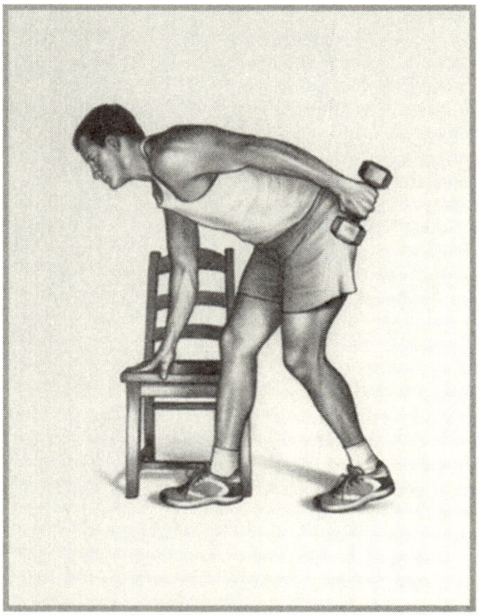

Wenn Sie den Arm ausstrecken und ihn in die Horizontale heben, spüren Sie, wie Ihr Trizeps angespannt wird.

5. Drehen Sie sich um, nehmen Sie das Gewicht in die rechte Hand, stützen Sie sich mit der linken Hand auf und wiederholen Sie die Übung mit Ihrem rechten Arm.

Wiederholungen: 6-10 pro Arm.

Spannkraft für Oberschenkel und Gesäß

Sie können sich jeweils zwei oder drei der folgenden Übungen aussuchen, je nachdem, wieviel Zeit Sie haben. Achten Sie aber immer darauf, daß Sie alle Übung richtig durchführen, ohne sich zu beeilen. Bei jeder Übung werden Sie die Anspannung der Region fühlen, deren Muskeln trainiert werden. Sie können die Übungen auswählen, die Ihren persönlichen Bedürfnissen am besten entsprechen.

Leichte Kniebeugen

Eine großartige Übung zur Stärkung der Beinmuskulatur, die überall durchführbar ist. Obwohl Ihre Oberschenkel- und Gesäßmuskeln hierbei am meisten profitieren, kommen auch

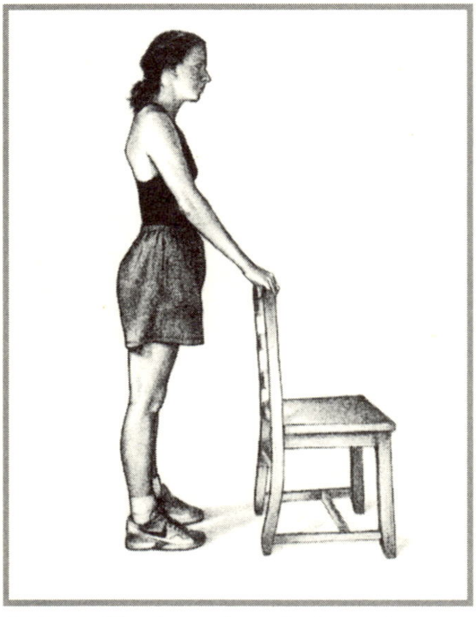

Achten Sie darauf, zu Anfang der leichten Kniebeuge gerade zu stehen und sich nicht auf den Stuhl aufzustützen.

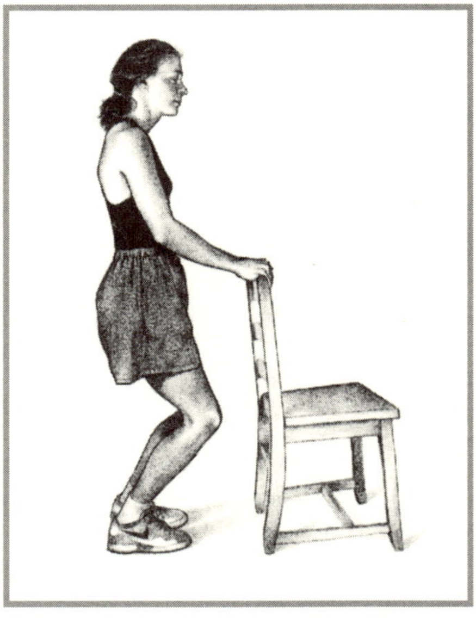

Gehen Sie in die Knie, wobei Ihr Rumpf weiterhin eine Linie mit Ihren Fersen bildet und Ihr Rücken so gerade wie möglich bleibt.

andere Beinmuskeln zum Einsatz. Das beste Resultat erzielen Sie, wenn Sie sich an der Rückenlehne eines stabilen Stuhls oder Schreibtischs festhalten, wie im Bild gezeigt.

1. Stellen Sie sich hin, Füße flach auf den Boden und etwa schulterbreit auseinander.

2. Fassen Sie Ihre Stütze an und gehen Sie langsam in die Knie, bis Ihre Oberschenkel fast parallel zum Boden sind – als ob Sie auf einem Stuhl sitzen.

3. Kehren Sie in die Ausgangsposition zurück.

4. Schließen Sie die Bewegung ab, indem Sie Ihre Fersen vom Boden abheben, so daß Sie auf den Zehenspitzen stehen.

Wiederholungen: 6-25.

Beinstrecken im Sitzen

Für diese Übung brauchen Sie Gewichte für die Fußgelenke, die in den meisten Sportgeschäften erhältlich sind. Suchen Sie sich solche aus, die bequem gepolstert sind und knapp über dem Fußgelenk um Ihren Unterschenkel passen. Verstellbare Gewichtsmanschetten haben kleine, rechteckige Sandsäcke, die in die Seitentaschen passen und mit

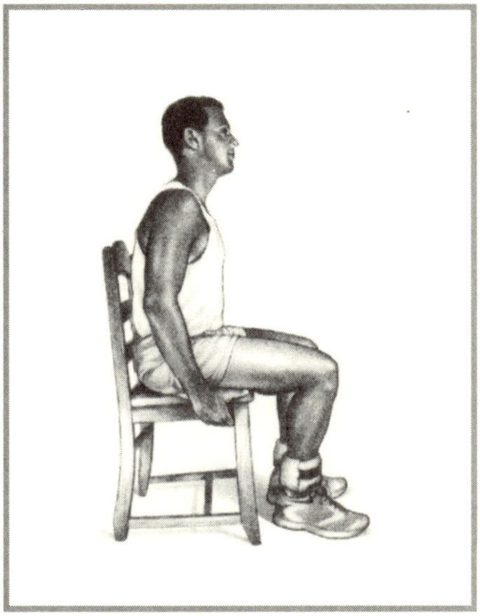

Für diese Streckübung setzen Sie sich auf einen Stuhl oder eine Bank.

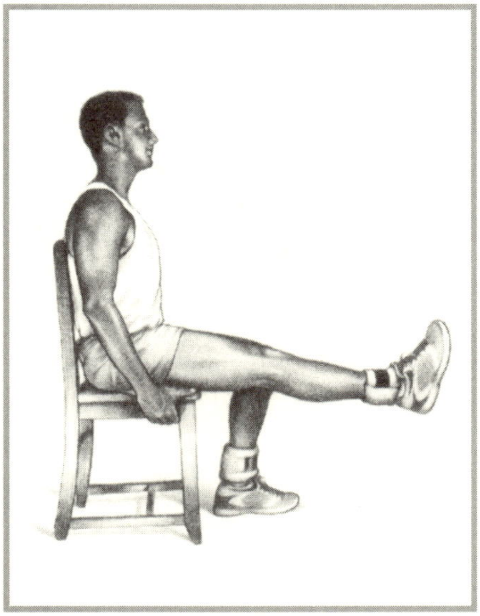

Strecken Sie ein Bein horizontal nach vorne aus. Sie werden die Spannung entlang der gesamten Vorderpartie des Oberschenkels spüren.

denen das Gewicht um je 250 oder 500 Gramm erhöht werden kann. Wenn Sie viel Kraft in den Beinen haben, können Sie auch zwei Gewichte pro Bein benutzen.

1. Befestigen Sie die Gewichte und setzen Sie sich mit geradem Rücken auf einen Stuhl, die Füße stehen fest auf dem Boden. Halten Sie sich mit den Händen an den Stuhlkanten fest.

2. Heben Sie ein Knie leicht an, um den Fuß vom Boden abzuheben. Heben Sie den Unterschenkel an und strecken Sie ihn aus, bis das ganze Bein parallel zum Fußboden schwebt. Halten Sie diese Position vier oder fünf Sekunden lang.

3. Lassen Sie Ihre Beinmuskeln weiter angespannt, während Sie das Bein langsam in die Ausgangsposition zurückbewegen.

4. Führen Sie mit einem Bein mehrere Wiederholungen durch, dann die gleiche Anzahl mit dem anderen Bein.

Wiederholungen: 6-25.

Beinstrecken im Stehen

Für diese Beinübung müssen Sie sich irgendwo abstützen können. Suchen Sie sich einen Türrahmen oder legen Sie Ihre Hand auf einen Tisch oder Schreibtisch. Mit der Zeit werden Ihre Beine stärker werden, und Sie können Ihre verstellbaren Gewichte mit zusätzlichem Gewicht belasten.

1. Stützen Sie sich mit einer Hand ab. Heben Sie das gegenüberliegende Bein vom Fußboden nach oben und zur Seite hin ab, bis Sie die Anspannung der äußeren Muskeln Ihres Oberschenkels fühlen.

2. Halten Sie ein paar Sekunden lang diese Stellung.

3. Senken Sie das Bein um ca. 30 cm, berühren Sie dabei jedoch nicht den Boden.

4. Heben Sie das Bein erneut an.

5. Wenn Sie die Übung mit einem Bein so oft wie gewünscht wiederholt haben, wechseln Sie die Stellung und wiederholen Sie die gleiche Anzahl mit dem anderen Bein.

Wiederholungen: 6-25.

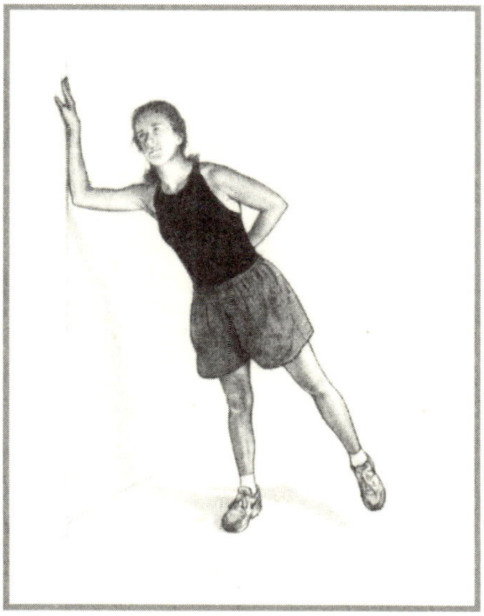

In der Ausgangsposition für das Beinstrecken im Stehen ist das erhobene Bein gerade und berührt nicht den Fußboden.

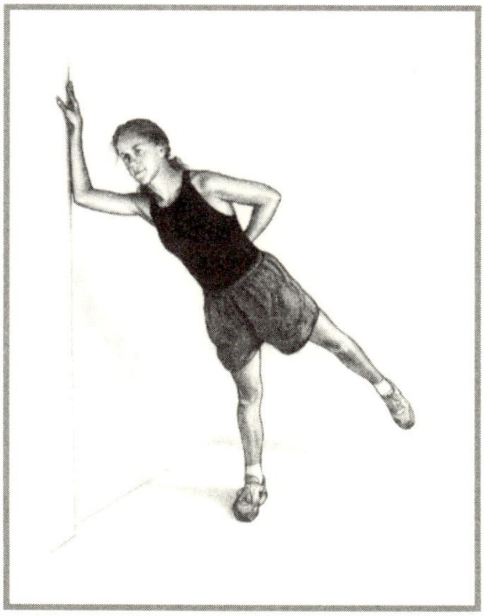

Während Sie sich vorbeugen und dabei abstützen, heben Sie das Bein nach oben und zur Seite weiter an, wobei der Oberschenkel angespannt wird.

Hüftstrecken

Bei dieser einfachen, wirkungsvollen Übung wird unter Einsatz von Körpergewicht und willkürlicher Anspannung die Spannkraft der Gesäßmuskulatur verbessert. Gewichte sind nicht nötig.

1. Legen Sie sich mit seitlich ausgestreckten Armen auf den Rücken, die Handflächen zeigen nach unten. Winkeln Sie die Beine an und stellen Sie beide Füße flach auf den Boden, Knie und Füße leicht auseinander.

2. Heben Sie Ihre Hüfte und den unteren Rücken langsam an. Kopf, Schultern, Hände, Arme und Füße bleiben auf dem Fußboden.

3. Krümmen Sie leicht die Lendenwirbel und spannen Sie Ihre Gesäßmuskeln an. Verharren Sie so ein paar Sekunden.

4. Kehren Sie langsam wieder in die Ausgangsposition zurück.

Wiederholungen: 6-10.

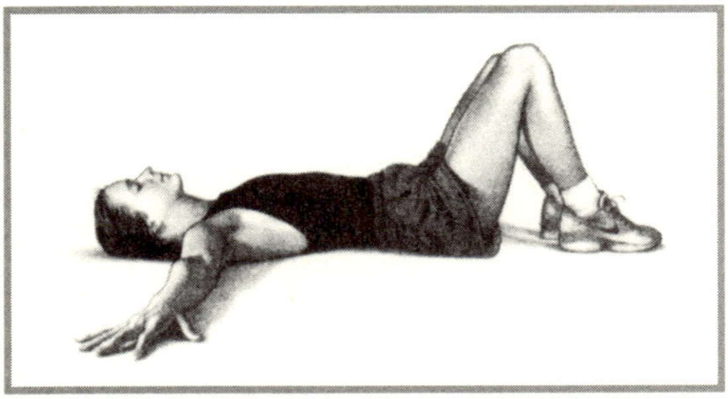

In der Ausgangsposition für das Hüftstrecken liegt der Rumpf entspannt und flach auf dem Boden.

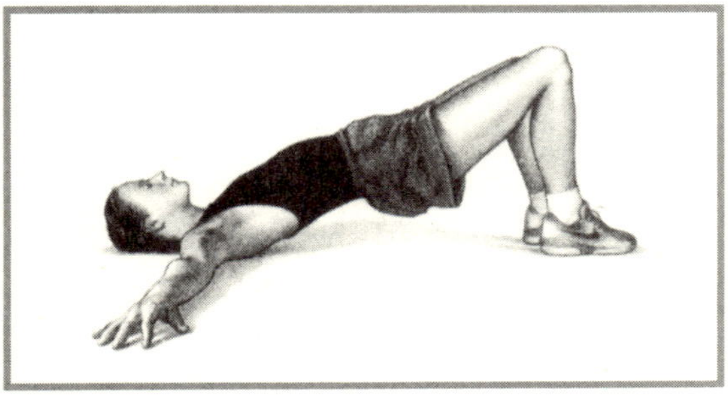

Spannen Sie die Gesäßmuskeln an und heben Sie die Hüfte vollständig vom Boden ab.

Stärkung der Unterschenkelmuskulatur

Für die Spannkraft der Unterschenkelmuskulatur können Sie mit einer einzelnen Übung etwas Gutes tun – Wadenstrecken im Stehen. Sie wird ohne Gewichte durchgeführt, dafür brauchen Sie ein Stück Holz (etwa 6 cm dick und 20 cm breit), um Ihre Zehenspitzen abzustützen, und zwei Stühle mit gerader Rückenlehne.

Wadenstrecken im Stehen

Stellen Sie für diese Übung die Stühle so hin, daß Sie die Rückenlehnen mit ausgestreckten Armen leicht festhalten können. Stellen Sie sich zwischen die Stühle und halten Sie sich an den Lehnen fest. Stellen Sie sich, wie im Bild gezeigt, mit den Zehen und Zehenballen auf das Brett, Zehen nach vorne. Dabei soll die Ferse jeweils auf gleicher Höhe mit dem restlichen Fuß in der Luft schweben. Halten Sie Ihren Rücken vollkommen gerade, winkeln Sie jedoch die Knie ganz leicht an.

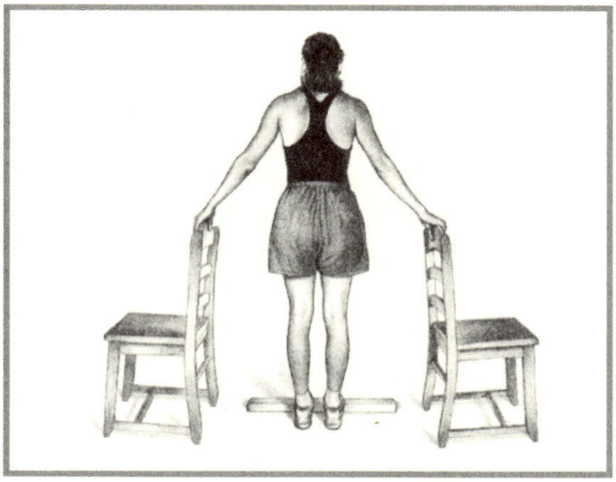

Zu Beginn des Wadenstreckens lassen Sie Ihre Fersen in Richtung Fußboden absinken. Ihr Rücken sollte gerade sein, die Knie leicht gebeugt, Zehen zeigen gerade nach vorne.

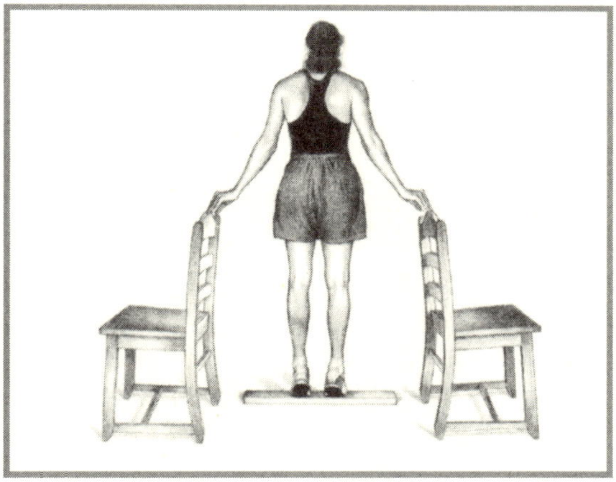

Richten Sie sich auf die Zehenspitzen auf. Sie werden die Anspannung Ihrer Wadenmuskeln spüren.

1. Lassen Sie Ihre Fersen vor dem Brett soweit absinken, wie es gerade noch bequem ist. Sie brauchen mit den Fersen nicht den Fußboden zu berühren, aber Sie sollten die Muskelspannung die gesamte Wade entlang spüren. Achten Sie darauf, daß sich die Fersen nicht nach außen drehen.

2. Richten Sie sich so langsam wie möglich auf Ihre Zehenspitzen auf, bis Ihre Fersen deutlich über dem Brett schweben.

3. Lassen Sie sie langsam wieder in die Ausgangsposition zurücksinken, wobei die Fersen so nah wie möglich an den Boden herankommen.

Variante: Jeweils nur ein Bein zur Zeit aufstützen und damit das Wadenstrecken versuchen.

Wenn Sie die Knie nicht leicht gebeugt, sondern gestreckt lassen, strecken Sie noch mehr Muskeln. (Wiederholen Sie die Übung, bis es zu schwierig wird, weiterzumachen.)

Sie können die Übung auch abwandeln, indem Sie bei der Abwärtsbewegung die Knie beugen. Bei der Aufwärtsbewegung strecken Sie die Beine wieder.

Wiederholungen: 10-50.

Hausarbeit als Krafttraining

Selbst an Tagen, an denen Sie keine Zeit für Spannkraftübungen eingeplant haben, können Sie sich in Form bringen, indem Sie alltägliche Arbeiten etwas bewußter angehen. Sie können gefahrlos und allmählich Ihre Kräfte aufbauen, wenn Sie im Alltag etwas schieben, ziehen, anheben, sich umdrehen oder bücken müssen. Versuchen Sie, dabei jeweils für einen Ausgleich der Seiten zu sorgen. Wenn Sie zum Beispiel eine Akten- oder Einkaufstasche tragen, wechseln Sie die Last häufiger von einer Seite auf die andere. Tragen Sie ein Kleinkind mal auf dem linken, mal auf dem rechten Arm. Arbeiten Sie im Stehen, wechseln Sie von Zeit zu Zeit das Standbein.

Auch Aktivitäten wie Unkraut zupfen, den Garten umgraben und Schnee schippen können Ihre Muskelspannkraft stärken.

Kurz gesagt, der Aufbau und die Erhaltung der Muskelspannkraft ist ein integraler Bestandteil eines vollständigen Fitneßprogramms. Das Ergebnis geht weit über einen attraktiveren Körper hinaus. Mit gesunden, kräftigen Muskeln ist Ihr Körper beweglicher, widerstandsfähiger und besser koordiniert, und die Forschung zeigt, daß Sie durch Muskeltraining den Alterungsprozeß verlangsamen oder gar rückgängig machen können.

Viele Menschen ernähren sich bereits gesund und fettarm und machen täglich Aerobic-Übungen, finden es dabei aber noch immer schwierig, abzunehmen. Wenn Sie zu diesem Personenkreis zählen, können Sie mit mehr Muskelspannkraft Ihren Stoffwechsel auf gesunde Weise beschleunigen und rund um die Uhr mehr überschüssiges Körperfett verbrennen – sogar im Schlaf.

Muster-Wochenplan für schnelle Spannkraft

Wenn Sie sich die Übungen zur Festigung der Muskelspannkraft in diesem Kapitel ansehen, fragen Sie sich vielleicht, wie Sie sie alle unterbringen können. Der Übungsplan dürfte eigentlich von Person zu Person unterschiedlich ausfallen, aber wir bieten Ihnen hier ein Beispiel, an das Sie sich zur optimalen Stärkung Ihrer Muskelspannkraft halten können.

Jeden Tag

Eine Bauchmuskelübung für überall

- Transpyramidale Atemübung: 10 Wiederholungen

Montag, Mittwoch, Freitag

Leichtes Rückentraining

- Leichte Liegestütz: 6-25 Wiederholungen
- Schulterdrücken: 6-10 Wiederholungen
- Brustdrücken: 6-10 Wiederholungen

Oberarmtraining

- Armbeugen: 6-25 Wiederholungen
- Armstrecken: 6-10 Wiederholungen pro Arm

Dienstag, Donnerstag, Samstag

Komplettes Bauchtraining

- Hochrollen aus der Rückenlage: 25 Wiederholungen
- Hochrollen mit Ausatmung: 5-6 Wiederholungen
- Hochrollen mit Drehbewegung: 5 Wiederholungen in jeder Richtung
- Rumpfdrehungen: 6-10 Wiederholungen

Training der Lendenwirbelregion

- Knie zur Brust heben: 6-10 Wiederholungen
- Rückendehnen im Sitzen: 6-10 Wiederholungen
- Kippen der Hüfte: 6-10 Wiederholungen

Oberschenkel- und Gesäßtraining

- Leichte Kniebeugen: 6-25 Wiederholungen
- Beinstrecken im Sitzen: 6-25 Wiederholungen mit jedem Bein
- Beinstrecken im Stehen: 6-25 Wiederholungen
- Hüftstrecken: 6-10 Wiederholungen

Unterschenkeltraining

- Wadenstrecken im Stehen: 10-50 Wiederholungen

Fettverbrenner Nummer 8

Ein zweiter Aufwind für den Nachmittag

Es ist spät am Nachmittag. Ihre geistige und körperliche Leistungsfähigkeit hat sich relativ gut gehalten – was Sie zumindest zum Teil einem Mini-Spaziergang und Ihrer guten Muskelspannkraft zu verdanken haben. Seit dem Mittagessen haben Sie mindestens einen fettbekämpfenden Imbiß zu sich genommen.

Doch jetzt, wo sich der Nachmittag dem Ende zuneigt, merken Sie, daß Ihre Energie langsam abbaut. Vielleicht denken Sie gerade an einen neuen Energieschub. Noch einen kleinen Snack – der nicht zum fettarmen Lebensprogramm gehört? Vielleicht ein süßes Sprudelgetränk? Eine Tasse Kaffee für den Koffein-Hit?

Warten Sie erst einmal ab. Es gibt sogar eine Bezeichnung für diese müde und angespannte Phase am mittleren bis späten Nachmittag. Chronobiologen nennen sie den „Breaking Point“ oder den „toten Punkt“, und es gibt viele Möglichkeiten, sie fast mühelos zu bekämpfen und zu überwinden.

Kampf der Flaute

Das Seltsame an der klassischen nachmittäglichen Flaute ist, daß Sie sie einholen kann, was immer Sie gerade tun. Wenn Sie im Büro sind und es ist gegen Ende des Arbeitstages, spüren Sie die Flaute vielleicht, kurz bevor Sie sich auf den Weg nach Hause machen. Haben Sie Besorgungen gemacht oder den ganzen Nachmittag lang Taxifahrer für die Kinder gespielt, entweicht Ihnen vielleicht gerade der letzte Rest Energie, wenn Sie zum letzten Mal zu Hause einparken. Dabei müssen Sie mit dem Essenmachen anfangen oder noch ein paar Telefonate erledigen, bevor der Tag zu Ende ist. Oder, wenn Sie den ganzen Tag zu Hause gearbeitet haben, fühlt es sich vielleicht so an, als ob spätnachmittägliche Nebelschwaden aufziehen – nicht vor dem Fenster, sondern in Ihrem Gehirn.

Während Sie den Anrufbeantworter einschalten, den Computer ausschalten oder Ihre Werkzeuge bzw. Haushaltsgeräte wegräumen, fragen Sie sich vielleicht – mit einem Gefühl der Erschöpfung – , wie Sie die nächsten paar Stunden noch schaffen sollen.

Ihre körpereigenen, noch aus der Steinzeit stammenden Stoffwechselmuster erleben irgendwann zwischen 15.30 und 17.30 Uhr einen dramatischen Abschwung. Diese weitverbreitete Talfahrt der Konzentrationsfähigkeit und Fettverbrennungskraft leitet eine streßreiche Phase der Fettbildung und Fettspeicherung ein, die die ganze Nacht lang andauern kann.

Das ist Ihre Herausforderung: Ihren Energiereserven und Ihrem Stoffwechsel einen Anstoß zu geben, der die Talfahrt abschwächen oder gar rückgängig machen kann. Sie brauchen einen zweiten Aufwind.

Frischer Wind für Ihre Segel

Zu der Herausforderung gehört auch, einen Übergang zwischen Arbeitszeit und Familienzeit zu schaffen. Für die meisten Menschen ist das Tempo bei der Arbeit ganz anders als das Tempo zu Hause. Ihr Tagesjob kann außerdem auch viel anstrengender sein als Ihre Abendbeschäftigungen.

Viele von uns haben Schwierigkeiten mit diesem Übergang. Wir kommen müde und zerstreut zu Hause an und verbringen vielleicht einen Großteil des Abends auf „Autopilot". So kümmern wir uns mechanisch um die anderen Familienmitglieder, und ein großes, fettreiches Abendessen übt eine magnetische Anziehungskraft auf uns aus. Viele von uns sparen an Bewegung zu genau der Tageszeit, an der der Körper einen belebenden, fettverbrennenden Anstoß braucht, um jetzt nicht Pfunde zu stapeln.

Zum Glück braucht Ihr Abend nicht aus einer Riesenmahlzeit mit anschließender Feierabendlethargie zu bestehen. Sie können die Flaute völlig umschiffen und am späten Nachmittag noch einen zweiten Aufwind einfangen, der den Fettverbrenner Nummer 8 einschaltet. Dazu brauchen Sie ein paar kleine Änderungen Ihrer Arbeitsroutine, bevor Sie sich auf den Heimweg machen.

Sorgen Sie für einen sanfteren Übergang zum Feierabend

Wenn Sie in einem Büro arbeiten, ist es sinnvoll, in den letzten Minuten bei der Arbeit das Tempo zu verringern. Sie brauchen eine kurze Entlastungsphase. Deshalb sollte das Ende Ihres Arbeitstages Ihren am wenigsten anstrengenden Aufgaben gewidmet sein. Hier einige Vorschläge.

Keine aufreibenden Telefongespräche. Auch wenn Sie noch etliche Rückrufe zu tätigen haben, seien Sie wählerisch. Sehen Sie sich die hinterlassenen Nachrichten an und suchen Sie sich jemanden aus, der Ihnen wohlgesonnen, positiv und optimistisch ist. Das gibt Ihnen die Gelegenheit, den Tag mit Gelächter und einer Portion Kollegialität zu beenden – ein Schulterklopfen auszuteilen und zu empfangen.

Sorgen Sie für einen frischen Morgengruß. Bevor Sie gehen, werfen Sie einen Blick auf Ihren Schreibtisch. Möchten Sie ihn morgen früh so vorfinden? Nehmen Sie sich eine

Minute Zeit, um Ihre Kaffeetasse auszuspülen, werfen Sie die Bananenschale weg und wischen Sie die Knäckebrotkrümel vom Schreibtisch. Während Sie Notizen und Papiere sortieren, stellen Sie kurz eine Liste Ihrer Prioritäten für den nächsten Morgen zusammen, so daß diese Dinge klar festgehalten sind und nicht den ganzen Abend lang in der Schublade für „ungetane Arbeit" in Ihrem Kopf herumkreisen.

Strecken Sie die Glieder. Warum schließen so viele Leute ihren Arbeitstag vornübergebeugt ab, richten sich dann mit knarrenden Gelenken auf, seufzen einmal tief auf und steuern ihr Zuhause an? Kein Gesetz schreibt vor, daß Sie den Tag so beenden müssen. Strecken Sie statt dessen ein paar Augenblicke lang Ihre Muskeln, um auch Ihren Geist zu dehnen und auszuweiten. Mit sanfter körperlicher Betätigung fließt mehr Blut durch Ihren Körper, und es fällt Ihnen leichter, sich selbst aus der verzwicktesten Arbeitssituation herauszulösen.

Halten Sie inne, um sich zu fragen, wo Sie sich angespannt oder beengt fühlen. Lockern Sie diese Körperzonen, indem Sie mit langsamen, flüssigen und entspannten Bewegungen die folgenden Übungen machen.

Kopfdrehen. Setzen Sie sich entspannt hin, lassen Sie Ihr Kinn langsam und entspannt auf die Brust sinken und drehen Sie den Kopf vorsichtig nach rechts, in einer gleichmäßigen und spannungsfreien Bewegung über das Brustbein nach links und wieder zurück.

Schulterzucken. Heben Sie beide Schultern gleichzeitig an und ziehen Sie sie so hoch wie möglich, um sie dann wieder völlig zu entspannen. Sie werden automatisch bei der Aufwärtsbewegung einatmen und schön erleichternd ausatmen, wenn Sie die Schultern fallenlassen.

Rumpfdrehen. Heben Sie im Stehen beide Ellenbogen an, als ob Sie sie auf einer brusthohen Mauer aufstützen wollten, und drehen Sie Ihren Oberkörper langsam zur Seite. Dann drehen Sie ihn mit einer flüssigen, gleichmäßigen Bewegung auf die andere Seite. Sie dürfen dabei weder wippen noch ziehen.

Handkreisen. Heben Sie Ihre Unterarme an, halten Sie sie in dieser Stellung und drehen Sie Ihre Hände aus dem Handgelenk im Kreis herum, als ob Sie mit den Fingern die Innenseite einer Hohlkugel ertasten wollten.

Kniebeugen. Stützen Sie die Hände in die Hüften oder halten Sie sich an der Schreibtischkante fest, während Sie langsam in die Hocke gehen; dann stehen Sie wieder auf. Versuchen Sie bei den Kniebeugen den Rücken gerade zu halten – werden Sie nicht schneller und überanstrengen Sie sich nicht.

Ein neuer Anfang. Lenken Sie auf dem Nachhauseweg zuerst Ihren Geist und dann Ihren Körper. Während Sie auf die Tür zugehen oder Ihren Arbeitsbereich verlassen, atmen Sie einmal sehr tief und ohne zu stocken ein und langsam wieder aus. Stellen Sie sich vor, Sie sind zu Hause. Sehen Sie, was es dort zu sehen gibt, hören Sie die Geräusche, spüren Sie die Umarmungen und das Lächeln, die für Sie die schönste Seite Ihres Zuhauses bedeuten. Sie spüren den Trost und die Zuneigung Ihrer Familie und fangen an, sich zu entspannen, denken an Liebe, Gelächter, leckeres Essen und fantastischen Sex. Lassen Sie Ihre Arbeitssorgen hinter sich. Diese gedankliche Ablösung kann so stark sein, daß sie Ihnen hilft, im Laufe weniger Augenblicke den Tag zur Ruhe zu legen und sich seelisch auf den langsameren Rhythmus zu Hause einzustimmen. Der Nachhauseweg wird sich weniger überstürzt anfühlen, die Ankunft weniger hastig.

Lassen Sie los und vertagen Sie die restliche Arbeit. Ob Sie direkt nach Hause fahren oder Kinder abholen und Besorgungen machen müssen, nutzen Sie die Übergangsphase, um abzuschalten und Ihr Tempo zu verringern. Wir lassen alle am Ende des Arbeitstages eine Menge unerledigter Dinge zurück. Haben Sie Vertrauen darauf, daß Sie am Morgen die Energie haben werden, alles erfolgreich zu Ende zu führen. Mit Ihrer Prioritätenliste für den nächsten Tag brauchen Sie sich keine Sorgen zu machen, etwas zu vergessen. Denken Sie jetzt erst einmal an zu Hause und gönnen Sie sich einen seelischen Aufschwung.

Suchen Sie sich ein Stückchen Natur. Nehmen Sie sich irgendwo zwischen dem Ende Ihres Arbeitstages und der Ankunft zu Hause ein paar Augenblicke Zeit, um etwas Schönes zu bewundern – eine Blume, eine Pflanze, eine Baumreihe oder ein Wolkengebilde am Himmel. Diese kleine Naturpause kann laut einer Studie von Dr. Rachel Kaplan der geistigen Ermüdung ausgezeichnet entgegenwirken und zu einer positiveren Stimmung führen. Zu den von Dr. Kaplan beschriebenen positiven

Kurzschalter

WISSENSKRAFT STATT WILLENSKRAFT

Endlich Frühling – das bedeutet für Hunderttausende von Büroarbeitern, daß es draußen noch hell ist, wenn sie mit der Arbeit fertig sind.

Doch was tun, wenn Sie Überstunden machen und es draußen schon dunkel ist? Oder wenn mitten im Winter der Heimweg bei Tageslicht noch Monate entfernt ist?

Sie können trotzdem mehr Licht in Ihr Tagesende bringen, selbst wenn es nicht zu 100 Prozent aus Tageslicht besteht.

Es besteht kein Zweifel, daß Sie es brauchen, wie Forscher an der Harvard Medical School herausgefunden haben. Ihre Studien zeigen, daß mehr Licht eine der besten Methoden ist, Ihrer Konzentrationsfähigkeit und Vitalität einen schnellen Anstoß zu verschaffen.

Wenn Sie morgen mit der Arbeit fertig sind, schalten Sie ein paar zusätzliche Lichter an. Ist die Sonne noch zu sehen, wenn Sie vor die Tür treten, nehmen Sie sich jetzt schon vor, eine Minute umherzugehen, um ein paar Strahlen aufzufangen. Ob elektrisches oder Sonnenlicht, Helligkeit ist eine uralte und bewährte Methode, Ihrer Energie und Stimmung am Spätnachmittag einen Aufschwung zu verschaffen – gerade wenn sie anfangen abzusinken.

Auswirkungen zählen gesteigerte Leistungsfähigkeit und verbesserte Gesundheit.

Vernachlässigen Sie diesen Schritt nicht, nur weil Sie zu Hause arbeiten. Auch wenn Sie zwischen Arbeitsplatz und Zuhause keine räumliche Entfernung zurücklegen müssen, können Sie eine Übergangszeit gebrauchen. Schalten Sie völlig ab. Treten Sie vor die Tür oder gehen Sie ein kleines Stückchen spazieren, um sich etwas Natur anzuschauen, bevor Sie „von der Arbeit nach Hause kommen“.

Eine Pause für zu Hause

Heutzutage hasten mehr und mehr Menschen nach Hause, machen in aller Eile Abendessen, blättern rasch in der Zeitung, essen schnell und fallen dann entweder in den Fernsehsessel oder stürzen sich auf die nächste Runde planmäßiger Aktivitäten – abendliche Erledigungen, elterliche Pflichten, liegengebliebener Papierkram, Berichte erstellen oder Rechnungen zahlen.

Was fehlt, ist eine kurze Verschnaufpause, um Streß und Spannung abzuschütteln und den Abend mit neuer Energie und frischem Interesse zu beginnen. Diese Ruhepause ist mehr als ein Luxus – sie ist notwendig, wenn Sie den Fettverbrenner Nummer 8 einschalten wollen. Hier einige Strategien, mit denen sie gelingt.

Rückendeckung durch den Partner. Sie und Ihr Partner haben sich ein paar Minuten privater Entspannung verdient. Wenn Sie

Kinder haben, ermöglichen Sie einander eine Erholungspause nach der Begrüßung, so daß Sie sich beide nacheinander etwas Bequemeres anziehen und eine kurze „Sendepause“ genießen können. Sie hilft, den Tag ad acta zu legen. Für Sie kann das eine warme Dusche oder ein Bad sein, für Ihren Partner ein paar Entspannungsübungen. Sie braucht nicht lang zu sein – aber sorgen Sie dafür, daß es beim Nachhausekommen eine Pause gibt, auf die Sie beide zählen können.

Wer kleine Kinder hat, könnte zu diesem Zeitpunkt beispielsweise einen älteren Schüler oder eine Schülerin für ein Stündchen zum Babysitten kommen lassen. Das bißchen zusätzliche Hilfe kann einen großen Unterschied machen. Dadurch gewinnen Sie etwas Zeit, um mit Ihrem Partner einen Spaziergang zu machen, ein paar Minuten am Fenster oder auf dem Balkon zu sitzen, durch den Garten zu streifen oder einander den Rücken zu massieren.

Lachen ist gesund. Mit Humor kann das Gehirn auf besonders einfache und wirkungsvolle Weise umschalten und die Aufmerksamkeit auf den kommenden Abend richten. Nehmen Sie mindestens eine lustige Anekdote mit nach Hause oder finden Sie eine Gelegenheit, jemandem einen harmlosen Streich zu spielen.

Kommt Ihnen das erzwungen vor? Nun, erzwingen Sie es zuerst. Wenn Sie einen Lacher ernten, kann das zu Hause für viel Entspannung sorgen und Ihre Aussichten auf eine glückliche Ehe verbessern. Eine von Psychologen durchgeführte Analyse der Rolle des Humors in der Beziehung von 50 Ehepaaren ergab, daß 70 Prozent von ihnen durch Humor glücklicher waren. Die Forscher fanden heraus, daß viele der glücklichsten Ehepaare die Fähigkeit erlernt hatten, für Heiterkeit zu sorgen.

Mit anderen Worten, vielleicht müssen Sie Ihr altes Clownstalent hervorholen und einen Blick für das Absurde und das Lachhafte entwickeln, das immer dicht unter der Oberfläche alltäglicher Ereignisse zu finden ist. (Das finden Sie nicht? Schauen Sie sich nur einen Film mit Dick und Doof oder den Marx Brothers an, wenn Sie sehen wollen, wie streßgeladene Situationen ins Absurde explodieren können.) Versuchen Sie, sich und andere zum Lachen zu bringen – und bewegen Sie sich näher auf Ihre Ziele und Träume zu.

Bewegung und ein kleiner Happen vor dem Abendessen

Es scheint logisch, daß Sie sich bewegen müssen, um mehr Fett zu verbrennen. Doch Sie sollten auch eine Vorspeise zu sich nehmen.

Wird denn die Vorspeise nicht Fett ansetzen, anstatt es zu verbrennen?

Im Gegenteil – Sie tun sich und Ihrem Stoffwechsel einen Gefallen, wenn Sie neue und vor allem fettarme Vorspeisen entdecken und genießen können. Wissenschaftler meinen, daß Sie mehr Energie und eine bessere Stimmung beibehalten, wenn Sie am Spätnachmittag und frühen Abend aktiv bleiben und vor der Abendmahlzeit ein paar wohlschmeckende fettarme Bissen zu sich nehmen. Im Endeffekt essen Sie weniger zum Abendbrot und speichern daher weniger Nahrungsmittel in Form von Fett.

Aber wer hätte gedacht, daß Sie am Ende des Tages auch weniger streitbar sind, wenn Sie diesem Muster folgen?

Es ist erwiesen, daß ein niedriger Blutzuckerspiegel und einfache, hungerbedingte Anspannung zu negativen Gefühlen und spätabendlichen Streitereien beitragen können, berichtet Psychiater William Nagler. Mit den folgenden Vorschlägen können Sie auf leckere Weise Ihren Hunger ein wenig stillen und sich gleichzeitig einen Schub fettverbrennender Energie verschaffen.

Fettarmer Aufstrich. Vollkorn-Roggenknäcke und Schwarzbrot sind Grundnahrungsmittel fettarmer, kalorienarmer Kost – aber was ist ein Stück Brot ohne Belag? So können Sie es richtig statt falsch machen: Bestreichen Sie Ihr Brot mit Frischkäse der Magerstufe oder einem fettarmen Bohnenpüree (z. B. Hummus – Kichererbsenpüree). Mit jedem Bissen haben Sie viel Geschmack und gut zu kauen, ohne daß irgendwelche Fettmacher eingeschaltet werden. Wenn Sie etwas ballaststoffreiches Gemüse wie etwa Brokkoli, Möhren und Staudensellerie dazu nehmen, haben Sie noch mehr zu knuspern und zu knacken. Sie können sich auch ein oder zwei fettfreie Vollkornkekse mit einer halben Tasse Magermilch oder Magerjoghurt servieren – solange der süße Geschmack Sie nicht dazu verlockt, mehr zu essen.

Suppe zum Hors d'oeuvre. Eine Tasse Tomatensuppe mit ein paar Vollkorn-Roggenkräckern ist eine ausgezeichnete

Vorspeise. Wie Wissenschaftler an der amerikanischen John Hopkins University meinen, kann eine Suppe als Vorspeise den Heißhunger auf Fettes und die gesamte Kalorienaufnahme reduzieren. Nicht nur das – wer zum ersten Gang Suppe ißt, nimmt während der folgenden Mahlzeit 25 Prozent weniger Fett auf als jemand, der sehr fettreiche Vorspeisen ißt.

Käse muß nicht sein. Typische Vorspeisen und Appetithappen mit Käse wie Käsespießchen, Käsetoast oder Käsekräcker sind natürlich nicht besonders fettarm. Dünne Scheiben Magerkäse und Vollkorn-Roggenkräcker anstelle von fettreichen Cocktailkräckern können Sie sich jedoch durchaus gönnen. In der Studie der John Hopkins University zeigte sich allerdings, daß eine Vorspeise mit Käse und Kräcker den Appetit auf das Abendessen kaum zügeln kann – Tomatensuppe dagegen schon. Es gilt also: Wer sich vor der Abendmahlzeit eine fettreiche Vorspeise zu Gemüte führt, stillt damit den Hunger so gut wie gar nicht.

Fettverbrenner Nummer 9

Je früher Sie zu Abend essen, desto frischer fühlen Sie sich

Stellen Sie sich vor, Sie setzen sich das Ziel, so dick wie möglich zu werden, mit so wenig Aufwand wie möglich, nur um sich selbst die besten Chancen einzuräumen, Herzkrankheiten und andere große Gesundheitsprobleme zu entwickeln. Dazu müßten Sie die größte, fettigste Mahlzeit des Tages spät am Abend zu sich nehmen. Danach müßten Sie herumsitzen und fettreiches Knabberzeug und Schokolade essen, bis Sie ins Bett gehen.

Das klingt lächerlich? Natürlich. Dennoch ist es nicht weit davon entfernt, was heutzutage viele Deutsche jeden Abend tun. Ohne Frage macht dieses Verhaltensmuster uns übergewichtig. Doch darüber hinaus gibt es Anzeichen dafür, daß so ein Verhalten den Geist umnebelt und zwischenmenschliche Beziehungen beeinträchtigt.

Die Abendmahlzeit findet gerade dann statt, wenn Ihr Stoffwechsel gerade wie eine sich überschlagende Welle abstürzt. Mit dem Einbruch der Nacht verlangsamt Ihr Körper die Verbrennung von Fettsäuren und beschleunigt die Bildung und Speicherung von Fetten. Glücklicherweise ist dieser natürliche Abschwung nicht unausweichlich – er kann verzögert werden, bis Sie ins Bett gehen.

Sie profitieren auf verschiedene Weise davon, diesen Abschwung zu verzögern, indem Sie den Fettverbrenner Nummer 9 einschalten. Sie werden sich geistig fitter fühlen, persönlichen und Familienangelegenheiten bessere Aufmerksamkeit schenken können. Und Sie werden eher geneigt sein, den ganzen Abend lang aktiv zu bleiben und gute Laune zu haben. Mit dem frischen Aufschwung des fettverbrennenden Stoffwechsels sind die Chancen geringer, daß Sie sich nach dem Abendessen nur noch vor den Fernseher hängen. Für jeden, der genau das regelmäßig tut, kann der Fettverbrenner Nummer 9 buchstäblich ein Lebensretter sein.

Ihre neuen Abendgewohnheiten

Mit sieben einfachen und praktischen Schritten können Sie Ihre Abendgewohnheiten neu definieren. Zuallererst müssen Sie sich bewußt machen, wann Sie Ihr Abendessen zu sich nehmen – der Zeitpunkt ist ein wichtiger Faktor. Achten Sie auch auf die Mengen und Proportionen von Fetten, Kohlenhydraten, Eiweiß und die gesamte Kalorienzahl der Mahlzeit.

Der dritte Punkt, über den Sie sich Gedanken machen könnten, ist, womit Sie Ihr Abendessen anfangen. Untersuchungen der chemischen Prozesse des Nervensystems haben ergeben, daß Sie den Fettverbrenner Nummer 9 unterstützen, wenn Sie Ihre Mahlzeit mit Eiweiß beginnen. Viertens können Sie die Atmosphäre und das Tempo Ihres Abendessens ändern, so daß Sie insgesamt weniger essen – und so weniger Fett zu sich nehmen. Fünftens schlage ich vor, daß Sie vor dem Nachtisch eine Pause machen. Das gibt Ihnen Zeit für den nächsten Schritt, zu dem Sie aufstehen und sich ein bißchen bewegen sollten, um für den Abend einen neuen Anfang zu machen. Die siebte und letzte Strategie besteht daraus, die Mahlzeit mit einem fettarmen Imbiß oder Nachtisch abzurunden.

Sehen wir uns diese Veränderungen näher an, die Ihnen alle dabei helfen, den Fettverbrenner Nummer 9 einzuschalten.

Je früher der Abend

Eine Zeitlang glaubten Ernährungswissenschaftler, daß Franzosen ein viel geringeres Herzinfarktrisiko als beispielsweise Amerikaner haben, weil sie zu den Mahlzeiten viel mehr Wein trinken. Doch mit verstärkter Analyse der Ergebnisse stellte sich heraus, daß auch andere Faktoren eine Rolle spielen. So fand man zum Beispiel heraus, daß Franzosen ihre größte Mahlzeit des Tages viel früher essen als Amerikaner und sich nach dem Essen mehr körperlich betätigen.

Für die meisten Franzosen ist das Mittagessen noch immer die größte Mahlzeit des Tages. Sie nehmen 57 Prozent der gesamten Kalorienmenge vor 14.00 Uhr auf, erklärt Wissenschaftler R. Curtis Ellison. Dr. Ellison fand auch heraus, daß sich Franzosen nach der Mittagsmahlzeit auf verschiedentliche Weise bis zum Abend körperlich betätigen.

In Amerika dagegen werden nur 38 Prozent der gesamten täglichen Kalorienmenge vor 14.00 Uhr aufgenommen. Die größte und damit auch die fettreichste Mahlzeit des Tages wird zumeist am Abend eingenommen. Das späte, schwere Essen macht nicht nur lethargisch, es führt auch noch zu einem anderen Problem. „Wer spät am Abend ißt, kommt leichter in Versuchung, das Frühstück auszulassen", meint Ernährungswissenschaftler Dallas Clouatre.

Auch in Deutschland geht der Trend in den letzten Jahrzehnten dahin, die größte Mahlzeit des Tages abends einzunehmen. Das führt jedoch dazu, daß der Körper sich sofort auf Fettbildungs- und Fettspeicherungsprozesse umstellt, wie Forschungsergebnisse zeigen. In einer Studie an der University of Minnesota in Minneapolis konnten Wissenschaftler feststellen, daß sich das Gewicht von Testpersonen, die 2.000 Kalorien pro Tag zu sich nahmen, auf sehr unterschiedliche Weise veränderte – je nachdem, wann sie aßen. Diejenigen, die den Großteil ihrer Kalorien früh am Tag verzehrten, nahmen ab, während Testpersonen, die die gleichen Mahlzeiten später am Tag aßen, zunahmen – und zwar beträchtlich! Der durchschnittliche Unterschied zwischen der Gruppe, die abnahm, und der, die zunahm, lag bei etwas über einem Kilo pro Woche.

Selbst wenn das Mittagessen nicht Ihre größte Mahlzeit sein kann, sollten Sie so früh wie möglich zu Abend essen.

Ideal ist die Zeit zwischen 17.30 Uhr und 18.00 Uhr. Auch ein Abendessen zwischen 18.30 Uhr und 19.00 Uhr ist wahrscheinlich in Ordnung, zumindest hin und wieder. Aber wenn Sie später als 19.00 Uhr essen, sollten Sie kleinere Portionen zu sich nehmen. Achten Sie auch darauf, langsamer zu essen.

Ihr Abendessen sollte viel Gemüse und Getreide enthalten, wie sie in allen von Leslies Rezepten in Teil 4 enthalten sind. Wenn Sie spät essen, sollten Sie besonders darauf achten, mehr Gemüse und Getreide und weniger eiweiß- und fettreiche Speisen zu essen.

Und am Wochenende? Essen Sie Ihre Hauptmahlzeit mittags, wenn Sie können – oder spätestens bis 18.00 Uhr. Falls Sie ins Kino oder Theater gehen, richten Sie es so ein, daß Sie vorher essen können, und nehmen Sie hinterher nur noch einen leichten Imbiß zu sich. Warten Sie mit einem herzhafte Abend-essen nicht bis nach der Vorstellung.

Sorgen Sie für ein leichtes und leckeres Abendessen

Um den Fettverbrenner Nummer 9 einzuschalten, müssen Sie Ihre Abendmahlzeit auf zwischen 500 und 600 sättigende und fettarme Kalorien begrenzen, wie Forschungsergebnisse zeigen. Die meisten von uns haben erstaunlicherweise keine Ahnung, wieviel sie nach 17.00 Uhr zu uns nehmen, wie die Forschung von Albert F. Smith ergab – einem kognitiven Psychologen, der das menschliche Gedächtnis studiert. Meistens können wir uns einfach nicht daran erinnern, wieviel und was wir gegessen haben, meint Dr. Smith.

„Die erste und vielleicht wichtigste Veränderung der Lebensweise ist die schriftliche Aufzeichnung“, sagt Ernährungswissenschaftlerin Kelly D. Brownell. Eine in der Fachzeitschrift *Journal of the American Dietetic Association* dokumentierte Studie enthüllt, daß zwischen dem Abnehmen und dem Aufzeichnen der gegessenen Speisen ein Zusammenhang besteht. Im Schnitt nahmen die Testpersonen mit den sorgfältigsten Aufzeichnungen am meisten ab.

Wenn Sie sich auf alle Ihre Abendmahlzeiten freuen wollen, müssen sie außer leicht auch richtig lecker sein. Doch natürlich haben Sie nicht viel Zeit, um jeden Abend aufwendige Feinschmeckermenüs zu zaubern. Was tun?

Hier einige Tips, mit denen Sie jedes Abendessen delikat machen können, ohne Ihre Zeit in der Küche zu verdreifachen.

Werden Sie Meister im Zeitsparen. Es lohnt sich, zeitverkürzende Kochmethoden für schnelle Soßen und superleicht zubereitete Suppen zu kennen. Zum Beispiel können Sie statt braunem Reis (45 Minuten Garzeit) köstlichen Couscous (5 Minuten Garzeit) kochen. Sie können sich 50 Minuten der Zubereitungszeit von Folienkartoffeln sparen und in nur 10 Minuten Beilagen anrichten, die wie im Spezialitätenrestaurant schmecken – ganz zu schweigen von minutenschneller hausgemachter Pizza und anderen schnellen, fettarmen Gerichten. Schauen Sie sich die zeitsparenden Ideen in Kapitel 14 an. Mit diesen Zubereitungsmethoden macht Ihre „schnelle Küche“ mehr Spaß, schmeckt besser und enthält viel weniger Fett.

Kochen Sie, was Sie gerne essen. Schon der Anblick, der Geruch und der Geschmack von köstlichen Speisen können dabei helfen, Ihren Stoffwechsel anzuregen und mehr Kalorien zu verbrennen als fades, langweiliges Essen. Kanadische Forscher in Quebec zum Beispiel führten zum Vergleich von schmackhaften und faden Mahlzeiten, die dem Nährwert nach identisch waren, eine Reihe von Versuchen an Tieren und Testpersonen durch. Es stellte sich heraus, daß der Geruch und Geschmack von aromatischem Essen die Thermogenese stimulierte – die Kalorienmenge, die bei der Verdauung verbrannt wird.

Kurzschalter
WISSENSKRAFT STATT WILLENSKRAFT

Holen Sie sich jetzt gleich einen frischen Notizblock oder ein Heft und schreiben Sie „Abendessen-Tagebuch“ oben auf die erste Seite. Dann schreiben Sie in den nächsten zwei Wochen alles auf, was Sie nach 17.00 Uhr bis zum Zubettgehen essen. Versuchen Sie am Ende der ersten Woche – ohne in Ihr Tagebuch zu schauen –, sich an alles zu erinnern, was Sie nach 17.00 Uhr gegessen haben. Dann vergleichen Sie diese Liste der „Erinnerungen“ mit Ihrer Aufzeichnung der „Fakten“.

Diese Gedächtnisübung wiederholen Sie nach der zweiten Woche. Mit solchen Aufzeichnungen wird Ihnen nicht nur bewußter, was Sie essen, Sie werden sich auch an jede Mahlzeit genauer erinnern können. Das hilft Ihnen bei der Entscheidung, welche fettreichen Nahrungsmittel Sie aus Ihrem Speiseplan streichen sollten, und führt Ihnen deutlicher vor Augen, wieviel Sie tatsächlich zu sich nehmen.

Was sind Ihre Lieblingsgerichte, Ihre liebsten Beilagen, Gemüse- und Obstsorten, Suppen, Brot und Nudelsorten? Identifizieren Sie, was Ihnen schmeckt. Dann fangen Sie an, Rezepte zu suchen – oder zu kreieren –, die Ihren Lieblings-

Anti-Fett-Küche auf einen Blick

Eine der einfachsten Methoden, weniger Fett mit Ihren Mahlzeiten aufzunehmen, besteht darin, die Portionsgröße fettreicherer Nahrungsmittel zu reduzieren und gleichzeitig die Portionen fettärmerer oder fettfreier Alternativen zu vergrößern. Hier einige Strategien, mit denen Sie sicher sein können, bei keiner Mahlzeit zuviel Fett zu sich zu nehmen.

- Verwenden Sie viele köstliche, fettfreie Salatzutaten mit etwas fettfreiem Dressing.
- Dünsten, backen oder dämpfen Sie Gemüse und andere Lebensmittel, anstatt sie zu braten.
- Essen Sie mehr frisches und leicht gedämpftes Gemüse.
- Servieren Sie Beilagen aus Vollkorngetreide oder essen Sie Vollkornbrot.
- Kochen oder dünsten Sie mit Gemüsebrühe und einer sehr kleinen Menge Öl. Benutzen Sie fettfreies Backspray und beschichtete Pfannen. Wenn Ihr Supermarkt kein fettfreies Backspray verkauft, können Sie sich einen Zerstäuber besorgen, wie sie für Topfpflanzen verwendet werden. Füllen Sie ihn zu ⅞ mit Wasser und ⅛ mit Oliven- oder Rapsöl. Diese Mischung muß vor jedem Gebrauch gut geschüttelt werden, dann besprühen Sie damit bei Bedarf Pfannen und Backformen – so sparsam wie möglich.
- Akzentuieren Sie den Eigengeschmack verschiedener Gerichte, indem Sie sie gut würzen – mit Pfeffer, Petersilie, Basilikum, Oregano, Chilis, Knoblauch, Zwiebeln, Schalotten, Curry, Ingwer, Meerrettich, Estragon und anderen frischen Gewürzen und Kräutern. (Je mehr Aroma, desto weniger brauchen Sie den Geschmack und das „Mundgefühl" von Fett in Ihrem Essen.)
- Wenn Sie Milch trinken, dann nur entrahmte (Magermilch, 0,1% Fett) oder teilentrahmte Milch (fettarme Milch, 1,5% Fett).
- Wählen Sie hauptsächlich Milchprodukte (z. B. Joghurt, Quark, Hüttenkäse, Frischkäse, Schmelz- und Schnittkäse) der Mager- oder Viertelfettstufe.
- Essen Sie weniger rotes Fleisch und Schweinefleisch. Ersetzen Sie es mit Bohnen, Erbsen, Linsen, Teigwaren, Reis, Kartoffeln und Gemüse.
- Anstelle von Fleisch, essen Sie kleine Portionen gedünsteten oder gegrillten Fisch, Lachs aus der Dose, Thunfisch in Wasser (nicht Öl) oder gedämpfte Schalentiere.
- Essen Sie Geflügel ohne Haut und Fettränder – Hähnchen- oder Putenbrust, -bein oder -flügel.

Fortsetzung s. Seite 225

Fortsetzung von Seite 224

- Gönnen Sie sich leckere internationale Spezialitäten – italienisch, japanisch, mexikanisch, chinesisch und griechisch zum Beispiel –, die aus Gemüse (oder Obst) mit Getreide und Bohnen und möglichst wenig Fleisch bestehen.
- Essen Sie mehr Getreideprodukte aus 100 Prozent Vollkornmehl – Brot, Kräcker, Brötchen, Knäckebrot und Nudeln.
- Essen Sie hin und wieder fettarme Vollkornwaffeln, -Pfannkuchen oder Knuspermüsli.

geschmack akzentuieren, und reduzieren Sie allmählich den Fett-, Zucker- und Cholesteringehalt.

Denken Sie an Ihre Familie. Machen Sie den guten Geschmack zu einer Herausforderung für die ganze Familie. Alle sollen mitmachen. Wenn das oberste Gebot darin besteht, neue Gaumenfreuden zu entdecken, und das zweite, den Fettgehalt zu reduzieren, ist es leichter, sich auf gesündere, fettarme Lebensgewohnheiten umzustellen.

Frisch gewürzt ist halb gewonnen. Wenn Sie Ihr Essen jedesmal mit fettfreien Gewürzen bestreuen – vor allem den scharfen –, verbrennen Sie mehr Kalorien. Zum Beispiel ist erwiesen, daß Cayennepfeffer und Senf im Essen dabei mithelfen, den Stoffwechsel anzuregen. In einer Studie wurden einer Testgruppe Mahlzeiten mit drei Gramm Chili- und drei Gramm Senfsoße serviert, eine andere Testgruppe dagegen bekam ungewürzte Mahlzeiten. Obwohl das Essen in bezug auf Fett- und Kaloriengehalt identisch war, erhöhte sich der Stoffwechsel nach dem Genuß der scharf gewürzten Speisen um 25 Prozent mehr als bei der zweiten Gruppe. Diese Wirkung scheint nicht auf alle Gewürze zuzutreffen – Ingwer zum Beispiel scheint die Stoffwechselrate nicht zu erhöhen –, aber es kann sein, daß noch viele Gewürze außer Chili und scharfem Senf zu erhöhtem Stoffwechsel und mehr Fettverbrennung führen.

Fangen Sie Ihre Mahlzeit mit Eiweiß an

Denken Sie einmal darüber nach: In erster Linie soll das Abendessen Ihnen die Energie dazu liefern, Ihren Abend zu genießen. Typische fettreiche Kost bewirkt jedoch das Gegenteil:

Wenn Sie den Abend mit einem ölgetränkten Salat, Bergen von Käse oder einer fetttriefenden Stange Knoblauchbrot beginnen, servieren Sie sich eine große Portion Nahrungsmittelfett, die Sie in eine längere Zeitspanne geistiger und körperlicher Müdigkeit stürzen kann.

Diese Phase wird irrtümlicherweise oft als Entspannung angesehen. Dabei handelt es sich vielmehr um eine Phase, in der die Speicherung von Körperfett beschleunigt wird. Und um es noch schlimmer zu machen, können zu viele Fettkalorien zu dieser Mahlzeit dazu führen, daß Sie für den Rest des Abends für körperliche Betätigung oder sogar für ein Schäferstündchen zu müde sind.

Einige Studien lassen darauf schließen, daß Sie die Produktion einer als Serotonin bekannten Gehirnsubstanz stimulieren können, wenn Sie Ihr Abendessen mit einem kohlenhydratreichen Nahrungsmittel wie etwa einem Stück Baguette beginnen. Serotonin löst eine natürliche Entspannung aus, die manchmal nicht weit von Schläfrigkeit entfernt ist. An manchen Abenden ist Schlaf vielleicht genau das, was Sie brauchen. Wenn es jedoch zu einem täglichen Rhythmus wird, kann die beruhigende Wirkung des Serotonins Sie von Ihrer abendlichen körperlichen Betätigung abhalten, und es kann sein, daß Sie damit Ihren Tiefschlaf blockieren.

Daher werden Sie wahrscheinlich feststellen, daß Ihnen das Abendessen mehr Energie verschafft, wenn Sie zu Anfang ein paar Bissen einer fettarmen, eiweißreichen Speise zu sich nehmen. Mehrere Neuropsychologen und Ernährungsforscher sind der Meinung, daß man mit Eiweiß als Vorspeise die natürliche Produktion von als Katecholaminen bekannten Neurotransmittern stimulieren kann. Diese Botenstoffe bewirken im Gehirn bis zu drei Stunden nach der Mahlzeit ein Gefühl der Wachheit und Energie.

Es gibt so viele leckere eiweißreiche Speisen für den Auftakt Ihres Abendessens. Die bereits erwähnte Tomatensuppe (mit fettarmer oder Magermilch) zählt dazu. Eine Tasse Bohnen- oder Linsensuppe ist ebenfalls eine gute Vorspeise, oder fangen Sie mit einer kleinen Portion Bohnen- oder Linsensalat oder -eintopf an.

Andere Möglichkeiten sind ein Becher Magerjoghurt, Hüttenkäse mit ein paar Scheiben frischem Obst oder ein kleines Glas Magermilch. Wenn Sie zu Ihrem Abendessen gern koffeinfreien Kaffee oder eine Tasse Tee trinken, rühren Sie mit Magermilch eine Portion Eiweiß ein, oder fangen Sie Ihre Mahlzeit mit ein paar fettarmen, eiweißreichen Bissen des Hauptgerichts an, wie etwa Bohnen oder anderen Hülsenfrüchten, gehäuteter Hähnchenbrust, Putenbrust oder Fisch.

Legen Sie einen niedrigeren Gang ein

Während der Mahlzeit können eine Reihe von Faktoren, von der Hintergrundmusik bis hin zur Eßgeschwindigkeit, einen Einfluß darauf haben, wieviel Sie essen. Hier einige Möglichkeiten, sowohl für das richtige Tempo als auch für die Stimmung zu sorgen, mit der Sie sich an Ihrer fettarmen Kost nicht so leicht überessen.

Sanfte Klänge tun gut. Forschungsergebnisse lassen darauf schließen, daß man weniger und langsamer ißt, wenn man sanfter, langsamer Musik lauscht. Im Gegensatz dazu „atmen Rock 'n' Roll-Fans ihr Essen geradezu ein“, berichtet die Ernährungswissenschaftlerin Maria Simonson. Mit sanften, wohltuenden Klängen im Hintergrund sind Sie weniger versucht, Ihr Essen herunterzuschlingen oder sich einen Nachschlag zu holen.

Meiden Sie allzu laute Geräusche. Auf die Lautstärke kommt es auch an, meinen Wissenschaftler an der University of Ulster in Nordirland. Je lauter die Hintergrundgeräusche, desto größer ist die Versuchung, viel zu essen. Ob es sich um laute Musik oder Stimmengewirr handelt, Lärm kann dazu führen, daß Sie schneller und mehr essen, wie andere Studien berichten. Wenn Sie also auswärts essen, gehen Sie lieber in ein ruhigeres Restaurant als in das Lokal mit der lauten Geräuschkulisse.

Stapeln Sie die Gabel langsamer. Es wird leichter, nicht zuviel zu essen, wenn Sie einfach das Eßwerkzeug langsamer zum Mund führen. Viele Leute essen mehr, wenn sie schnell essen, und die zusätzlichen Kalorien werden mit größerer Wahrscheinlichkeit in Form von Körperfett gespeichert. Forscher haben festgestellt, daß viele übergewichtige Menschen schneller essen, insgeheim essen, naschen, ohne sich dessen bewußt zu werden, und weiteressen, wenn sie schon satt sind. Wie eine Studie von Theresa Spiegel und ihren Kollegen an der University of Pennsylvania in den USA zeigt, verbrennen Sie mehr Fett, wenn Sie langsamer essen und die Mahlzeit länger ausdehnen. Die Wissenschaftler stellten fest, daß Testpersonen, die ihre Mahlzeiten um durchschnittlich vier Minuten verlängerten, mehr Körperfett verbrannten als Testpersonen, die schneller aßen.

Essen Sie entspannt und mit Genuß. Gewöhnen Sie sich an, Ihr Essen nicht hastig herunterzuschlingen, sondern langsam zu genießen. Sie haben einfach mehr davon. Forscher sagen, daß auch Ihre Verdauung davon profitiert. Speichel enthält ein Enzym namens Alpha-Amylase, das den Verdauungsprozeß in Gang setzt. Studien zeigen, daß Streß dazu neigt, die Aktivitäten der Alpha-Amylase einzuschränken, während Entspannungsmethoden die Aktivität des Enzyms bedeutend steigern. Wenn Sie also in einem Zustand großer Anspannung essen, können Sie wahrscheinlich komplexe Kohlenhydrate und andere Kost nicht so gut verdauen.

Machen Sie vor dem Nachschlag eine Pause. In der Studie der University of Pennsylvania fanden Dr. Spiegel und ihre Kollegen heraus, daß Personen, die 15 Minuten warteten, bevor sie sich eine zweite Portion holten, sich satter und zufriedener fühlten als Testpersonen, die sich sofort einen Nachschlag nahmen. Wenn Sie nach dem ersten Gang noch hungrig sind, lassen Sie sich ein wenig Zeit. Wahrscheinlich wird Ihr Abendessen auf diese Weise leichter und sättigender ausfallen.

Warten Sie auf das Dessert

Zu Anfang kann es natürlich schwer sein, die Kalorienzahl Ihres Abendessens innerhalb der 500- oder 600-Kalorien-Grenze zu halten. Das Problem ist, wenn Sie viel mehr Kalorien zu sich nehmen, werden diese gleich als Körperfett gespeichert.

Dem können Sie abhelfen, indem Sie ohne Nachtisch aufstehen. Mit etwas Übung fällt Ihnen die Pause vor der Nachspeise leichter. Aufgeschoben ist nicht aufgehoben, und Sie geben Ihren Geschmacksnerven die Gelegenheit, sich noch auf einen weiteren Leckerbissen zu freuen. Warten Sie einfach anderthalb bis zwei Stunden, bis Sie sich nach dem Essen ein wenig körperlich betätigt haben. Bis dahin gehen Sie längst irgendwelchen angenehmen Feierabendbeschäftigungen nach, und die Nährstoffe des Abendessens sind bereits auf dem Weg durch das Verdauungssystem.

Sitzen Sie nicht nur – gehen Sie vor die Tür

Was Sie in den 15 bis 30 Minuten nach dem Abendessen tun, stellt für Ihren Körper ein wichtiges Signal dar. Ihr Stoffwechsel wird entsprechend angeglichen und stellt die Weichen für den Tiefschlaf. Was Sie nicht tun sollten, ist sitzen bleiben – oder sich auf den Weg zum Sofa machen und den Fernseher einschalten. Das führt nur zu Fettbildung, Schläfrigkeit und Muffeligkeit anstelle von Fettverbrennung und einem angenehmen Schwung positiver Abendenergie.

Laut einer am Cooper Institute for Aerobics Research in Dallas, USA, durchgeführten Studie ist die Tätigkeit, die nach einer Mahlzeit am meisten Fett verbrennt, möglicherweise einfach langsames, stetiges Spazierengehen. Das hat für Sie noch andere Vorteile: Eine leichte körperliche Betätigung wie das Gehen kann dabei helfen, schädliche Streßhormone zu zerstreuen und Sie widerstandsfähiger gegen geistige Anspannung zu machen, so daß anstrengende Situationen Sie weniger mitnehmen. Ein Spaziergang nach dem Abendessen kann auch Ihren Schlaf meßbar vertiefen, laut Schlafforscher Peter Hauri.

Auch andere Studien sind zu dem Schluß gekommen, daß Gehen oder Wandern dabei hilft, Ihre Fettverbrenner einzuschalten. Für körperliche Betätigung hoher Intensität verbrennt der Körper Kohlenhydrate, bei niedriger Intensität ist Fett der beste Brennstoff, sagt Sportphysiologe John Duncan. Wenn Sie nach einer fettarmen Mahlzeit einen Abendspaziergang machen, ist es also wahrscheinlicher, daß Sie gespeichertes Fett anstelle von Kohlenhydraten verbrennen.

Es ist auch ein großer Vorteil, mit dem Spaziergang bis nach dem Essen zu warten. Sie können so 15 Prozent mehr Kalorien verbrennen, als wenn Sie gleich lange, gleich weit und gleich schnell auf leeren Magen spazierengehen, wie in der Fachzeitschrift *Prevention* berichtet wurde. „Essen regt das vegetative Nervensystem an“, sagt Sportwissenschaftler Bryant A. Stamford. „Sport scheint nach einer Mahlzeit zu einem doppelten Aufschwung zu führen, so daß mehr Kalorien verbrannt werden.“

Leichte Bewegung am Abend kann auch dabei mithelfen, spät am Abend auftretendem Heißhunger auf Fettes vorzubeugen, wie Studien gezeigt haben. Und wenn Sie doch noch einmal Appetit bekommen, sind Sie nach ein wenig Bewegung besser in der Lage, eine nicht dickmachende Alternative zu wählen und die Neigung zum Naschen zu umgehen.

Möchten Sie aus dem Spaziergang nach dem Abendessen das meiste herausholen? Diese Vorschläge werden Ihnen helfen, den Fettverbrenner Nummer 9 einzuschalten.

Planen Sie mindestens zehn Minuten ein. Schon ein zehnminütiger Spaziergang 15 bis 20 Minuten nach Ende der Mahlzeit reicht aus, um Ihre Muskeln ein wenig zu strecken und Ihren Stoffwechsel in Gang zu bringen. Wenn Sie Zeit haben, verlängern Sie den Spaziergang auf 20 oder 30 Minuten. Bleiben Sie jedoch bei einem angenehmen Tempo und vor allem, genießen Sie ihn. Diese Anregung Ihrer Fettverbrennungsprozesse kann bis zum nächsten Morgen anhalten.

Tragen Sie bequeme Schuhe. Sie werden weder weit kommen noch viel Spaß haben, wenn Sie anstelle von bequemen Wanderschuhen enge Modeschuhe tragen. Ziehen Sie die Schuhe schon vor dem Essen an, dann sparen Sie sich nachher die Mühe – und es wird ein bißchen leichter sein, sich nach dem Essen gleich vor die Tür zu begeben.

Nehmen Sie den Partner mit. Teilen Sie den Abendspaziergang mit Ihrem Partner – Sie werden eine Gelegenheit haben, sich zu unterhalten, ja, sogar Händchen zu halten. Machen Sie daraus eine Gewohnheit. Das gibt Ihnen die Gelegenheit, wieder miteinander auf Tuchfühlung zu kommen. Ihre Biorhythmen können so neu synchronisiert werden – die wellenförmigen Gehirn- und Körperzyklen, die übereinstimmen sollten, damit Sie gemeinsam entspannen und Gefühle starker Zuneigung sowie dauerhafte sexuelle Attraktion verspüren können.

Lassen Sie alle zur Rede kommen. An manchen Abenden möchten Sie vielleicht auch gern andere Familienmitglieder oder Freunde miteinbeziehen. Der Abendspaziergang ist eine ideale Gelegenheit für richtig gute Gespräche und allgemeine Heiterkeit – wodurch Sie sich alle näher kommen.

Immer zur gleichen Zeit. Es lohnt sich, jeden Abend ungefähr zur gleichen Zeit spazierenzugehen. Studien zeigen, daß Menschen, die sich stets um die gleiche Zeit auf den Weg machen, die Gewohnheit mit größerer Wahrscheinlichkeit beibehalten und sich darauf freuen. „Der Körper reagiert sehr gut auf Gewohnheiten“, erklärt Physiologe Frederick C. Hagerman. „Tun Sie Ihr bestes, um Ihre abendliche Bewegung stets zur gleichen Zeit einzuplanen.“

Desserts für ein fettarmes Leben

Schauen Sie sich in Ihrem Supermarkt bzw. Reformhaus oder Naturkostladen nach fettarmem Gebäck, Joghurt, Speiseeis, Pudding und anderen Nachspeisen um. Prüfen Sie stets die Nährwertinformation, um sicherzugehen, daß diese Nahrungsmittel fett- und kalorienarm sind – dann teilen Sie Ihre Portionen entsprechend ein. Kauen Sie jeden Bissen langsam und mit Genuß.

Gebäck

- Bisquitrolle, fettarm
- Knuspermüsli, fettfrei, möglichst zuckerfrei
- Körner- oder Fruchtschnitte, fettfrei und möglichst zuckerfrei
- Obstkuchen, der hauptsächlich aus Frucht besteht, mit einem sehr fettarmen Teigboden und sehr wenig Zucker oder Süßstoff
- Sand- oder Marmorkuchen, fettarm
- Vollkornkekse, sehr fettarm oder fettfrei

Joghurt, Speiseeis und Pudding

- Joghurt, fettarm oder fettfrei (geben Sie etwas fettfreies Knuspermüsli oder Obst dazu)
- Joghurt, fettarm, gefroren
- Milchreis, mit Magermilch zubereitet
- Speiseeis „Light" – sehr fettarm, möglichst wenig Zucker oder Süßstoff

Obst

- Frisches Obst, beliebige Sorte
- Apfelmus, ungesüßt
- Orangensaft, ungesüßt

Ein Anti-Fett-Nachtisch oder Imbiß am späteren Abend

Fast jeder ißt abends besonders gern. Schlimmer noch, am Abend ist auch die Versuchung besonders groß, fettreiche Freßorgien zu veranstalten oder unbewußt ununterbrochen vor dem Fernseher zu naschen. Glücklicherweise können Sie mit ein paar guten Entscheidungen diesen Verhaltensmustern ein Schnippchen schlagen.

Wenn Sie früh am Abend eine leichte Mahlzeit zu sich genommen und mit einem Spaziergang nach dem Essen Ihren

Stoffwechsel angeregt haben, machen Sie es sich erst einmal gemütlich – mit entspannenden Gesprächen, Musik, Spielen, Lesen oder Fernsehen. Dann servieren Sie sich ohne Schuldgefühle ein köstliches Dessert oder einen Ihrer Lieblingssnacks.

Im 20. Kapitel finden Sie eine Reihe von Rezepten für die Lieblings-Desserts meiner Familie, mit Nährwertanalyse pro Portion. Eine verlockende Kurzübersicht finden Sie unter „Desserts für ein fettarmes Leben“ auf Seite 231.

Wie Sie sehen werden, steht Ihnen eine herrliche Vielfalt fettarmer Nachspeisen zur Wahl. Planen Sie aber eine Portion ein, die innerhalb der Grenzen liegt – die nicht mehr als etwa 3 Gramm Fett oder 300 Kalorien enthält. Sie müssen besonders scharf aufpassen, wenn Sie Kuchen und Knabberzeug im Geschäft kaufen: Lesen Sie stets die Nährwertinformation und achten Sie auf die Portionsgröße. So können Sie sicher sein, daß Ihr Betthupferl diesen Ansprüchen gerecht wird. Kauen Sie dann gründlich jeden Bissen und genießen Sie den Geschmack. Wenn Sie fertig sind, putzen Sie sofort Ihre Zähne. Ob Sie sich dessen bewußt sind oder nicht, das Zähneputzen hilft, dem Köper zu signalisieren, daß die Zeit zum Essen jetzt vorbei ist – und es kann dem spätabendlichen Heißhunger auf Fettes einen Riegel vorschieben.

Kapitel Dreizehn

Fettverbrenner Nummer 10

Tiefer schlafen und erfrischt aufwachen

Selbst wenn Sie genug schlafen, um die Fettmacher auszuschalten – gibt es noch etwas, das Sie tun können, um während der Nachtruhe Fettverbrenner einzuschalten?

Ja, lautet die Antwort. Besserer Schlaf kann die Bildung neuer Muskelfasern beschleunigen und damit Ihre Fettverbrennungskraft erhöhen.

Nicht nur das, es gibt einige einfache Methoden, um Ihre Schlafqualität zu verbessern und gleichzeitig Ihre Chancen zu steigern, daß Ihre Nachtruhe nicht nur der Gesundheit förderlich ist, sondern auch der Verbrennung von Fettsäuren.

Ruhepause, die die Muskelspannkraft aufbaut

Für einen wirkungsvollen Fettverlust und den Aufbau der Leistungsfähigkeit ist es wichtig, daß Ihr Körper sich im Schlaf erholen kann.

„Die Erholungsfähigkeit definiert sich durch die chemischen Reaktionen, die nötig sind, damit Ihr Körper Fett abbauen und Muskeln aufbauen kann", erklärt der Sportwissenschaftler Ellington Darden. „Eine optimale Erholungsfähigkeit hängt von ausreichendem Tiefschlaf ab."

Bei erhöhter Muskelspannkraft verbrennen Sie sogar im Schlaf mehr Fettkalorien. Wie Sie diese Kalorien verbrennen, ist im Schlaf anders als im Wachzustand.

Während einer sportlichen Betätigung wird das Muskelgewebe selbst überhaupt nicht stärker; im Gegenteil, es wird abgebaut. Doch wenn Sie sich schlafen legen, gewinnen Ihre Muskelfasern an Spannkraft und vergrößern damit Ihre Stoffwechselkapazität – je tiefer Sie schlafen, desto besser.

Selbst wenn Sie tagsüber trainieren und Spannkraftübungen machen, geben Sie Ihren Muskeln also nicht die Gelegenheit zu wachsen, es sei denn, Sie gönnen ihnen eine richtige Ruhephase.

Mit den hier beschriebenen Schritten können Sie sich heute nacht einen tieferen Schlaf verschaffen – und Ihren Schlaf zu einem besseren Verbündeten im Kampf gegen das Fett und beim Aufbau Ihrer Energie zu machen. (Medizinische Informationen zu Schlafstörungen erhalten Sie bei den folgenden Stellen: Arbeitsgemeinschaft für angewandte Schlafmedizin, Uthmannstraße 8, 58452 Witten, und bei der Deutschen Gesellschaft für Schlafmedizin und Schlafforschung, HEPHATA-Klinik, Schimmelpfengstraße, 34618 Schwalmstadt-Treysa. Hier erhalten Sie auch Auskunft über örtliche Selbsthilfegruppen.)

Weg mit der dicken Decke

„Ihr Körper verbrennt jede Nacht bedeutend mehr Kalorien, wenn Sie kühl schlafen", erklärt Dr. Darden. „Ich bin davon überzeugt, daß die meisten Leute sich beim Schlafen unter zu vielen Bettdecken vergraben. Das hält ihre inneren Thermostate davon ab, sich einzuschalten und für natürliche Körperwärme zu sorgen."

Je mehr Wärme Ihr Körper liefern muß, desto mehr Fett wird verbrannt. Der Vorschlag von Dr. Darden lautet einfach: „Wenn Sie sich nachts sehr warm zudecken, versuchen Sie, ein oder zwei Schichten wegzulassen. Gewöhnen Sie es sich ab, während der Wintermonate die Temperatur mit der Heizdecke anzukurbeln oder Frotteebettücher zu benutzen." Und wenn es im Sommer richtig heiß wird, schlägt Dr. Darden vor, die Federbetten und Steppdecken links liegenzulassen und sich nur mit einem Laken zuzudecken.

Wärmen Sie sich vor dem Zubettgehen auf

Bevor Sie zu Bett gehen, brauchen Sie etwas körperliche Betätigung nach dem Abendessen, wie ich Ihnen für den Fettverbrenner Nummer 9 empfohlen habe. Die Schlafforschung bietet faszinierende neue Informationen darüber, wie diese Bewegungsphase einen tieferen Schlaf unterstützen kann.

Eines der Ergebnisse: Bewegungsarmut ist eine der Hauptursachen von Schlaflosigkeit – Studien zeigen, daß Sie besser schlafen, je fitter Sie sind. Dabei ist es nicht das Training selbst, das guttut, sondern die erhöhte Körpertemperatur.

„Wenn Sie ungefähr drei bis sechs Stunden vor dem Zubettgehen Ihre Körpertemperatur erhöhen können, wird die Temperatur gerade dann am meisten absinken, wenn Sie einschlafbereit sind", erklären Schlafforscher Dr. Hauri und sein Kollege Dr. Linde. „Die biologische ‚Talsohle' vertieft sich, der Schlaf wird tiefer, und Sie wachen weniger häufig auf", stellen sie fest.

Wenn die Körpertemperatur so wichtig ist, scheint es logisch, daß alles eine positive Wirkung hat, was Sie ein paar Stunden vor dem Zubettgehen aufwärmen kann. Diese Schlußfolgerung wird durch die Forschung von Schlafwissenschaftler James A. Horne bestätigt. Laut Dr. Horne schlafen Menschen besser, wenn sie innerhalb von drei Stunden vor dem Zubettgehen heiß baden oder duschen. Wenn Sie also den Aufwärmeffekt Ihres Fitneßtrainings einmal auslassen müssen, versuchen Sie, Ihre Körpertemperatur anzuheben, indem Sie zwei Stunden vor dem Zubettgehen duschen oder baden.

Gehen Sie nicht hungrig ins Bett

Es gibt Anzeichen dafür, daß radikale Schlankheitskuren und kalorienarme Diäten die Körpertemperatur aus dem

Gleichgewicht bringen. Wenn das passiert, dauert es wahrscheinlich viel länger, bis Sie einschlafen. Laut einer im *American Journal of Clinical Nutrition* veröffentlichten Studie stört Hunger den stärkenden „Langwellenschlaf" – Tiefschlaf, der lange Wellenmuster in Ihrem Gehirn produziert.

Wer Diät lebt, versucht es manchmal mit Fasten und denkt sich: „Wenn ich nach 17.00 Uhr gar nichts mehr esse, nehme ich wahrscheinlich mehr ab." Doch dieser Versuch des nächtlichen Fastens kann Ihren Fettverbrenner sogar ausschalten. Lange Perioden ohne Essen stellen für Ihren Stoffwechsel eine Störung dar – wenn auch keine so große, als wenn Sie sich vor dem Fernseher mit fettreichem Knabberzeug den Bauch vollschlagen.

Mit dem Fettverbrenner Nummer 9 haben Sie bereits ein gutes Repertoire fettarmer Imbisse und Nachspeisen, die Sie zwischen 20.00 und 21.00 Uhr zu sich nehmen können. Natürlich sollten Sie auch koffeinhaltige Getränke wie Tee, Kaffee und Colagetränke meiden, die Sie ganz wachhalten oder zu rastlosem Schlaf führen können.

Außerdem lohnt es sich, darüber nachzudenken, nach welchen Speisen Sie nachts am besten schlafen. Wie amerikanische Forscher am Massachusetts Institute of Technology und anderen Institutionen herausgefunden haben, ist der beste Rat, konsequent kohlenhydratreiche, fettarme, eiweißarme „Betthupferl" auszuwählen. Da vor allem Eiweiß die Wachsamkeit erhöhen kann, schlafen Sie vielleicht fast sofort tiefer, wenn Sie die relativ eiweißreichen Milchprodukte zu dieser Tageszeit aus Ihrem Speiseplan streichen.

Was tun, wenn Sie heute abend lange aufbleiben und vor dem Zubettgehen noch einmal hungrig werden? Können Sie ein paar Stunden nach Ihrem Abendimbiß oder Nachtisch einen zweiten kleinen Snack zu sich nehmen?

Natürlich. Aber halten Sie sich an ein paar Bissen fettarmer, eiweißarmer, kohlenhydratreicher Kost. Nehmen Sie sich zum Beispiel eine Scheibe Knäckebrot und ein Stück frisches Obst. Oder essen Sie zwei fettarme, ballaststoffreiche Kekse und trinken Sie dazu ein kleines Glas Orangensaft. Solche Leckereien am späten Abend können Ihren Schlaf sogar vertiefen helfen, da sie die Botenstoffe des Gehirns für Ruhe und Entspannung verstärkt auf den Plan rufen.

Schlafen Sie tiefer – ohne Uhr im Blick

Um wirklich gut zu schlafen, reicht es nicht, eine Ebene der tiefen, stoffwechselfördernden Ruhe zu erreichen, wenn sie nur kurze Zeit aufrechterhalten wird. Was Sie wirklich brauchen, ist tiefer Schlaf während der gesamten Nachtruhe.

Es gibt mindestens eine Möglichkeit, etwas an Ihrem Schlafzimmer zu verändern, um für einen tieferen Schlaf zu sorgen. „Wer kann, sollte sein Schlafzimmer zu einer zeitfreien Zone machen“, rät Dr. Hauri. „Stellen Sie den Wecker, wenn es sein muß, aber verstecken Sie ihn so, daß Sie ihn hören, aber nicht sehen können.“

Für Menschen, die unter Schlaflosigkeit leiden, ist das besonders wichtig, wie Dr. Hauri festgestellt hat. Wenn der Wecker nicht mehr im Blickfeld ist, wachen Sie nicht während der Nacht wiederholt auf und ertappen sich dabei, daß Sie das Zifferblatt anstarren. „Ohne Zeitdruck schläft es sich besser“, weiß Dr. Hauri.

Kurzschalter
WISSENSKRAFT STATT WILLENSKRAFT

Suchen Sie jetzt gleich Ihr Schlafzimmer nach Dingen ab, die Sie subtil, aber beharrlich an beruflichen oder privaten Leistungsdruck erinnern. Können Sie die Leuchtziffern Ihres Weckers vom Kissen aus sehen? Drehen Sie den Wecker andersherum.

Liegt Ihr Scheckbuch auf der Ankleide, gleich neben einem Stapel Rechnungen? Verbannen Sie Ihre finanziellen Sorgen – zusammen mit all dem anderen Papierkram – ins Nebenzimmer.

Steht Ihre offene Aktentasche auf dem Stuhl? Summt irgendwo ein Laptop-Computer vor sich hin? Liegt da eine Zeitschrift aus dem Büro, bei einem Artikel aufgeschlagen, den Sie bis zum Morgen durchlesen sollten?

Räumen Sie sämtliche Arbeitsrequisiten aus Ihrem Schlafzimmer. Wenn Sie dann heute abend zu Bett gehen, werden Sie in der streßfreiesten Zone des Hauses einschlummern.

Legen Sie am Ende des Tages die Probleme beiseite

Streß und Schlaf passen nicht zusammen. Arbeit und Schlaf auch nicht – und Familienprobleme und Schlaf schon gar nicht.

Wenn Sie sich die bestmögliche Nachtruhe verschaffen möchten, und besonders wenn Sie unter Schlaflosigkeit leiden, machen Sie es zur Familienregel, daß Ihr Schlafzimmer als gemütliche Zufluchtsstätte reserviert ist. Es ist entweder für erholsamen Schlaf oder eine liebevolle, positive sexuelle Beziehung da. Nichts anderes. Halten Sie hitzige Diskussionen, kreatives Nachdenken, Computerarbeit und monatliche Finanzen aus Ihrem Schlafzimmer fern, weil diese Ihren Körper an eine erlernte Assoziation mit Schlaflosigkeit gewöhnen.

Die Assoziationen mit Arbeit und Streß können stärker sein, als Sie sich bewußt sind, wenn diese Muntermacher den Frieden und die Intimsphäre Ihres Schlafzimmers erst einmal gestört haben. Wenn Sie merken, daß Sie oft wachliegen und Probleme und Sorgen über Sie hereinbrechen, sobald Sie Ihren Kopf auf das Kissen legen, könnte Ihre Umgebung Schuld daran sein. Selbst in der Dunkelheit kann ein Ort, der für Sie mit streßreichen Assoziationen behaftet ist, Sie um den wohlverdienten Schlaf bringen.

Stehen Sie am Wochenende zur gleichen Zeit auf wie während der Woche

Ein weitverbreiteter und allgemein geschätzter Brauch ist das „Ausschlafen“ am Wochenende. Leider ist die Gewohnheit, den Wecker am Samstagmorgen genüßlich auszuschalten und bis in die Puppen weiterzuschlafen, schlecht für den Tiefschlaf. Das liegt daran, daß das Ausschlafen die biologische Uhr Ihres Körpers durcheinanderbringt. Es führt wie der Jetlag zu einer Störung des Schlafmusters, einer Art „Leerlauf“.

Schlafforscher haben festgestellt, daß so für Sie eher weniger Energie dabei herauskommt als mehr. Nach zuviel Schlaf fühlen Sie sich nicht nur abgespannt und weniger munter, Sie können vielleicht auch in der kommenden Nacht nicht so leicht einschlafen.

Selbst wenn Sie aus irgendeinem Grund schlecht oder nicht genug geschlafen haben, ist es sinnvoll, jeden Tag ungefähr um die gleiche Uhrzeit aufzustehen und so die biologischen Rhythmen Ihres Körpers synchronisieren zu helfen.

Hin und wieder wollen Sie natürlich ein bißchen länger schlafen. Dann ist es eine gute Idee, Ihren Nachtschlaf um nicht mehr als etwa eine Stunde auszudehnen. Öffnen Sie die Vorhänge, sobald Sie aufwachen, um das Tageslicht zu genießen, und sofort fangen Sie an, den Fettverbrenner Nummer

1 einzuschalten – Sie brauchen Licht, ein wenig Bewegung und ein schönes, fettarmes Frühstück. Das alles hilft Ihnen dabei, Ihren Wach- und Schlafrhythmus zu stabilisieren.

Fühlen Sie sich manchmal morgens besonders groggy? Stellen Sie den Wecker mindestens eine Minute oder zwei früher, um noch etwas im Bett liegenzubleiben, mit den Augen zu zwinkern und Ihre Arme und Beine zu recken. Erlauben Sie Ihrem Körper, sich allmählich auf das Wachsein einzustellen. Wie Sie diese ersten Wachminuten verbringen, kann den ganzen Tag lang einen Einfluß auf Ihre Energie und Leistungsfähigkeit haben.

Zur Erinnerung: Schalten Sie die Fettverbrenner ein

Fettverbrenner Nummer 1: Kurzschalter für den Morgenstoffwechsel
Fettverbrenner Nummer 2: Fettarme, ballaststoffreiche Zwischenmahlzeiten sind wichtig
Fettverbrenner Nummer 3: Wasser und andere Anti-Fett-Getränke
Fettverbrenner Nummer 4: Aktivminuten und leichte Aerobic
Fettverbrenner Nummer 5: Ein Anti-Fett-Mittagessen
Fettverbrenner Nummer 6: Streßblockaden für überall
Fettverbrenner Nummer 7: Schnelles und leichtes Muskeltraining
Fettverbrenner Nummer 8: Ein zweiter Aufwind für den Nachmittag
Fettverbrenner Nummer 9: Je früher Sie zu Abend essen, desto frischer fühlen Sie sich
Fettverbrenner Nummer 10: Tiefer schlafen und erfrischt aufwachen

So stellen Sie Ihre eigene Küche um und sparen Fett, wenn Sie auswärts essen

Richtig oder falsch? Leckeres, gesundes, fettarmes Essen selbst zuzubereiten, dauert viel zu lang.

Falsch! Das beweisen die Tips in diesen Kapiteln.

Es stimmt schon, daß es etwas Zeit in Anspruch nimmt, herkömmlichen Naturreis und mit der langsamen Methode Hülsenfrüchte zu kochen bzw. Hefebrot zu backen. Daneben gibt es aber auch zahllose schnelle und gesunde Varianten vieler Gerichte, die Sie leicht auf den Tisch zaubern können, ohne den größten Teil des Abends in der Küche zu verbringen.

Genau das, wonach Sie gesucht haben?

Das geht Ihnen nicht allein so. Es ist eine Tatsache des heutigen Lebens, daß bei einem ausgefüllten Tagesablauf wenig Zeit zum Essenmachen übrig bleibt. Aber wie Leslie und ich festgestellt haben, bedeutet die Zubereitung schneller Mahlzeiten nicht, daß sie fettreich sein müssen. In der Zeit, die es dauert, ein Fertiggericht im Ofen aufzuwärmen oder zur nächsten Imbißstube zu laufen, können Sie eine Reihe verschiedener gesunder Mahlzeiten anrichten.

Teil 3

Beim Erweitern unseres Repertoires an fettarmen Rezepten haben Leslie und ich auch gleichzeitig Buch geführt über die Tricks, die wir entwickelt haben, um so schnell wie möglich in die Küche hinein- und aus der Küche herauszukommen, mit minimaler Vorbereitungs- und Aufräumzeit.

So stellen Sie Ihre Küche um

Kapitel Vierzehn

Mahlzeiten in Minuten: fettarme „schnelle Küche" zu Hause

Der Schlüssel zur schnellen fettarmen Küche liegt in der Vorausplanung. Wenn Sie zum Beispiel eine gut gefüllte Vorratskammer haben, so daß alle Zutaten, die Sie brauchen, stets griffbereit sind, gibt Ihnen das das Gefühl, in Ihrer Küche und bei der Ernährung Ihrer Familie die Oberhand zu behalten. (Dazu geben wir Ihnen noch einige Tips im 17. Kapitel.) Sie müssen auch im voraus darüber nachdenken, was Sie im Lauf der Woche essen wollen, so daß Sie Ihren Einkauf zusammenstellen können und nicht mehrmals zeitraubende Exkursionen zum Supermarkt machen müssen. Und Sie können vorausplanen: Wenn Sie beispielsweise am Mittwoch frischen Fisch essen möchten, wissen Sie, an welchem Tag Sie auf Ihrem Heimweg von der Arbeit an den Abstecher zum Fischgeschäft denken müssen.

Menschen, die sehr gerne kochen – dazu zählt meine Frau Leslie –, macht es allerdings Spaß, wenn sich die Zubereitung ein wenig hinauszieht. Genausogern sitzen wir dann bei der appetitlichen fettarmen Mahlzeit eine ganze Weile am Tisch, wenn sie aus dem Ofen kommt. Das machen wir aber nicht jeden Tag. Oft wollen wir einfach so wenig Zeit wie möglich in der Küche verbringen. Trotzdem möchten wir, daß das Essen besonders lecker schmeckt, damit wir ständig motiviert sind, unser fettarmes Lebensprogramm beizubehalten. Darum ist es wichtig, einen Rezeptvorrat für die Tage zu haben, an denen wir nur schnell etwas zu Essen auf den Tisch bringen müssen. Ich habe Ihnen hier ein paar zeitsparende Taktiken aufgezählt, die Sie in Ihrem Haushalt einsetzen können, wenn es schnell und am liebsten auch noch unkompliziert gehen soll.

Investieren Sie jedes Wochenende zehn Minuten in die Planung der Mahlzeiten. Sie werden erstaunlich viel Zeit sparen, wenn Sie jedes Wochenende ein paar Minuten darauf verwenden, die Hauptmahlzeiten der kommenden Woche auszuwählen.

Die Vorausplanung beschränkt Ihren Einkaufszettel auf das Notwendige, und Sie werden sich viel seltener in letzter Sekunde fragen müssen, was Sie nun schon wieder kochen sollen.

Sie könnten sogar schon am Wochenende ein paar Minuten damit verbringen, Bohnen und andere Hülsenfrüchte vorzukochen. Oder Sie bereiten etwas Brotteig zu, den Sie einfrieren und später in der Woche wieder auftauen, aufgehen lassen und backen können. So können Sie jederzeit rasch einen Laib köstliches selbstgebackenes Brot auf den Tisch zaubern.

Verteilen Sie Küchenaufgaben. Wenn Sie Kinder haben, spart das Aufteilen von Verantwortung in der Küche Zeit und bringt die Familienmitglieder enger zusammen. Sobald die Kinder alt genug sind, können sie den Tisch decken und abräumen, das Geschirr spülen und auch bei der Zubereitung der Mahlzeiten mithelfen. In vielen Familien sind diese gemeinsamen Minuten ein einfaches, wichtiges tägliches Ritual, das Verbundenheit signalisiert.

Bei uns zu Hause ist Leslie besonders froh darüber, daß sie ein schnelles, leckeres, fettarmes Essen in der Gewißheit zubereiten kann, daß ihre Aufgabe in der Küche erledigt ist, wenn die Mahlzeit auf dem Tisch ankommt. Die anderen Pflichten sind fest verteilt: Unsere Kinder helfen, den Tisch zu decken und abzuräumen, und ich mache sauber und spüle das Geschirr.

Einkaufslisten sparen Zeit. Wann immer eine Zutat zur Neige geht, schreiben Sie sie sofort auf einen Einkaufszettel, der sich ständig in Ihrer Reichweite befindet. Warten Sie nicht, bis gar nichts mehr übrig ist. Das führt nur dazu, daß Sie wegen eines Artikels noch einmal ins Geschäft müssen. Ihr Leben wird leichter, und Sie sparen sich etliche Wege, wenn Sie die Zutaten schon aufschreiben, bevor der Vorrat völlig zur Neige geht.

Geben Sie Rezepten eine persönliche Note. Wann immer Sie ein Rezept abändern, vermerken Sie es mit Bleistift am Rand. Ob Sie eine Zutat ersetzen, die Garzeit verändern oder andere Gewürze wählen, um den Vorlieben Ihrer Familie entgegenzukommen – machen Sie sich gleich eine Notiz. Wenn Sie das Gericht das nächste Mal zubereiten, müssen Sie sich nicht fragen, was Sie genau anders gemacht hatten.

Sparen Sie Garzeit. Benutzen Sie den Mikrowellenherd, damit das Auftauen und Erhitzen schneller geht. Die Mikrowelle kann Ihr bester Verbündeter sein, wenn Sie Vorbereitungs- und Garzeit reduzieren wollen. Besonders nützlich ist sie für alles, was eine lange Garzeit hat, wie etwa Schmorgerichte, Soßen, Folienkartoffeln und manche Hülsenfrüchte.

Auch ein Drucktopf oder Schnellkochtopf empfiehlt sich als wertvolle Küchenhilfe. Schneller können Sie Hülsenfrüchte nicht kochen. Zwei Stunden Köcheln können auf 30 Minuten Dampfdruck verkürzt werden. Die Garzeit vieler anderer Gerichte – Naturreis, Soßen, Suppen und Eintopf zum Beispiel – kann mit dem Drucktopf auf ein Drittel der gewöhnlichen Zeit verkürzt werden. Trotz der kürzeren Garzeit geht dabei der Geschmack nicht verloren.

Aus eins mach zwei: Verdoppeln Sie die Rezeptmenge. Bei uns zu Hause machen wir oft doppelt soviel Suppe, Eintopf, Schmorgerichte und andere Speisen, die sich gut einfrieren lassen. Wenn wir gegessen haben und die Speisen abgekühlt sind, geben wir die Reste – genug für eine ganze weitere Mahlzeit – in Behälter mit fest schließenden Deckeln und stellen sie in die Tiefkühltruhe. Bitte sehr – ein komplettes „Gefriermenü".

An Tagen, an denen wir spät dran sind und keine Zeit zum Kochen haben, tauen wir das gefrorene Essen auf, erhitzen es im Ofen (oder in der Mikrowelle) und servieren es mit einem schnell angemachten Salat und etwas Brot. Wir finden, daß

Fettarme Hausaufgaben leicht gemacht: Wie Sie in der Nährwertinformation das Fett finden

Die Packung verrät Ihnen die Fakten – und mit etwas Übung werden Sie mit einem Blick in der Lage sein, anhand des Etiketts fettarme Lebensmittel zu erkennen.

Portionsgröße

Fragen Sie sich, ob Sie auch tatsächlich soviel essen werden, wie auf der Packung als Portionsgröße angegeben ist. Wenn ja, brauchen Sie keinen Taschenrechner, um herauszubekommen, wieviel Fett und wieviele Kalorien darin enthalten sind. Wenn Sie aber auf einen Schlag doppelt soviel essen werden, denken Sie daran, alle Angaben mal zwei zu nehmen.

Brennwerte und Fettgehalt (gesamt)

Hierbei sollten Sie lieber auf die Gesamtzahlen als auf die Prozentsätze achten. Wenn Sie wissen, wieviele Kalorien und wieviel Fett Sie sich pro Tag gestatten können, verraten Ihnen diese Zahlen sofort, ob Sie mit dem Imbiß oder dem Gericht, das Sie gerade essen wollen, innerhalb des erlaubten Rahmens bleiben.

Gesättigte Fettsäuren und Cholesterin

Nicht mehr als 10 Prozent Ihrer Kalorien sollten aus gesättigten

Fortsetzung s. Seite 247

diese fettarmen Mahlzeiten viel besser schmecken – und viel billiger sind – als alle tiefgefrorenen Fertiggerichte aus dem Supermarkt.

Frieren Sie Ihr Lieblingsbrot ein. Halten Sie stets ein oder zwei Vollkornbrote und ein paar Brötchen zum schnellen Auftauen in der Kühltruhe bereit. Damit können Sie innerhalb von Minuten eine Mahlzeit abrunden.

Weichen Sie Hülsenfrüchte ein. Für viele der leckersten und gesündesten Rezepte mit Bohnen und anderen Hülsenfrüchten ist ein wenig schnelle und einfache Vorbereitung nötig, zum Beispiel das Einweichen über Nacht. Hier kommt Ihnen wieder die Vorausplanung zugute. Wenn die Bohnen bereits eingeweicht sind, müssen sie nicht mehr ganz so lange kochen.

Fortsetzung von Seite 246

Fettsäuren stammen. Was das Cholesterin betrifft, rät die Deutsche Herzstiftung, daß die Nahrungsaufnahme an Cholesterin pro Tag 250 bis 300 mg nicht überschreiten sollte.

Nährwertinformation		
Portionsgröße:1 Behälter (227 g)		
Kalorien 240	Fettkalorien 25	
	% der täglichen Menge*	
Fettgehalt (gesamt) 3 g		5%
Gesättigte Fettsäuren 1,5 g		8%
Cholesterin 15 mg		5%
Natrium 135 mg		6%
Kalium 500 mg		14%
Kohlenhydrate (gesamt) 46 g		15%
Ballaststoffe 1 g		4%
Zucker 44 g		
Eiweiß 9 g		
Vitamin A 4%	Vitamin C 10%	
Kalzium 35%	Eisen 0%	
*Prozent der täglichen Menge basieren auf einer Ernährung mit 2.000 Kalorien pro Tag		

Natrium/Kochsalz

Natrium bzw. Kochsalz hat zwar direkt nichts mit Fett zu tun, kann jedoch im Übermaß genossen zu hohem Blutdruck führen und so für manche Leute ein weiteres Gesundheitsrisiko darstellen.

Ballaststoffe

Je mehr, desto besser. Ballaststoffreiche Lebensmittel unterstützen den glatten Ablauf im Verdauungssystem, und weil Sie sich damit länger satt fühlen, helfen Ihnen ballaststoffreiche Lebensmittel letztendlich dabei, allgemein weniger zu essen und so weniger Fett und weniger Kalorien zu sich zu nehmen.

Wenn die Zeit drängt, sind Bohnen aus der Dose ein guter Ersatz. Ihr einziger Nachteil ist, daß sie viel Salz enthalten, weil sie in einer salzhaltigen Lake konserviert sind. Es gibt jedoch eine einfache Methode, das Salz in Dosenbohnen zu reduzieren: Lassen Sie sie einfach abtropfen und spülen sie in einem Sieb nach.

Essen Sie mehr Blattsalat – sparen Sie Zeit beim Waschen der Blätter. Mögen Sie Salate auch so gern? Ertappen Sie sich dabei, selten frischen grünen Salat zu essen, weil es so lange dauert, die Zutaten zu waschen?

Wenn Sie vom Markt oder Supermarkt Blattsalat mit nach Hause bringen, waschen Sie einfach genug für mehrere Mahlzeiten. Weil trockene Blätter länger frisch bleiben als nasse, trocknen Sie dann alle Blätter auf einmal mit der Salatschleuder. Wickeln Sie die Blätter vorsichtig in ein sauberes Küchenhandtuch ein, geben Sie sie in eine Plastiktüte und legen sie in den Kühlschrank, bis sie gebraucht werden. So müssen Sie nur einmal Salatblätter waschen, und die gewaschenen und getrockneten Salatzutaten bleiben drei oder vier Tage lang frisch.

Hamsterkauf von Soßen und Suppen. Wenn Sie fettfreie Hühner- oder Gemüsebrühe in Dosen kaufen, nehmen Sie gleich mehr mit, als sie brauchen, so daß Sie stets einen Vorrat im Regal haben. Die Dosen lassen sich schnell öffnen, und Sie können damit bei vielen Gerichten im Handumdrehen für herzhaften Geschmack sorgen.

Klassiker, auf die Sie sich freuen können

In den alten Zeiten fettreicher Ernährung hatten viele Mütter ihre Standardgerichte für jeden Wochentag. Frikadellen am Montag, Rippchen am Dienstag, Bratwurst am Mittwoch und so weiter. Nicht viel Abwechslung – aber diese verläßlichen, vertrauten Rezepte ließen sich leicht zubereiten.

Nun, heute ist Fett nicht mehr der Mittelpunkt Ihrer Mahlzeiten, und Sie servieren jetzt andere Gerichte. Doch es ist noch immer etwas Schönes, auf richtige Klassiker zurückgreifen zu können. Im Anschluß finden Sie einige unserer liebsten neuen Haupt- und Nebengerichte und Nachspeisen. Und weil wir in unserem Haushalt gern neue Geschmacksnoten ausprobieren, werden die Standardgerichte nie fade, so oft wir sie schon serviert haben, weil wir ständig neue Gewürze ausprobieren, damit der Geschmack interessant bleibt. Sie sind schnell und einfach zubereitet, lecker – und besonders fettarm.

Pizza und Pitta-za Spezial

Viele Lebensmittelgeschäfte bieten heute Fladenbrot aus Vollkornmehl, etwa türkisches Fladenbrot oder italienische Focaccia. Sie lassen sich besonders leicht in der Gefriertruhe aufbewahren, weil sie, flach wie sie sind, nur wenig Platz wegnehmen. Damit können Sie jederzeit eine hausgemachte Pizza zaubern, die weniger Fett als ihr Gegenstück aus der Pizzeria enthält.

Eine „Magerpizza“ zu backen, dauert sogar weniger Zeit, als eine Pizza vom Bringdienst kommen zu lassen. Für eine Pizza aus Vollkorn-Pitta-Brot heizen Sie den Ofen auf 180°C vor und backen Sie das Fladenbrot, bis es leicht knusprig ist. Belegen Sie es mit Tomatensoße, gewürfeltem Gemüse und Gewürzen und schieben Sie Ihre Pizza noch einmal kurz in den Ofen, bis der Belag durch und durch erhitzt ist. Sie können leckere Varianten wie fettarmen Käse dazugeben, aber das ist eigentlich schon alles. Billiger als eine gelieferte oder abgeholte Pizza, schmeckt besser und enthält viel weniger Fett.

Spaghetti und Konsorten

Nudeln gehören zu den beliebtesten Schnellgerichten unserer Familie. Um den Geschmack abwechslungsreich zu gestalten, kochen wir mit mehreren verschiedenen Nudelsorten: Weißmehl- und Vollkornspaghetti, Linguine, Rotini und Wagenräder (die Lieblingsnudeln unseres Fünfjährigen). Außerdem variieren wir die Soßen.

Eine einfache Tomatensoße, ob sie im Laden gekauft oder nach einem der Rezepte in diesem Buch angemacht ist, läßt sich leicht abändern und mit neuen Geschmacksnoten aufpeppen. Manchmal geben wir Reste dazu – gegartes Hähnchen, Fisch oder Meeresfrüchte, Tofu, gekochte Bohnen, Gemüse, frische Kräuter, Zwiebeln und Knoblauch. Und mit ein wenig Magermilch oder ungesüßter Kondensmilch (4% Fett) können Sie eine traditionelle Tomatensoße in eine cremige Kreation verwandeln.

Ein appetitliches Pilaw im Handumdrehen

Ein Pilaw hat die einfachsten Zutaten, alle fettarm und nahrhaft, und so können Sie in Rekordzeit eine exotisch anmutende Mahlzeit zubereiten.

Wir schwitzen dazu in wenig Öl gehackte Zwiebeln und Knoblauch kurz an, geben ein schnellkochendes Getreide wie Naturreis parboiled, Bulgur oder Perlgerste dazu. Ausreichend fettfreie Hähnchen- oder Gemüsebrühe zugießen und mit ein paar Prisen Kräutern abschmecken. Das Ganze muß ungefähr 10 Minuten köcheln. Zum geriebener Orange- oder Zitronenschale.

Kost wie aus Fernost

Eine weitere erstklassige schnelle Mahlzeit erhalten Sie, wenn Sie Naturreis kochen oder gekochten Reis aufwärmen, chinesische Nudeln oder japanische Soba-Nudeln (aus Buchweizenmehl) beigeben und darauf kurz gedünstetes Gemüse mit oder ohne Hähnchenfleisch, Meeresfrüchten, Tofu oder Hülsenfrüchten servieren. Träufeln Sie etwas natriumarme Sojasoße oder Teriyaki-Soße als fettfreie Würze oder schnelle Marinade darauf.

Delikates Geflügel im Schnellverfahren

Sie können gehäutete Hähnchen- oder Putenbrust in nur wenigen Minuten auf Grillschaltung garen und haben damit sofort eine Grundlage für eine schnelle, fettarme Mahlzeit.

Die Beilagen nehmen auch nicht viel mehr Zeit in Anspruch. In fünf Minuten können Sie Couscous machen (ein köstliches Getreidegericht), und gedämpftes Gemüse dauert etwa ebenso lange. Servieren Sie dazu einen gemischten Salat mit fettarmem oder fettfreiem Dressing und etwas Vollkornbrot, und Sie können in unter einer halben Stunde eine stattliche Mahlzeit auf den Tisch stellen.

Unwiderstehliche Bohnen-Pittas

Erhitzen Sie ein selbstgemachtes oder gekauftes (fettfreies) Bohnenpüree und verteilen Sie eine Schicht davon in aufgeschlitztem Pitta-Brot aus Vollkornmehl. Das ist einer der schnellsten fettarmen Klassiker bei uns zu Hause. Dazu geben wir außerdem fettarme saure Sahne, Salsa, Tomaten, Salatblätter oder Sprossen, ein wenig Gouda oder Edamer (Viertelfettstufe), grüne Gemüsepaprika oder Chilis und gewürfelte Zwiebeln. Ein fantastisch schmeckendes, fettarmes gefülltes Fladenbrot, das in zehn Minuten fertig ist.

Mexikanisch in Minuten

Eine Variante der Bohnen-Pittas läßt sich mit Vollkorn-Tortillas oder fettarmen weichen oder knusprigen Taco-Hüllen herstellen. Bereiten Sie sie mit der gleichen Füllung wie Bohnen-Pittas zu oder sehen Sie sich die Taco-Mahlzeit in Kapitel 19 an, deren Zubereitung auch nicht viel länger dauert.

Fettarme Hacksteaks mit Brötchen

Wenn Sie gehackte Putenbrust oder eine fettarme Fertigmischung für Gemüsebratlinge zur Hand haben, können Sie jederzeit eine schnelle Mahlzeit auftischen. Bewahren Sie in der Tiefkühltruhe stets große, weiche Vollkornbrötchen auf und tauen Sie sie im Mikrowellenherd oder im Ofen auf, während Sie die anderen Zutaten fertigstellen. Wir essen unsere fettarmen „Hamburger“ gern mit Tomaten, Salatblättern oder Bohnensprossen, Zwiebeln und eingelegtem Gemüse. Stellen Sie einfach Ihre eigenen Lieblingszutaten zusammen. Die Zubereitung dauert insgesamt etwa 15 Minuten.

Mamas schnelle, fettarme Antipasti

Sorgen Sie dafür, daß Sie stets Dosen mit weißen und schwarzen Bohnen, Thunfisch in Wasser, Gemüsepaprika, kleinen Maiskölbchen, Artischockenherzen (in Wasser, nicht in Öl), eingelegte rote Bete und andere gesunde Leckerbissen im Kühlschrank und in der Vorratskammer haben. Jedes dieser schnell zubereiteten Gerichte ist zudem fettarm. Wenn Sie in Dosen mit Salzlake eingelegte Ware abtropfen lassen und abspülen, sind sie außerdem natriumarm.

Richten Sie eine Auswahl Ihrer Lieblingszutaten dekorativ auf einem großen Teller an, den Sie zuvor mit frischen grünen Salatblättern garniert haben. Beträufeln Sie das Ganze mit Zitronensaft oder Balsamessig und streuen Sie frische Kräuter darauf.

Blitzschnelles Fruchtpüree

Bewahren Sie geschältes und in Scheiben geschnittenes Obst in Plastiktüten in der Gefriertruhe auf. Wann immer Sie einen Nachtisch brauchen, geben Sie eine Obstmischung in die Küchenmaschine, stellen ein glattes Püree her und servieren es sofort. Unsere Lieblingszutaten für dieses Instant-Püree sind Pfirsiche, Kiwifrüchte, Himbeeren, Brombeeren, Blaubeeren und Erdbeeren, aber es gelingt mit beinahe jeder Obstsorte.

Flinker Fisch

Frische Fischfilets sind wirklich im Handumdrehen zubereitet. Achten Sie nur darauf, gleichmäßig dünne Filets auszuwählen, weil sie am schnellsten gar werden. Heizen Sie

Das A und O der Omega-3-Fettsäuren

Es ist relativ bekannt, daß bestimmte Fischsorten der Gesundheit zuträgliche Fettsäuren enthalten, die Omega-3-Fettsäuren heißen. Aber woher können Sie wissen, welcher Fisch solche Fettsäuren enthält? Und welche Auswirkungen haben sie überhaupt genau?

Zunächst einmal muß gesagt werden, daß verschiedene Fischarten sehr unterschiedliche Mengen dieser Fettsäuren enthalten. Bei manchen beschränkt sich der Prozentsatz der Omega-3-Fettsäuren auf 5 Prozent des gesamten Fettgehalts, bei anderen kann er bei bis zu 40 Prozent liegen.

Zu den Omega-3-Fettsäuren zählen technisch gesehen verschiedene Fettsäuren, darunter jedoch eine, der eine besondere Wirkung auf das menschliche Herz zugeschrieben wird. Sie schützt vor Herzkrankheiten und Herzinfarkten, indem sie die Aggregation (Verklumpung) der Blutplättchen hemmt, den LDL-Spiegel senkt („schlechtes" Cholesterin) und den HDL-Spiegel erhöht („gutes" Cholesterin). Bei diesem Wunderöl handelt es sich um Eicosapentaensäure.

Hochseefische wie Lachs, weißer Thunfisch, Makrele, Hering und Sardinen enthalten viel von dieser Fettsäure. In geringeren Mengen findet sich Eicosapentaensäure auch in Dorsch, Weißfisch, Bonito, Alse, Pompano, Heilbutt, Säbelfisch, Seebarsch, Forelle und einigen anderen Fischarten.

Weil die Omega-3-Fettsäuren mit der Eicosapentaensäure nur einen Teil des Fettgehalts des Fischs ausmachen, können Sie nicht ständig nach Herzenslust Fisch essen, nur um den kardioprotektiven Effekt auszunutzen. Wie bei allen anderen Arten von Fett ist es auch hier wichtig, sich nur ganz kleine Portionen zu Gemüte zu führen.

Omega-3-Fettsäuren sind auch in pflanzlicher Form erhältlich, wenn auch in kleineren Mengen. Zu den ausgezeichneten vegetarischen Alternativen zählen getrockenete Bohnen, Tofu (Sojabohnenkäse) und Walnüsse.

Studien zeigen, daß ein geringer Schutz gegen Erkrankungen der Herzkranzgefäße schon entstehen kann, wenn Sie ein- oder zweimal die Woche eicosapentaensäurehaltige Lebensmittel verzehren. Auch Diabetiker und Arthritispatienten können von Eicosapentaensäuren profitieren.

den Ofen auf Grilltemperatur vor (230-250°C). Schieben Sie den Fisch auf den Rost, prüfen Sie nach 3 Minuten, ob er schon gar ist und bestreichen Sie ihn gleichmäßig mit Ihrem Lieblingssaft (Orangen- oder Zitronensaft oder würzigem Gemüse-Tomaten-Cocktail) oder fettfreier Marinade.

Couscous – geschwind und geschmackvoll

Dies ist eine Beilage, die hervorragend schmeckt, zu allem paßt und leicht zubereitet ist. Gewürfelte Zwiebeln und gehackten Knoblauch in ein wenig Oliven- oder Rapsöl kurz anschwitzen.

Etwas Couscous (oder Bulgur), Hähnchen- oder Gemüsebrühe und Gewürze wie Petersilie, Basilikum oder Currypulver einrühren. Abdecken, vom Herd nehmen und 10 Minuten stehen lassen. Mit der Gabel leicht auflockern und servieren.

Um für etwas Abwechslung zu sorgen, geben Sie hin und wieder gewürfelte Tomaten, Wasserkastanien oder in Streifen geschnittene rote Gemüsepaprika dazu.

Abkürzungen für eilige Köche

Jeder Koch und jede Köchin entwickeln fixe Tricks, mit denen die eigenen Rezepte einfacher und schneller von der Hand gehen. Mit solchen Zeitsparern werden Sie es ebenso einfach finden, frisches Obst, Gemüse und Getreide zuzubereiten, wie Fertiggerichte oder industriell verarbeitete Lebensmittel zu verwenden. Mit diesen Abkürzungen sparen wir zu Hause beim Kochen wertvolle Minuten:

In Sekundenschnelle Knoblauch schälen

Legen Sie einzelne Knoblauchzehen auf ein Schneidebrett. Schlagen Sie mit der flachen Seite eines breiten Küchenmessers darauf. Die Schalen sollten jetzt einfach abplatzen. Dann drücken Sie die Zehen durch eine gute Knoblauchpresse.

Süßkartoffeln in Minuten

Wenn Sie die Garzeit der nährstoffreichen Süßkartoffel um 50 Minuten verkürzen wollen, schneiden Sie die ungeschälten Knollen, anstatt sie ganz als Folienkartoffeln zu backen, zunächst in große Würfel. In etwa 10 Minuten garkochen. Abtropfen lassen und servieren.

Um hin und wieder für Abwechslung zu sorgen, schneiden Sie die Süßkartoffeln in 1½ cm dicke Scheiben und bestreichen sie mit natriumarmer Sojasoße. Mit ein paar Tropfen

Fortsetzung s. Seite 257

Fettarme Gerichte für eilige Leute

Die Zubereitungs- und Garzeit der folgenden Gerichte beträgt zwischen 10 und 60 Minuten. Für manche (mit einem * versehen) ist jedoch zusätzliche Marinier- oder Kühlzeit erforderlich.

Nudeln und Nudelsoßen

Engelshaar-Pasta mit frischer Tomatensoße (Seite 365)
Zubereitungszeit: 35 Minuten
Fettuccine mit roter Paprikasoße (384)
Zubereitungs- und Garzeit: 15 Minuten
Frittata mit Linguine und Brokkoli (Seite 311)
Zubereitungs- und Garzeit: 20-30 Minuten
Orientalische Nudeln (Seite 342)
Zubereitungs- und Garzeit: 30 Minuten
Pasta Rustica (Seite 391) *Zubereitungs- und Garzeit: 30 Minuten*
Zitronen-Linguine mit Parmesan (Seite 357)
Zubereitungs- und Garzeit: 10-20 Minuten

Salate und Salatsoßen

Balsam-Dressing (Seite 397) *Zubereitungszeit: 5 Minuten*
Blattspinat mit Birnen, Walnüssen und warmer Senf-Vinaigrette (Seite 382) *Zubereitungs- und Garzeit: 10 Minuten*
Cäsar-Salat (Seite 392) *Zubereitungszeit: 5 Minuten*
Cremiges Knoblauch-Dressing (Seite 359)
Zubereitungszeit: 5 Minuten
Frischer grüner Bohnensalat* (Seite 377)
Zubereitungszeit: 20 bis 25 Minuten
Gemischter grüner Salat mit sahnigem Dressing aus frischem Basilikum* (Seite 366) *Zubereitungszeit: 10 Minuten*
Griechischer Pastasalat (Seite 327) *Zubereitungszeit: 15 Minuten*
Grüne Salatmischung mit italienischer Parmesan-Vinaigrette (Seite 374)
Zubereitungszeit: 5 Minuten
Grüner Salat mit junger roter Bete, gerösteten Walnüssen und Ahorn-Himbeer-Vinaigrette (Seite 404) *Zubereitungszeit: 10 Minuten*
Grüner Salat mit Pfirsich-Pekannuß-Dressing (Seite 314)
Zubereitungszeit: 10 Minuten
Gurken-Dill-Salat (Seite 326) *Zubereitungszeit: 10 Minuten*
Hähnchenfleischsalat mit Pfirsichen und Pekannüssen (Seite 318)
Zubereitungs- und Garzeit: 20 Minuten
Israelischer Salat* (Seite 316) *Zubereitungszeit: 10 Minuten*
Lollo biondo und Lollo rosso mit Ahorn-Walnuß-Dressing (Seite 401)
Zubereitungszeit: 10 Minuten

Mischgemüsesalat (Seite 396) *Zubereitungszeit: 10 Minuten*
Roter Salat mit Pinienkernen und Kirschen und Dressing aus getrockneten Tomaten (Seite 386) *Zubereitungszeit: 10 Minuten*
Salat mit Gurken und roten Trauben (Seite 323) *Zubereitungszeit: 10 Minuten*
Salat Nouveau (Seite 358) *Zubereitungszeit: 10 Minuten*
Texmex-Nudelsalat (Seite 336) *Zubereitungszeit: 20 Minuten*
Vier-Bohnen-Salat mit Balsam-Vinaigrette* (Seite 332) *Zubereitungszeit: 10 Minuten*
Zitrussalat mit Ingwer-Meerrettich-Dressing (Seite 350) *Zubereitungszeit: 15 Minuten*

Gemüse, Bohnen und Getreide

Brauner Basmatireis mit Zitrone (Seite 363) *Zubereitungs- und Garzeit: 45 bis 50 Minuten*
Brokkoli mit Zitronen-Amandine (Seite 396) *Zubereitungs- und Garzeit: 15 Minuten*
Bunter Maissalat* (Seite 339) *Zubereitungszeit: 10 Minuten*
Couscous-Pilaw (Seite 380) *Zubereitungs- und Garzeit: 10 Minuten*
Gebackene Falafel (Seite 325) *Zubereitungszeit: 15 Minuten; Backzeit: 20 Minuten*
Gebackene Süßkartoffeln mit Muskatnuß-Sahne (Seite 363) *Zubereitungszeit: 5 Minuten; Backzeit: 35–45 Minuten*
Grüne Bohnen Spezial (Seite 385) *Zubereitungs- und Garzeit: 20 Minuten*
Kartoffelpüree einmal anders (Seite 394) *Zubereitungs- und Garzeit: 20–25 Minuten*
Mit Honig glasierte junge Möhren (Seite 381) *Zubereitungs- und Garzeit: 25 Minuten*
Quesadillas (Seite 329) mit Erbsen-Guacamole (Seite 330) *Zubereitungs- und Garzeit: 40 Minuten*
Tacos (Seite 360) - *Zubereitungs- und Garzeit: 15 Minuten*
Texanische schwarze Bohnen (Seite 369) *Zubereitungszeit: 10 Minuten*
Würzige Backkartoffeln (Seite 376) *Zubereitungszeit: 10 Minuten, Backzeit: 20 Minuten*

Suppen und Eintöpfe

Großmutters Hähnchenfleisch-Gemüse-Eintopf (Seite 402) *Zubereitungs- und Garzeit: 45 Minuten*
Herbstliche Kürbis-Käse-Suppe (Seite 338) *Zubereitungszeit: 10 Minuten, Backzeit: 45 Minuten*

Fortsetzung s. Seite 256

Fettarme Gerichte für eilige Leute – *Fortsetzung*

Herzhafte Gazpacho* (Seite 308) *Zubereitungszeit: 15–20 Minuten*
Sauer-scharfe Suppe (Seite 389)
Zubereitungs- und Garzeit: 25 Minuten
Texanisches Hähnchen-Chili (Seite 346)
Zubereitungszeit: 10 Minuten, Garzeit: 1 Stunde
Wildreis-Kastanien-Suppe (Seite 335)
Zubereitungs- und Garzeit: 1 Stunde

Geflügel

Hähnchen-Fajitas „Santa Fé" (Seite 368)
Zubereitungs- und Garzeit: 25 Minuten
Hähnchenschnitzel mit Himbeer-Vinaigrette (Seite 356)
Zubereitungs- und Garzeit: 35 Minuten
Putenhacksteak im Brötchen (Seite 375)
Zubereitungs- und Garzeit: 20 bis 30 Minuten

Meeresfrüchte

Mit Pfeffer gebratene Kammuscheln (Seite 383)
Zubereitungs- und Garzeit: 15 Minuten
Pikanter Fischtopf „Vera Cruz" (Seite 361)
Zubereitungs- und Garzeit: 40 Minuten
Thailändische Gemüse-Krabben-Pfanne (Seite 388)
Zubereitungs- und Garzeit: 45 Minuten

Brot und Gebäck

Amerikanisches Maisbrot (Seite 348)
Zubereitungszeit: 10 Minuten, Backzeit: 20 Minuten
Buttermilchkekse mit grünen Chilis und Gouda (Seite 310)
Zubereitungszeit: 10 Minuten, Backzeit: 12–15 Minuten
Hummus mit Pitta-Brot (Seite 315) *Zubereitungszeit: 15 Minuten*
Linsencreme mit Pitta-Brot (Seite 349)
Zubereitungszeit: 10 Minuten, Garzeit: 45 Minuten
Pfefferkuchen-Muffins (Seite 340)
Zubereitungszeit: 10 Minuten, Backzeit: 20 Minuten
Pitta-Taschen mit Bauernsalat (Seite 333)
Zubereitungszeit: 15 Minuten
Schnelles Bulgurbrot (Seite 320)
Zubereitungszeit: 5 Minuten, Backzeit: 45 Minuten
Schnelles Haferbrot (Seite 313) Zubereitungszeit:
15 Minuten, Backzeit: 30 bis 40 Minuten
Vollkornbaguettes mit Ratatouille und gegrillter Mozzarella
(Seite 322) *Zubereitungs- und Garzeit: 45 Minuten*

Oliven- oder Rapsöl vermischt knusprig und goldbraun grillen.

Es gibt auch eine Mikrowellen-Variante: Stechen Sie mehrmals mit einer Gabel in die Süßkartoffeln und garen Sie sie im Mikrowellenherd. Eine Kartoffel ist in etwa 4 bis 5 Minuten weich. Wenn Sie pro Durchgang vier Kartoffeln in der Mikrowelle haben, liegt die Garzeit eher bei 10 bis 12 Minuten.

Kürbis im Nullkommanichts

Mit Ihrem Mikrowellenherd können Sie Kürbisfleisch in unter 10 Minuten butterweich garen. Schneiden Sie den Kürbis in der Mitte durch und stechen Sie mit einer Gabel an mehreren Stellen die Schale ein. Je nach Sorte ist der Kürbis nach 8 bis 10 Minuten gar.

Finden Sie einen schnellkochenden Ersatz

Naturreis muß ganze 45 Minuten gekocht werden, bevor er gar ist. Wenn Sie dafür keine Zeit haben – und Sie keinen vorgekochten braunen Reis im Kühlschrank aufbewahren – versuchen Sie es mit diesen schnellkochenden Getreidesorten, die in 5 bis 12 Minuten servierfertig sind (am besten im Drucktopf gekocht).

- Bulgur: 7 Minuten
- Graupen: 12 Minuten
- Couscous: 5 Minuten
- Naturreis parboiled: 10 Minuten

Kapitel Fünfzehn

Bauen Sie den Fettgehalt jeder Mahlzeit ab

Viele von uns haben lebhafte Erinnerungen an verlockende Wohlgerüche, die bei unserer Mutter oder Großmutter durch das Haus zogen. Das Weitergeben von Rezepten und Traditionen von einer Generation zur nächsten hat etwas ganz Besonderes, etwas Vertrautes und Verläßliches. Schon seit dem Beginn der Menschheit gilt Essen als Symbol der Fürsorge, des Teilens und der Zuneigung.

Unglücklicherweise enthalten wahrscheinlich so manche unserer Lieblingsgerichte Unmengen von Fett. Heißt das, daß Sie sie aufgeben müssen?

Nein – vor allem dann nicht, wenn Sie lernen, wie Sie mit einfachen Methoden den großartigen Geschmack beibehalten und das überschüssige Fett abbauen können.

Zeit für einen Ölwechsel?

So, die Bratpfanne steht vor Ihnen. Der Salat hat noch keine Soße. Etwas Öl muß her, aber welches ist am gesündesten?

Vom gesundheitlichen Standpunkt sind Oliven- und Rapsöl zwei der besseren Ölsorten zum Braten und für Salate, aber nur, wenn sie in begrenzten Mengen verwendet werden.

Warum gerade diese zwei?

Beide enthalten besonders viele einfach ungesättigte Fettsäuren, die erwiesenermaßen dabei helfen, das Cholesterin im Zaum zu halten. Außerdem kann Olivenöl gegen Herzkrankheiten schützen helfen, wie Studien an der Stanford University in den USA ergeben haben. Wissenschaftler haben festgestellt, daß Olivenöl die Bildung von Blutgerinnseln reduzieren kann, die zu Gehirnschlag und Herzinfarkt führen. Verschiedene Studien unter Brustkrebs- und Darmkrebspatienten ergaben, daß Olivenöl anscheinend im Gegensatz zu anderen Ölsorten der Bildung von Tumoren nicht förderlich ist.

Sie können Rapsöl verwenden, wenn sie den starken Eigengeschmack von Olivenöl nicht herausschmecken möchten – vor allem bei süßem Gebäck. Eine kleine Menge Olivenöl schmeckt jedoch lecker in einer Salatsoße. Sie können auch eine kleine Menge zum Braten nehmen, vor allem für Fisch, oder nur ein paar Tropfen ins Kochwasser geben, wenn Sie Nudeln kochen.

Backpulvergebäck und -brot gelingt gut, wenn Sie $^{3}/_{4}$ des laut Rezept erforderlichen Fetts mit Apfelmus ersetzen. Steht in einem Kuchenrezept beispielsweise 120 g Butter auf der Zutatenliste, nehmen Sie einfach 30 g Butter und 90 g Apfelmus als Ersatz für das restliche Fett.

Dann machen Sie einen Geschmackstest. Sind Konsistenz und Geschmack des Kuchens gut, können Sie es das nächste Mal sogar mit noch weniger Fett versuchen. Wenn es an Geschmack zu fehlen scheint, nehmen Sie beim nächsten Mal mehr Süßmittel, Vanille, Zitrone oder Gewürze wie Zimt und Muskatnuß. Schauen Sie sich einfach das ursprüngliche Rezept an und finden Sie heraus, welche Aroma- und Geschmacksstoffe Sie hervorheben können, indem Sie mehr davon benutzen.

Wenn Sie Zutaten ersetzen, achten Sie auf die Garzeit – besonders beim Backen. Je nach ersetzter Zutat kann sich die Backzeit verändern. Benutzen Sie zum Beispiel anstelle von Zucker Honig oder Ahornsirup, stellen Sie den Ofen um 10° kühler. Diese flüssigen Süßmittel werden schneller braun als Zucker.

Wie wir in unserer Küche entdeckt haben, können Sie neue, gesündere Varianten Ihrer alten Leibgerichte kreieren. Dieses Kapitel bietet eine Reihe schneller, praktischer Tips, die Sie gleich ab heute in Ihrer Küche einsetzen können.

Sie finden hier auch Tips für das Backen von Vollkornbrot und das Kochen von Getreide und Hülsenfrüchten – Bohnen, Erbsen und Linsen. Es ist kein Geheimnis, daß diese Lebensmittel bei einem fettarmen Lebensprogramm Ihre besten Weggefährten sind. Getreide und Hülsenfrüchte sind nahrhaft, köstlich, ballaststoffreich, enthalten alle lebenswichtigen Nährstoffe, sie machen satt und schmecken gut. Zumeist sind sie leicht zubereitet, und sie enthalten wenig oder kein Fett. Trotzdem scheinen viele Leute zu glauben, daß es zu kompliziert ist, damit zu kochen.

Aber wenn Sie sich an gesunder Kost sattessen wollen, werden Sie sich daran gewöhnen müssen, Mahlzeiten mit viel Vollkorngetreide und Hülsenfrüchten zuzubereiten. Werfen Sie einen Blick in die fettfreie Vorratskammer und Sie finden braunen Kurzkorn- und Langkornreis, Hirse, Hafer- und andere Getreideflocken, Vollkornmehl aus Gerste, Hafer, Mais, Roggen und Buchweizen und Hülsenfrüchte wie Linsen, Augenbohnen, Kichererbsen, Kidney-, Borlotti-, schwarze und weiße Bohnen.

Wir bieten Ihnen zahlreiche Tips, wie Sie mit diesen Zutaten am besten umgehen. Sie werden Kochmethoden, Garzeiten und Qualitätsrichtlinien für die verschiedenen Hülsenfrüchte finden. Die Ratschläge zum Brotbacken werden nützlich sein, wenn Sie bei den Rezepten in Teil 4 angelangt sind. Natürlich sind alle Methoden, mit denen Sie Fett aus Ihren Leibgerichten verbannen und mehr Getreide und Hülsenfrüchte verwenden können, in unserer Küche getestet.

Tips für den Zutatentausch

Man muß schon ein wenig experimentieren, um den Geschmack erfolgreich beizubehalten, wenn das Fett reduziert wird. Sie werden merken, daß manche Rezepte sich besser als andere auf fettarm oder fettfrei abwandeln lassen.

Da Fett und Salz häufig benutzte Geschmacksverstärker sind, kann es sein, daß Sie das Endresultat ein wenig fade

Fortsetzung s. Seite 265

Gesunde Tauschgeschäfte

Diese Tabelle bietet Ihnen eine gute Vorstellung davon, wie selbst ein einfacher Austausch von Rezeptzutaten das Fett drastisch reduzieren kann. Bei manchen der vorgeschlagenen Zutaten handelt es sich um einen direkten Tausch – zum Beispiel Magermilch statt Vollmilch, womit Sie pro Tasse 8

Anstelle von...	Nehmen Sie...	Fett-Reduktion (gramm)
Soßen und süßer Brotaufstrich		
100 g Mayonnaise (80% Fett)	100 g fettarme Salatcreme (11% Fett)	69
Béchamelsoße mit 250 ml Vollmilch, 4 EL Mehl und 4 EL Margarine	Béchamelsoße mit 250 ml Magermilch und 4 EL Mehl	28
25 g Nuß-Nougat-Creme	25 g Apfel-Birnenkraut, ungesüßt	7
Milchprodukte und Eier		
100 g saure Sahne (40% Fett)	100 g saure Sahne (10% Fett)	30
100 g Schlagsahne (40% Fett)	100 g Schlagsahne (10% Fett)	30
100 g Frischkäse (Doppelrahmstufe, 23% Fett)	100 g Frischkäse (Viertelfettstufe, 2% Fett)	21
100 g Speisequark (Doppelrahmstufe, 20% Fett)	Speisequark 100 g (Magerstufe, 0,3% Fett)	19,7
100 g Camembert (Doppelrahmstufe, 33% Fett absolut)	Camembert 100 g Halbfettstufe (9% Fett absolut)	24
100 g Schmelzkäse (Doppelrahmstufe, 30% Fett absolut)	100 g Schmelzkäse (Halbfettstufe, 12% Fett absolut)	18
100 g Hüttenkäse (Doppelrahmstufe, 20% Fett)	100 g Hüttenkäse (Magerstufe, 1% Fett)	19
100 g Schnittkäse (Vollfettstufe, 30% Fett absolut)	100 g Schnittkäse (Viertelfettstufe, 8% Fett absolut)	22
1 Tasse Vollmilch	1 Tasse Magermilch	8
1 großes Ei	2 Eiweiß	5

Gramm Fett sparen. Manche Vorschläge sind dagegen kreativer – und auf alle Fälle ein wenig Experimentierfreude wert.

Am meisten kommt es darauf an, geniale Methoden zu entwickeln, um den Geschmack zu erhalten. Zum Glück liegt der Geschmack oft mehr bei naturgemäß fettarmen oder fettfreien Zutaten als bei fettreichen.

Anstelle von ...	Nehmen Sie...	Fett Reduktion (Gramm)
Fette und Öle		
250 ml Öl	275 g Apfelmus	218
120 ml Öl oder 120 g Margarine	60 ml Öl, 60 g Butter oder Margarine	46
2 EL Butter oder Margarine	1¼ Sekunden sprühen mit fettfreiem Backspray	10
Fleisch und Fisch		
120 g Rinderhack, gegrillt	120 g gehackte Putenbrust, gegrillt	22
450 g magere Schweineschulter (vor dem Garen)	450 g Schwertfisch (vor dem Garen)	20
120 g weißer Thunfisch in Öl	120 g weißer Thunfisch in Wasser	8
120 g gebratene Hähnchenbrust mit Haut	120 g gebratene Hähnchenbrust ohne Haut	4
Snacks, Beilagen und Nachspeisen		
1 Tasse gebuttertes Popcorn, in Öl aufgepufft	1 Tasse ungebuttertes Popcorn ölfrei aufgepufft	15
30 g trocken geröstete Erdnüsse	30 g geröstete Kastanien	13
1 Folienkartoffel mit 2 EL Butter	1 Folienkartoffel mit 2 EL fettfreier Sahne und Schnittlauch	11
1 Croissant	1 Hörnchen, 1 Brötchen oder 1 Bagel	10
30 g Kartoffelchips	30 g fettfreie Kartoffelchips	10
125 ml Vanilleeis	125 ml gefrorener Vanillejoghurt	8
1 Scheibe Pizza mit Käse und Salami	1 Scheibe Pizza mit Käse und Pilzen	4
2 Plätzchen mit Schokoladenstückchen	2 kleine Fruchtschnitten	4

Der wahre Jungbrunner: Vegetarier leben länger

Selbstverständlich enthalten die Haupt- und Zwischenmahlzeiten, die wir für das fettarme Leben empfehlen, viel frisches Obst und Gemüse. Das ergibt Sinn, weil sie wenig oder kein Fett, dafür jedoch viele der Nährstoffe, die Sie für Ihren Energiehaushalt brauchen, in großen Mengen enthalten.

Es gibt jedoch noch einen weiteren Vorteil. Obst und Gemüse enthalten auch Stoffe, die den Alterungsprozeß Ihrer Zellen verlangsamen können, wie Forscher herausgefunden haben.

Viele Obst- und Gemüsesorten enthalten Vitamine und andere natürliche Substanzen, die die Neutralisierung freier Radikale unterstützen können – das sind molekulare Fragmente, die Körperzellen schädigen können. Die Blockierung freier Radikale ist entscheidend, wenn Sie Ihren Körper vor degenerativen Krankheiten und frühzeitigem Altern bewahren wollen.

Mit anderen Worten, das viele Obst und Gemüse, das Ihre Gesundheit erhält, während Sie das Fett bekämpfen, kann Ihnen auch dabei helfen, jünger auszusehen und sich jünger zu fühlen.

Doch was sind freie Radikale genau, und wie können Sie die Nährstoffe vor ihnen schützen?

Die weithin akzeptierte „freie Radikalentheorie" besagt, daß instabile, hochgradig reaktionsbereite Atomgruppen, die zwischen unseren Zellen unterwegs sind, sich leicht mit Sauerstoff verbinden, so daß Oxidation entsteht. Oxidation greift Stoffe an, was zum Beispiel dazu führt, daß Metall rostet und Obst verdirbt. Die freien Radikale der Zellen setzen eine Kettenreaktion mit einer schädigenden Wirkung in Gang, die von Biochemikern als „Kaskade" bezeichnet wird. Der Schaden betrifft in erster Linie die DNA, das genetische Material innerhalb des Zellkerns. Wenn die DNA beschädigt wird, können die Auswirkungen zu Krebs, Herzkrankheiten und vorzeitigem Altern führen.

Esen Sie frisches Obst und Gemüse, nehmen Sie damit auch Substanzen auf, die Anti-Oxidantien genannt werden. Hierbei handelt es sich um Stoffe, die freien Radikalen einen Strich durch die Rechnung machen und Oxidationsvorgänge verhindern können. Sie verhindern die durch freie Radikale verursachte rücksichtslose Zerstörung. Anti-Oxidantien in frischem Obst und Gemüse sind Beta-Carotin – das in hellfarbenem und dunkelgrünem frischen Gemüse enthalten ist – und Vitamin C.

Andere Substanzen, die freie Radikale in Zaum halten helfen, sind die

Fortsetzung s. Seite 265

Fortsetzung von Seite 264
wichtigen B-Vitamine (B_1, B_6 und Pantothen-Säure), Cystein (eine Aminosäure), Zink, Selen, Catechole und Indole – schützende Substanzen, die in Kartoffeln und Bananen vorkommen. Rechnen Sie dazu noch die vor Radikalen schützende Wirkung von Chlorophyll, das in den meisten grünen Gemüsesorten enthalten ist, dann wird klar, daß frisches Obst und Gemüse Ihre Zellen rundum schützen.

finden, wenn Sie diese beiden Zutaten reduzieren oder weglassen. Sorgen Sie einfach für Ausgleich, indem Sie mehr Kräuter und Gewürze verwenden, um den Geschmack zu verstärken. (Und für süße Rezepte können Sie anstelle des Fetts mehr Süßmittel verwenden.) Wo stark industriell verarbeitetes Getreide – Auszugsmehl oder weißer Reis zum Beispiel – mit gesundem Vollkorngetreide ersetzt wird, kommt damit nicht nur ein unverwechselbarer Geschmack in das fertige Gericht, sondern es wird auch sättigender und nahrhafter. Manche Soßen schmecken gar nicht viel anders, wenn bei ihrer Zube-reitung kein Öl verwendet wird, aber Gebackenes kann ohne Fett trocken und fade sein, wenn Sie nicht aufpassen. Bei anderen Rezepten werden Sie merken, daß Sie die Butter-, Margarine- oder Ölmenge leicht und erfolgreich halbieren können. Ein ganzes Ei kann gut durch zwei Eiweiß, Vollmilch durch Magermilch ersetzt werden.

Gesundheit von Grund auf

Wenn Sie die Fettmenge in den Leibgerichten Ihrer Familie reduzieren, ist es wichtig, auch am Rind- und Schweinefleisch sowie anderen Fleischsorten zu sparen.

Sind Sie noch nicht auf fleischarme Kost eingestellt, bieten wir Ihnen hier ein paar Tips, wie Sie sich langsam umgewöhnen können. Oft ist es leichter, als man zuerst denkt. Wer wenig oder kein Fleisch ißt, hat bereits eine wichtige und gesundheitsfördernde Kostumstellung hinter sich.

Immer mehr Forscher und Gesundheitsorganisationen empfehlen heute eine allmähliche Umstellung auf eine vegetarische Kost, die Vollkorngetreide, Bohnen und andere Leguminose, Früchte, Gemüse und fettarme oder fettfreie Milchprodukte umfaßt. Andere empfehlen eine halbvegetarische

Kost, die geringe Mengen gehäutetes Geflügel oder Fisch zuläßt, dagegen nur wenig oder überhaupt kein Rind- oder Schweinefleisch.

Die Argumente für eine vegetarische oder halbvegetarische Kost werden durch Forschungsergebnisse gestützt. In einer Studie an der Universität Kuopio in Finnland blieben medizinische Forscher sieben Monate lang mit frischgebackenen Vegetariern in Kontakt und stellten fest, daß bei ihnen die Gesamtwerte des Cholesterins im Blut im Schnitt um 9 Prozent absanken. Die HDL-Werte („gutes" Cholesterin) stiegen an, wodurch sich der gesamte Cholesterinwert um 2,5 Prozent verbesserte. Nach sieben Monaten konnten 38 Prozent der Personen, die auf vegetarische Kost übergewechselt waren, von einem verbesserten Konzentrationsvermögen, mehr Vitalität und weniger Müdigkeit berichten.

Eine vegetarische Ernährung kann auch die Stimmung beeinflussen. Forscher einer fünf Jahre dauernden Studie zum Thema Herz und Familie in Portland, Oregon (USA), teilen mit, daß viele Menschen, die ihre Ernährung auf weniger Fett und Gebratenes und dafür mehr fettarmes Vollkorngetreide, Obst, Gemüse und Hülsenfrüchte umstellen, unter weniger „Alltags-Blues" leiden. Sie zeigen auch weniger Anzeichen von Wut und Aggressionen. Die Studie läßt darauf schließen, daß gesundes, fettarmes Essen – mit einer Tendenz zu mehr vegetarischen Mahlzeiten – dabei helfen kann, mit Alltagsstreß besser umzugehen.

Noch heute glaubt so mancher, daß Fleisch Nährstoffe enthält, die vegetarischer Kost fehlen. Ernährungswissenschaftler, die in den USA jahrzehntelang Tausende, Zehntausende Vegetarier sorgfältig untersuchten, sind zu dem Schluß gekommen, daß sie im allgemeinen gut ernährt sind. Sie weisen sogar weniger chronische Krankheiten auf als der Rest der amerikanischen Bevölkerung.

Der durchschnittliche Vegetarier hat einen niedrigeren Blutdruck und einen gesünderen Cholesterinspiegel als Fleischesser. Weniger Vegetarier leiden unter Herzkrankheiten, Osteoporose, Fettleibigkeit, Arthritis, Diabetes und Nierenkrankheiten. Wenn Sie von einer fettreichen fleischlichen Ernährung auf fettarme vegetarische Kost umsteigen, senken Sie wahrscheinlich auch Ihr Risiko, bestimmte Krebsarten zu entwickeln. Ihr Immunsystem dürfte allgemein gestärkt werden, wie Studien zeigen. Einer der Gründe dafür, daß vegetarische Ernährung das Krebsrisiko senkt, besteht darin, daß Obst und Gemüse weniger Mutagene enthalten – Substanzen, die zu Krebs führen können. „Unsere vorläufige Hypothese ist, daß Mutagene in gebratenem und gegrilltem Fleisch Brust-, Prostata- und Darmkrebs auslösen und eine fettreiche Ernährung diese Krebsarten fördert", so Wissenschaftler der American Health Foundation im Staat New York. „Bratkartoffeln und ähnliche Speisen enthalten auch Mutagene, aber Fleisch enthält tausendfach mehr."

Schmerzlose Schritte in ein fleischärmeres Leben

Tag für Tag können Sie bewußte Schritte unternehmen, um weniger Fleisch zu essen und so Ihre Ernährung fettärmer zu machen. Ob Sie nun das Fleisch schließlich völlig weglassen oder nicht, Sie werden feststellen, daß das, was sich zuerst wie eine große Herausforderung anhört, zu einer angenehmen neuen Gewohnheit werden kann. Hier ein paar Vorschläge, wie Sie die Sache angehen können.

Gönnen Sie sich frischgebackenes Brot und Brötchen. Es macht Spaß, einmal in der Woche selbst Brot zu backen. Der Duft von frischem Brot gehört eindeutig zu den schönen Dingen des Lebens.

Wenn Sie wenig Zeit haben, könnten Sie in eine der vielen Brotbackmaschinen für die Küche investieren, die heutzutage im Handel erhältlich sind. Sie können natürlich auch beim Bäcker oder im Naturkostladen frisches Vollkornbrot kaufen. Probieren Sie auch einmal neue Geschmacksrichtungen aus: Außer Roggen- und Weizenbrot und -brötchen aus Vollkornmehl gibt es noch andere Mischungen, zum Beispiel Hirse-, Gersten- oder Fünfkornbrot, Hafer- oder Müslibrötchen und viele mehr.

Reine Vollkornprodukte können Sie zu jeder Mahlzeit essen. Der natürliche Geschmack von Vollkornbrot ist oft so köstlich, daß Sie nur wenig Margarine oder Butter brauchen – und diese schließlich in nicht allzu langer Zeit ganz weglassen können.

Essen Sie weniger rotes Fleisch. Gehen Sie die Sache mathematisch an. Essen Sie diese Woche ein Fünftel weniger rotes Fleisch. Kaufen Sie in der Woche darauf wieder ein Fünftel weniger ein. Vielleicht können Sie dabei gleichzeitig Rind- oder Schweinefleisch durch fettarme Hähnchen- oder Putenbrust oder frischen Fisch ersetzen. Wenn Ihre Fleischportionen immer kleiner werden, können Sie Fleisch allmählich eher als eine Art Garnierung Ihrer Hauptmahlzeit betrachten.

Ein realistischer Schritt? Ja, zumindest für die meisten von uns. Ihr erstes Ziel könnte es sein, nicht mehr als eine Portion mageres Fleisch, Fisch oder Geflügel pro Tag zu essen, wobei Sie diese Portion auf zwischen 90 und 120 g beschränken (etwa so groß wie ein Stapel Spielkarten).

Sorgen Sie für mehr Geschmack. Niemand will seine Ernährung verändern, es sei denn, die neuen Haupt- und Zwischenmahlzeiten bieten spannende neue Geschmackserlebnisse. Reservieren Sie ein Kühlschrankfach für Würzmittel und bewahren Sie dort Ihre liebsten scharfen und aromatischen Zutaten auf – Knoblauch, Meerrettich, Salsa, Chutney, Senf und Pfeffersoße –, und schmecken Sie damit jede Ihrer Mahlzeiten nach Wunsch ab.

Ständig neue Salate – mit Pep. Sehen Sie sich nach Gemüse mit Farbe und neuen Geschmacksnoten um. Wenn Sie an Ihrem Gemüsegeschäft vorbeikommen oder auf dem Wochenmarkt sind, halten Sie nach den vielen verschiedenen Zutaten für großartige Salate Ausschau. Haben Sie zum Beispiel schon einmal Salat mit frischem Blattspinat, Grünkohl (der allerdings zuerst blanchiert, gedämpft oder gekocht werden muß) oder Radicchio gemacht? Möhren, Tomaten, Zwiebeln, Brokkoli und Blumenkohl gibt es jederzeit zu kaufen. Probieren Sie zur Abwechslung auch einmal ein wenig fein gewürfelte Äpfel, gehackte Nüsse oder geraspelten Magerkäse für zusätzlichen Geschmack. Testen Sie neue fettfreie Salatsoßen, die im Supermarktregal erscheinen, und sehen Sie sich auch in Naturkost- und Feinkostläden danach um. Wenn Sie herausgefunden haben, welcher Geschmack Ihnen an der gekauften Soße gefällt, können Sie Ihr eigenes Dressing herstellen. Außer den Rezepten für fettarme Salatsoßen in Teil 4 können Sie auch einfach mit einer sehr kleinen Menge Olivenöl, einem großzügigen Spritzer Balsamessig oder Zitronensaft und Ihren Lieblingsgewürzen Ihr eigenes Dressing herstellen.

Strecken Sie Ihre Lieblingsgerichte mit Obst und Gemüse. Geben Sie einem Gericht, das Sie gerne mögen, etwas Rohkost bei, und Ihre Umstellung auf eine fettarme Ernährung wird von vertrauten Geschmacksnoten begleitet sein. Wenn Sie gern Thunfisch- oder Geflügelsalat essen, versuchen Sie einmal, ihn mit fettarmer Salatcreme und gewürfelten roten oder grünen Gemüsepaprika anzumachen. Dazu geben Sie noch ein paar Scheiben Tomaten, Zwiebeln oder Gurken – oder alle drei. Auf frischen Römer- oder Kopfsalatblättern servieren – so sorgen Sie in Minutenschnelle für mehr Gemüse, obwohl Sie an der Hauptzutat Ihres Lieblingssalates oder belegten Brötchens nichts verändert haben.

Verwenden Sie für Eintöpfe und Kasserollen weniger Fleisch und dafür mehr Gemüse, Getreide oder Teigwaren. Wenn Sie daran gewöhnt sind, Brot oder Knäcke mit fettem Schinken oder Salamischeiben zu essen, ersetzen Sie das Fleisch oder die Wurst mit frischen, knackigen Scheiben Gurken, Möhren, Stangensellerie oder Zucchini. Servieren Sie eine Vorspeise, probieren Sie es mit appetitlichen Brokkoli- oder Blumenkohlröschen, dazu scharfer Salsa und fettarmen oder fettfreien cremigen Dips.

Schauen Sie sich die Spezialitätenregale näher an. Planen Sie mehr fettarme und fettfreie Mahlzeiten mit Spezialitäten aus aller Welt ein – Ihren liebsten chinesischen, thailändischen, mexikanischen italienischen und anderen Gerichten.

Legen Sie für Ihre Küche einen guten Vorrat an Gemüsesuppen, fettfreien Bohnen in Dosen, fettarmen Vollkornkräckern, Nudeln, Fruchtsaft, frischem Obst und Gewürzen an. Erweitern Sie Ihren Speiseplan durch Beilagen, Suppen oder Aufläufen mit „exotischen“ neuen Lebensmitteln wie Basmatireis, Buchweizen, Bulgur, Couscous, Quinoa und Tempeh.

Probieren Sie auch einmal, mit einem Wok ohne Fleisch und mit wenig Öl eine schnelle orientalische Reis-Gemüse-Pfanne zu zaubern. Ihre geschmacklichen Vorlieben könnten sich schneller verändern, als Sie denken – das haben vor Ihnen schon viele festgestellt.

Entdecken Sie neue fettarme, fleischlose Lieblingsrezepte. Blättern Sie Ihre Lieblingskochbücher nach neuen Rezepten durch, die wenig oder kein Fleisch erfordern. Experimentieren Sie mit fettarmen Zutaten anstelle von Fleisch – und vermerken Sie Ihre Rezeptänderungen mit

Bleistift am Rand, damit Sie später darauf zurückgreifen können.

Stauben Sie die Erbstücke ab. Jede Familie hat ihre Lieblingsrezepte, und manche werden schon seit vielen Generationen weitergegeben. Wenn Sie Ihr kulinarisches Erbgut so abwandeln, daß es den modernen, fettarmen Ernährungsempfehlungen gerecht wird, schließen Sie einen idealen Kompromiß. Behalten Sie dabei ruhig die alten Rezepte aus sentimentalen Gründen (Leslie heftet ihre an der Rückseite der modernisierten Version fest), aber wenden Sie die hier aufgeführten Prinzipien an, um den Fettgehalt zu verringern. Legen Sie bei der Zubereitung eines überarbeiteten Rezepts stets einen Bleistift griffbereit, so daß Sie weitere Änderungsideen anmerken können. Wenn Sie dann die Rezepte an die nächste Generation weitergeben, sorgen Sie damit nicht nur dafür, daß eine Tradition aufrechterhalten wird, sondern Sie teilen auch eine fettärmere Variante mit Ihren Kindern und Enkeln, die gesund ist und positive Erinnerungen mit sich bringen wird.

Kochen mit Vollkorngetreide

Sie sollten Ihre Rezepte nicht nur fettsparend überarbeiten, sondern beim Kochen auch so viele fettarme, nährstoffreiche, ballaststoffreiche Zutaten wie möglich verwenden. Das geht mit keiner Zutat besser als mit Vollkorngetreide.

Vollkorngetreide ist ein wichtiger Bestandteil einer optimalen Ernährung. Zusammen mit Hülsenfrüchten bildet es den Hauptbestandteil der Kost langlebiger, gesunder Menschen in aller Welt. Und das Mehl, das aus dem ganzen Getreidekorn hergestellt wird, ist ebenso nährstoffreich.

Leider findet sich bei den meisten Leuten nur wenig ganzes Getreide im Küchenregal. Zu den in Deutschland am häufigsten gekauften Formen von Getreide zählen weißer, polierter Reis, weißes Auszugsmehl und vielleicht noch Haferflocken, die alle Jubeljahre einmal für einen Haferbrei oder zum Plätzchenbacken aus dem Schrank geholt werden.

Je mehr moderner Technologie sich die Lebensmittelindustrie bedient, desto mehr Getreide wird in stark industriell verfeinerter Form angeboten, und desto weniger unverarbeitete, ganze Körner kommen auf den Markt. Dabei geht uns mit Sicherheit etwas verloren, wenn das Korn industriell verarbeitet wird. Auf dem Weg vom nährstoffreichen Vollweizen zum Auszugsmehl gehen wichtige Nährstoffe wie die ballaststoffreiche Kleie und der wertvolle Keim verloren – sie werden bei der Verarbeitung abgeschliffen. Und obwohl das Endprodukt nur ein fader Abklatsch des ursprünglich vollwertigen Lebensmittels ist, kaufen viele Verbraucher nie ein anderes als weißes Auszugsmehl.

Auch Reis hat bei der industriellen Verarbeitung viel einzubüßen. Das als brauner Naturreis geerntete Getreide ist reich an Ballaststoffen und Nährstoffen, gelangt jedoch letztendlich als weißer Reis in die meisten Küchen. Zwischen diesen beiden Stufen wird das Korn poliert, wobei die ballaststoffreiche Kleie abgeschliffen wird. Bis der weiße Reis auf dem Teller landet, sind nur noch relativ wenige Nährstoffe übrig.

Es ist möglich, daß in Ihrem Supermarkt nicht alle der Getreidesorten erhältlich sind, die für eine fettarme Lebensweise eine so wichtige Rolle spielen. Sie werden das Vollwertgetreide aber bestimmt in einem Naturkostladen, Reformhaus oder Feinkostgeschäft finden. Körner können auch in größeren Mengen gekauft werden, weil sie sich gut halten. Sie müssen nur in fest verschlossenen Behältern an einem kühlen, dunklen, trockenen Ort aufbewahrt werden. Wenn Sie sie länger als ein paar Monate aufbewahren möchten, können Sie Getreidekörner und Mehl auch im Kühlschrank oder sogar in der Tiefkühltruhe aufbewahren, damit sie nicht ranzig werden.

Getreide als Hauptgericht oder Beilage

Nichts ist einfacher zu kochen als Getreide – Sie brauchen nur kochendes Wasser und das Getreide selbst.

Die Garzeit hängt jeweils von der Sorte ab. Am Anfang wird es eine Weile dauern, bis Sie herausgefunden haben, wieviel trockenes Getreide Sie brauchen, um die richtige Menge servieren zu können.

In der Regel können Sie mit ungefähr 80 g gekochtem Getreide pro Person rechnen. Das entspricht in etwa der Hälfte einer großen Tasse. Je nach Mahlzeit, Getreidesorte und persönlicher Vorliebe brauchen Sie vielleicht etwas mehr oder weniger. Garzeiten und Mengenangaben finden Sie in der Tabelle auf Seite 272.

Fortsetzung s. Seite 274

Getreide: Wassermengen und Garzeiten

Getreidesorte (1 Tasse ungekocht)	Hauptgericht/Beilage Wasser (Tassen)	Hauptgericht/Beilage Garzeit (Minuten)	Hauptgericht/Beilage Ergibt (Tassen)	Getreidebrei/Frühstück Wasser (Tassen)	Getreidebrei/Frühstück Garzeit (Minuten)	Getreidebrei/Frühstück Ergibt (Tassen)
Amaranth	2	15–25	2–2½	3	15–25	2½
Buchweizen geschält	2	15–20	2½–4	5	10–12	4
Graupen	2–2½	45–50	2–3	3	20–25	3
Hafer	2	45	2–2½	2	10–15	1¾
Hirse	2	20–25	2–3	3–4	20–30	4
Maismehl	3–4	25	3–4	4	5–10	4
Naturreis	2	35–45	2–3	4	5–10	4
Quinoa	2	10–15	3	–	–	–
Roggen	3–4	90	2⅔	3	10	3
Weizen	4	120–180	2½	4	15	4
Wildreis	2–3	35–45	3	4	45–60	4

Mehl	Anmerkung
Kann ähnlich wie Maisstärke oder Pfeilwurzelmehl zum Andicken verwendet werden. Gut für Soßen.	Kann wie Popcorn aufgepufft werden, nehmen Sie dazu eine Bratpfanne ohne Öl.
Dunkel, schwer, unverkennbarer Geschmack, gut für Buchweizenpfannkuchen. Benutzen Sie Mehl aus ungeschältem Buchweizen.	Weißer Buchweizen ist geschält und nicht geröstet – die beste Wahl. Nehmen Sie Flocken für einen Frühstücksbrei. Auch das volle Korn läßt sich gut verwenden.
Textur und Geschmack dem Weizen ähnlich. Enthält wenig Gluten. Guter Ersatz für Weizen, falls Glutengehalt reduziert werden soll.	Nehmen Sie Gerstenflocken für einen Frühstücksbrei. Bei Perlgraupen fehlt die äußere Kleiehülle; verwenden Sie sie nur, wenn Graupen nicht erhältlich sind.
Leicht klebrig. Ungeschälter Hafer wird zu Mehl vermahlen. In der Küchen-maschine zerkleinerte Haferflocken ergeben auch Hafermehl.	Nehmen Sie grobe oder feine Haferflocken. Haferschrot oder Hafergrütze für Frühstücksbrei.
Leicht klebrig, gut für Soßen. Am besten vermischt mit Reis-, Hafer- und Gerstenmehl.	Als Getreide für Hauptgerichte und für Frühstücksbrei wird das ganze Korn verwendet.
Am besten zur Verwendung für Maisbrot oder Mischbrot. Wählen Sie wenn möglich lysinreiches Maismehl.	Nehmen Sie grobes Maismehl für Frühstücksbrei. Grobes oder feines Mais-mehl ergibt ein leckeres Hauptgericht – Polenta.
Körnige, krümelige Textur. Kurzkornreismehl ist am besten. Gut kombiniert mit Hafer-, Hirse- und Gerstenmehl.	Verwenden Sie zu Grütze gemahlenen Reis oder Reisflocken für den Frühstücksbrei.
Körner können zu Mehl vermahlen und vermischt mit anderen Vollkornmehlsorten verwendet werden.	Noch nicht lange auf dem Markt. Findet in erster Linie in Hauptgerichten Anwendung.
Dunkles Roggenmehl ist das beste. Bei dem hellen Roggenmehl ist die äußere Kleieschicht entfernt worden.	Nehmen Sie feine Flocken für Frühstücksbrei. Auch Schrot und grobe Flocken sind geeignet.
Relativ hoher Anteil an Gluten. Das beste Mehl für Hefebrot.	Nehmen Sie feine Flocken für einen Weizen-Frühstücksbrei.
Leicht klebrig. Am besten mit anderen Vollkornmehlsorten zu verwenden.	Kochen Sie das ganze Korn für einen Wildreis-Frühstücksbrei.

Hier das Grundrezept für gekochtes Getreide:

1. Die erforderliche Wassermenge in einem Topf zum Kochen bringen.

2. Langsam das Getreide zugeben und erneut zum Kochen bringen.

3. Hitzezufuhr auf niedrigste Stufe stellen, Topf abdecken und so lange wie angegeben köcheln lassen, bis alles Wasser absorbiert ist.

Das Getreide soll gut kaubar sein, nicht matschig, zäh, knusprig oder hart.

4. Topf vom Herd nehmen und 5-10 Minuten stehen lassen. Das Getreide wird dadurch leichter und weniger klebrig.

5. Mit einer Gabel leicht auflockern und servieren.

Mit diesen Tips werden Ihre Getreidegerichte noch besser gelingen und besser schmecken:

- Waschen Sie das Getreide nur, wenn es staubig oder verschmutzt aussieht, Sand oder andere Partikel enthält oder falls im Rezept von Waschen die Rede ist, andernfalls ist es nicht nötig. (Eine Ausnahme: Wildreis muß vor dem Kochen abgespült und abgetropft werden.)
- Das Getreide während der Kochzeit nicht umrühren, es wird sonst klebrig statt locker.
- Für zusätzlichen Geschmack können Sie zusammen mit – oder anstelle von – dem Kochwasser Gemüse- oder Hühnerbrühe verwenden. Sie können dem Kochwasser auch etwas trockenen Weißwein beigeben.
- Experimentieren Sie mit verschiedenen Kräutern, Gewürzen und kleingeschnittenem Gemüse, die Sie ganz nach Geschmack beigeben. Kräuter und Gewürze können dem Kochwasser an jedem Punkt des Garvorgangs beigegeben werden. Damit frisches Gemüse knackig bleibt und nicht zerkocht, geben Sie es erst gegen Ende der Garzeit zu. Wenn Sie tiefgefrorenes Gemüse nehmen, reichen wenige Minuten im Topf gegen Ende der Garzeit, damit es gerade noch ganz erhitzt werden kann.

Getreidebrei zum Frühstück

Besser als mit einem heißen Getreideteller zum Frühstück können Sie den Tag gar nicht beginnen, und die Zubereitung besteht nur aus ein paar schnellen Schritten. Der Tabelle auf Seite 272 entnehmen Sie die Proportionen und Garzeiten. Dann:

1. Angegebene Wassermenge in einen Topf geben.

2. Wasser zum Kochen bringen und das Getreide einrühren.

3. Erneut zum Kochen bringen und dabei umrühren.

4. Hitzezufuhr auf niedrigste Stufe stellen und bis zum Ende der empfohlenen Garzeit köcheln lassen. Dabei gelegentlich umrühren, bis eine glatte, cremige Konsistenz erreicht ist.

5. In den letzten paar Minuten der Kochzeit je nach Wunsch ein Süßmittel, Magermilch, fettfreien Joghurt, frisches oder Trockenobst, Gewürze oder gemahlene Nüsse zugeben.

6. Vom Herd nehmen und servieren.

Die Kombinationsmöglichkeiten sind endlos. Geben Sie z. B. frisches Obst der Jahreszeit dazu. Probieren Sie Ihren Vollkorn-Frühstücksteller mit verschiedenen Joghurtsorten und vielen Geschmacksnoten. Viele Leute entwickeln so ein Lieblingsfrühstück – wie z. B. das auf Seite 89 beschriebene Bircher-Müsli – und bleiben dabei. Andere probieren stets mit Begeisterung neue Zutaten aus. So wird jeder Tag zu einem Neubeginn.

Schnelles Brot aus Vollkornmehl

In Teil 4 des vorliegenden Buches finden Sie zwei Dutzend Rezepte für köstliches Hefebrot aus Vollkornmehl. Außer für Hefebrot kann Weizen- und anderes Vollkornmehl auch sehr erfolgreich bei der Erstellung schneller Brote verwendet werden, die keine Hefe enthalten und nicht geknetet werden müssen. Solche Backwaren gibt es zum Beispiel in Form von Keksen oder den aus Amerika stammenden Muffins, während andere wie normale kleine Brote aussehen, wenn sie fertig sind.

Schnelles Brot wird aus flüssigem Teig gemacht, der in Formen gegossen und sofort gebacken wird. Backpulver sorgt dafür, daß das Brot aufgeht. Weil es jedoch keine Hefe enthält, hat schnelles Brot meist eine kuchenähnliche Konsistenz. Es ist im allgemeinen relativ süß und ein wenig fettreicher als Hefebrot. Es ist schnell zubereitet, weil Sie nicht darauf warten müssen, daß der Teig aufgeht, und Sie brauchen ihn vor dem Backen nicht zu kneten.

Fein gemahlenes Vollkornmehl eignet sich für schnelle Brote im Großen und Ganzen am besten, Sie können jedoch auch etwas gröberes Vollkornmehl verwenden. Auch eine Kombination verschiedener Mehlsorten ist zu empfehlen.

Rezepte für Backpulverbrot finden Sie in vielen der Menüs für Mittag- und Abendessen in Teil 4. Wenn Sie den Bogen erst einmal heraushaben, werden Sie mit Leichtigkeit Ihre eigenen Rezepte dazuerfinden und Kombinationen von Getreide, Kräutern, Früchten und Nüssen zusammenstellen, die Ihren persönlichen Vorlieben entsprechen. Um es für Sie leichter zu machen, sind hier ein paar allgemeine Tips, wie Sie erfolgreich schnelles Backpulverbrot auf den Tisch zaubern können:

- Arbeiten Sie zügig und rühren Sie den Teig nicht zu oft um.
- Mischen Sie die trockenen und die flüssigen Zutaten in verschiedenen Schüsseln. Nehmen Sie eine große Schüssel für die trockenen Zutaten, meist Mehl, Backpulver, Gewürze und eventuell trockene Süßmittel. Die flüssigen Zutaten wie Öl, Butter oder Margarine, flüssige Süßmittel, Milch, flüssige Aromastoffe und Eier kommen in eine kleinere Schüssel. Während die flüssigen Zutaten noch von den trockenen getrennt sind, fetten Sie bereits die Brotformen ein und heizen den Ofen vor.
- Mischen Sie die flüssigen und trockenen Zutaten erst kurz bevor Sie den Teig in die Form geben und in den Ofen schieben. Gießen Sie dazu die flüssigen Zutaten schnell über die trockenen. Vermischen Sie mit einem Teigschaber alles nur so lange, bis ein glatter Teig entsteht und alle Zutaten vermengt sind.
- Testen Sie kurz vor Ablauf der Backzeit die Mitte des Gebäcks mit einem Holzstäbchen an. Wenn es beim Herausziehen trocken oder mit kleinen Krümeln behaftet ist, ist das Gebäck fertig. Es muß jedoch noch länger im Ofen bleiben, wenn das Holzstäbchen beim Herausnehmen naß ist.

Anmerkung: Wenn Sie ein sehr fettarmes Backpulverbrot antesten, können Sie damit rechnen, daß das Holzstäbchen beim Herausnehmen feucht ist. Nur wenn es mit rohem Teig bedeckt ist, muß das Brot noch länger backen.

■ Ist das Brot fertig gebacken, nehmen Sie es aus dem Ofen und lassen es ein paar Minuten lang abkühlen. Dann stürzen Sie es aus der Form und lassen es vor dem Anschneiden auf einem Kuchengitter völlig abkühlen.

■ Viele meiner Rezepte ergeben zwei Brote. Wann immer möglich, verwende ich die doppelte Menge der Zutaten und backe gleich vier Brote. Brot läßt sich gut einfrieren und im Mikrowellenherd oder Backofen rasch wieder auftauen. Sie können das Brot auch scheibenweise einfrieren – schneiden Sie es nach dem Abkühlen in Scheiben und geben Sie jeweils zwei oder mehr Scheiben in einen kleinen Gefrierbeutel.

Im Lauf der Jahre habe ich meine eigene bevorzugte Mischung verschiedener Vollkornmehlsorten entwickelt, die ich oft für Gebäck und Brot benutze, das mit Backpulver gebacken wird. Ich verwende zu gleichen Anteilen Gersten-, Naturreis-, Hafer- und Hirsemehl, wann immer in einem Rezept Weizenmehl als Zutat angegeben ist.

Die Mehlsorten können im voraus vermischt und fest verschlossen an einem kühlen, dunklen, trockenen Ort aufbewahrt werden. Wieviel Sie von dieser Mischung bereithalten wollen, hängt natürlich davon ab, wie oft Sie Brot backen. Solange das Mehl in einem fest verschlossenen Behälter aufbewahrt wird, bleibt es mehrere Monate lang haltbar.

Die Auswahl und Zubereitung trockener Hülsenfrüchte

Wie Vollkorngetreide und Vollkornprodukte stellen Hülsenfrüchte für viele der besonders gesunden und langlebigen Völker der Welt ein Grundnahrungsmittel dar. Sie sind nahrhaft, ballaststoffreich und wichtiger Bestandteil einer fettarmen Ernährung.

Hülsenfrüchte sind die eßbaren, ausgereiften Samen, die in den Schoten der Leguminosen heranwachsen. Zu diesen wichtigen Lebensmitteln, die jahrhundertelang allen, die sich kein Fleisch leisten konnten, als Eiweißlieferanten dienten, zählen Bohnen, Erbsen und Linsen. Fast alle sind billig und leicht zubereitet. Getrocknete Bohnen, Linsen und Erbsen müssen recht lange gekocht werden, um sie verdaulich zu machen. Frische Hülsenfrüchte, zum Beispiel Zuckererbsen, grüne Bohnen oder dicke Bohnen, werden relativ schnell gar, und manche können sogar roh oder nur leicht blanchiert gegessen werden.

Wie auch Getreide sind getrocknete Hülsenfrüchte gut lagerfähig. Sie müssen lediglich in fest verschlossenen Behältern an einem kühlen, dunklen, trockenen Ort aufbewahrt werden. Solange keine Feuchtigkeit an sie herankommt, sollten sie sich monatelang halten.

Hülsenfrüchte werden gewöhnlich in durchsichtigen Zellophantüten verkauft, so daß sich beim Kauf die Qualität leicht prüfen läßt. Sie müssen nur wissen, worauf es zu achten gilt. Hier einige Tips:

- Kaufen Sie Bohnen, Erbsen oder Linsen von frischer, gleichmäßiger Farbe. Bei länger gelagerten Hülsenfrüchten ist die Farbe oft verblaßt. Das heißt nicht, daß sie schlecht geworden sind, aber die Kochzeit kann sich erheblich verlängern.
- Achten Sie auf gleichmäßige Größe. Je größer die Bohne, desto länger muß sie gekocht werden. Wenn verschiedene Größen miteinander vermischt sind, werden einige Bohnen schon zerkocht sein, während andere noch nicht gar sind.
- Risse, kleine Löcher oder eine schrumpelige Haut können auf Insektenbefall zurückzuführen sein.

Die Einweichmethode

Die größte Gruppe der Hülsenfrüchte – Bohnen – ist dafür berüchtigt, Blähungen zu verursachen. Es gibt jedoch eine Kochmethode, mit der Sie dieses Problem fast völlig vermeiden können. Weichen Sie die Bohnen in Wasser ein, schütten Sie das Einweichwasser weg und verwenden Sie zum Kochen frisches Wasser, dann werden Sie den größten Teil der unverdaulichen Kohlenhydrate, Alpha-Galaktoside oder Trisaccharide los, die die Gase im Darm erzeugen. Obwohl Sie mit dem Einweichwasser auch einige der wasserlöslichen Vitamine wegschütten, sind die so leichter verdaulichen

Getrocknete Hülsenfrücht: Wassermengen und Garzeiten

In dieser Tabelle finden Sie die Kochzeiten verschiedener getrockneter Hülsenfrüchte. Ausgangsmenge ist jeweils eine große Tasse Trockenware. In der vierten Spalte sehen Sie, wieviel gekochte Bohnen sich daraus ergeben.

Getrocknete Hülsenfrüchte (1 große Tasse)	**Wassermenge in Tassen**	**Garzeit (Stunden)***	**Ergibt (Tassen)**
Adukibohnen †	4	3/4-1 1/2	2 1/2
Augenbohnen	3-4	1	2
Borlotti-Bohnen	3	2-2 1/2	2
Erbsen, ganz	2-3	1-1 1/2	2-2 1/2
Fave (getrocknete dicke Bohnen)	3-4	1-1 1/2	2 1/2
Kichererbsen	4	2 1/2-3	3 1/4-4
Kidneybohnen	3	1 1/2	2-2 1/2
Limabohnen	2	1 1/2	1 3/4
Linsen	3	3/4-1	2-2 1/4
Mungobohnen	3-4	3	2 1/2
Rote oder rosa Bohnen, klein	3	2 1/2	2
Schwarze Bohnen	4	1 1/2-2	2-2 1/2
Sojabohnen	3-4	3	2
Splittererbsen	3	3/4-1	2
Weiße Bohnen	2-3	1	2

*Abweichungen möglich
†auch Adzuki- oder Azukibohnen genannt

Hülsenfrüchte noch immer nährstoffreich.

Mit diesen einfachen Schritten bereiten Sie getrocknete Bohnen vor:

1. Messen Sie die gewünschte Menge ab, entweder die in Ihrem Rezept angegebene Menge oder eine große Tasse voll.

2. Sortieren Sie die Bohnen. Entfernen Sie kleine Steinchen, Schmutz oder Sand. Sortieren Sie auch aufgesprungene, verschrumpelte oder farblich abweichende Bohnen aus.

3. Bohnen in ein Sieb geben und unter dem Wasserhahn

abspülen. In einen großen Topf schütten, bis fast zum Rand mit warmem Wasser auffüllen.

4. Topf abdecken und die Bohnen über Nacht einweichen lassen. Am besten den Topf in den Kühlschrank stellen, wenn dort Platz ist.

5. Am nächsten Morgen das Einweichwasser abgießen und den Topf mit frischem Wasser füllen. Die Bohnen in diesem Wasser einweichen lassen, bis sie gekocht werden sollen.

Dann das Einweichwasser abschütten und den Topf erneut mit frischem Wasser auffüllen. Benutzen Sie dazu die in der Tabelle „Getrocknete Hülsenfrüchte: Wassermengen und Garzeiten“ vorgeschlagene Mindestmenge als Richtlinie. Stellen Sie den Topf auf den Herd, bringen Sie das Wasser zum Kochen, dann stellen Sie die Hitzezufuhr auf die niedrigste Stufe. Legen Sie den Deckel so auf den Topf, daß noch ein Spaltbreit offen ist. Manche Bohnensorten (vor allem Kichererbsen und Sojabohnen) entwickeln beim Kochen einen Schaum, der leicht überkocht, wenn Sie den Topf ganz abdecken. Während des Kochens können Sie den Schaum leicht mit einem großen Löffel abschöpfen.

6. Schauen Sie öfter in den Topf, um sicherzugehen, daß die Bohnen nicht zerkochen (ungefähre Garzeiten entnehmen Sie ebenfalls der Tabelle). Holen Sie dazu eine Bohne mit dem Löffel aus dem Topf, lassen Sie sie leicht abkühlen und testen sie mit den Fingern oder Zähnen an. Wenn sie innen weich ist und sich ähnlich wie eine gut durchgegarte Folienkartoffel leicht zerdrücken läßt, nehmen Sie den Topf vom Herd. Lassen Sie die Bohnen abtropfen, dann sind sie servierbereit.

Wenn Sie Bohnen als Salatzutat zubereiten, achten Sie darauf, daß sie außen noch fest, jedoch innen gar sind. Dazu müssen Sie den Topf gut im Auge behalten und ihn genau zur rechten Zeit vom Herd nehmen.

Die Schnellkochmethode

Wenn Sie vergessen haben, die Bohnen einzuweichen, oder die Mahlzeit zu spät geplant haben, um sie noch über Nacht einzuweichen, hier eine zeitsparende Alternative:

1. Bohnen wie oben unter Schritt 2 und 3 beschrieben sortieren und abspülen.

2. Zu kochendem Wasser in einen großen Topf geben. Sie

können die Bohnen auch mit kaltem Wasser in den Topf geben und auf höchster Stufe zum Kochen bringen.

3. 2 bis 5 Minuten kochen lassen, die Hitzezufuhr ausschalten, Topf zudecken und mindestens 1 Stunde stehen lassen.

Gießen Sie das Einweichwasser ab und frisches dazu und kochen Sie die Bohnen gar. Die Wassermengen und Garzeiten der Tabelle auf Seite 279 geben Ihnen einen Anhaltspunkt. Mit dieser zeitsparenden Methode vorbereitete Bohnen müssen eventuell etwas länger kochen als über Nacht eingeweichte.

Wenn das Rezept nichts anderes besagt, sollten Sie stets darauf achten, daß die Bohnen fast gar sind, bevor Sie weitere Zutaten beigeben. Das liegt daran, daß Fett, Salz, Brühe, Wein und säurehaltige Zutaten wie Tomaten, Essig, Zitrone und Melasse die Außenhülle der Bohnen zäh machen, was zu längeren Kochzeiten führt. Nur Knoblauch, Zwiebeln, Kräuter und Gewürze können Sie jederzeit beigeben, ohne die Garzeit zu verlängern.

Gekochte Bohnen lassen sich gut aufbewahren. Im Kühlschrank halten sie sich etwa eine Woche, in der Tiefkühltruhe bis zu sechs Monate. Kochen Sie also ruhig jedesmal eine große Menge und heben Sie den Rest auf. Zum Einfrieren sind nur drei zusätzliche Schritte nötig.

1. Lassen Sie die Hülsenfrüchte nach dem Kochen in einem Sieb gut abtropfen.

2. Warten Sie, bis sie leicht antrocknen, und geben Sie sie in einen gut verschließbaren Behälter.

3. Kleben Sie ein Etikett mit Datum auf den Behälter und stellen Sie ihn in die Tiefkühltruhe.

Der Kauf vorgekochter Hülsenfrüchte

Wenn Sie sich die relativ lange Einweich- und Kochzeit vieler Hülsenfrüchte sparen möchten, haben Sie natürlich die Möglichkeit, vorgekochte Hülsenfrüchte in der Dose oder im Glas zu kaufen, die nur noch aufgewärmt werden müssen.

Es ist heute bereits möglich, ohne Salz zubereitete Dosenbohnen zu kaufen. Vielen Konserven wird jedoch Salz beigegeben, schauen Sie also auf dem Etikett nach. Um den Salzgehalt zu verringern, können Sie den Inhalt unter dem Wasserhahn abspülen, bevor Sie ihn erhitzen.

Als Salatzutat und für andere kalte Gerichte geben Sie die gekochten Hülsenfrüchte einfach in ein Sieb. Dann abspülen, abtropfen lassen und servieren. So können Sie Ihren Speiseplan auf unkomplizierte Weise öfter um diese besonders nährstoffhaltige Zutat bereichern.

Halten Sie auf dem Etikett außer nach Kochsalz (Natrium) auch nach anderen Zusätzen Ausschau. Achten Sie auf Konservierungsstoffe, Zucker, Fett und künstliche Farbstoffe. Selbst wenn auf der Dose oder dem Glas „Naturprodukt“ oder etwas Ähnliches steht, sollten Sie sich die Zutatenliste durchlesen, weil das Produkt Zucker, Fett oder andere Zusätze enthalten könnte, die zwar natürlich, aber auf jeden Fall unnötig und unerwünscht sind. Ich würde in so einem Fall einfach ein anderes Produkt kaufen.

Kapitel Sechzehn

Fettarm auswärts essen

Ein großer Teil des Essensbudgets der Deutschen wird heute in Restaurants, Kantinen und Imbißstuben ausgegeben. Fettarmes Essen liegt daher nicht nur bei uns selbst, sondern hängt auch davon ab, was in den Töpfen, Pfannen und Büffets des Gaststättengewerbes passiert.

Die Wahrscheinlichkeit ist groß, daß Sie zu den vielbeschäftigten Menschen zählen, deren Lebensweise es erforderlich macht, des öfteren Haupt- und Zwischenmahlzeiten außer Haus zu essen. Dabei gibt es jedoch keinerlei Grund, warum auswärts essen Ihren guten Vorsätzen zum Verhängnis werden muß. Vieles auf den Speisekarten ist zwar nach wie vor hochgradig fett- und cholesterinhaltig, aber es wird zunehmend einfacher, eine gesündere Wahl zu treffen. In Restaurants und Großküchen sind heute mehr frische Salate, Fisch und Schaltiere, Folienkartoffeln, Hauptgerichte und Beilagen mit Getreide und Hülsenfrüchten, Vollkornbrot und fettarme Nudelgerichte zu finden. Trotzdem müssen Sie noch vor versteckten Fetten auf der Hut sein, vor allem bei Kuchen, Gebäck, Teigwaren, Sahnesoßen, Suppen und Käse.

Hier einige Strategien für das Essen außer Haus, mit denen Sie Ihren fettarmen Ansprüchen leichter gerecht werden:

- Meiden Sie Büffets und kalte Platten, wenn Ihnen zu einem Inklusivpreis „soviel essen, wie Sie können" angeboten wird.
- Bestellen Sie nach Möglichkeit à la carte, also jeden Gang für sich, weil man sich an den mehrgängigen Tagesmenüs leicht überißt und sie oft zuviel Fett und Eiweiß enthalten.
- Schauen Sie sich wenn möglich die Speisekarte bereits im voraus an oder erkundigen Sie sich telefonisch nach einzelnen Gerichten oder täglich wechselnden Spezialitäten.
- Scheuen Sie sich nicht, per Telefon oder am Tisch Ansprüche zu stellen. Viele Restaurants werden gerne das Salz weglassen, das Essen nur mit halber Fettmenge (oder ganz ohne zusätzliches Fett) zubereiten oder weniger Käse, Eier und Vollmilchprodukte verwenden.

So bestellen Sie

So, Sie sitzen im Restaurant Ihrer Wahl oder stehen am Tresen, wo Sie Gerichte zum Mitnehmen bestellen können. Sie sehen sich die Speisekarte an und überlegen, was lecker und fettarm aussieht. Leider enthält die Speisekarte keinen Hinweis darauf, wieviel Gramm Fett Sie sich mit jeder Portion einhandeln. Nach welchen Kriterien sollten Sie also Ihre Wahl treffen? Hier ein paar Tips für den Anfang:

Meiden Sie Gebratenes und Fritiertes. Auch wenn das Restaurant behauptet, daß mit „gesundem" Pflanzenöl gebraten oder fritiert wird, können bei diesen Garmethoden Trans-Fettsäuren entstehen, die mit einer Reihe von gesundheitlichen Schäden in Verbindung gebracht werden.

Zügeln Sie Ihren Appetit auf Appetithäppchen. Nehmen Sie sich vor den besonders fettreichen Gerichten in acht, die sich als Vorspeisen gleich zu Anfang der Speisekarte verstecken. Sie können Ihnen leicht zur Falle werden, wenn Sie einen Riesenhunger haben und „nur einen kleinen Happen" bestellen möchten, um bis zum Hauptgericht durchzuhalten.

Schinkenröllchen, Tempura (Gemüse oder Meeresfrüchte im Ausbackteig), gebackene Champignons und gebackener Camembert locken alle mit einer mehr oder weniger knusprigen Hülle aus reinem Fett. Wenn Sie etwas zu sich nehmen möchten, während Sie auf das Hauptgericht warten, bestellen Sie Wasser mit Eiswürfeln oder eisgekühlten Tee und ein oder zwei Scheiben frischgebackenes Vollkornbrot. Bietet das Restaurant eine Gemüsebrühe oder eine Tomatensuppe ohne „creme“ im Namen, können Sie die bestellen. Nippen Sie erst an Ihrem Getränk, dann genießen Sie jeden Bissen des frischen Brotes bzw. jeden Löffel Suppe.

Tappen Sie nicht in die Salatfalle. In vielen Restaurants empfiehlt sich ein wenig kulinarische Detektivarbeit beim Bestellen von Salaten. Eine Salatbar, an der Sie das frische Gemüse selbst auswählen können, ist immer gut, aber lassen Sie die Finger von im vorab gemischten Salaten (einschließlich Kartoffelsalat), die mit viel Öl, Mayonnaise oder Sahne angemacht sind. Es gibt auch zwei Salatzutaten, die Sie meiden müssen: Oliven enthalten 1/3 bis 1 Gramm Fett pro Stück, und eine halbe Avocado enthält über 30 Gramm Fett.

Seien Sie wählerisch beim Dressing. Bitten Sie darum, das Salatdressing separat zu servieren, wenn es nicht garantiert fettfrei ist. 1 Eßlöffel Öl (jeder Sorte) enthält 7 Gramm Fett.

Jedes Salatdressing mit herkömmlicher Mayonnaise macht Ihrer fettarmen Ernährung einen Strich durch die Rechnung, weil 1 Eßlöffel Mayonnaise rund 6 Gramm Fett auf die Waage bringt. Um den Fettgehalt Ihres Salatdressings selbst kontrollieren zu können, könnten Sie sich Zitronensaft oder Öl und Essig separat servieren lassen. So können Sie nur sehr wenig Öl nehmen (oder statt dessen Zitronensaft über den Salat träufeln) und dazu einen leckeren Delikateß-Essig wie Balsam-, Champagner-, Himbeer-, Weißwein- oder Rotweinessig auswählen.

Französische Salatsoße auf Tomatengrundlage kann relativ fettarm sein. Wenn Sie mit einem Löffel nur ein wenig davon auf Ihrem Salat verteilen, haben Sie die Quantität selbst in der Hand. Sie können auch einfach einen kleinen Behälter der von Ihnen bevorzugten Salatsoße von zu Hause mitnehmen.

Fleischliche Gelüste. Nun zum Hauptgericht. Wenn Sie auswärts essen, versteckt sich die größte Fettmenge, der Sie zum Opfer fallen können, nicht selten in einer dicken Scheibe Rind- oder Schweinefleisch, Bratfisch oder -hähnchen oder in einem Gericht, das vor Sahne, Butter, Margarine, Käse oder öliger Soße nur so trieft. Bitten Sie um eine fettarme Zubereitung Ihres Gerichtes – so können zum Beispiel die Soße separat serviert, der Fisch oder das gehäutete Geflügel ohne zusätzliches Öl gegart und das Ganze mit weniger (oder ganz ohne) Käse serviert werden.

Wählen Sie allgemein ein Hauptgericht aus, das gedünstet, gekocht, gegrillt, gedämpft oder im eigenen Saft geschmort ist. Gute Restaurants grillen Fisch und Meeresfrüchte oder Geflügel trocken (ohne Fett) und ungesalzen. Wenn Sie gern eine fettarme Soße hätten, fragen Sie einfach nach. Vielleicht hat der Küchenchef etwas auf Lager, das Ihnen zusagt.

Genießen Sie eine gute Suppe. Die besten Suppen im Restaurant sind Gemüsesuppen. Bestellen Sie weder Cremesuppen noch Suppen auf Fleischgrundlage, die normalerweise viel Fett enthalten.

Essen Sie Pasta nicht mit Sahnesoße. Nudelgerichte sind eine gute Wahl, wenn Sie mit Tomaten-, Wein- oder einer anderen fettarmen Soße serviert werden. Meiden Sie jedoch dicke, sahnige, fettreiche Soßen.

Vollkorn ist vortrefflich. Köstliches Vollkornbrot, -brotstangen, -brötchen und fettarmes Vollkorngebäck versorgen Sie bestens mit Ballaststoffen und komplexen Kohlenhydraten. Verkneifen Sie sich jedoch das Nußmus, die Mayonnaise, Butter und Margarine.

Wenn Sie im Restaurant oder Café frühstücken, bestellen Sie wenn möglich ein Müsli oder einen gekochten Getreideteller wie etwa einen Haferbrei. Essen Sie Ihr Müsli mit Magermilch. Frisches Obst sorgt für zusätzlichen Geschmack.

Entfetten Sie die Nachspeise. Wenn Ihnen nach einem Nachtisch zumute ist, bestellen Sie eine kleine Portion – oder, noch besser, nehmen Sie ein fettarmes Dessert mit nach Hause und gönnen Sie es sich nach Ihrem Abendspaziergang. Ein Stück selbstgebackener Kuchen ist einmal im Monat angebracht, nicht öfter. Wenn Sie wirklich kein frisches Obst möchten, halten Sie auf der Speisekarte nach einem Früchte-Dessert Ausschau und bestellen Sie Fruchteis, fettfreien gefrorenen Joghurt oder fettarmen oder fettfreien Pudding.

Achten Sie auf die Menge. Manche Restaurants servieren extragroße Portionen, was ein besonderes Problem darstellt, wenn Sie oft auswärts essen. Wenn Sie zu mehreren essen, wagen Sie es einfach, einen frischen Salat und eine Beilage aus Bohnen, Gemüse oder Getreide und ein Stück Vollkornbrot zu bestellen. Wenn Sie wissen, daß das Hauptgericht riesig ist, können Sie es auch mit jemandem teilen.

Leckerbissen aus aller Welt

Viele Restaurants bieten kulinarische Köstlichkeiten anderer Länder, bei denen Getreide, Hülsenfrüchte, Obst und Gemüse, Fisch oder Geflügel eine wichtige Rolle spielen. Jede Spezialität, die Sie noch nicht kennen, kann für Sie neue Gaumenfreuden bereithalten – und wenn Sie fleischlose Gerichte bestellen, handeln Sie sich oft wenig Fett und viel Geschmack ein. Hier ein Blick auf einige unserer Lieblingsspezialitäten.

Italienisch

Köstliches fettarmes Essen mit einer eindrucksvollen Geschmackspalette macht italienische Restaurants zur guten Wahl für das Essen außer Haus. *Pasta marinara* (Tomatengrundlage) oder Pasta mit Gemüse-, roter Muschel- oder Weinsoße sind ausgezeichnet. Meeresfrüchte *al vino blanco* (in Weißwein gedünstet) verdienen wegen des niedrigen Fettgehalts ebenfalls eine hohe Punktzahl.

Wenn Sie *Pollo cacciatore* auf der Speisekarte sehen, können Sie beruhigt zugreifen – Sie bestellen nämlich Hähnchenbrust ohne Knochen in Tomaten-Pilz-Soße. Auch vegetarische Lasagne gehört auf die Liste, Sie sollten allerdings darum bitten, daß man Ihnen möglichst wenig Käse gibt. Probieren Sie außerdem *Cioppino* – Eintopf mit Fisch, Schaltieren und Gemüse mit Tomatensoße.

Essen Sie gern Pizza? Bestellen Sie sie ohne Oliven, dafür mit mehr Gemüse und nur der Hälfte oder einem Drittel der normalen Käsemenge. Viel grüne Gemüsepaprika und Champignons ergeben einen geeigneten fettarmen Belag, eine interessante Abwechslung bieten jedoch auch frischer Spinat, Knoblauch, Tomaten, Artischockenherzen, Bohnen, Fisch und Meeresfrüchte, gehäutete Puten- oder Hähnchenbrust und andere Zutaten.

Spanisch

Eine Reihe kulinarischer Spezialitäten aus Spanien enthalten Bohnen, Reis, frischen Fisch, Schaltiere, Geflügel, Kartoffeln, Paprikaschoten, Knoblauch und frisches Gemüse mit dem Geschmack von Olivenöl, der so oft für die mediterrane Küche kennzeichnend ist. *Tapas*, spanische Vorspeisen, umfassen eine Vielzahl warmer und kalter Leckerbissen wie Meeresfrüchte, Gemüse, Oliven und Salate.

Gazpacho ist eine leckere kalte Gemüsesuppe. Bestellen Sie *Insalada verde* (grüner Salat, der jedoch oft auch Tomaten enthält) mit separatem Dressing. *Habas a la granadina* sind frische dicke Bohnen mit Artischocken und Kreuzkümmel. Bei *Zanahoreas* handelt es sich um Möhren mit Kreuzkümmel und Oregano. Auch eine leichte *Paella* ohne Fleisch ist zu empfehlen.

Um *Tortilla* und andere mit viel Öl gebratene Eiergerichte sowie Wurst- und andere Fleischspeisen sollten Sie jedoch einen Bogen machen.

Griechisch

Im griechischen Restaurant gibt es eine ganze Reihe köstlicher Bohnen- und Gemüsegerichte, wenn man auf der Speisekarte nicht gleich auf die Fleischgerichte zusteuert oder einmal nach eventuellen Gemüsebeilagen des Tages fragt. *Hummus* ist das beliebte Kichererbsenpüree, das allerdings mit möglichst wenig Olivenöl angereichert sein sollte. Es steht meist unter Vorspeisen auf der Karte, ebenso wie Bohnensuppe, *Taramosalata* (Fischrogenpaste mit Zwiebeln, Olivenöl und Zitronensaft), *Dolmadákia* (mit Reis gefüllte Weinblätter) sowie der berühmte griechische Salat (*Choriátiki saláta*) mit Gurken, Tomaten und Zwiebeln. Bei Oliven und *Feta* (Schafskäse) sollten Sie allerdings maßhalten. Als Hauptgericht sind gegrillter Fisch oder Tintenfisch, mit Reis gefüllte Gemüsepaprika oder Tomaten sowie verschiedene Gemüsebeilagen der Saison, vorzugsweise gegrillt oder gedämpft statt gebraten, zu empfehlen.

Türkisch

In türkischen Restaurants gibt es beileibe nicht nur die zumeist fettreichen Kebabs, sondern traditionell auch viele Getreide- und Gemüsegerichte. Eine beliebte Vorspeise ist der

Schäfersalat, *Coban salatase*, der Tomaten, Gurken, Paprikaschoten, Koriander und Zwiebeln enthält. Bei *Bulgur* handelt es sich um Weizenkörner, die vorgekocht, getrocknet und aufgebrochen wurden. Die türkische Küche verwendet viel Bulgur, unter anderem in köstlichen und sättigenden Salaten. Weitere Appetitmacher der türkischen Küche sind Linsensuppe, Auberginensalat (*Tatlican salatase*), zu dem die Auberginen ganz und fettfrei gebacken, püriert und mit Joghurt vermischt werden, *Somak* (Zwiebelsalat) sowie mit Reis und Gewürzen gefüllte Auberginen, Gemüsepaprika und Tomaten. Wer am Kebab nicht vorbeigehen kann, fragt nach fettfrei gegrilltem Hähnchen-Kebab. Auch gegrillter Fisch ist in vielen türkischen Restaurants zu haben. Als Nachtisch empfiehlt sich z. B. *Muhallebi* (Reismehlpudding).

Französisch

Wie in vielen Ländern bietet auch in Frankreich jede Region ihre eigenen kulinarischen Köstlichkeiten. Vor allem aus dem sonnigen französischen Süden stammen gegrillter Fisch und Meeresfrüchte sowie Gemüsegerichte mit Knoblauch und Gewürzen, die mit ein paar Tropfen Olivenöl zubereitet oder serviert werden.

Mehr französische Chefs denn je sind auf Nouvelle cuisine spezialisiert, darunter auch die Spielart der *Cuisine minceur* („Schlankheitsküche"). Für diese fettarmen Delikatessen mit französischer Note werden etwa Fische, Schaltiere oder Geflügel in Gemüsesaft und Wein gedünstet oder pochiert und mit Beilagen aus frischem Gemüse, Kartoffeln und Getreide serviert.

Wenn man Ihnen in einem französischen Restaurant ein Dessert anbietet, zeigen Sie Torten und Gebäck die kalte Schulter und fragen Sie nach frischem Obst. Es kann Ihnen zwar schwerfallen, dem feinen Gebäck zu widerstehen, aber ein leichtes Obstkompott (beispielsweise Pfirsiche oder Birnen) rundet Ihre Mahlzeit vorzüglich ab. Oft wird das Obst in einer leichten Weinsoße gegart, das Resultat schmeckt herrlich und ist kalorienarm.

Chinesisch

Im China-Restaurant finden Sie einige gute fettarme Gerichte, deren Schwerpunkt auf Reis und Gemüse liegt, mit nur kleinen Mengen Fisch oder Meeresfrüchten und Geflügel. Vorspeisen wie Frühlingsrollen und Krabbentoast sollten Sie meiden, sie sind normalerweise fritiert und schwimmen in Fett. Verkneifen Sie sich auch in jedem Fall die Ente: 100 g Peking-Ente enthält 30 g Fett.

Bratgemüse und -fisch ist im allgemeinen relativ fettarm. Es wird zumeist in einem stark erhitzten Wok in wenig Öl kurz angebraten – das Gemüse behält so mehr Vitamine, als wenn es gekocht wird. Bei dem Öl handelt es sich außerdem meist um Erdnußöl, das reich an einfach ungesättigten Fettsäuren ist – bitten Sie aber jedesmal bei der Bestellung darum, beim Braten so wenig Öl wie möglich zu verwenden. Ein Geheimtip ist das Gericht, das in vielen China-Restaurants in Deutschland „Fastenspeise der Buddhisten" heißt. Dabei kann von Fasten nicht die Rede sein, denn es handelt sich um eine Riesenportion Pilze, Bambussprossen, Möhren, Maiskölbchen, Chinakohl und anderer Gemüsesorten mit Reis.

Indisch

In vielen indischen Restaurants wird nach Rezepten gekocht, die reichlich Gemüse, Hülsenfrüchte, Joghurt und Gewürze enthalten. Meiden Sie Gerichte, bei deren Herstellung viel Kokosöl oder *Ghee* (geklärte Butter) verwendet wurde.

Ein beliebtes Rezept ist *Murg jalfrezi* – Hähnchen oder Hülsenfrüchte mit frischen Gewürzen, Zwiebeln, Tomaten und Paprika gedünstet. Besonders fettarm ist dieses Gericht, wenn es ohne Butter oder Öl gedünstet wird.

Japanisch

Die japanische Küche ist allgemein fettarm und bedient sich vieler eiweißreicher Sojaprodukte wie Tofu und Tempeh sowie Fisch und Meeresfrüchten, Gemüse, Nudeln und Reis. Das Seegemüse, das in japanischen Suppen und für Sushi verwendet wird, ist besonders mineralstoffreich. *Yosenabe*, ein Gemüsegericht mit Meeresfrüchten, ist zum Beispiel eine gute Wahl. *Sushi* sind Reisröllchen mit Seegemüse und verschiedenen Füllungen, ganz besonders fettarm sind sie mit Gurke oder eingelegtem Rettich gefüllt. Die grüne Paste, die oft zu Sushi serviert wird, ist *Wasabi*, japanischer Meerrettich; bei den dünnen rosa Scheiben am Tellerrand handelt es sich um eingelegten Ingwer – köstliche und fettfreie Würzmittel.

Miso-Suppe ist meist sehr fettarm und besonders bekömmlich – Miso ist eine Paste aus fermentierten Sojabohnen und anderen Zutaten, die der Suppe Geschmack gibt. Außer den Reisgerichten sind auch *Udon* (Weizennudeln) und *Soba* (Buchweizennudeln) zu empfehlen, die zumeist mit einer leichten Gemüse- oder Fischbrühe serviert werden.

Mexikanisch

Mit Bedacht ausgewählt ist mexikanisches Essen nicht teuer, dafür aber schmackhaft, reich an komplexen Kohlenhydraten und fettarm. Zu den Grundnahrungsmitteln zählen Bohnen, Reis, Tortillas (Fladen) aus Maismehl, Salsa (scharfe Tomatensoße), Fisch und Salat. *Burritos* mit Gemüse und Bohnen, in Limettensoße marinierter frischer Fisch und Bohnen mit Reis sind fettarme Spezialitäten.

Viele authentische mexikanische Rezepte enthalten exotische Zutaten mit unverwechselbarem Geschmack. *Jícama* ist eine tropische Frucht, die der Steckrübe ähnlich sieht und einfach köstlich schmeckt. Als Garnierung werden manchmal Kürbisblüten serviert. Wenn Sie die Gelegenheit haben, probieren Sie unbedingt einmal *Tomatillos* (kleine grüne Tomaten), *Chayote* (eine birnenförmige Kürbisart) und *Nopal*-Kaktus. Mexiko ist natürlich auch für seine herrliche Vielfalt an Paprika- und Chilifrüchten bekannt.

Wenn Sie ein neues mexikanisches Restaurant ausprobieren wollen, ist es eine gute Idee, vorher anzurufen und zu fragen, ob in der Küche für die gebratenen Bohnen Schmalz, Kokosöl oder ein anderes Öl verwendet wird. Manche Restaurants benutzen nur kleine Mengen Sojaöl oder, im Idealfall, überhaupt kein zusätzliches Fett.

Halten Sie sich an die Gerichte ohne saure Sahne, *Guacamole* (Avocadopüree), rotes Fleisch, Schweinefleisch oder Eier. Meiden Sie Gebratenes, und bitten Sie bei der Bestellung darum, daß nicht mehr als die Hälfte der gewöhnlichen Käsemenge verwendet wird.

Deutsch

Von den Pommes- und Bratwurstbuden einmal abgesehen, gibt es in vielen Restaurants und Gaststätten gesunde und fettarme Angebote. Bei den Vorspeisen können Sie sich zum Beispiel an Erbsensuppe (ohne Würstchen), Lauchsuppe,

Champignon- oder Spargelsuppe (ohne „-creme“ in der Mitte) oder Bohnensuppe (ohne Speck) halten. Jedes Bundesland hat seine eigenen fettarmen Leckerbissen, von Nordseekrabben im Norden über gegrillte Forelle und Pilzgerichte bis hin zu Knödeln und Spätzle (falls fettsparend gefüllt und zubereitet) im Süden. Neben Teltower Rübchen, Leipziger Allerlei und grünen Bohnen auf Mecklenburger Art gibt es noch viele andere interessante Gemüsespezialitäten zu entdecken. In einem guten Restaurant wird man Ihnen außerdem gern die sonst als Beilagen an den Rand geschobenen Leckerbissen zu einer fest-lichen Gemüseplatte zusammenstellen: Brokkoli und Blumenkohl, zarte junge Möhren, Sauer- und Rotkraut, Zuckererbsen sowie Kohlrabi, Tomaten-, Gurken- und Krautsalat.

Belegte Brötchen

Immer mehr Leute kaufen sich ihre belegten Brötchen und Brote unterwegs. Viele Bäckerläden bieten zumindest eine kleine Auswahl, und in größeren Feinkostgeschäften ist den verschiedenen Belägen oft eine eigene Theke gewidmet. Puten- oder Hähnchenbrust empfiehlt sich für ein fettarmes Brötchen, ebenso verschiedene Käsesorten der Viertelfett- oder Halbfettstufe. Gekochte Krabben (ohne Öl oder Mayonnaise), ohne zusätzliches Fett angemachter Fisch, verschiedene Gemüse oder Blattsalate stehen zur Wahl, außerdem verschiedene Brot- und Brötchensorten, gemischte Salate und Getränke. Nur fertig zubereitete Salate wie Kartoffel-, Nudel-, Fleisch- und Fischsalate sollten Sie meiden, es sei denn, Sie finden heraus, daß sie ganz bestimmt mit einer fettarmem Salatsoße angemacht sind.

Vegetarisch

In vegetarischen Restaurants bekommen Sie Gerichte ohne Fleisch und sogar ohne Milchprodukte, und doch sind Sie auch hier nicht immer vor Fett gefeit. Achten Sie auf versteckten Käse, und meiden Sie Gerichte, die viel Öl, Butter oder Sahne enthalten.

Um neue Gaumenfreuden zu entdecken, bestellen Sie Eintöpfe mit Getreide und Hülsenfrüchten oder gedünstete bzw. geschmorte Gemüsebeilagen. Viele vegetarische Küchen- chefs zaubern großartige Reis- und Nudelgerichte auf den Tisch, mit fettarmen Soßen und einer Vielzahl frischer Gemüsesorten der Jahreszeit.

Fettarm auf Reisen

Auf Reisen, ob geschäftlich oder privat, können Sie leicht feststellen, daß es sich wirklich lohnt, Haupt- und Zwischenmahlzeiten vorauszuplanen. Sie handeln sich so weniger Streß und mehr Energie ein.

Es ist ein teures Vergnügen, jedesmal, wenn Sie durstig sind oder Appetit verspüren, in einer Imbißstube oder Burgerbar einzukehren – sowohl was die Preise als auch was das viele Fett betrifft. Nehmen Sie Mineralwasser, Eistee, Fruchtsaft und einige unserer fettarmen Snacks mit, und Sie sind stets darauf vorbereitet, Ihren Flüssigkeitsbedarf zu decken und Ihren Appetit zu stillen.

Wenn für Hauptmahlzeiten nur wenig Zeit zur Verfügung steht oder die Restaurantauswahl begrenzt ist, bereiten Sie im voraus ein fettarmes Picknick zu. Essen Sie Ihre leichte Mahlzeit im Auto oder halten Sie an einem Aussichtspunkt an. Falls aufgrund des Wetters oder Verkehrs eine Verzögerung nötig wird, können Sie sich mit Ihrem Picknick die Wartezeit verkürzen.

Wir packen oft belegte Brote und Salate mit Dressing im Plastikbehälter in eine kleine Kühltasche, dazu ein paar Portionen eines fettarmen Desserts. Wenn Leslie und ich geschäftlich mit dem Flugzeug verreisen, nehmen wir ein paar belegte Brote und kleine Happen für zwischendurch in Aktentasche, Handtasche und Bordgepäck mit. Wenn die ganze Familie unterwegs ist, packen wir eine separate „Futtertasche".

Fettarmes Essen für unterwegs einzupacken macht Spaß, und so kommt man auf fettarmen Reisen erst so richtig in Ausflugsstimmung. Wir haben nie das Gefühl, uns mit dem fadem, fettreichen Essen der Autobahnraststätten und Flughäfen abfinden zu müssen.

Kapitel Siebzehn

Besorgen Sie sich neue Vorräte

Eine Neugestaltung Ihrer Umgebung, die es Ihnen leicht und bequem macht, zu Hause fettarm zu essen, ist einer der besten und einfachsten Wege zum Erfolg. Wenn Ihre Regale voller fettreicher Produkte stehen, ist es jetzt an der Zeit, sie auszuräumen und Zutaten zu besorgen, die Sie auf den folgenden Listen finden.

Zutaten für fettarme Haupt- und Zwischenmahlzeiten zur Hand zu haben bedeutet, daß Sie weniger oft einkaufen müssen, was sowohl Zeit als auch Geld spart. Wenn Sie in einer kleinen Wohnung leben, haben Sie vielleicht nur sehr wenig Platz in Küchenschränken oder im Gefrierfach. Das ist jedoch kein Grund dafür, ständig damit leben zu müssen, daß Ihnen die wichtigsten Zutaten fehlen.

Erwägen Sie, Ihre Küche umzuräumen, vielleicht ein paar zusätzliche Regale anzubringen oder einen Schrank so aufzuräumen, daß ein wenig mehr Platz für Dosen, Getreide und Teigwaren entsteht. Stellen Sie während der Umstellung auf ein fettarmes Leben ständig neue Listen für die unentbehrlichen Zutaten zusammen. Wenn Sie die Rezepte in diesem Buch ausprobieren und durch Abändern traditioneller Rezepte Ihre eigenen fettarmen Lieblingsgerichte kreieren, werden Sie merken, daß Sie fast alle der hier aufgezählten Zutaten brauchen.

Man nehme ...

Wie bereits erwähnt, sollten Sie stets gut sichtbar einen Einkaufszettel bereithalten, damit Sie jederzeit aufschreiben können, wenn eine Zutat zur Neige geht. So müssen Sie nicht so oft zum Supermarkt, und das Kochen macht mehr Spaß. (Nichts ist so frustrierend, als wenn man sich zu einer Haupt- oder Zwischenmahlzeit für ein großartiges Rezept entscheidet und dann mitten beim Kochen merkt, daß wegen einer wichtigen Zutat jemand zum Laden oder zu den Nachbarn gehen muß.)

Hier nun eine Grundausrüstung wichtiger Zutaten, die wir für schnelle Mahlzeiten und die Rezepte in Teil 4 stets im Haus haben:

Brot und Teigwaren

Aufbewahrungstip: Brot kann im Gefrierschrank aufbewahrt und je nach Bedarf aufgetaut werden.

- Fettarme und fettfreie Kräcker aus Weizenvollkornmehl (sowohl runde, flache Kräcker als auch kleine, längliche Knusperbrotstücke, die alle im Supermarkt in der Nähe vom Knäckebrot zu finden sind)
- Knäckebrot (Weizen- und Roggenknäcke und alle anderen Sorten, solange sie kein zusätzliches Fett enthalten)
- Pasta, zum Beispiel Linguine, Fettuccine (Bandnudeln), Spaghetti, Fadennudeln, Ziti, Spiralnudeln, Makkaroni, Muschelnudeln, Farfalle, Lasagne und Penne. Suchen Sie sich stets eifreie Teigwaren aus.
- Pitta-Brot aus Weizenvollkornmehl (in manchen Supermärkten und Naturkostläden erhältlich)

■ Tortillas aus Weizenvollkorn- oder Maismehl oder Chapatis (indisches Fladenbrot) aus Vollkornmehl
■ Vollkornbrot (aus 100% Vollkornmehl, selbstgebacken oder vom Bäcker bzw. Naturkostladen)

Konserven

■ Artischockenherzen (in Wasser)
■ Backspray, fettfreies *
■ Chilischoten
■ Fruchtsaft (ohne Zuckerzusatz)
■ Gemüsebrühe, fettfrei
■ Hähnchenbrühe, fettfrei, salzarm
■ Hülsenfrüchte (z. B. Kichererbsen, Linsen, weiße Bohnen, Borlotti-Bohnen, schwarze Bohnen und Kidneybohnen)
■ Kondensmilch (4% Fett)
■ Lachs
■ Obst (im eigenen Saft, ohne zusätzliche Süßmittel)
■ Peperoni (eingelegte Gewürzpaprika), fettfrei
■ Salsa oder eine andere pikante Soße
■ Thunfisch (in Wasser)
■ Tomaten, ganze Früchte
■ Tomaten, gewürfelt oder passiert
■ Tomaten- und/oder Gemüsesaft
■ Tomatenmark
■ Wasserkastanien (Wassernüsse) aus dem Feinkostregal im Supermarkt oder dem asiatischen Lebensmittelgeschäft

* in manchen Supermärkten erhältlich. Wenn Sie kein Backspray finden können, empfehle ich, einen Zerstäuber zu kaufen, wie er für Zimmerpflanzen benutzt wird, und ihn zu 7/8 mit Wasser und 1/8 mit Oliven- oder Rapsöl zu füllen. Sie müssen den Zerstäuber nur vor jeder Benutzung gut schütteln – und nicht zuviel auf einmal in die Bratpfanne bzw. Backform sprühen. Zum Backen können Sie in vielen Fällen anstelle des Sprays auch Backpapier verwenden.

Milchprodukte

■ Butter, ungesalzen
■ Buttermilch
■ Frischkäse, Magerstufe
■ Hüttenkäse, Mager- oder Viertelfettstufe
■ Joghurt, Magerstufe
■ Milch, Magerstufe
■ Mozzarella „light“ (fettreduziert)
■ Parmesan
■ Quark, Magerstufe

- Ricotta, Mager- oder Viertelfettstufe
- Saure Sahne
- Schnittkäse, verschiedene Sorten, Mager- oder Viertelfettstufe

Tockenprodukte

- Carobpulver oder Kakaopulver
- Erdnußbutter oder anderes Nußmus (ohne zusätzliches Öl oder Zucker)
- Fettarme Vollkornkekse
- Fettfreies Knuspermüsli und andere fettfreie oder fettarme Frühstücksgetreide
- Fettfreie Trockenmilch
- Hülsenfrüchte, getrocknet (Linsen, Augenbohnen, Kichererbsen, Kidneybohnen, schwarze Bohnen, Borlotti-Bohnen, weiße Bohnen usw.)
- Nüsse und Samen (Mandeln, Walnüsse, Pinienkerne, Pekannüsse, Kürbiskerne, Sonnenblumenkerne, Mohn und ungeschälten Sesam; in möglichst kleinen Mengen lagern und so frisch wie möglich verwenden)
- Pfeilwurzelmehl (kann anstelle von Maisstärke benutzt werden)
- Sehr fettarme oder fettfreie Snacks und Knabbereien (Brezeln und gebackene Tortilla-Chips usw.)
- Taco-Hüllen (bei den mexikanischen Spezialitäten im Supermarkt)
- Tahini (Sesampaste)
- Trockenobst (Rosinen, Korinthen, Datteln usw.)
- Weinstein

Getreide und Mehl

Aufbewahrungstip: Mehl bleibt länger frisch, wenn es in einer luftdichten Tüte im Gefrierschrank aufbewahrt wird.

- Couscous
- Naturreis (probieren Sie Kurzkornreis für Risottos, Langkornreis für die meisten anderen Gerichte)
- Popcornmais
- Vollkornmehl (Weizen-, Gersten-, Hafer-, Mais-, Roggen-, Buchweizen-, Hirse- und Naturreismehl usw.)
- Weizenmehl Type 1050
- Zutaten für gekochtes Frühstücksgetreide (zum Beispiel Haferflocken, Hirse und Graupen)

Kräuter und Gewürze

- Basilikum
- Cayennepfeffer
- Chiliflocken
- Chilipulver (es gibt verschiedene Schärfen, von mild bis extrascharf)
- Curcuma
- Currypulver
- Dill
- Estragon
- Ingwer
- Knoblauch (granuliert oder als Pulver)
- Koriander
- Kreuzkümmel
- Kümmel
- Lorbeerblätter
- Majoran
- Muskatnuß
- Nelken
- Nelkenpfeffer
- Oregano
- Pfefferkörner (schwarze Pfefferkörner oder eine Mischung verschiedener Sorten)
- Rosmarin
- Safran (sehr teuer, aber Sie brauchen nur sehr wenig; achten Sie darauf, daß Sie echten Safran kaufen, der von der Pflanze Crocus sativus und nicht von der Färberdistel stammt)
- Salbei
- Salz
- Selleriesamen
- Thymian
- Zimt

Frisch- und Tiefkühlkost

- Eier (Klasse A)
- Frische Kräuter (Petersilie, Basilikum, Koriander usw.)
- Frischer oder tiefgefrorener Fisch, Krusten- und Schaltiere
- Frisches Obst
- Frisches oder tiefgefrorenes Geflügel
- Frisches oder tiefgefrorenes Gemüse
- Kartoffeln und Süßkartoffeln

- Knoblauch
- Pilze
- Tiefgefrorenes Obst (ungesüßte Beeren, Pfirsiche usw.)
- Tomaten
- Zitronen und Limetten
- Zwiebeln (weiße, rote und Gemüsezwiebeln)

Öl und flüssige Würzmittel

- Apfelmus, ungesüßt (läßt sich in manchen Backrezepten gut anstelle von Fett verwenden)
- Chilipüree mit Knoblauch (für zusätzliche Würze bei asiatischen Gerichten)
- Essig (Balsam-, Weißwein-, Rotwein-, Champagner-, Himbeer- und Reisweinessig usw.; hochwertige, wohlschmeckende Essigsorten machen es leichter, für Salate und in Dressings weniger Öl zu benutzen)
- Fettarme Salatcreme
- Fettfreie oder fettarme Marinaden
- Fettfreie oder fettarme Salatsoßen
- Fettfreie oder fettarme Steak- oder Grillsoße
- Ketchup
- Marmelade (ohne Zucker), Gelee, Konfitüre, Apfel-Birnenkraut, Pflaumenmus usw.
- Meerrettich
- Natürliche Aromastoffe (vor allem Vanille-, Zitronen-, Orangen- und Mandelessenz)
- Olivenöl
- Pikante Pfeffersoße
- Rapsöl
- Rauchsalz oder Flüssigrauch
- Sehr fettarme und fettfreie Suppen
- Senf
- Sojasoße (natriumarme Sojasoße ist am besten)
- Wein zum Kochen (trockener Rot- und Weißwein sowie Sherry)
- Worcestersauce

Süßmittel

- Ahornsirup
- Haushaltszucker
- Honig
- Melasse (oder Gersten-, Reis- oder Maismalz, aus dem Naturkostladen)
- Rohzucker

Das richtige Küchengerät

Es ist entscheidend, daß Sie in der Küche das richtige Werkzeug haben – und auf lange Sicht wird damit die Zubereitung schneller und einfacher. Sollten Sie folgende Utensilien noch nicht besitzen, werden Sie sie für die fettarme Küche sehr nützlich finden.

Küchenmaschine. Schauen Sie sich in Geschäften und Katalogen nach dem Küchenwunder um, das auf Ihre Bedürfnisse und auf Ihren Geldbeutel zugeschnitten ist. Eine Küchenmaschine spart Zeit, wenn es ans Hacken, Würfeln, Scheibenschneiden, Mischen, Rühren und Pürieren geht.

Knoblauchpresse. Eines der am häufigsten benutzten Werkzeuge in unserer Küche. Wenn ein Rezept frischen Knoblauch verlangt, lösen Sie eine Knoblauchzehe von der Knolle und zerdrücken sie leicht unter einem Schneidebrett oder mit dem Handballen, damit die Schale aufplatzt. Schälen Sie die Zehe aus der Haut, legen Sie sie in die Presse und drücken Sie zu. Die traditionelle Methode, den Knoblauch fein zu würfeln, dauert um Minuten länger.

Handrührgerät. Dieses kostengünstige Gerät ist ebenfalls nützlich. Wir mixen mit unserem zum Beispiel die Hefe mit ein wenig Mehl, wenn wir Vollkornbrot oder -brötchen backen. Dadurch kann das Gluten die Backfähigkeit des Mehls besser unterstützen, und das Brot erhält eine bessere Konsistenz. Außerdem kann man mit dem Handrührgerät gut Eiweiß steif schlagen.

Küchenmesser. Ein Sortiment hochwertiger Küchenmesser bringt viele Vorteile mit sich. Ein hölzerner Block, in dem Sie die Messer aufbewahren können, ist eine gute Investition; die Messer halten viel länger, wenn sie nicht ständig in einer Schublade gegeneinander schlagen. Halten Sie Ihre Messer mit einem professionellen Schleifstahl scharf.

Zitronenpresse. Das kleine Gerät, mit dem Sie den Saft der Zitronen auspressen und gleichzeitig die Kerne abfangen können, kostet nur ein paar Mark und spart Zeit.

Beschichtete Pfannen und Töpfe. Wir lieben unsere beschichteten Bratpfannen, und auch die beschichteten Kochtöpfe helfen, die Fettmenge drastisch zu reduzieren oder ganz wegzulassen, ohne daß das Essen am Topfboden anhaftet.

Salatschleuder. Eine willkommene Küchenhilfe, wann immer Blattsalat und anderes frisches Grün auf den Tisch kommt; in den meisten Küchen- und Haushaltswarengeschäften erhältlich. Wenn Sie den Salat gewaschen haben, schleudern Sie ihn in diesem einfach zu drehenden Behälter trocken. Nie wieder nasse Küchenhandtücher oder einzeln von Hand getrocknete Salatblätter!

Rezepte für ein fettarmes Leben

Es ist eine Tatsache, daß keine der ernährungswissenschaftlichen Empfehlungen der Welt Ihnen bessere Gesundheit und mehr Energie bescheren werden, wenn Sie die Prinzipien der fettarmen Kost nicht in Ihrer Küche zum Leben erwecken können. „Was wir brauchen", schreibt Dr. Jean Mayer, „sind praktische Beispiele ... für die Zubereitung köstlicher, leichter Gerichte. Gut verfaßte Rezepte können Verbrauchern alle nötigen Informationen bieten, bis hin zu den Portionsgrößen."

Ich bin der Ansicht, daß die folgenden Seiten ein leuchtendes Beispiel dafür sind, wofür Dr. Mayer plädierte. Die Rezepte und Menüpläne für ein fettarmes Leben sind von meiner Frau Leslie erarbeitet, ausprobiert und aufgezeichnet worden. Leslie, unsere Kinder und ich halten uns seit Jahren an das fettarme Lebensprogramm, und jedes Mal, wenn wir nach diesen Rezepten kochen oder backen, fühlen wir uns frisch gestärkt und mit exquisiten Leckerbissen verwöhnt. Auch wenn bei uns einmal besonders viel Trubel oder Hektik herrscht, bereiten uns die Haupt- und Zwischenmahlzeiten, die Sie auf den folgenden Seiten entdecken werden, viel Freude. Meine

Teil

4

> **Fettarmer Küchentip**
> Ärzte empfehlen, Kinder unter zwei Jahren nicht auf fettarme Kost zu setzen. Sie können ihnen die gleichen Mahlzeiten wie den anderen Familienmitgliedern servieren, aber geben Sie Vollmilch, Nußmus, Schnittkäse, Joghurt, Quark und Hüttenkäse der Vollfettstufe, fettreichere Kräcker und andere Lebensmittel dazu, um den Fettgehalt zu erhöhen.

Begeisterung für diese Rezepte sehe ich dadurch bestätigt, daß Leslies Kochkurse einen so großen Zulauf gefunden und die Kursteilnehmer die Menüs mit ihren eigenen Familien und Freunden ausprobiert haben.

Täglich ein neuer Festschmaus

In Übereinstimmung mit den fettarmen Empfehlungen verschiedener Gesundheitsorganisationen sind viele der Rezepte in diesem Teil des Buches vegetarisch. Leslie hat jedoch auch an leckere Gerichte mit Fisch, Schaltieren und Geflügel gedacht. Die Menüs für jeden einzelnen Tag bieten eine appetitliche Vielfalt nährstoffreicher Gemüse, Getreide, Hülsenfrüchte und anderer gesunder Lebensmittel.

Sie können Mahlzeiten und Menüs neu kombinieren, um für zusätzliche Abwechslung zu sorgen, und unsere Vorschläge als Ausgangspunkt für die Zusammenstellung Ihrer eigenen neuen Lieblingsgerichte benutzen. Zu jedem Rezept finden Sie eine detaillierte Nährwertanalyse, die Gesamt-Fettgehalt, gesättigte Fettsäuren, Cholesterin, Kalorien/Joule, Ballaststoffe usw. angibt.

In keiner der vollständigen Mahlzeiten stammen mehr als 25 Prozent der Kalorien von Fett, bei manchen der einzelnen Rezepte ist jedoch die Anzahl der Fettkalorien etwas höher. Um sicherzugehen, daß Ihre gesamte Mahlzeit fettarm ist, sollten Sie die empfohlenen Portionsgrößen für die einzelnen Gänge nicht überschreiten.

Was ist es für ein Gefühl, wenn man selbst in den Genuß von Leslies Kochkunst kommt? Sagen wir einfach, ich habe es gut. Sie ist eine außergewöhnliche Köchin, die kulinarische Traditionen aus aller Welt mit Leidenschaft und Einfühlungsvermögen studiert hat. Bei uns zu Hause hat sie die schmackhaftesten und unvergeßlichsten fettarmen Haupt- und Zwischenmahlzeiten, die ich je probiert habe, erdacht und auf den Tisch gezaubert.

Diese Rezepte und Menüpläne haben das Umsetzen des fettarmen Lebensprogramms im Alltag leichter und erfreulicher gemacht, als ich es je für möglich gehalten hätte.

Meiner Ansicht und meinem Gefühl nach handelt es sich bei diesem Teil des Buches nicht einfach um einen Anhang mit Rezepten, sondern um eine herzliche und längst fällige kulinarische Einladung an Sie und Ihre Lieben, ein genießerisches, fettarmes Leben zu beginnen. Und wenn Sie die Einladung annehmen, kann sich das für Sie als eine Ihrer besten Investitionen aller Zeiten herausstellen.

Kapitel Achtzehn

Rezepte für leckere fettarme Mittagsmahlzeiten

Herzhafte Suppen, reichhaltige Salate und lecker belegte Brote empfehlen sich für ein fettarmes Mittagessen, das sich schnell zubereiten und auch leicht mitnehmen läßt, falls Sie mittags bei der Arbeit, am Ausbildungsplatz oder unterwegs essen. (Falls Sie zu Hause essen und das Mittagessen Ihre größte Mahlzeit des Tages ist, schauen Sie einfach unter Abendmahlzeiten nach, Seite 353, und machen Sie die Rezepte in diesem Kapitel zu Ihren Abendmahlzeiten.) Eine herrliche Vielfalt an Kombinationen und Geschmacksnoten bieten sich an. Von der herzhaften Gazpacho bis zum Zitrussalat mit Ingwer-Meerrettich-Dressing bieten wir Ihnen hier Inspirationen für ganze zwei Wochen neuer Lieblingsgerichte. Einige der Rezepte gelingen am besten, wenn Sie sie mit frischen Zutaten zubereiten, sie sollten sich also in Ihrem Supermarkt oder Gemüsegeschäft vergewissern, welches Obst und Gemüse dort gerade erhältlich ist. Andere Gerichte können Sie zu jeder Jahreszeit servieren. Außer verschiedenen Suppen, Salaten und Broten werden Sie auch einige leicht zubereitete „Exoten“ finden, wie etwa gebackene Falafel, Quesadillas und ein orientalisches Nudelgericht.

Bitte beachten Sie, daß es sich unter den Mengenangaben bei Eßlöffeln jeweils um gestrichene Eßlöffel handelt und bei Teelöffeln stets um gestrichene Teelöffel.

Hier zunächst einmal alle 14 Mittagsmenüs auf einen Blick.

1. Tag

Herzhafte Gazpacho (Seite 308)
Buttermilchkekse mit grünen Chilis und Gouda (Seite 310)

2. Tag

Frittata mit Linguine und Brokkoli (Seite 311)
Schnelles Haferbrot (Seite 313)
Grüner Salat mit Pfirsich-Pekannuß-Dressing (Seite 314)

3. Tag

Hummus in Pitta-Brot (Seite 315)
Israelischer Salat (Seite 316)

4. Tag

Hähnchenfleischsalat mit Pfirsichen und Pekannüssen (Seite 318)
oder Hähnchen-Weizenkorn-Salat (Seite 319)
Schnelles Bulgurbrot (Seite 320)

5. Tag

Vollkornbaguettes mit Ratatouille und gegrillter Mozzarella (Seite 322)
Salat mit Gurken und roten Trauben (Seite 323)

6. Tag

Gebackene Falafel (Seite 325)
Gurken-Dill-Salat (Seite 326)

7. Tag

Griechischer Pastasalat (Seite 327)
Vollkornbaguette (Seite 454)

8. Tag

Quesadillas (Seite 329)
Erbsen-Guacamole (Seite 330)
Vier-Bohnen-Salat mit Balsam-Vinaigrette (Seite 332)

9. Tag

Pitta-Taschen mit Bauernsalat (Seite 333)
Wildreis-Kastanien-Suppe (Seite 335)

10. Tag

Texmex-Nudelsalat (Seite 336)

11. Tag

Herbstliche Kürbis-Käse-Suppe (Seite 338)
Bunter Maissalat (Seite 339)
Pfefferkuchen-Muffins (Seite 340)

12. Tag

Orientalische Nudeln (Seite 342)
Wonton-Chips (Seite 343)

13. Tag

Herzhaftes Gemüse-Chili (Seite 345)
oder Texanisches Hähnchen-Chili (Seite 346)
Amerikanisches Maisbrot (Seite 348)

14. Tag

Linsencreme mit Pitta-Brot (Seite 349)
Zitrussalat mit Ingwer-Meerrettich-Dressing (Seite 350)

1. Tag

Herzhafte Gazpacho
Buttermilchkekse mit grünen Chilis und Gouda

Eine Mahlzeit mit viel Geschmack.

Sie können die Suppe im voraus zubereiten und im Kühlschrank aufbewahren, und die Kekse sind schnell und einfach gemacht.

Servieren Sie zwei Kekse zu jedem Teller Suppe.

NÄHRWERTANALYSE DES GESAMTEN MENÜS

Pro Portion: 414 Kalorien/1.733 Joule; 10,7 g Fett (23% der Gesamtkalorienmenge), davon 2,9 g einfach ungesättigte Fettsäuren, 0,8 g mehrfach ungesättigte Fettsäuren und 4,2 g gesättigte Fettsäuren; 17,8 g Eiweiß; 67,2 g Kohlenhydrate; 8,3 g Ballaststoffe; 16 mg Cholesterin, 1.267 mg Natrium

---

Herzhafte Gazpacho

FETTARMER KÜCHENTIP
Falls Sie getrocknete Kräuter durch frische ersetzen möchten, denken Sie daran, daß diese viel stärker im Geschmack sind. Sie brauchen nur etwa ein Viertel oder ein Drittel der für frische Kräuter angegebenen Menge.

Gazpacho ist eine köstliche, kalte Gemüsesuppe mit Tomatengrundlage – ein perfektes Gericht für den Sommer. Sie können sie sogar auf ein Picknick mitnehmen, wenn Sie sie vorher gut kühlen und in eine Thermoskanne mit einer weiten Öffnung gießen.

Die dickflüssige Konsistenz und der Geschmack der Gazpacho stammen, wie bei anderen ungekochten kalten Suppen, allein vom Gemüse. In diesem Rezept werden Sie feststellen, daß ich mehrere Varianten zur Auswahl stelle, die jeweils für einen leicht unterschiedlichen Geschmack sorgen – gemischter Gemüsesaft anstelle von Tomatensaft, entweder rote Gemüse- oder Gewürzpaprika (Gewürzpaprika sind die kleineren, zumeist schärferen Schoten) und entweder frische oder getrocknete Kräuter.

Meine Interpretation dieser spanischen Spezialität ist leicht scharf (Sie können die Gewürzmenge jedoch nach Belieben abändern) und enthält grobe Gemüsestücke.

Obwohl die Zutatenliste lang ist, läßt sich die Suppe sehr schnell und einfach zubereiten.

Um die Kühlzeit abzukürzen, kühlen Sie den Saft und das Gemüse bereits im voraus.

Sie können die Suppe auf Wunsch mit Vollkorn-Croûtons und gehacktem Schnittlauch garnieren.

ZUBEREITUNGSZEIT: 15–20 MINUTEN
KÜHLZEIT: 1–2 STUNDEN

1 l Tomatensaft oder gemischter Gemüsesaft
1 große Zwiebel, fein gewürfelt
1 grüne Gemüsepaprika, gewürfelt
1 Gurke, gewürfelt
2 Tomaten, fein gewürfelt
260 g gekochte Kichererbsen oder 260 g Kichererbsen aus der Dose, abgespült und abgetropft
30 g rote Gemüse- oder Gewürzpaprika, gewürfelt
2 große Knoblauchzehen, durchgepreßt
4 Eßlöffel Rotweinessig
4 Eßlöffel frische krause Petersilie, fein gehackt
⅓ Teelöffel frischer Koriander, fein gehackt
2 Eßlöffel Olivenöl
2 Eßlöffel Honig oder Zucker
2 Eßlöffel frisches, gehacktes oder 1 Teelöffel getrocknetes Basilikum
2 Eßlöffel frischer, gehackter oder 1 Teelöffel getrockneter Dill
½ Teelöffel getrockneter Estragon
½ Teelöffel getrockneter Thymian
¼ Teelöffel gemahlener Kreuzkümmel
Frisch gemahlener schwarzer Pfeffer
Pikante Pfeffersoße
12 Eßlöffel fettarme saure Sahne oder Magerjoghurt

Tomatensaft oder gemischten Gemüsesaft, Zwiebeln, grüne Gemüsepaprika, Gurke, Tomaten, Kichererbsen und rote Gemüse- oder Gewürzpaprika in einer großen Schüssel mischen.

Knoblauch, Essig, Petersilie, Koriander, Öl, Honig oder Zucker, Basilikum, Dill, Estragon, Thymian, Kreuzkümmel, schwarzen Pfeffer und Pfeffersoße zugeben.

Alles gut vermischen. 1-2 Stunden oder länger kalt stellen.

Auf 6 Teller verteilen. Jede Portion mit 2 Eßlöffeln saurer Sahne oder Joghurt garnieren.

Pro Portion: 198 Kalorien/829 Joule; 3,9 g Fett (17% der Gesamtkalorienmenge), davon 1,7 g

einfach ungesättigte Fettsäuren, 0,3 g mehrfach ungesättigte Fettsäuren und 0,4 g gesättigte Fettsäuren; 8,6 g Eiweiß; 35,2 g Kohlenhydrate; 3,7 g Ballaststoffe; 0 mg Cholesterin; 621 mg Natrium

Ergibt 6 Portionen

Buttermilchkekse mit grünen Chilis und Gouda

FETTARMER KÜCHENTIP
Fettarmes Gebäck wird leichter hart. Frieren Sie Reste in Plastikfolie verpackt ein, sie halten sich so bis zu einem Monat.

Feines Gebäck enthält traditionsgemäß Auszugsmehl und viel Butter, was es lecker, jedoch besonders fettreich macht. Ich habe Jahre daran gearbeitet, ein fettarmes Vollkornplätzchen mit leichter Krume, viel Geschmack und lockerer Textur zu entwickeln.

Hier sind dem Grundrezept grüne Chilischoten und Gouda beigefügt, so werden die Plätzchen besonders herzhaft. Wenn Sie alten Gouda der Viertelfett- oder Halbfettstufe finden können, gelingt das Rezept damit besonders gut.

ZUBEREITUNGSZEIT: 10 MINUTEN
BACKZEIT: 12–15 MINUTEN

200 g Weizenvollkornmehl
2 Eßlöffel + ¼ Teelöffel Backpulver
1 Teelöffel Zucker
¼ Teelöffel Salz
4 EL Butter oder Margarine
250 ml Buttermilch
90 g geriebener Gouda (Viertelfett- oder Halbfettstufe)

Sehr fein gewürfelte Chilischoten nach Geschmack
Mehl, Backpulver, Zucker und Salz in einer mittelgroßen Schüssel vermischen.

Ofen auf 230°C vorheizen.

Butter oder Margarine mit dem Handrührgerät oder zwei Messern untermengen, so daß feine Streusel entstehen.

Buttermilch, Gouda und Chilis mit einer Gabel ganz vorsichtig unter die Teigmischung rühren, nur so lange, bis die Zutaten vermischt sind.

Mit einem großen Löffel zwölf Teigkleckse auf ein zuvor leicht mit Backspray besprühtes oder mit Backpapier ausgelegtes Backblech geben. 12 bis 15 Minuten backen, bis die Kekse hellbraun werden. Sofort servieren.

Pro 2 Kekse: 216 Kalorien/904 Joule; 6,8 g Fett (27% der Gesamtkalorienmenge), davon 1,2 g einfach ungesättigte Fettsäuren, 0,5 g mehrfach ungesättigte Fettsäuren und 3,8 g gesättigte Fettsäuren; 9,2 g Eiweiß; 32 g Kohlenhydrate; 4,6 g Ballaststoffe; 16 mg Cholesterin; 646 mg Natrium

Ergibt 12 Kekse

---

2. Tag

Frittata mit Linguine und Brokkoli
Schnelles Haferbrot
Grüner Salat mit Pfirsich-Pekannuß-Dressing

Eier können gut in einen gesunden, fettarmen Speiseplan passen, wenn Sie einfach weniger Eigelb essen. Sie enthalten hochwertiges Eiweiß und Eisen. Wenn Sie sie mit Vitamin-C-reichem Obst und Gemüse essen, begünstigt das die Absorption des Eisens.

Frittata ist die italienische Version eines französischen Omelettes, ein wenig trockener und leichter zuzubereiten. Wenn es schneller gehen soll, können Sie ein beliebiges krustiges Vollkornbrot und eine gekaufte fettfreie Salatsoße verwenden.

NÄHRWERTANALYSE DES GESAMTEN MENÜS

Pro Portion: 479 Kalorien/2.000 Joule; 11 g Fett (21% der Gesamtkalorienmenge), davon 2,4 g einfach ungesättigte Fettsäuren, 2,3 g mehrfach ungesättigte Fettsäuren und 1,5 g gesättigte Fettsäuren; 29,5 g Eiweiß; 71,8 g Kohlenhydrate; 13 g Ballaststoffe; 116 mg Cholesterin; 553 mg Natrium

---

Frittata mit Linguine und Brokkoli

Die Füllung ist es, die eine Frittata einzigartig macht, und die Eier dienen als Bindemittel.

Fast alle Zutaten eignen sich für eine Frittata – Gemüse, getrocknete Tomaten, Kartoffeln, Fisch und Meeresfrüchte, Käse, frische Kräuter und so gut wie alles, was sonst noch appetitlich klingt.

Frittatas eignen sich hervorragend zur Verwertung von Nudelresten vom Vortag. Die Zutaten für die Füllung werden mit dem Ei vermischt und dann bei geringer Hitze in der Pfanne gebraten.

Der Clou besteht darin, die Pfanne zum Abschluß in den auf Grillen geschalteten Ofen zu schieben, bis die Eier goldbraun sind. Frittatas schmecken gut heiß oder lauwarm.

ZUBEREITUNGS- UND GARZEIT: 20–30 MINUTEN

2 Eier
8 Eiweiß
4 Eßlöffel fettarme saure Sahne
60 g geriebener Schweizer Käse, Mager- oder Viertelfettstufe
100 g kalte gekochte Linguine (oder eine andere Nudelsorte)
30 g gewürfelte rote Gemüsepaprika
Salz
Frisch gemahlener schwarzer Pfeffer
1 gewürfelte Schalotte
1 durchgepreßte Knoblauchzehe
100 g kleine Brokkoli-Röschen

Eier, Eiweiß und saure Sahne in einer mittelgroßen Schüssel verrühren.

Käse, Linguine und rote Paprika einrühren. Mit Salz und schwarzem Pfeffer abschmecken, beiseite stellen.

Eine große beschichtete, ofenfeste Pfanne leicht mit Backspray besprühen. Schalotten, Knoblauch und Brokkoli in die Pfanne geben. Bei mittlerer Hitze 5 Minuten garen, bis die Schalotten glasig werden und der Brokkoli hellgrün ist.

Die Brokkolimischung in die Eimischung einrühren und schnell wieder in die Pfanne geben. Bei mittlerer Hitze garen. Achten Sie darauf, daß die Hitze niedrig genug ist, um die Eier langsam zu garen, ohne daß sie anbrennen. Drehen Sie die Pfanne mehrmals auf der Herdplatte, so daß die Unterseite der Frittata gleichmäßig gart.

Den Ofen auf Grillschaltung vorheizen und die oberste Schiene mindestens 13 cm von der Hitzequelle entfernt einsetzen.

Wenn die Unterseite der Frittata braun wird und die Seiten gar werden, die Bratpfanne in den Ofen schieben. Einige Minuten grillen, bis die Oberseite goldbraun ist. Falls die Mitte

FETTARMER KÜCHENTIP
Sie können in vielen Rezepten Fett und Cholesterin sparen, indem Sie für ein ganzes Ei jeweils 2 Eiweiß verwenden – Sie sparen 5 Gramm Fett pro Eigelb.

der Frittata noch nicht ganz gar ist, garen Sie sie auf der untersten Ofenschiene noch ein paar Minuten weiter.

Frittata in 4 Stücke schneiden. Leicht abgekühlt oder bei Zimmertemperatur servieren.

Pro Portion: 176 Kalorien/737 Joule; 6,3 g Fett (32% der Gesamtkalorienmenge), davon 1 g einfach ungesättigte Fettsäuren, 0,4 g mehrfach ungesättigte Fettsäuren und 0,8 g gesättigte Fettsäuren; 15,8 g Eiweiß; 14,8 g Kohlenhydrate; 1,2 g Ballaststoffe; 116 mg Cholesterin; 147 mg Natrium

Ergibt 4 Portionen

FETTARMER KÜCHENTIP
Bewahren Sie zusätzliche Brote in der Gefriertruhe auf. Ein Laib Brot kann schnell aufgetaut werden, um eine rasch zubereitete Mahlzeit abzurunden, und sorgt für zusätzliche Ballaststoffe und komplexe Kohlenhydrate.

Schnelles Haferbrot

Ein Brot, das schnell und einfach zu backen ist. Als Triebmittel wird Backpulver verwendet. Das Brot hat eine besonders hübsche Kruste aus Haferflocken. Wenn Sie keine Buttermilch im Haus haben, machen Sie sie selbst, indem Sie 5 Eßlöffel Zitronensaft in 300 ml warme Magermilch einrühren.

ZUBEREITUNGSZEIT: 15 MINUTEN
BACKZEIT: 30–40 MINUTEN

330 g fein gemahlenes Weizenvollkornmehl
2 Teelöffel Backpulver
½ Teelöffel Salz
2 Eßlöffel Honig
75 g Haferflocken
375 ml Buttermilch

Ofen auf 190°C vorheizen. Ein Backblech mit Backpapier auslegen oder leicht mit Backspray besprühen. Mehl, Backpulver, Salz, Honig und 50 g der Haferflocken in einer großen Schüssel vermischen.

In die Mitte der Mehlmischung eine Mulde drücken. Buttermilch in die Mulde gießen und verrühren.

Die restlichen 25 g Haferflocken auf einer sauberen Arbeitsfläche verteilen. Den Teig auf die Haferflocken setzen und ein paarmal kneten. Er sollte glatt, rund und mit einer dicken Schicht Haferflocken bedeckt sein. Teig auf das Backblech legen. Mit einem scharfen Messer ein gut 1 cm tiefes X einritzen.

Etwa 35 Minuten backen, bis das Brot hohl klingt, wenn Sie auf die Unterseite klopfen. Vor dem Anschneiden auf einem Kuchengitter leicht abkühlen lassen.

Pro Portion: 234 Kalorien/980 Joule; 1,9 g Fett (7% der Gesamtkalorienmenge), davon 0,4 g einfach ungesättigte Fettsäuren, 0,7 g mehrfach ungesättigte Fettsäuren und 0,4 g gesättigte Fettsäuren; 10,2 g Eiweiß; 46,8 g Kohlenhydrate; 7,6 g Ballaststoffe; 0 mg Cholesterin; 328 mg Natrium

Ergibt 4 Portionen

Grüner Salat mit Pfirsich-Pekannuß-Dressing

Für dieses Dressing kann fast jede milde Ölsorte verwendet werden, aber Walnußöl ergibt den besten Geschmack.

ZUBEREITUNGSZEIT: 10 MINUTEN

200 g gemischte Salatblätter, in mundgerechte Stücke zerpflückt
1 Pfirsich, geviertelt
3 Eßlöffel Weißweinessig
3 Eßlöffel fettreie Hähnchenbrühe oder Wasser
1 Teelöffel Walnußöl
¼ Teelöffel Zucker oder Honig
⅛ Teelöffel getrockneter Thymian
⅛ Teelöffel frisch gemahlener Pfeffer
3 Pekannußhälften

Salatblätter auf 4 Salatschüsseln verteilen, beiseite stellen.
Pfirsich, Essig, Brühe oder Wasser, Öl, Zucker oder Honig, Thymian, Pfeffer und Pekannüsse in die Küchenmaschine geben. Mixen, bis eine glatte Soße entsteht. Mit einem Löffel über die Salatblätter verteilen und servieren.

Pro Portion: 69 Kalorien/289 Joule; 2,8 g Fett (32% der Gesamtkalorienmenge), davon 1 g einfach ungesättigte Fettsäuren, 1,2 g mehrfach ungesättigte Fettsäuren und 0,3 g gesättigte Fettsäuren; 3,5 g Eiweiß; 10,2 g Kohlenhydrate; 4,2 g Ballaststoffe; 0 mg Cholesterin; 78 mg Natrium

Ergibt 8 Portionen

3. Tag

Hummus in Pitta-Brot
Israelischer Salat

Diese Mahlzeit besteht im wesentlichen aus Fladenbrot mit Salat, ist einfach zubereitet und hält sich gut im Kühlschrank. Normalerweise wird Hummus mit relativ viel Öl zubereitet – hier eine fettärmere Variante.

NÄHRWERTANALYSE DES GESAMTEN MENÜS

Pro Portion: 315 Kalorien/1.319 Joule; 6,9 g Fett (20% der Gesamtkalorienmenge), davon 1,1 g einfach ungesättigte Fettsäuren, 0,5 g mehrfach ungesättigte Fettsäuren und 0,3 g gesättigte Fettsäuren; 13,4 g Eiweiß; 53,4 g Kohlenhydrate; 4,6 g Ballaststoffe; 0 mg Cholesterin; 242 mg Natrium

---

Hummus in Pitta-Brot

Hummus, ein Püree aus Kichererbsen und Tahini (Sesampaste), ist die perfekte Füllung für Pitta-Brot. Diese Kombination ist im Nahen Osten so geläufig wie andernorts belegte Brötchen und schmeckt zu jeder Jahreszeit köstlich. Hummus ist leicht zubereitet und geht wunderbar schnell von der Hand, wenn Sie Kichererbsen aus der Dose benutzen.

ZUBEREITUNGSZEIT: 15 MINUTEN

350 g gekochte Kichererbsen oder 350 g Kichererbsen aus der Dose, abgespült und abgetropft
60 ml Zitronensaft
2 Knoblauchzehen
4 Eßlöffel Tahini
4 Eßlöffel gehackte frische Petersilie
¼ Teelöffel Kreuzkümmel
¼ Teelöffel gemahlener Koriander
Frisch gemahlener schwarzer Pfeffer
Cayennepfeffer oder pikante Pfeffersoße
Salz (falls erwünscht)

Fortsetzung nächste Seite

6 Pitta-Brote aus Vollkornmehl
3 Tomaten, in Scheiben geschnitten
¼ kleine Zwiebel, in dünne Scheiben geschnitten
12 Salatblätter
Alfalfasprossen (falls erwünscht)

Fettarmer Küchentip
Frische Kräuter wie Basilikum und Koriander lassen sich leicht einfrieren. Sie sind fast so gut wie frisch, wenn Sie sie aus der Gefriertruhe nehmen, um sie in Suppen, Eintöpfen oder Aufläufen zu verwenden. Trennen Sie zum Einfrieren die langen Stiele ab und waschen und trocknen Sie die Kräuter gründlich. Geben Sie die Kräuter, ohne sie zu zerkleinern, in eine verschließbare Gefriertüte. Lassen Sie soviel Luft wie möglich entweichen, versehen Sie die Tüte mit einem Etikett und lagern sie in der Gefriertruhe oder dem Gefrierfach. Bei Bedarf aus der Truhe holen und die Kräuter in der verschlossenen Tüte zerdrücken. Benutzen Sie soviel Sie brauchen und und legen Sie den Rest in den Gefrierschrank zurück.

Kichererbsen, Zitronensaft, Knoblauch, Tahini, Petersilie, Kreuzkümmel, Koriander und schwarzen Pfeffer, Cayennepfeffer oder scharfe Pfeffersoße und Salz (falls verwendet) nach Geschmack in der Küchenmaschine pürieren, bis eine glatte, cremige Paste entsteht. Falls nötig mit ein wenig Wasser verdünnen.

Pitta-Brote halbieren, Hummus in den so entstandenen Fladenbrottaschen verteilen. Tomaten und Zwiebeln zugeben und mit Salat und Sprossen (falls verwendet) auffüllen.

Pro Portion: 266 Kalorien/1.114 Joule; 5 g Fett (16% der Gesamtkalorienmenge), davon 0,05 g einfach ungesättigte Fettsäuren, 0,2 g mehrfach ungesättigte Fettsäuren und 0,05 g gesättigte Fettsäuren; 12 g Eiweiß; 45,4 g Kohlenhydrate; 2,6 g Ballaststoffe; 0 mg Cholesterin; 233 mg Natrium

Ergibt 6 Portionen

Israelischer Salat

2 große Gurken, geschält und gewürfelt
2 gewürfelte Tomaten
1 kleine rote Zwiebel, gehackt
1 grüne, rote oder gelbe Gemüsepaprika, gewürfelt
2 mittelgroße Möhren, fein gewürfelt
60 ml fettfreie Hühnerbrühe
4 Eßlöffel Olivenöl
4 Eßlöffel Zitronensaft
1 große durchgepreßte Knoblauchzehe
2 Eßlöffel gehacktes frisches oder 1 Teelöffel getrocknetes Basilikum
½ Teelöffel getrocknetes Oregano
Salz (falls erwünscht)
Frisch gemahlener schwarzer Pfeffer

Gurken, Tomaten, Zwiebeln, grüne, rote oder gelbe Gemüsepaprika und Möhren in eine große Schüssel geben, mischen und beiseite stellen.

Hühnerbrühe, Öl, Zitronensaft, Knoblauch, Basilikum, Oregano sowie Salz (falls verwendet) und schwarzen Pfeffer nach Geschmack in einer kleinen Tasse vermischen. Über das Gemüse gießen und den Salat leicht mischen. Zudecken und bei Zimmertemperatur mindestens 1 Stunde ziehen lassen (der Salat schmeckt besser, je länger er zieht). Hin und wieder leicht durchmischen. Vor dem Servieren abschmecken und eventuell nachwürzen.

Pro Portion: 49 Kalorien/205 Joule; 1,9 g Fett (31% der Gesamtkalorienmenge), davon 1,1 g einfach ungesättigte Fettsäuren, 0,3 g mehrfach ungesättigte Fettsäuren und 0,3 g gesättigte Fettsäuren; 1,4 g Eiweiß; 8 g Kohlenhydrate; 2 g Ballaststoffe; 0 mg Cholesterin; 9 mg Natrium

Ergibt 6 Portionen

4. Tag

Hähnchenfleischsalat mit Pfirsich und Pekannüssen
oder Hähnchen-Weizenkorn-Salat
Schnelles Bulgurbrot

Hähnchensalat läßt sich auf so viele verschiedene Arten zubereiten, daß es mir schwerfiel, nur ein Rezept für dieses Menü auszuwählen – darum finden Sie hier gleich zwei. Sie bieten außerdem die Möglichkeit, Zutaten nach Belieben hinzuzufügen oder wegzulassen, so daß Sie Ihre eigenen neuen Rezepte erfinden können. Servieren Sie den Hähnchensalat auf Salatblättern mit 1½ Scheiben Brot pro Person. Oder Sie können den Hähnchensalat in Pitta-Brot mit Blattsalat, Tomaten und Sprossen oder in einem gewöhnlichen belegten Brot oder Brötchen servieren.

Pro Portion (mit Hähnchenfleischsalat mit Pfirsich und Pekannüssen): 445 Kalorien/1.863 Joule; 9,6 g Fett (19% der Gesamtkalorienmenge), davon 4,8 g einfach ungesättigte Fettsäuren, 2,6 g mehrfach ungesättigte Fettsäuren und 1,3 g gesättigte Fettsäuren; 27,7 g Eiweiß; 63,8 g Kohlenhydrate; 6 g Ballaststoffe; 47 mg Cholesterin; 688 mg Natrium

NÄHRWERTANALYSE DES GESAMTEN MENÜS

Pro Portion (mit Hähnchen-Weizenkorn-Salat): 426 Kalorien/1.784 Joule; 7,7 g Fett (16% der Gesamtkalorienmenge), davon 3,7 g einfach ungesättigte Fettsäuren, 2,2 g mehrfach ungesättigte Fettsäuren und 1,1 g gesättigte Fettsäuren; 21,2 g Eiweiß; 71,1 g Kohlenhydrate; 6,5 g Ballaststoffe; 31 mg Cholesterin; 888 mg Natrium

---

Hähnchenfleischsalat mit Pfirsich und Pekannüssen

Fettarme saure Sahne und Salatcreme sorgen in diesem Rezept für ein Dressing mit traditionellem Geschmack ohne die gewöhnliche Fettmenge.

Sie können auch etwas gekochten Wildreis zum Salat geben. Bringen Sie 1½ Tassen Wasser zum Kochen und geben eine ½ Tasse Wildreis dazu. Auf niedriger Stufe 45 Minuten köcheln lassen. Eventuell überschüssiges Wasser abtropfen lassen und den Wildreis unter den Salat rühren.

Anstelle des Pfirsichs können Sie jede beliebige Obstsorte verwenden, frisch oder aus der Dose. Die Lieblingsobstsorten meiner Familie sind, je nach Jahreszeit, Weintrauben, Kirschen, Erdbeeren, Blaubeeren und Kiwifrucht.

ZUBEREITUNGS- UND GARZEIT: 20 MINUTEN

450 g gehäutete Hähnchenbrust ohne Knochen
2 Stangen Stangensellerie, gehackt
125 ml fettarme saure Sahne
125 ml fettarme Salatcreme
35 g grob gehackte Pekannüsse
¼ Teelöffel getrockneter Estragon
Salz (falls erwünscht)
Frisch gemahlener schwarzer Pfeffer
100 g gewürfelter Pfirsich

Hähnchenfleisch zwischen zwei Stück Klarsichtfolie legen, mit einem Fleischhammer leicht klopfen, bis die Stücke gleichmäßig dick sind.

Hähnchen in einer beschichteten Pfanne bei mittlerer Hitze etwa 10 Minuten braten, bis es gar ist. Ein wenig Wasser zugeben, um Anbrennen zu vermeiden. Hähnchen aus der Pfanne nehmen, abkühlen lassen und in Würfel schneiden.

Hähnchen, Sellerie, saure Sahne, Salatcreme, Pekannüsse, Estragon und Salz (falls verwendet) und Pfeffer nach Geschmack in einer großen Schüssel gut miteinander vermischen.

Pfirsichwürfel vorsichtig unterheben. Den Salat bis zum Servieren kühl stellen.

Pro Portion: 210 Kalorien/879 Joule; 6,6 g Fett (28% der Gesamtkalorienmenge), davon 3,5 g einfach ungesättigte Fettsäuren, 1,6 g mehrfach ungesättigte Fettsäuren und 0,9 g gesättigte Fettsäuren; 19,7 g Eiweiß; 17,7 g Kohlenhydrate; 1,4 g Ballaststoffe; 46 mg Cholesterin; 477 mg Natrium

Ergibt 4 Portionen

Hähnchen-Weizenkorn-Salat

Die gekochten Weizenkörner machen diesen Salat unverwechselbar. Er schmeckt leicht süßlich und bietet einen herrlichen Kaugenuß. Die Weizenkörner müssen eine ganze Zeitlang kochen, aber Sie können Sie im voraus zubereiten und in den Kühlschrank stellen, bis Sie sie brauchen.

Wenn Sie die ungekochten Weizenkörner über Nacht einweichen, verringert sich die Kochzeit auf 30 Minuten. (Ganze Weizenkörner finden Sie im Naturkostladen oder im Reformhaus.) Der restliche Salat kann in 20 Minuten zubereitet werden.

FETTARMER KÜCHENTIP
Beim Hähnchen enthält die Haut das meiste Fett. Wenn Sie die Haut entfernen, sparen Sie gut 5 Gramm Fett pro Portion á 100 Gramm.

ZUBEREITUNGS- UND GARZEIT: 1–2 STUNDEN

200 g ganze, ungekochte Weizenkörner
450 g gehäutete Hähnchenbrust ohne Knochen
300 ml fettarme Salatcreme
2 Selleriestangen, gewürfelt
1 kleiner Apfel, gewürfelt
1 kleine rote Zwiebel, fein gewürfelt
40 g gehackte Pekan- oder Walnüsse

Fortsetzung nächste Seite

35 g gehackte frische Petersilie
1½ Teelöffel Ahornsirup
2 Eßlöffel Weißwein- oder Champagneressig
1-2 Eßlöffel Apfelsaft
Salz (falls erwünscht)
Frisch gemahlener schwarzer Pfeffer

750 ml Wasser zum Kochen bringen. Die Weizenkörner zugeben und Hitzezufuhr reduzieren.

Zugedeckt 1½ bis 2 Stunden köcheln lassen (oder 30 Minuten, falls die Körner eingeweicht wurden), bis das Wasser absorbiert ist und die Körner weich sind; beiseite stellen.

In der Zwischenzeit das Hähnchen zwischen zwei Stück Klarsichtfolie legen. Mit einem Fleischhammer leicht klopfen, bis die Stücke etwa gleichmäßig dick sind.

Das Hähnchen in einer beschichteten Pfanne bei mittlerer Hitze etwa 10 Minuten braten, bis es gar ist. Ein wenig Wasser hinzugeben, um Anbrennen zu vermeiden. Das Hähnchen aus der Pfanne nehmen, leicht abkühlen lassen und in Würfel schneiden.

Weizenkörner, Hähnchen, Salatcreme, Sellerie, Äpfel, Zwiebeln, Pekan- oder Walnüsse, Petersilie, Ahornsirup, Essig, Saft und Salz (falls verwendet) und Pfeffer nach Geschmack in einer großen Schüssel vermischen. Abschmecken, eventuell nachwürzen und bis zum Essen kühl stellen.

Pro Portion: 191 Kalorien/800 Joule; 4,7 g Fett (22% der Gesamtkalorienmenge), davon 2,4 g einfach ungesättigte Fettsäuren, 1,2 g mehrfach ungesättigte Fettsäuren und 0,7 g gesättigte Fettsäuren; 13,2 g Eiweiß; 25 g Kohlenhydrate; 1,9 g Ballaststoffe; 30 mg Cholesterin; 677 mg Natrium

Ergibt 6 Portionen

Schnelles Bulgurbrot

Für dieses Brot wird Backpulver als Triebmittel verwendet, dabei sind die restlichen Zutaten typisch für ein Hefebrot. Es ist leicht süßlich im Geschmack, und die Konsistenz erinnert sowohl an Hefe- als auch an Backpulverbrot.

160 g Weizenvollkornmehl
80 g Weizenmehl Type 1050
50 g Haferflocken
45 g Zucker
4 Eßlöffel Bulgur
2 Teelöffel Backpulver
¼ Teelöffel Salz
250-300 ml Magermilch
2 Eßlöffel Rapsöl
2 Eiweiß

ZUBEREITUNGS-ZEIT: 5 MINUTEN
BACKZEIT: 45 MINUTEN

Ofen auf 180°C vorheizen. Eine 20 cm lange Kastenform leicht mit fettfreiem Backspray besprühen.

In einer großen Schüssel Weizenvollkornmehl, Weizenmehl Type 1050, Haferflocken, Zucker, Bulgur, Backpulver und Salz vermischen.

Milch, Öl und Eiweiß in einer mittelgroßen Schüssel schaumig schlagen.

Eine Mulde in die Mitte der Mehlmischung drücken, Milchmischung in die Mulde gießen. Nur so lange rühren, bis die trockenen Zutaten angefeuchtet sind.

Den Teig in die Brotform gießen und etwa 45 Minuten backen, bis sich ein in die Mitte eingestochenes Holzstäbchen sauber wieder herausziehen läßt. Brot aus der Form nehmen und auf einem Kuchengitter abkühlen lassen.

Pro $1^1/_2$ Scheiben: 235 Kalorien/984 Joule; 3 g Fett (11% der Gesamtkalorienmenge), davon 1,3 g einfach ungesättigte Fettsäuren, 1 g mehrfach ungesättigte Fettsäuren und 0,4 g gesättigte Fettsäuren; 8 g Eiweiß; 46,1 g Kohlenhydrate; 4,6 g Ballaststoffe; 1 mg Cholesterin; 211 mg Natrium

Ergibt 9 Scheiben

FETTARMER KÜCHENTIP

Paniermehl kann leicht selbst gemacht werden, und übriggebliebenes Brot läßt sich so hervorragend verwerten. Heben Sie Brotscheiben in der Gefriertruhe auf, bis Sie Paniermehl machen wollen. Dann geben Sie die Scheiben in eine Küchenma- schine und mahlen sie zu feinen Krümeln. Sind die Krümel zu feucht, breiten Sie sie auf einem Backblech aus und backen sie 3 bis 5 Minuten bei 150°C. Wenn Sie das Paniermehl einfrieren, hält es sich bis zu einem Jahr und kann direkt aus der Gefriertruhe benutzt werden.

5. Tag

Vollkornbaguettes mit Ratatouille und gegrillter Mozzarella
Salat mit Gurken und roten Trauben

Ratatouille ist ein französisches Eintopfgericht, bei dem im Sommer der Überfluß gartenfrischer Gemüse Verwendung findet. Es kann sowohl heiß als auch lauwarm oder gekühlt serviert werden.

NÄHRWERTANALYSE DES GESAMTEN MENÜS

Pro Portion: 433 Kalorien/1.812 Joule; 9,9 g Fett (21% der Gesamtkalorienmenge), davon 3 g einfach ungesättigte Fettsäuren, 0,8 g mehrfach ungesättigte Fettsäuren und 3,4 g gesättigte Fettsäuren; 20,4 g Eiweiß; 72,9 g Kohlenhydrate; 10,5 g Ballaststoffe; 16 mg Cholesterin; 555 mg Natrium

---

Vollkornbaguettes mit Ratatouille und gegrillter Mozzarella

Ratatouille kann auf viele verschiedene Arten serviert werden: zu gekochtem Getreide, Pasta, Pizza, Kartoffelpüree oder Folienkartoffeln; in Crêpes, Pitta-Brot oder Lasagne; mit Knäckebrot oder Kräckern. Ich serviere es gern auf Vollkornbaguettes mit Scheiben gegrillter Mozzarella.

ZUBEREITUNGS- UND GARZEIT: 45 MINUTEN

2 Eßlöffel Olivenöl
1 große Zwiebel, gewürfelt
6 große Knoblauchzehen, durchgepreßt
1 grüne Gemüsepaprika, in Streifen geschnitten
1 rote Gemüsepaprika, in Streifen geschnitten
1 mittelgroße Aubergine, gewürfelt
150 g Champignons, in dicke Scheiben geschnitten
3 kleine Zucchini, in dicke Scheiben geschnitten
4 Tomaten, gewürfelt
250 ml natriumarmes Tomatenmark
60 ml trockener Rotwein oder Sherry
8 Eßlöffel gehacktes frisches oder 2 Teelöffel getrocknetes Basilikum
2 Eßlöffel Zitronensaft
2 Teelöffel getrockneter Thymian
1 Teelöffel getrocknetes Oregano
1 Teelöffel gemahlener Kreuzkümmel
Frisch gemahlener schwarzer Pfeffer
Salz (falls erwünscht)
12 g frische Petersilie, gehackt
6 kleine Vollkornbaguettes
170 g Mozzarella, in 12 Scheiben geschnitten

Das Öl in einer sehr großen beschichteten Bratpfanne oder einem mittelgroßen Kochtopf bei mittlerer Hitze erwärmen.

Zwiebeln zugeben und 5 Minuten anschwitzen.

Knoblauch, grüne Paprika, rote Paprika, Auberginen, Champignons, Zucchini, Tomaten, Tomatenmark, Wein oder Sherry, Basilikum, Zitronensaft, Thymian, Oregano, Kreuzkümmel und schwarzen Pfeffer und Salz (falls verwendet) nach Geschmack zugeben. Gut umrühren und abdecken.

Auf niedriger Stufe 20 Minuten schmoren lassen, dabei hin und wieder umrühren. Petersilie zugeben und weitere 10 Minuten garen.

Die Baguettes der Länge nach halbieren. Jede Hälfte mit einer dicken Schicht Ratatouille bedecken und je 1 Scheibe Mozzarella auflegen. Kurz in den auf Grillen geschalteten Ofen schieben, bis der Käse schmilzt.

Die Baguettehälften einzeln servieren und reichlich Servietten bereitlegen.

Pro Portion: 334 Kalorien/1.399 Joule; 9,3 g Fett (23% der Gesamtkalorienmenge), davon 3 g einfach ungesättigte Fettsäuren, 0,6 g mehrfach ungesättigte Fettsäuren und 3,3 g gesättigte Fettsäuren; 16,6 g Eiweiß; 50,8 g Kohlenhydrate; 7,2 g Ballaststoffe; 16 mg Cholesterin; 475 mg Natrium

Ergibt 6 Portionen

Salat mit Gurken und roten Trauben

Dieser einfache Salat hat verschiedene Geschmacksnoten und Texturen – süß, knackig, kühl und leicht säuerlich. Er schmeckt herrlich an einem warmen Sommertag.

ZUBEREITUNGSZEIT: 10 MINUTEN

3 Gurken, geschält und in dünne Scheiben geschnitten
250 g kernlose rote Trauben
2 Selleriestangen, gewürfelt
125 ml fettarme saure Sahne oder Magerjoghurt
2 Eßlöffel Apfel- oder Weißweinessig
1 Teelöffel getrockneter Dill
1 Teelöffel getrockneter Schnittlauch
1 Teelöffel Dijon-Senf

Fortsetzung nächste Seite

1 Teelöffel Honig oder Zucker
Frisch gemahlener schwarzer Pfeffer

Fettarmer Küchentip
Viele Gerichte können Sie mit cremigen Soßen ohne viel Fett genießen. Anstelle von fettreicheren Zutaten verwenden Sie Magermilch, Kondensmilch mit 4% Fett und saure Sahne, Frischkäse, Quark, Crème fraîche, Joghurt und Schnittkäse der Mager- oder Viertelfettstufe.

Gurken, Trauben und Stangensellerie in einer großen Schüssel vermischen; beiseite stellen.

Saure Sahne oder Joghurt, Essig, Dill, Schnittlauch, Senf, Honig oder Zucker und Pfeffer nach Geschmack in einer kleinen Schüssel vermischen. Über die Gurken-Trauben-Mischung gießen, leicht umrühren und bis zum Servieren kalt stellen.

Pro Portion: 99 Kalorien/415 Joule; 0,6 g Fett (5% der Gesamtkalorienmenge), davon 0,02 g einfach ungesättigte Fettsäuren, 0,2 g mehrfach ungesättigte Fettsäuren und 0,1 g gesättigte Fettsäuren; 3,8 g Eiweiß; 22,1 g Kohlenhydrate; 3,3 g Ballaststoffe; 0 mg Cholesterin; 80 mg Natrium

Ergibt 4 Portionen

6. Tag

Gebackene Falafel
Gurken-Dill-Salat

In Israel sind Falafel in Imbißläden so alltäglich wie Bratwurst und Pommes Frites in Deutschland. Traditionsgemäß werden Falafelkugeln fritiert und mit einer üppigen Tahinisoße bedeckt. Ich habe eine fettarme Variante erfunden: gebackene Falafel mit einem leichten Joghurt-Tahini-Dressing. Sowohl die Falafelkugeln als auch die Soße können im voraus zubereitet werden. Reste halten sich gut im Kühlschrank.

Nährwertanalyse des gesamten Menüs

Pro Portion: 312 Kalorien/1.306 Joule; 5,5 g Fett (16% der Gesamtkalorienmenge), davon 0,1 g einfach ungesättigte Fettsäuren, 0,2 g mehrfach ungesättigte Fettsäuren und 0,2 g gesättigte Fettsäuren; 14,9 g Eiweiß; 53,3 g Kohlenhydrate; 4 g Ballaststoffe; 0 mg Cholesterin; 252 mg Natrium

Gebackene Falafel

Für ein schnelles Mittagessen gibt es in vielen Naturkostläden auch vorgefertigte Falafelmischungen zu kaufen. Anstatt die Falafel wie auf der Packung angegeben zu fritieren, versuchen Sie, die Kugeln in einer beschichteten Pfanne bei mittlerer Hitze zu bräunen. (Sprühen Sie zuerst ein wenig fettfreies Backspray in die Pfanne.)

ZUBEREITUNGSZEIT: 15 MINUTEN
BACKZEIT: 20 MINUTEN

Falafel

440 g gekochte Kichererbsen oder 440 g Kichererbsen aus der Dose, abgespült und abgetropft
2 große Knoblauchzehen, durchgepreßt
4 Eßlöffel frische Petersilie, gehackt
2 Teelöffel gemahlener Koriander
2 Teelöffel gemahlener Kreuzkümmel
½ Teelöffel Cayennepfeffer
Paprikapulver
Frisch gemahlener schwarzer Pfeffer
Salz

Joghurt-Tahini-Soße

4 Eßlöffel Magerjoghurt
4 Eßlöffel Tahini
2 Eßlöffel Zitronensaft
1 kleine Knoblauchzehe, durchgepreßt
1 Teelöffel frische Petersilie, gehackt
Paprikapulver oder pikante Pfeffersoße
125 ml Wasser

Garnierung

2 Tomaten, gewürfelt
65 g gehackte Zwiebeln

Zum Servieren

6 Pitta-Brote aus Vollkornmehl
75 g Römersalat, in feine Streifen geschnitten

Zubereitung der Falafel: Ofen auf 200°C vorheizen.

Kichererbsen, Knoblauch, Petersilie, Koriander, Kreuzkümmel, Cayennepfeffer und Paprika, schwarzen Pfeffer und Salz nach Geschmack in der Küchenmaschine pürieren, bis die Zutaten eine dickflüssige Paste ergeben.

Fortsetzung nächste Seite

Ein Backblech leicht mit Backspray einsprühen. Aus der Kichererbsenpaste Kügelchen mit etwa 2½ cm Durchmesser formen und auf das Backblech legen. Die Kugeln leicht mit Backspray besprühen. 20 Minuten backen, bis die Falafelkugeln hellbraun sind; beiseite stellen.

Zubereitung der Joghurt-Tahini-Soße: In der Zwischenzeit in der Küchenmaschine Joghurt, Tahini, Zitronensaft, Knoblauch und Petersilie mixen. Paprika oder pikante Pfeffersoße zugeben, bis die Soße scharf schmeckt.

Während des Mixvorgangs genug Wasser zugeben, um ein dünnflüssiges Dressing herzustellen.

Die Mischung in eine Schüssel geben und kühl stellen, bis sie gebraucht wird. (Beim Kühlen wird die Soße etwas dicker. Wenn sie zu dickflüssig wird, geben Sie vor dem Servieren noch etwas mehr Wasser dazu.)

Zubereitung der Beilagen: Tomaten und Zwiebeln in einer mittelgroßen Schüssel mischen.

Servieren der Falafel: Die Pitta-Brote halbieren und in jede Hälfte nacheinander Salat, Falafelkugeln, Dressing, Tomaten-Zwiebel-Mischung und noch etwas mehr Dressing geben.

Pro Portion: 283 Kalorien/1.185 Joule; 5,3 g Fett (17% der Gesamtkalorienmenge), davon 0,1 g einfach ungesättigte Fettsäuren, 0,1 g mehrfach ungesättigte Fettsäuren und 0,04 g gesättigte Fettsäuren; 13,2 g Eiweiß; 47,4 g Kohlenhydrate; 2,4 g Ballaststoffe; 0 mg Cholesterin; 238 mg Natrium

Ergibt 6 Portionen

Gurken-Dill-Salat

Ein kühler, knackiger, fettarmer Salat, der das reichhaltige Angebot frischer Gurken im Sommer ausnutzt. Schälen Sie die Gurke, falls die Schale bitter oder gewachst ist.

ZUBEREITUNGS-ZEIT: 10 MINUTEN

2 große Gurken, geschält und in dünne Scheiben geschnitten oder gewürfelt
2 Frühlingszwiebeln, in dünne Scheiben geschnitten
2 Eßlöffel Weißweinessig oder Zitronensaft
60 ml Magerjoghurt

½ Teelöffel getrockneter Dill
½ Teelöffel Knoblauchpulver
Frisch gemahlener schwarzer Pfeffer
Salz

Gurken, Frühlingszwiebeln, Essig oder Zitronensaft, Joghurt, Dill, Knoblauchpulver und Pfeffer und Salz nach Geschmack in einer großen Schüssel gut vermischen.

Abdecken und bis zum Servieren in den Kühlschrank stellen.

Pro Portion: 29 Kalorien/121 Joule; 0,2 g Fett (6% der Gesamtkalorienmenge), davon 0,01 g einfach ungesättigte Fettsäuren, 0,07 g mehrfach ungesättigte Fettsäuren und 0,2 g gesättigte Fettsäuren; 1,7 g Eiweiß; 5,9 g Kohlenhydrate; 1,6 g Ballaststoffe; 0 mg Cholesterin; 14 mg Natrium

Ergibt 4 Portionen

7. Tag

Griechischer Pastasalat
Vollkornbaguette (Seite 455)

Dieser Salat ist sehr reichhaltig. Zwei Scheiben knuspriges Baguette aus Weizenvollkornmehl dazu, und Ihre Mahlzeit ist komplett.

NÄHRWERTANALYSE DES GESAMTEN MENÜS

Pro Portion: 596 Kalorien/2.495 Joule; 11 g Fett (17% der Gesamtkalorienmenge), davon 4,5 g einfach ungesättigte Fettsäuren, 1,4 g mehrfach ungesättigte Fettsäuren und 3,8 g gesättigte Fettsäuren; 24 g Eiweiß; 101,8 g Kohlenhydrate; 11,8 g Ballaststoffe; 17 mg Cholesterin; 833 mg Natrium

Griechischer Pastasalat

Dieser Salat schmeckt eine Weile nach der Zubereitung sogar noch besser. Sie können ihn also im voraus anmachen und bis zum Servieren kalt stellen. Er ist leicht zubereitet. Sie

FETTARMER KÜCHENTIP
Wenn Sie frische oder getrocknete Pasta kaufen, wählen Sie stets die Sorten aus, die ohne Ei und Öl hergestellt sind.

ZUBEREITUNGS-ZEIT: 10 MINUTEN

sparen Zeit, wenn Sie im Supermarkt vorgewaschenen frischen Blattspinat kaufen können.

Ein hochwertiger Feta (griechischer Schafskäse) ist wichtig für den Geschmack in diesem Rezept.

Servieren Sie den Salat bei Zimmertemperatur oder leicht gekühlt.

450 g grüne Fettuccine (Bandnudeln)
125 ml fettfreie Hühner- oder Gemüsebrühe
4 Eßlöffel Olivenöl
4 Eßlöffel Balsam- oder Weißweinessig
3 Knoblauchzehen, durchgepreßt
1 Teelöffel getrocknetes Basilikum
1 Teelöffel getrocknetes Oregano
120 g Feta, fein zerkrümelt
240 g Spinat, gewaschen, getrocknet und gehackt
1 Gurke, geschält und gewürfelt
½ kleine rote Zwiebel, in sehr dünne Scheiben geschnitten
Frisch gemahlener schwarzer Pfeffer
Salz (falls erwünscht)
10 Kirschtomaten, geviertelt

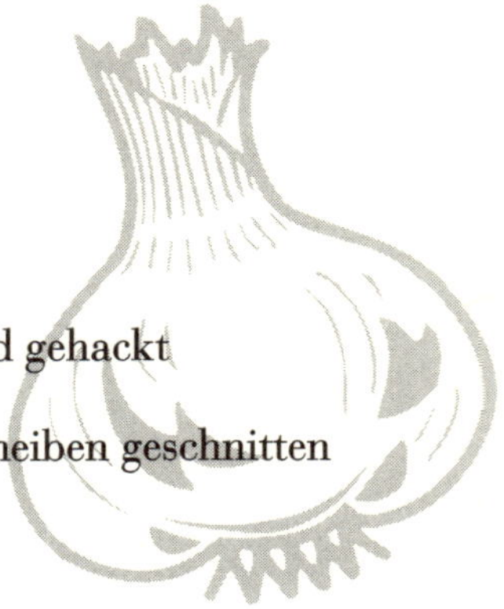

Kochen Sie die Fettuccine 8 Minuten lang (bzw. „al dente") in einem großen Topf mit kochendem Wasser.

Inzwischen in einer kleinen Schüssel Brühe, Öl, Essig, Knoblauch, Basilikum und Oregano mischen.

Fettuccine abtropfen lassen und in eine große Schüssel geben.

Soße, Feta, Spinat, Gurken und Zwiebeln zugeben. Gut mischen.

Mit Pfeffer und Salz (falls verwendet) abschmecken. Bei Bedarf mit mehr Brühe, Essig, Pfeffer oder Salz nachwürzen. Tomaten zugeben und Salat vorsichtig mischen.

Pro Portion: 386 Kalorien/1.616 Joule; 9,8 g Fett (23% der Gesamtkalorienmenge), davon 4,3 g einfach ungesättigte Fettsäuren, 1 g mehrfach ungesättigte Fettsäuren und 3,6 g gesättigte Fettsäuren; 15 g Eiweiß; 57,4 g Kohlenhydrate; 4,2 g Ballaststoffe; 17 mg Cholesterin; 297 mg Natrium

Ergibt 6 Portionen

8. Tag

Quesadillas
Erbsen-Guacamole
Vier-Bohnen-Salat mit Balsam-Vinaigrette

Diese Mahlzeit besteht aus den fettarmen Varianten verschiedener Spezialitäten, trotzdem passen die einzelnen Gänge gut zueinander. Herkömmlicher, fettreicher Guacamole habe ich mit Erbsen anstelle von Avocados und anderen fettreichen Zutaten das i-Tüpfelchen aufgesetzt. Das Resultat ist einzigartig und erstaunlich lecker.

Die Quesadillas (*Kesa-Di-jas* ausgesprochen), die in mexikanischen Restaurants oft als Vorspeise serviert werden, können ganz nach Ihrem Geschmack mit den verschiedensten Zutaten gefüllt werden.

Um die Mahlzeit abzurunden, servieren Sie einen Salat aus vier verschiedenen Sorten von Hülsenfrüchten, die in einer Balsam-Vinaigrette mariniert sind. Das Rezept ergibt sechs Portionen, bei Bedarf können Sie jedoch einfach die Mengen der Zutaten halbieren.

NÄHRWERTANALYSE DES GESAMTEN MENÜS

Pro Portion: 624 Kalorien/2.613 Joule; 13,8 g Fett (20% der Gesamtkalorienmenge), davon 3,2 g einfach ungesättigte Fettsäuren, 1,3 g mehrfach ungesättigte Fettsäuren und 3,2 g gesättigte Fettsäuren; 30,1 g Eiweiß; 97,8 g Kohlenhydrate; 10,1 g Ballaststoffe; 12 mg Cholesterin; 1.163 mg Natrium

---

Quesadillas

Quesadillas werden gemacht, indem man verschiedene Zutaten zwischen zwei Tortillas (Mais- oder Weizenmehlfladen) gibt und das so entstandene „Paket" kurz grillt.

Versuchen Sie es für die Füllung auch einmal mit gegartem Hähnchenfleisch, Fisch oder Meeresfrüchten, Bohnen, Oliven, Gemüsepaprika, Gewürzpaprika, milden oder scharfen Chilischoten oder anderem kleingeschnittenem Gemüse.

12 fertig gekaufte Tortillas (im Supermarkt meist im Feinkostregal oder auch tiefgefroren zu finden)

Fortsetzung nächste Seite

ZUBEREITUNGS- UND GARZEIT: 30 MINUTEN

180 g geriebener Gouda, Viertel- oder Halbfettstufe
2 gewürfelte Tomaten
1 Bund Frühlingszwiebeln, gehackt
Erbsen-Guacamole (nächste Seite)
12 Eßlöffel fettarme saure Sahne
Salsa (mexikanische Soße, ebenfalls im Feinkostregal)

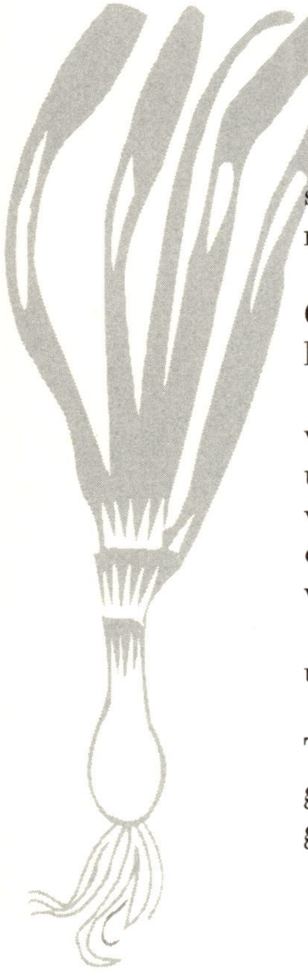

Ofen auf 100°C vorheizen. Ein Backblech in den Ofen schieben. Auf dem Herd eine beschichtete Bratpfanne bei mittlerer Hitze 1 Minute lang erwärmen.

Eine Tortilla in die Pfanne geben und jeweils mit 1/6 des Goudas, der Tomaten und Frühlingszwiebeln bedecken. Darauf eine zweite Tortilla legen.

Etwa 2 Minuten garen, bis die untere Tortilla hellbraun wird. Die Quesadilla mit einem langen Teigheber umdrehen und garen, bis die jetzt zuunterst liegende Tortilla hellbraun wird. (Gut im Auge behalten, da sie schnell anbrennen.) Dann die Quesadilla auf das Backblech im Ofen legen, damit sie warm bleibt.

Aus den restlichen 10 Tortillas, dem Gouda, den Tomaten und Frühlingszwiebeln 5 weitere Quesadillas machen.

Jede Quesadilla in 4 Teile schneiden. Je 4 Viertel auf einen Teller und einen Klecks Guacamole auf die Mitte jedes Tellers geben. Je 2 Eßlöffel der sauren Sahne auf die Guacamole geben, Salsa auf den Tellerrand löffeln.

Pro Portion: 288 Kalorien/1.206 Joule; 7,8 g Fett (24% der Gesamtkalorienmenge), davon 0,02 g einfach ungesättigte Fettsäuren, 0,1 g mehrfach ungesättigte Fettsäuren und 2,4 g gesättigte Fettsäuren; 12,4 g Eiweiß; 42,4 g Kohlenhydrate; 2,3 g Ballaststoffe; 12 mg Cholesterin; 427 mg Natrium

Ergibt 6 Portionen

Erbsen-Guacamole

Guacamole wird normalerweise aus pürierten Avocados gemacht, die sehr fettreich sind: rund 30 g Fett pro Avocado!

Soviel Fett muß nicht sein. Hier habe ich mit Erbsen aus

der Tiefkühltruhe und Koriander eine unverwechselbare und doch vertraut schmeckende Delikatesse geschaffen. Dieser Dip hat noch einen weiteren Vorteil: Wenn Sie öfters Avocados essen oder Guacamole machen, wissen Sie, wie schwer es ist, Avocados zu bekommen, die weder steinhart noch überreif sind. Mit tiefgefrorenen Erbsen fällt dieses Problem natürlich weg.

Wenn Sie es besonders scharf mögen, können Sie noch mehr grüne Chilis verwenden. Die Guacamole paßt als Beilage zu jedem mexikanischen Gericht oder als Dip zu gebackenen Tortilla-Chips.

ZUBEREITUNGS-ZEIT: 10 MINUTEN

25 g frischer Koriander, gehackt
4 Eßlöffel Limettensaft
2 Eßlöffel fein gewürfelte grüne Chilischoten
2 Eßlöffel Olivenöl
450 g tiefgefrorene Erbsen, aufgetaut
½ Teelöffel Salz
⅛ Teelöffel gemahlener Kreuzkümmel
40 g fein gewürfelte rote Zwiebeln
1 gewürfelte Tomate
Frisch gemahlener schwarzer Pfeffer

Koriander, Limettensaft, Chilis und Öl in der Küchenmaschine mixen.

Erbsen, Salz und Kreuzkümmel zugeben und pürieren, bis eine glatte Paste entsteht.

In eine Salatschüssel geben und Zwiebeln und Tomaten untermengen. Mit dem schwarzen Pfeffer abschmecken. Bis zum Servieren kühl stellen.

Pro Portion: 97 Kalorien/406 Joule; 2,6 g Fett (23% der Gesamtkalorienmenge), davon 1,7 g einfach ungesättigte Fettsäuren, 0,3 g mehrfach ungesättigte Fettsäuren und 0,3 g gesättigte Fettsäuren; 4,6 g Eiweiß; 14,6 g Kohlenhydrate; 0,4 g Ballaststoffe; 0 mg Cholesterin; 218 mg Natrium

Ergibt 6 Portionen

Vier-Bohnen-Salat mit Balsam-Vinaigrette

Ein sehr schnelles und leichtes Rezept, obwohl die Geschmacksnoten keinesfalls einfach sind. Je länger die Hülsenfrüchte mariniert werden, desto mehr Pep gibt ihnen das Balsam-Dressing. Fast jede Art von Hülsenfrüchten eignet sich – Augenbohnen, weiße Bohnen, Borlotti-Bohnen, schwarze Bohnen, Linsen usw. Schmeckt auch besonders gut auf einem Bett gemischter Salatblätter serviert.

ZUBEREITUNGS-ZEIT: 10 MINUTEN
MARINIERZEIT: MINDESTENS 2 STUNDEN

1 Dose (420 g) Kidneybohnen, abgespült und abgetropft
1 Dose (420 g) Borlotti-Bohnen, abgespült und abgetropft
1 Dose (420 g) Kichererbsen, abgespült und abgetropft
100 g frische grüne Bohnen, leicht gedämpft
125 ml Wasser oder fettfreie Hühnerbrühe
60 ml Rotweinessig
6 Eßlöffel Balsamessig
6 Eßlöffel gehackte frische Petersilie
4 Eßlöffel gehackte Schalotten
4 Eßlöffel Olivenöl
Frisch gemahlener schwarzer Pfeffer
Salz
1 Prise Zucker

In einer breiten, flachen Schüssel eine Schicht Kidneybohnen auslegen. Darauf eine gleichmäßige Schicht Borlotti-Bohnen verteilen. Mit den Kichererbsen und grünen Bohnen ebenso verfahren. Beiseite stellen.

In einer mittelgroßen Schüssel Wasser oder Brühe, Rotweinessig, Balsamessig, Petersilie, Schalotten, Öl und Pfeffer, Salz und Zucker nach Geschmack verquirlen und über die Bohnen gießen.

Abdecken und mindestens 2 Stunden oder bis zum Servieren ziehen lassen. Die Bohnen während der Marinierzeit hin und wieder umrühren. Vor dem Servieren abschmecken und eventuell nachwürzen.

FETTARMER KÜCHENTIP
Hülsenfrüchte enthalten viel Ballaststoffe und Eiweiß, aber nur wenig Fett. Wenn Sie Bohnen aus der Dose benutzen, spülen Sie sie gut ab, um das überschüssige Salz zu entfernen.

Pro Portion: 239 Kalorien/1.000 Joule; 3,4 g Fett (12% der Gesamtkalorienmenge), davon 1,5 g einfach ungesättigte Fettsäuren, 0,9 g mehrfach ungesättigte Fettsäuren und 0,5 g gesättigte Fettsäuren; 13,1 g Eiweiß; 40,8 g Kohlenhydrate; 7,4 g Ballaststoffe; 0 mg Cholesterin; 518 mg Natrium

Ergibt 6 Portionen

9. Tag

Pitta-Taschen mit Bauernsalat
Wildreis-Kastanien-Suppe

Sowohl das Fladenbrot als auch die herzhafte Suppe haben einen unverkennbaren Geschmack – sie passen gut zusammen. Eine Mahlzeit, die leicht im voraus zubereitet werden kann, und auch die Reste schmecken köstlich.

NÄHRWERTANALYSE DES GESAMTEN MENÜS

Pro Portion: 617 Kalorien/2.583 Joule; 13,6 g Fett (20% der Gesamtkalorienmenge), davon 3,2 g einfach ungesättigte Fettsäuren, 1,3 g mehrfach ungesättigte Fettsäuren und 10 g gesättigte Fettsäuren; 26,6 g Eiweiß; 99,8 g Kohlenhydrate; 10,1 g Ballaststoffe; 37 mg Cholesterin; 1.488 mg Natrium

Pitta-Taschen mit Bauernsalat

Die Inspiration zu diesem Rezept stammt aus Bacinos Restaurant in Naperville, Illinois, in dem es eine der kreativsten, abwechslungsreichsten und köstlichsten Salatbüffets gibt, die ich je gesehen habe – und dazu richtig gute Pizza. Die Kombination der Zutaten in diesem Rezept ist einzigartig, und der Salat enthält kein zusätzliches Öl. Er wird mit etwas Balsamessig angefeuchtet, der vom Brot aufgesaugt wird und das Gemüse bedeckt. Sie können den Salat für sich essen, auf einem Bett von grünen Salatblättern, auf Kräckern oder Crostini serviert oder, wie hier vorgeschlagen, in

Fortsetzung nächste Seite

Pitta-Taschen gefüllt. Zur Abwechslung nehmen Sie auch einmal das cremige Knoblauchdressing (Seite 359) oder ein fettfreies, fertig gekauftes Salatdressing für die Pitta-Brote.

ZUBEREITUNGS-ZEIT: 15 MINUTEN

280 g Vollkornbaguette, gewürfelt
½ kleine rote Zwiebel, geviertelt und in sehr dünne Scheiben geschnitten
150 g kleine Brokkoli-Röschen
100 g kleine Blumenkohl-Röschen
½ rote Gemüsepaprika, in dünne Scheiben geschnitten
½ gelbe oder grüne Gemüsepaprika, in dünne Scheiben geschnitten
1 Gurke, geschält und gewürfelt
5 halbierte Kirschtomaten oder eine gewürfelte große Tomate
120 g Champignons, in dünne Scheiben geschnitten
120 g Feta-Käse, fein zerkrümelt
90 ml Balsamessig
12 g frisches gehacktes Basilikum
12 g frisches gehacktes Oregano
½-⅓ Teelöffel Salz
Frisch gemahlener schwarzer Pfeffer
6 Pitta-Brote aus Weizenvollkornmehl

Brotwürfel, Zwiebeln, Brokkoli, Blumenkohl, rote Paprika, gelbe oder grüne Paprika, Gurken, Tomaten, Champignons, Feta, Essig, Basilikum, Oregano, Salz und Pfeffer nach Geschmack in einer sehr großen Schüssel gut vermischen. Für mehr Geschmack eine Zeitlang ziehen lassen.

Pitta-Brote halbieren und jede so entstandene Tasche mit Salat auffüllen. Auf Wunsch mit Knoblauch-Dressing oder fertig gekaufter fettfreier Salatsoße servieren.

Pro Portion: 299 Kalorien/1.252 Joule; 6,7 g Fett (19% der Gesamtkalorienmenge), davon 1,2 g einfach ungesättigte Fettsäuren, 0,8 g mehrfach ungesättigte Fettsäuren und 3,1 g gesättigte Fettsäuren; 12,5 g Eiweiß; 49,7 g Kohlenhydrate; 7 g Ballaststoffe; 17 mg Cholesterin; 841 mg Natrium

Ergibt 6 Portionen

Wildreis-Kastanien-Suppe

Eßkastanien sind in verschiedener Form erhältlich: frisch, in Gläsern, in Dosen und getrocknet. Ich mag sie frisch am liebsten, im Ofen geröstet. Frisch sind sie am ehesten um die Weihnachtszeit erhältlich.

Eßkastanien enthalten so gut wie kein Fett, dafür viele Ballaststoffe, weshalb sie sich gut als kleine Zwischenmahlzeit eignen. Wenn Sie für dieses Rezept frische Kastanien benutzen, kaufen Sie lieber etwas mehr, weil manchmal ein paar dabei sind, die innen faul sind.

Um die Kastanien zu rösten, heizen Sie den Ofen auf 220°C vor. Ritzen Sie mit einem scharfen Messer ein X in die flache Seite jeder Kastanie. Auf ein Backblech legen und etwa 15 bis 20 Minuten backen. Leicht abkühlen lassen und dann schälen.

Sie können die Eßkastanien auch weglassen und mit 2 großen Kartoffeln eine Wildreis- und Kartoffelsuppe machen.

ZUBEREITUNGS- UND BACKZEIT: 1 STUNDE

300 ml Wasser
100 g Wildreis, abgespült und abgetropft
4 Eßlöffel Butter oder Margarine
2 kleine Zwiebeln, gehackt
1 große Kartoffel, geschält und gewürfelt
12 geröstete Kastanien
560 ml fettfreie Hühner- oder Gemüsebrühe
375 ml ungesüßte Kondensmilch (4% Fett)
½-1 Teelöffel Salz
Frisch gemahlener schwarzer Pfeffer
2 Eßlöffel Sherry
4 Teelöffel frischer gehackter Schnittlauch

Das Wasser in einem kleinen Topf zum Kochen bringen.

Wildreis einrühren, Topf abdecken und auf niedriger Stufe etwa 45 Minuten köcheln lassen, bis das Wasser vollständig absorbiert ist. Inzwischen in einem Suppentopf bei mittlerer Hitze die Butter oder Margarine zerlassen.

Zwiebeln zugeben und 5 Minuten anschwitzen. Kartoffeln und Kastanien einrühren. Weitere 2 bis 3 Minuten dünsten.

Brühe und Milch zugeben.

Fortsetzung nächste Seite

Zum Kochen bringen, dann auf niedriger Stufe 30 Minuten köcheln lassen.

Die Flüssigkeit falls nötig in mehreren Portionen in die Küchenmaschine geben und pürieren.

Wieder in den Suppentopf gießen.

Den Wildreis einrühren und mit Salz, Pfeffer und Sherry würzen. Erneut erhitzen. Mit dem Schnittlauch garniert servieren.

Pro Portion: 318 Kalorien/1.336 Joule; 6,9 g Fett (19% der Gesamtkalorienmenge), davon 2 g einfach ungesättigte Fettsäuren, 0,5 g mehrfach ungesättigte Fettsäuren und 6,9 g gesättigte Fettsäuren; 14,1 g Eiweiß; 50,1 g Kohlenhydrate; 3,1 g Ballaststoffe; 20 mg Cholesterin; 647 mg Natrium

Ergibt 4 Portionen

---

10. Tag

Texmex-Nudelsalat

Dieser Nudelsalat ist eine Mahlzeit für sich, aber meine Empfehlung ist, ihn mit fertig gekauften, gebackenen Tortilla-Chips zu servieren. In manchen Supermärkten und Naturkostläden gibt es Sorten, die kein zusätzliches Fett enthalten.

NÄHRWERTANALYSE DES GESAMTEN MENÜS

Pro Portion (einschließlich 30 g gebackener Tortilla-Chips): 605 Kalorien/2.533 Joule; 12,3 g Fett (18% der Gesamtkalorienmenge), davon 5,1 g einfach ungesättigte Fettsäuren, 1,2 g mehrfach ungesättigte Fettsäuren und 2,7 g gesättigte Fettsäuren; 22,3 g Eiweiß; 104,7 g Kohlenhydrate; 7 g Ballaststoffe; 8 mg Cholesterin; 1.236 mg Natrium

Texmex-Nudelsalat

Die hier verwendeten dreifarbigen Nudeln ergeben ein besonders festlich aussehendes Gericht. Sie können jedoch Pasta jeder beliebigen Farbe und Form verwenden. Der Salat ergibt bei kühlem oder warmem Wetter eine großartige Mahlzeit. Bereiten Sie ruhig eine große Menge zu, damit Sie nach dem Essen Reste haben – sie sind sogar noch nach mehreren Tagen im Kühlschrank einfach köstlich. Servieren Sie den Salat mit gebackenen Tortillachips.

ZUBEREITUNGS ZEIT: 20 MINUTEN

450 g dreifarbige Spirelli-Nudeln
6 Eßlöffel Olivenöl
6 Eßlöffel fettfreie Hühner- oder Gemüsebrühe
10 Eßlöffel Weißweinessig
6 Eßlöffel fettfreie, natriumarme Tomatensoße
2 Knoblauchzehen, durchgepreßt
2 Eßlöffel Cayennepfeffer
1 Teelöffel Salz
¼ Teelöffel getrocknetes Oregano
65 g fein gewürfelte Zwiebeln
½ grüne Gemüsepaprika, fein gewürfelt
100 g tiefgefrorener Zuckermais, aufgetaut
12 g frische gehackte Petersilie
1 Dose (120 g) grüne Chilischoten, gehackt
120 g Gewürzpaprika, in Scheiben geschnitten
1 Dose (420 g) Kidneybohnen, abgespült und abgetropft
120 g gewürfelter Gouda, Viertel- oder Halbfettstufe
2 Eßlöffel fein gehackter frischer Koriander
Frisch gemahlener schwarzer Pfeffer

Nudeln in einen großen Topf mit kochendem Wasser 4 bis 8 Minuten „al dente" kochen. Sie dürfen nicht zu weich sein. In einer kleinen Tasse Öl, Brühe, Essig, Tomatensoße, Knoblauch, Cayennepfeffer, Salz und Oregano verquirlen. Beiseite stellen. Inzwischen Zwiebeln, grüne Gemüsepaprika, Zuckermais, Petersilie, Chilis, Gewürzpaprika, Bohnen, Gouda, Koriander und schwarzen Pfeffer nach Geschmack in einer großen Schüssel vermischen. Die gekochten Nudeln unterheben.

Soße darübergießen und Salat vorsichtig mischen.

FETTARMER KÜCHENTIP

Wenn Sie gekochte Pasta zuerst mit ein wenig fettfreier Hühnerbrühe vermischen, bevor Sie die Soße zugeben, gibt das den Nudeln die gleiche seidige Textur wie die Beigabe von Öl, jedoch ohne Fett. Die Brühe sorgt dafür, daß die einzelnen Nudeln nicht zusammenkleben. Geben Sie auch kein Öl in das Kochwasser. Rühren Sie die Nudeln einfach mehrmals um, während sie kochen.

Pro Portion: 495 Kalorien/2.073 Joule; 11,3 g Fett (18% der Gesamtkalorienmenge), davon 5,1 g einfach ungesättigte Fettsäuren, 1,2 g mehrfach ungesättigte Fettsäuren und 2,7 g gesättigte Fettsäuren; 19,3 g Eiweiß; 80,7 g Kohlenhydrate; 5 g Ballaststoffe; 8 mg Cholesterin; 1,096 mg Natrium

Ergibt 6 Portionen

11. Tag

Herbstliche Kürbis-Käse-Suppe
Bunter Maissalat
Pfefferkuchen-Muffins

Eine perfekte Mahlzeit für die kühlen Herbsttage, wenn der Kürbis am besten schmeckt. Scheuen Sie sich nicht, zuviel zu machen. Die Suppe läßt sich leicht wieder aufwärmen, der Salat schmeckt noch besser, wenn er länger ziehen kann, und die Muffins eignen sich hervorragend für den kleinen Hunger zwischendurch.

NÄHRWERTANALYSE DES GESAMTEN MENÜS

Pro Portion (einschl. 1 Muffin): 507 Kalorien/2.123 Joule; 13 g Fett (23% der Gesamtkalorienmenge), davon 4,7 g einfach ungesättigte Fettsäuren, 1,3 g mehrfach ungesättigte Fettsäuren und 4,7 g gesättigte Fettsäuren; 23,5 g Eiweiß; 82 g Kohlenhydrate; 7,2 g Ballaststoffe; 20 mg Cholesterin; 1.237 mg Natrium

Herbstliche Kürbis-Käse-Suppe

Eine Suppe mit einem milden und dennoch herzhaften Geschmack, herrlich sättigend und wohltuend, wenn die Tage kürzer werden. Wenn Sie keinen Eichelkürbis bekommen können, wählen Sie eine andere Kürbissorte, die viel Geschmack hat, etwa Hokkaido-Kürbis, den es im Herbst und Winter in vielen Naturkostläden zu kaufen gibt und der mitsamt Schale verzehrt werden kann. Sie können die Garzeit verkürzen, indem Sie den Kürbis in den Mikrowellenherd legen.

ZUBEREITUNGSZEIT: 10 MINUTEN
BACKZEIT: 45 MINUTEN

2 mittelgroße Eichelkürbisse
2 Eßlöffel Butter oder Margarine
750 ml fettfreie Hühner- oder Gemüsebrühe
¼-½ Teelöffel getrockneter Salbei
1 Teelöffel Knoblauchpulver
180 g geriebener Gouda (Mager- oder Viertelfettstufe)

375 ml ungesüßte Kondensmilch (4% Fett)
Salz
1-2 Teelöffel frisch gemahlener schwarzer Pfeffer
Gemahlene Muskatnuß

Ofen auf 240°C vorheizen. Kürbis mit einem scharfen Messer halbieren. Kerne mit einem Löffel entfernen und den Kürbis mit der Schnittfläche nach unten auf ein Backblech mit leicht erhöhten Kanten legen (damit evtl. austretender Saft aufgefangen wird). Etwa 45 Minuten backen, bis der Kürbis weich ist.

Das Fruchtfleisch in der Küchenmaschine pürieren. Butter oder Margarine, Brühe, Salbei und Knoblauchpulver untermischen.

Püree in einen mittelgroßen Suppentopf geben und bei niedriger Hitze ein paar Minuten kochen. Nach und nach Gouda und Milch untermengen, bis der Käse geschmolzen ist. Falls nötig mit mehr Milch verdünnen. Mit Salz und Pfeffer abschmecken und mit Muskatnuß bestreuen. Sofort servieren oder bis zum Essen auf kleinster Stufe warm halten.

Pro Portion: 227 Kalorien/950 Joule; 6,5 g Fett (24% der Gesamtkalorienmenge), davon 0,6 g einfach ungesättigte Fettsäuren, 0,3 g mehrfach ungesättigte Fettsäuren und 3,8 g gesättigte Fettsäuren; 13,9 g Eiweiß; 31,2 g Kohlenhydrate; 3 g Ballaststoffe; 20 mg Cholesterin; 717 mg Natrium

Ergibt 6 Portionen

FETTARMER KÜCHENTIP
Weil Fett das Essen nicht nur gehaltvoll erscheinen läßt, sondern auch den Geschmack verstärkt, brauchen Ihre fettarmen Gerichte mehr Würzmittel. Betrachten Sie die im Rezept angegebene Menge als Ausgangspunkt und würzen Sie nach, bis der Geschmack für Sie stimmt.

Bunter Maissalat

Dieser farbenfrohe Salat ist ein besonders dekorativer Anblick. Er ist schnell und einfach zubereitet und kann mehrere Tage im Kühlschrank aufbewahrt werden. Je länger die Soße ziehen kann, desto intensiver schmeckt der Salat. Sie können die Würzmischung nach Ihrem eigenen Geschmack abändern und mehr oder weniger grüne Chilis, Koriander, Limettensaft, Essig oder Salz verwenden.

ZUBEREITUNGSZEIT: 10 MINUTEN
MARINIERZEIT: 30 MINUTEN

375 g tiefgefrorener Zuckermais, aufgetaut
65 g fein gewürfelte rote Zwiebeln
½ grüne Gemüsepaprika, fein gewürfelt
1 Dose (420 g) Augenbohnen, abgespült und abgetropft
120 g Gewürzpaprika, gewürfelt
1 Dose (120 g) grüne Chilischoten, gewürfelt
12 g gehackte frische Petersilie
2 Eßlöffel gehackter frischer Koriander
4 Eßlöffel Olivenöl
6 Eßlöffel Limettensaft
4 Eßlöffel Weißweinessig
2 Teelöffel Knoblauchpulver
1 Teelöffel getrocknetes Basilikum
¼ Teelöffel gemahlener Kreuzkümmel
Frisch gemahlener schwarzer Pfeffer
Salz

Zuckermais, Zwiebeln, Gemüsepaprika, Bohnen, Gewürzpaprika, Chilis, Petersilie und Koriander in einer großen Schüssel gut vermischen. In einer kleinen Schüssel Öl, Limettensaft, Essig, Knoblauchpulver, Basilikum, Kreuzkümmel und schwarzen Pfeffer und Salz nach Geschmack gut mixen. Die Soße über das Gemüse geben und bis zum Servieren im Kühlschrank aufbewahren. Abschmecken und eventuell nachwürzen.

Pro Portion: 187 Kalorien/783 Joule; 5,1 g Fett (18% der Gesamtkalorienmenge), davon 3,4 g einfach ungesättigte Fettsäuren, 0,6 g mehrfach ungesättigte Fettsäuren und 0,7 g gesättigte Fettsäuren; 6,9 g Eiweiß; 32,6 g Kohlenhydrate; 2,5 g Ballaststoffe; 0 mg Cholesterin; 450 mg Natrium

Ergibt 6 Portionen

Pfefferkuchen-Muffins

Muffins sind kleine Backpulverkuchen, die es in -zig verschiedenen Geschmacksrichtungen gibt. Diese Muffins strömen das Aroma frisch gebackener Pfefferkuchen aus. Sie werden überall zum Renner.

140 g Weizenvollkornmehl
20 g fettfreie Trockenmilch
1½ Teelöffel gemahlener Ingwer

¾ Teelöffel gemahlener Zimt
1 Teelöffel Backpulver
¼ Teelöffel gemahlene Muskatnuß
¼ Teelöffel gemahlene Nelken
60 ml Magermilch
12 Eßlöffel Apfelmus
60 ml Melasse
6 Eßlöffel Ahornsirup
2 Eßlöffel Rapsöl
1 leicht verquirltes Eiweiß

ZUBEREITUNGSZEIT: 10 MINUTEN
BACKZEIT: 20 MINUTEN

Ofen auf 180°C vorheizen. Ein Muffin-Blech mit 12 Vertiefungen oder 12 einzelne Törtchenformen mit Papierförmchen auslegen. Mehl, Trockenmilch, Ingwer, Zimt, Backpulver, Muskatnuß und Nelkenpulver nacheinander in eine große Schüssel sieben.

Magermilch, Apfelmus, Melasse, Ahornsirup, Öl und Eiweiß in einer kleinen Schüssel mischen.

Über die Mehlmischung gießen und nur so lange rühren, bis die trockenen Zutaten angefeuchtet sind.

Teig in die vorbereiteten Törtchenformen geben.

Etwa 20 Minuten backen, bis ein in die Mitte eines Muffins eingestochenes Holzstäbchen sauber bleibt.

Die Muffins im Papier aus den Törtchenformen heben und auf einem Kuchengitter abkühlen lassen.

Pro Muffin: 93 Kalorien/389 Joule; 1,4 g Fett (13% der Gesamtkalorienmenge), davon 0,7 g einfach ungesättigte Fettsäuren, 0,4 g mehrfach ungesättigte Fettsäuren und 0,2 g gesättigte Fettsäuren; 2,7 g Eiweiß; 18,2 g Kohlenhydrate; 1,7 g Ballaststoffe; 0 mg Cholesterin; 70 mg Natrium

Ergibt 12 Muffins

FETTARMER KÜCHENTIP
Bei vielen Rezepten für Backpulverkuchen und -brote können Sie die Fettmenge reduzieren, indem Sie die Hälfte der Butter- oder Ölmenge mit der gleichen Menge ungesüßtem Apfelmus ersetzen. Normalerweise können Sie sogar bis zu 75% der Butter- oder Ölmenge mit Apfel- oder auch Pflaumenmus ersetzen.

12. Tag

Orientalische Nudeln
Wonton-Chips

Interessanterweise ist das eine Mahlzeit, die auch die Kleinen bei uns zu Hause nie verschmähen. Sie mögen den milden Geschmack der Sojasoße und Erdnußbutter und finden die knusprigen Wonton-Chips unwiderstehlich.

NÄHRWERTANALYSE DES GESAMTEN MENÜS

Pro Portion: 540 Kalorien/2.261 Joule; 10,8 g Fett (18% der Gesamtkalorienmenge), davon 3,8 g einfach ungesättigte Fettsäuren, 4,2 g mehrfach ungesättigte Fettsäuren und 1,6 g gesättigte Fettsäuren; 17,6 g Eiweiß; 94,5 g Kohlenhydrate; 7,2 g Ballaststoffe; 61 mg Cholesterin; 331 mg Natrium

Orientalische Nudeln

Geröstetes Sesamöl, Reisweinessig und chinesische Nudeln gibt es in asiatischen Lebensmittelgeschäften und vielen Supermärkten oder Naturkostläden. Achten Sie darauf, möglichst Nudeln ohne zusätzliches Öl oder Eier zu verwenden.

ZUBEREITUNGSZEIT: 10 MINUTEN

300 g chinesische Nudeln
90 ml fettfreie Hühner- oder Gemüsebrühe
4 Eßlöffel geröstetes Sesamöl
60 ml Reisweinessig
3 Eßlöffel natriumarme Sojasoße
1½ Erdnußbutter (ohne Zusatzstoffe)
1½ Teelöffel gemahlener Ingwer
1 Teelöffel Knoblauchpulver
¾ Teelöffel Zucker
½ Teelöffel frisch gemahlener schwarzer Pfeffer
1-3 Teelöffel gehackter frischer Koriander
⅛ Teelöffel Chiliflocken (falls erwünscht)
2 Möhren, in feine Stäbchen geschnitten
150 g feine Brokkoli-Röschen
1 gewürfelte Zucchini
1 Dose (240 g) Wasserkastanien, abgetropft und in Scheiben geschnitten
120 g Gewürzpaprika, gewürfelt
3 Frühlingszwiebeln, in Röllchen geschnitten
½ Tomate, gewürfelt (falls erwünscht)

Die Nudeln in einem großen Topf mit kochendem Wasser 2 bis 3 Minuten bzw. je nach Packungsaufdruck „al dente" kochen. In einem Sieb abtropfen lassen und kurz mit kaltem Wasser abspülen. Mit 60 ml der Brühe vermischen. Beiseite stellen.

Öl, Essig, Sojasoße, Erdnußbutter, Ingwer, Knoblauchpulver, Zucker, schwarzen Pfeffer, Koriander und Chiliflocken (falls verwendet) in einer kleinen Schüssel vermischen. Über die Nudeln gießen und untermischen. Beiseite stellen.

Möhren und Brokkoli mit den übrigen 30 ml Brühe in einer beschichteten Pfanne bei mittlerer Hitze ein paar Minuten andünsten. Das Gemüse sollte knusprig-zart sein. Zucchini zugeben und ein paar weitere Minuten garen.

Die gegarten Gemüse mit den Wasserkastanien, Paprikas, Frühlingszwiebeln und Nudeln vermischen. Abschmecken und falls nötig nachwürzen. Bei Zimmertemperatur servieren und mit den Tomaten (falls verwendet) garnieren.

Pro Portion: 494 Kalorien/2.068 Joule; 10,8 g Fett (17% der Gesamtkalorienmenge), davon 3,8 g einfach ungesättigte Fettsäuren, 4,2 g mehrfach ungesättigte Fettsäuren und 1,6 g gesättigte Fettsäuren; 15,6g Eiweiß; 85,5 g Kohlenhydrate; 7,2 g Ballaststoffe; 61 mg Cholesterin; 293 mg Natrium

Ergibt 4 Portionen

Wonton-Chips

Wonton-Chips sind kinderleicht gemacht, und gerade Kinder mögen diese knusprige Knabberei. Um den Geschmack zu variieren, können Sie probieren, vor dem Backen verschiedene Gewürze über die Wontons zu streuen. Die Chips halten sich gut und schmecken hervorragend zu verschiedenen Dips. Die hauchdünnen Wonton-Teigvierecke finden Sie zumeist im Kühlregal asiatischer Lebensmittelgeschäfte.

8 frische Wonton-Teigvierecke
Salz (falls erwünscht)

ZUBEREITUNGSZEIT: 5 MINUTEN
BACKZEIT: 5-7 MINUTEN

Ofen auf 180°C vorheizen. Ein Backblech mit Backpapier auslegen oder leicht mit Backspray besprühen.

Die Wonton-Teigstücke in Dreiecke schneiden und nebeneinander auf das Backblech legen. Auf Wunsch nach Geschmack mit Salz bestreuen. 5 bis 7 Minuten backen, bis die Dreiecke gerade hellbraun werden.

Pro Portion: 46 Kalorien/192 Joule; 0 g Fett (0% der Gesamtkalorienmenge), davon 0 g einfach ungesättigte Fettsäuren, 0 g mehrfach ungesättigte Fettsäuren und 0 g gesättigte Fettsäuren; 2 g Eiweiß; 9 g Kohlenhydrate; 0 g Ballaststoffe; 0 mg Cholesterin; 38 mg Natrium

Ergibt 4 Portionen

13. Tag

Herzhaftes Gemüse-Chili
oder Texanisches Hähnchen-Chili
Amerikanisches Maisbrot

Sie kennen vielleicht nur Chili con carne. Dabei gibt es viele verschiedene Varianten dieses pikant gewürzten Eintopfgerichts – mit Bohnen oder ohne, scharf oder mild, mit Fleisch oder Gemüse, und jede ist eine Spezialität für sich. Und wie Sie merken werden, wird eine Schüssel Chili erst mit einem dicken Stück Maisbrot zu einer kompletten Mahlzeit.

Im Anschluß zwei besonders originelle Chilirezepte. Sie lassen sich auch leicht abwandeln, um Ihre ganz persönlichen gesunden Lieblingszutaten unterzubringen. Sollten Sie eigene Chili- oder andere Eintopfrezepte haben, die Sie gern „abspecken" würden, fangen Sie damit an, das Fleisch durch gehackte Putenbrust zu ersetzen, wobei Fett und Haut vor dem Hacken entfernt worden sein sollten. Verlangt das Rezept nach Öl, verwenden Sie höchstens 2 bis 6 Eßlöffel Oliven- oder Rapsöl.

Gehen Sie mit Salz sparsam um und verwenden Sie statt dessen einige der in meinen Rezepten aufgezählten Würzmittel. Eventuell erforderliche Tomatensoße sollte kein zusätzliches Fett enthalten. Falls Ihr Eintopfrezept kein Gemüse enthält, servieren Sie das Gericht auf alle Fälle mit einem Salat.

Pro Portion (mit herzhaftem Gemüse-Chili): 450 Kalorien/1.884 Joule; 8,1 g Fett (16% der Gesamtkalorienmenge), davon 3,7 g einfach ungesättigte Fettsäuren, 2,1 g mehrfach ungesättigte Fettsäuren und 0,8 g gesättigte Fettsäuren; 20,4 g Eiweiß; 80,7 g Kohlenhydrate; 9,2 g Ballaststoffe; 0 mg Cholesterin; 829 mg Natrium

NÄHRWERTANALYSE DES GESAMTEN MENÜS

Pro Portion (mit texanischem Hähnchen-Chili): 510 Kalorien/2.135 Joule; 13,8 g Fett (24% der Gesamtkalorienmenge), davon 5,1 g einfach ungesättigte Fettsäuren, 3,3 g mehrfach ungesättigte Fettsäuren und 2,8 g gesättigte Fettsäuren; 42,6 g Eiweiß; 72,1 g Kohlenhydrate; 16,5 g Ballaststoffe; 56 mg Cholesterin; 1.295 mg Natrium

---

Herzhaftes Gemüse-Chili

Für diese Variante des Klassikers Chili con carne habe ich das Hackfleisch durch Gemüse ersetzt. Sie können das Chili unterschiedlich servieren, zum Beispiel zu Naturreis oder einer anderen Getreidesorte, einer Folienkartoffel oder als Pizzabelag. Es eignet sich auch für Lasagne – lassen Sie Ihrer Phantasie freien Lauf. Dieses Chili läßt sich gut einfrieren und aufgewärmt servieren.

ZUBEREITUNGSZEIT: 25 MINUTEN
GARZEIT: 30 MINUTEN

2 Eßlöffel Olivenöl
1 gewürfelte Zwiebel
1 Möhre, in dünne Scheiben geschnitten
1 grüne Gemüsepaprika, gewürfelt
230 g Champignons, in Scheiben geschnitten
1 kleine Zucchini, in Scheiben geschnitten
12 schwarze Oliven (falls erwünscht)
4 große Knoblauchzehen, durchgepreßt
1 Dose (840 g) Tomaten (mit Saft), gewürfelt
500 ml fettfreie, natriumarme Tomatensoße
1 Dose (120 g) grüne Chilischoten, gewürfelt
700 g gekochte Kidney-, Borlotti-, oder schwarze Bohnen
6 Eßlöffel Cayennepfeffer
2 Eßlöffel getrocknetes Oregano
2 Teelöffel gemahlener Kreuzkümmel
2 Teelöffel Paprika
Rote Chiliflocken (falls erwünscht)
Gemahlener roter Pfeffer (falls erwünscht)
2 Eßlöffel Weißweinessig
Gehackter frischer Koriander (falls erwünscht)
Fettarme saure Sahne oder Magerjoghurt (falls erwünscht)

Fortsetzung nächste Seite

Das Öl in einem großen Topf bei mittlerer Hitze erwärmen.

Zwiebeln, Möhren, grüne Paprika, Champignons, Zucchini, Oliven (falls verwendet) und Knoblauch zugeben. 20 Minuten dünsten.

Tomaten (mit Saft), Tomatensoße, Chilischoten, Bohnen, Cayennepfeffer, Oregano, Kreuzkümmel, Paprika und rote Chiliflocken (falls verwendet) und roten Pfeffer (falls verwendet) nach Geschmack zugeben.

Mindestens 30 Minuten köcheln lassen; häufig umrühren, um Anbrennen zu vermeiden.

Essig und Koriander (falls verwendet) nach Geschmack zugeben. Kurz köcheln lassen.

Mit der sauren Sahne oder Joghurt (falls verwendet) garniert servieren.

Pro Portion: 285 Kalorien/1.193 Joule; 4,4 g Fett (13% der Gesamtkalorienmenge), davon 1,8 g einfach ungesättigte Fettsäuren, 0,9 g mehrfach ungesättigte Fettsäuren und 0,5 g gesättigte Fettsäuren; 15,5 g Eiweiß; 50,6 g Kohlenhydrate; 5,6 g Ballaststoffe; 0 mg Cholesterin; 510 mg Natrium

Ergibt 6 Portionen

Texanisches Hähnchen-Chili

Die Hauptzutaten für dieses Rezept sind gehäutete Hähchenbrust und weiße Bohnen. Die grünen Chilischoten geben ihm einen Hauch pikanter Schärfe.

Ein schnelles, einfaches und sehr schmackhaftes Rezept, das sich aber auch gut abwandeln läßt, falls Sie irgendeine weitere Zutat verwenden möchten.

Sie können das Chili so scharf oder mild zubereiten, wie es Ihnen am liebsten ist. Wenn Sie es weniger scharf mögen, nehmen Sie weniger grüne Chilischoten; zusätzliche Schärfe erhält das Gericht mit den roten Chiliflocken.

**ZUBEREITUNGSZEIT:
45 MINUTEN
GARZEIT:
45 MINUTEN**

2 Eßlöffel Olivenöl
450 g gehäutete Hähnchenbrust ohne Knochen, in mundgerechte Stücke geschnitten
1 gewürfelte Zwiebel
230 g Champignons, in dicke Scheiben geschnitten
4 große Knoblauchzehen, durchgepreßt
1 Dose (120 g) grüne Chilischoten, gewürfelt
1 Teelöffel gemahlener Kreuzkümmel
½ Teelöffel getrocknetes Oregano
⅛ Teelöffel rote Chiliflocken (falls erwünscht)
375 ml fettfreie Hähnchenbrühe
2 Dosen (je 450 g) weiße Bohnen, Cannellini o. ä., abgespült und abgetropft
½ -1 Teelöffel gehackter frischer Koriander
60 g geraspelter Käse, Viertelfettstufe

Das Öl in einem großen Topf bei mittlerer Hitze erwärmen. Hähnchen zugeben und 5 Minuten dünsten, bis die Fleischstücke leicht gebräunt sind. Hähnchen aus dem Topf nehmen und beiseite legen. Zwiebeln in den Topf geben und mehrere Minuten anschwitzen. Champignons und Knoblauch zugeben; noch ein paar Minuten dünsten. Chilischoten, Kreuzkümmel, Oregano, rote Chiliflocken (falls verwendet) und Brühe zugeben. Topf abdecken und 30 Minuten köcheln lassen, dabei gelegentlich umrühren.

Hähnchen, Bohnen und Koriander zugeben; sanft umrühren und gut mischen. Bei niedriger Hitze 15 Minuten köcheln lassen. Abschmecken und bei Bedarf nachwürzen; falls gewünscht, mehr rote Chiliflocken zugeben. Jede Portion mit etwas Käse bestreuen.

Pro Portion: 345 Kalorien/1.445 Joule; 10,1 g Fett (22% der Gesamtkalorienmenge), davon 3,2 g einfach ungesättigte Fettsäuren, 2,1 g mehrfach ungesättigte Fettsäuren und 2,5 g gesättigte Fettsäuren; 37,7 g Eiweiß; 42 g Kohlenhydrate; 12,9 g Ballaststoffe; 56 mg Cholesterin; 976 mg Natrium

Ergibt 4 Portionen

FETTARMER KÜCHENTIP

Als Vollkornmehl wird nur Mehl bezeichnet, bei dem das Korn zu 100% ausgemahlen wurde („hochausgemahlen"), also kein Teil des Korns entfernt wurde. Weizenmehl Type 1700 ist zu 92-100% ausgemahlen, Type 1050 zu 82-85%. Es empfiehlt sich, möglichst immer das vollständig ausgemahlene Vollkornmehl zu verwenden. Sie können sich in vielen Naturkostläden Mehl verschiedener Sorten ganz frisch mahlen lassen.

Amerikanisches Maisbrot

Ein leichtes, süßes, kuchenähnliches Brot mit ganzen Maiskörnern. Auch Reste schmecken hervorragend, kalt oder aufgewärmt.

ZUBEREITUNGSZEIT: 10 BACKZEIT: 20 MINUTEN

110 g fein gemahlenes Weizenvollkornmehl
80 g grobes gelbes Maismehl
30 g Zucker
3 Teelöffel Backpulver
¾ Teelöffel Salz
250 ml Magermilch
2 Eiweiß, leicht verquirlt
4 Eßlöffel Rapsöl oder zerlassene Butter
125 g tiefgefrorene Maiskörner, aufgetaut

Ofen auf 220°C vorheizen. Eine 20 x 20 cm große Backform mit Backpapier auslegen oder leicht mit Backspray besprühen. Weizenmehl, Maismehl, Zucker, Backpulver und Salz in einer großen Schüssel mischen.

In einer kleinen Schüssel Milch, Eiweiß und Öl oder Butter mischen; in die Mehlschüssel geben. Umrühren, bis die trockenen Zutaten angefeuchtet sind. Nicht zu lange verrühren. Maiskörner unterheben. In die vorbereitete Backform gießen. Etwa 20 Minuten backen, bis ein in die Mitte des Brotes eingestochenes Holzstäbchen sauber bleibt.

Das Maisbrot auf einem Kuchengitter abkühlen lassen. In 9 Vierecke schneiden.

Pro Viereck: 165 Kalorien/690 Joule; 3,7 g Fett (19% der Gesamtkalorienmenge), davon 1,9 g einfach ungesättigte Fettsäuren, 1,2 g mehrfach ungesättigte Fettsäuren und 0,3 g gesättigte Fettsäuren; 4,9 g Eiweiß; 30,1 g Kohlenhydrate; 3,6 g Ballaststoffe; 0 mg Cholesterin; 319 mg Natrium

Ergibt 9 Portionen

14. Tag

Linsencreme mit Pitta-Brot
Zitrussalat mit Ingwer-Meerrettich-Dressing

Die Linsencreme ist einfach zubereitet, braucht jedoch ungefähr 45 Minuten praktisch unbewachter Kochzeit. Sie ist auch lecker, wenn man sie im Mikrowellenherd wieder aufwärmt, Sie können sie also gut im voraus zubereiten. Falls Sie nur drei Portionen machen möchten, nehmen Sie jeweils nur die Hälfte aller Zutaten.

NÄHRWERTANALYSE DES GESAMTEN MENÜS

Pro Portion: 447 Kalorien/1.872 Joule; 8,9 g Fett (18% der Gesamtkalorienmenge), davon 5,1 g einfach ungesättigte Fettsäuren, 1,2 g mehrfach ungesättigte Fettsäuren und 1,2 g gesättigte Fettsäuren; 24,5 g Eiweiß; 70,9 g Kohlenhydrate; 4,2 g Ballaststoffe; 0 mg Cholesterin; 589 mg Natrium

---

Linsencreme mit Pitta-Brot

Linsen enthalten besonders viele Ballaststoffe. Im Gegensatz zu den meisten anderen Hülsenfrüchten müssen sie vor dem Kochen nicht eingeweicht werden. Für dieses Rezept werden sie sehr weich gekocht und lassen sich so gut als leckeren und eiweißreichen Aufstrich für belegte Brote oder Brötchen verwenden – oder wie hier als eine von mehreren fettarmen Füllungen für Pitta-Brot.

ZUBEREITUNGSZEIT: 10 MINUTEN
GARZEIT: 45 MINUTEN

2 Eßlöffel Olivenöl
65 g gehackte Zwiebeln
2 große Knoblauchzehen, durchgepreßt
½ rote oder grüne Gemüsepaprika, gewürfelt
300 g getrocknete Linsen, verlesen und abgespült
1 l fettfreie Hühner- oder Gemüsebrühe
1 geraspelte Möhre
2 Eßlöffel Melasse
2 Eßlöffel Sherry-Essig
1 Teelöffel gemahlener Kreuzkümmel
1 Teelöffel gemahlener Koriander

Fortsetzung nächste Seite

1 Teelöffel getrockneter Marjoran
1-3 Teelöffel gehackter frischer Koriander
Salz
Frisch gemahlener schwarzer Pfeffer
Pikante Pfeffersoße (falls erwünscht)
6 Pitta-Brote

Öl, die Zwiebeln, den Knoblauch und die rote oder grüne Paprika in einen großen Topf geben. Bei mittlerer Hitze 3 Minuten lang garen, dabei umrühren.

Linsen und Brühe zugeben, zum Kochen bringen.

Hitzezufuhr reduzieren und Topf zudecken.

30 Minuten garen, dabei von Zeit zu Zeit umrühren.

Möhren, Melasse, Essig, Kreuzkümmel, Koriander, Majoran, frischen Koriander und Salz und schwarzen Pfeffer nach Geschmack einrühren.

Auf Wunsch mit pikanter Pfeffersoße abschmecken.

Topf zudecken und etwa 15 Minuten köcheln lassen, bis die Flüssigkeit absorbiert ist und die verschiedenen Aromen sich vermischt haben.

Vom Herd nehmen und bis zum Servieren bedeckt halten.

Pitta-Brote halbieren und mit der Linsenmischung füllen. Mit weiteren Zutaten wie Salatblättern, Tomaten, Sprossen, dünnen Avocadoscheiben, Salsa, geriebenem Magerkäse und fettfreier saurer Sahne füllen.

Pro Portion: 349 Kalorien/1.461 Joule; 3,6 g Fett (9% der Gesamtkalorienmenge), davon 1,8 g einfach ungesättigte Fettsäuren, 0,5 g mehrfach ungesättigte Fettsäuren und 0,4 g gesättigte Fettsäuren; 21,2 g Eiweiß; 59,7 g Kohlenhydrate; 1,3 g Ballaststoffe; 0 mg Cholesterin; 540 mg Natrium

Ergibt 6 Portionen

Zitrussalat mit Ingwer-Meerrettich-Dressing

Das meiste Fett in diesem Salat stammt von der Avocado, aber der Rest der Mahlzeit ist fettarm. Das Ingwer-Meerrettich-Dressing rundet den Salat perfekt ab.

Zitrussalat

ZUBEREITUNGS-ZEIT: 15 MINUTEN

150 g gemischte Salatblätter (z. B. Mini-Eisberg, Römersalat, rotblättriger Salat oder Kopfsalat), in mundgerechte Stücke zerpflückt
2 Mandarinen, geschält und in Segmente zerteilt
75 g Champignons, in Scheiben geschnitten
6 Radieschen, in dünne Scheiben geschnitten
1 Avocado, in Scheiben geschnitten
Alfalfasprossen (falls erwünscht)

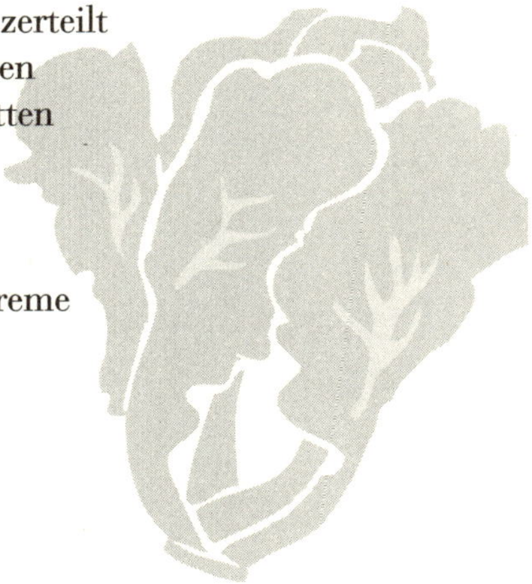

Ingwer-Meerrettich-Dressing

60 ml Magerjoghurt oder fettarme Salatcreme
60 ml fettarme saure Sahne
60 ml Orangen- oder Mandarinensaft
2 Teelöffel Meerrettich
1 Teelöffel gemahlener Ingwer
¼ Teelöffel Honig

Für den Zitrussalat: Die Salatblätter auf 6 Salatschüsseln verteilen. Auf jede Portion gleiche Mengen Mandarinenstückchen, Champignons, Radieschen, Avocado und Sprossen (falls verwendet) verteilen. Beiseite stellen.

Für das Ingwer-Meerrettich-Dressing: Mit der Küchenmaschine Joghurt oder Salatcreme, saure Sahne, Orangen- oder Mandarinensaft, Meerrettich, Ingwer und Honig mixen, bis eine glatte Soße entsteht. Über den Salat geben oder bis zum Servieren im Kühlschrank aufbewahren.

Pro Portion: 98 Kalorien/410 Joule; 5,3 g Fett (45% der Gesamtkalorienmenge), davon 3,3 g einfach ungesättigte Fettsäuren, 0,7 g mehrfach ungesättigte Fettsäuren und 0,8 g gesättigte Fettsäuren; 3,3 g Eiweiß; 11,2 g Kohlenhydrate; 2,9 g Ballaststoffe; 0 mg Cholesterin; 49 mg Natrium

Ergibt 6 Portionen

Kapitel Neunzehn

Rezepte für leckere fettarme Abendmahlzeiten

Für das fettarme Lebensprogramm ist es entscheidend, daß Sie die gesundheitsgefährdenden fettreichen Rezepte für Frikadellen, Brathähnchen und sahnige Aufläufe, an die so viele Deutsche gewöhnt sind, beiseite legen. Ersetzen Sie sie mit Rezepten von der Art, wie sie in diesem Kapitel zu finden sind.

Natürlich kann es sein, daß bei Ihnen das Mittagessen die größte Mahlzeit des Tages ist. Dann sehen Sie diese Rezepte als Ihre neuen fettarmen Mittagsmahlzeiten an. Ob mittags oder abends, es besteht wirklich kein Grund, aus alter Gewohnheit Fettes zu servieren, wenn Ihnen eine ganze Welt fettarmer kulinarischer Köstlichkeiten zu Füßen liegt. In diesem Kapitel finden Sie Rezepte, die ihren Ursprung in Italien, Spanien, Indien, Thailand, Mexiko und dem Nahen Osten haben. Die Menüs enthalten auch einige fettarme Varianten beliebter Schnellimbisse wie Pizza, Hamburger und Pommes Frites. In nur zwei Wochen können Sie mit diesen Rezepten eine faszinierende neue Geschmackspalette entdecken. Dabei sind alle Zutaten in den meisten Supermärkten oder Naturkostläden leicht zu finden.

Bitte denken Sie daran, daß es sich bei den Mengenangaben stets um gestrichene Tee- bzw. Eßlöffel handelt.

Hier nun unsere Lieblingsmenüs für zwei Wochen fettarmer Hauptmahlzeiten mit Seitenzahlen, damit Sie die Rezepte leichter finden können.

1. Tag

Hähnchenschnitzel mit Himbeer-Vinaigrette (Seite 356)
Zitronen-Linguine mit Parmesan (Seite 357)
Salat Nouveau (Seite 358)
Cremiges Knoblauch-Dressing (Seite 359)

2. Tag

Tacos (Seite 360)

3. Tag

Pikanter Fischtopf „Vera Cruz“ (Seite 361)
Gebackene Süßkartoffeln mit Muskatnuß-Sahne (Seite 363)
Brauner Basmatireis mit Zitrone (Seite 363)

4. Tag

Engelshaar-Pasta mit frischer Tomatensoße (Seite 365)
Gemischter grüner Salat mit sahnigem Dressing
aus frischem Basilikum (Seite 366)

5. Tag

Hähnchen-Fajitas „Santa Fé“ (Seite 368)
Texanische schwarze Bohnen (Seite 369)
Reis à la mexicana (Seite 370)

6. Tag

Weiße Pizza (Seite 372)
Grüne Salatmischung mit italienischer
Parmesan-Vinaigrette (Seite 374)

7. Tag

Putenhacksteak im Brötchen (Seite 375)
Würzige Backkartoffeln (Seite 376)
Frischer grüner Bohnensalat (Seite 377)

8. Tag

Backhähnchen mit Sherry-Pfirsich-Soße (Seite 379)
Couscous-Pilaw (Seite 380)
Mit Honig glasierte junge Möhren (Seite 381)
Blattspinat mit Birnen, Walnüssen
und warmer Senf-Vinaigrette (Seite 382)

9. Tag

Mit Pfeffer gebratene Kammuscheln (Seite 383)
Fettuccine mit roter Paprikasoße (Seite 384)
Grüne Bohnen Spezial (Seite 385)
Roter Salat mit Pinienkernen und Kirschen
und Dressing aus getrockneten Tomaten (Seite 386)

10. Tag

Thailändische Gemüse-Krabben-Pfanne (Seite 388)
Sauer-scharfe Suppe (Seite 389)

11. Tag

Pasta Rustica (Seite 391)
Cäsar-Salat (Seite 392)

12. Tag

Schweizer Hähnchen-Rollen mit Dijon-Senf (Seite 393)
Kartoffelpüree einmal anders (Seite 394)
Brokkoli mit Zitronen-Amandine (Seite 396)
Mischgemüsesalat (Seite 396)
Balsam-Dressing (Seite 397)

13. Tag

Ländliche Paella (Seite 399)
Lollo biondo und Lollo rosso
mit Ahorn-Walnuß-Dressing (Seite 401)

14. Tag

Großmutters Hähnchenfleisch-Gemüse-Eintopf (Seite 402)
Grüner Salat mit junger roter Bete, gerösteten Walnüssen
und Ahorn-Himbeer-Vinaigrette (Seite 404)

1. Tag

Hähnchenschnitzel mit Himbeer-Vinaigrette
Zitronen-Linguine mit Parmesan
Salat Nouveau
Cremiges Knoblauch-Dressing

Dieses Menü eignet sich sowohl für ein Familienessen auf die schnelle als auch für eine elegante Dinnerparty. Es hat seinen Ursprung in der leichten, schmackhaften kalifornischen Küche. Ein knuspriges Vollkornbaguette (Seite 455) ist stets eine gute Beilage für diese Mahlzeit.

NÄHRWERTANALYSE DES GESAMTEN MENÜS

Pro Portion: 628 Kalorien/2.629 Joule; 13,4 g Fett (19% der Gesamtkalorienmenge), davon 6,1 g einfach ungesättigte Fettsäuren, 2,7 g mehrfach ungesättigte Fettsäuren und 3,2 g gesättigte Fettsäuren; 38,1 g Eiweiß; 87,3 g Kohlenhydrate; 3,2 g Ballaststoffe; 53 mg Cholesterin; 459 mg Natrium

---

Hähnchenschnitzel mit Himbeer-Vinaigrette

Himbeeren, Himbeeressig und Weißwein fügen sich hier zu einer unglaublich köstlichen Soße zusammen, die zu leicht gedünsteter Hähnchenbrust serviert wird. Eine vegetarische Alternative erhalten Sie, wenn Sie 120 g Tempeh oder Tofu pro Person anbraten und die doppelte Menge Soße zubereiten. Dieses Gericht ist schnell und einfach zubereitet und wird die verschiedensten Geschmäcker zufriedenstellen.

ZUBEREITUNGS- UND GARZEIT: 35 MINUTEN

4 Hähnchenbrusthälften, gehäutet und ohne Knochen
Frisch gemahlener schwarzer Pfeffer
Salz
2 Eßlöffel Rapsöl oder Butter
60 ml trockener Weißwein
4 Eßlöffel Himbeeressig
125 g Himbeeren, frisch oder aus der Tiefkühltruhe

Die Hähnchenbrusthälften zwischen zwei Stück Klarsichtfolie geben. Mit einem Fleischhammer leicht klopfen, bis sie gleichmäßig dick sind. Mit Pfeffer und Salz würzen.

Öl oder Butter in einer großen beschichteten Pfanne bei mittlerer Hitze erwärmen. Hähnchen einlegen und etwa 5 bis 10 Minuten dünsten, bis die Stücke auf jeder Seite leicht angebräunt und auch innen gar sind. Hähnchenstücke auf einen Servierteller geben und warm halten.

Wein, Essig und Himbeeren in die Pfanne geben. Auf höchster Stufe rühren, bis die Soße leicht andickt. Über das warme Hähnchenfleisch gießen und sofort servieren.

FETTARMER KÜCHENTIP
Wo ein leichter Buttergeschmack für ein Rezept entscheidend ist, bringen Sie den Geschmack bei einer geringeren Buttermenge besser zum Vorschein, wenn Sie die Butter erhitzen, bis sie leicht braun wird. Auf französisch heißt das „Beurre noisette".

Pro Portion: 145 Kalorien/607 Joule; 5,5 g Fett (35% der Gesamtkalorienmenge), davon 2,7 g einfach ungesättigte Fettsäuren, 1,5 g mehrfach ungesättigte Fettsäuren und 0,8 g gesättigte Fettsäuren; 17 g Eiweiß; 4 g Kohlenhydrate; 1,4 g Ballaststoffe; 46 mg Cholesterin; 40 mg Natrium

Ergibt 4 Portionen

Zitronen-Linguine mit Parmesan

Das Aroma dieses Nudelgerichts ist schlicht und köstlich.

ZUBEREITUNGS- UND GARZEIT: 10-20 MINUTEN

2 Eßlöffel Olivenöl
2 Knoblauchzehen, durchgepreßt
125 ml Magermilch oder ungesüßte Kondensmilch (4% Fett)
360 g Linguine
125 ml Zitronensaft
30 g geriebener Parmesan
12 g frische gehackte Petersilie
Frisch gemahlener schwarzer Pfeffer

In einem kleinen Topf bei mittlerer Hitze den Knoblauch im Öl 1 Minute lang anschwitzen. Milch zugeben. Hitzezufuhr reduzieren und Milch erwärmen.

Inzwischen die Linguine in einem großen Topf mit kochendem Wasser 8 bis 10 Minuten „al dente" kochen. Gut abtropfen lassen und in eine große Schüssel geben. Zitronensaft hinzugießen und gut untermischen.

Fortsetzung nächste Seite

Knoblauchmischung unter die Nudeln heben. Parmesan, Petersilie und Pfeffer nach Geschmack hinzugeben. Erneut gut mischen. Sofort servieren.

Pro Portion: 405 Kalorien/1.696 Joule; 7,3 g Fett (16% der Gesamtkalorienmenge), davon 3,4 g einfach ungesättigte Fettsäuren, 0,9 g mehrfach ungesättigte Fettsäuren und 2,3 g gesättigte Fettsäuren; 15,7 g Eiweiß; 68,7 g Kohlenhydrate; 0,3 g Ballaststoffe; 7 mg Cholesterin; 179 mg Natrium

Ergibt 4 Portionen

Salat Nouveau

Ein wahrer Feinschmeckersalat, in dem Sie nach Belieben auch noch andere Ihrer Lieblingszutaten unterbringen können. Als Clou servieren Sie den Salat Nouveau mit dem unten beschriebenen cremigen Knoblauch-Dressing.

ZUBEREITUNGSZEIT: 10 MINUTEN

100 g gemischte Salatblätter (z. B. Radicchio, Feldsalat, Endivien und Kopfsalat), in mundgerechte Stücke zerpflückt
4 Schalotten, gewürfelt
12 Stück Spargel, gar gekocht
8 Eßlöffel in Streifen geschnittene Gewürzpaprika
Palmherzen in Scheiben (falls erwünscht)
Sonnengetrocknete Tomaten, fein gewürfelt (falls erwünscht)

Die Salatblätter auf 4 Salatschüsseln verteilen. Schalotten, Spargel, Paprika, Palmherzen (falls verwendet) und Tomaten (falls verwendet) darauf legen.

Pro Portion: 46 Kalorien/193 Joule; 0,5 g Fett (5% der Gesamtkalorienmenge), davon 0,01 g einfach ungesättigte Fettsäuren, 0,2 g mehrfach ungesättigte Fettsäuren und 0,09 g gesättigte Fettsäuren; 4 g Eiweiß; 8,4 g Kohlenhydrate; 1,5 g Ballaststoffe; 0 mg Cholesterin; 17 mg Natrium

Ergibt 4 Portionen

Cremiges Knoblauch-Dressing

Fettarme Salatcreme und fettarme saure Sahne bilden die Grundlage für dieses fettarme Dressing mit einem milden Knoblauchgeschmack. Auch Magerjoghurt und fettarmer Hüttenkäse würden gut zu diesem Rezept passen.

ZUBEREITUNGSZEIT: 5 MINUTEN

60 ml fettarme Salatcreme
60 ml Magerjoghurt
1 kleineKnoblauchzehe, durchgepreßt
½ Teelöffel Dijon-Senf
½ Teelöffel gehackte frische Petersilie
½ Teelöffel Zwiebelpulver
4 Eßlöffel Magermilch
Frisch gemahlener schwarzer Pfeffer
Salz (falls erwünscht)

Salatcreme, Magerjoghurt, Knoblauch, Senf, Petersilie, Zwiebelpulver, Milch und Pfeffer und Salz (falls verwendet) nach Geschmack in die Küchenmaschine geben. Mixen, bis eine glatte Soße entsteht.

Vor dem Servieren kühl stellen. Auf Wunsch mit mehr Magermilch verdünnen.

Pro Portion: 32 Kalorien/134 Joule; 0,06 g Fett (2% der Gesamtkalorienmenge), davon 0,02 g einfach ungesättigte Fettsäuren, 0,1 g mehrfach ungesättigte Fettsäuren und 0,01 g gesättigte Fettsäuren; 1,4 g Eiweiß; 6,2 g Kohlenhydrate; 0,01 g Ballaststoffe; 0,1 mg Cholesterin; 223 mg Natrium

Ergibt 4 Portionen

Fettarmer Küchentip

Aus fettarmer Kondensmilch (4% Fett) aus der Dose können Sie einen leichten und schaumigen Ersatz für Schlagsahne machen, der gut zu frischem Obst paßt. Stellen Sie eine Dose fettarmer Kondensmilch, eine Schüssel aus rostfreiem Stahl oder Glas und die Mixstäbe des Handrührgeräts 1 Stunde lang in die Tiefkühltruhe. Kondensmilch und 1 Teelöffel reiner Vanille-Essenz in die gekühlte Schüssel geben. Auf höchster Stufe nur so lange schlagen, bis weiße Sahnegipfel sichtbar werden. Sofort servieren. Auf Wunsch nach dem Steifschlagen 20 g Zucker und 2 Eßlöffel Weinbrand oder Grand Marnier zugeben.

2. Tag

Tacos

Wenn ich ein schnelles, einfaches Essen brauche, das meine Kinder ganz bestimmt mögen, bereite ich diese mexikanische Spezialität zu. Die Zutaten habe ich stets zu Hause vorrätig, und so kann ich in 15 Minuten etwas auf den Tisch zaubern, das allen schmeckt.

Fortsetzung nächste Seite

Zwei oder drei Tacos sind eigentlich schon eine Mahlzeit für sich, Sie können sie aber beispielsweise auch mit etwas Reis à la mexicana (Seite 324) servieren. Im 20. Kapitel finden Sie jede Menge leichter Desserts, die gut zu dazu passen.

NÄHRWERTANALYSE DES GESAMTEN MENÜS

Pro Portion: 456 Kalorien/1.909 Joule; 11 g Fett (22% der Gesamtkalorienmenge), davon 0,3 g einfach ungesättigte Fettsäuren, 0,2 g mehrfach ungesättigte Fettsäuren und 2,4 g gesättigte Fettsäuren; 25,8 g Eiweiß; 68,7 g Kohlenhydrate; 3,9 g Ballaststoffe; 12 mg Cholesterin; 1.302 mg Natrium

---

Tacos

Dieses Gericht kann je nach Geschmack abgewandelt werden und ist geradezu ein Kinderspiel für den Koch oder die Köchin. Sie können die Tacos entweder mit knusprigen Taco-Hüllen oder weichen Maismehl- oder Weizenmehl-Tortillas zubereiten.

Als weitere Zutat empfehle ich gehackte Putenbrust, mit Taco-Gewürz gegart. Auch zusätzliches Gemüse wie Zwiebeln, Gemüsepaprika oder Gurken passen gut in die Füllung.

Aus den Tacos werden Nachos, wenn Sie die Zutaten für die Füllung auf einer Schicht gebackener Tortilla-Chips verteilen und sie kurz in den Ofen schieben, bis der Käse geschmolzen ist.

ZUBEREITUNGS- UND GARZEIT: 15 MINUTEN

12 Taco-Hüllen oder Tortillas
1 Dose (480 g) fettfreie Bohnen, püriert
2 gewürfelte Tomaten
50 g in feine Streifen geschnittener Römersalat
120 g geraspelter Edamer (Viertelfett- oder Halbfettstufe)
Fettarme saure Sahne
Salsa oder eine andere pikante Soße

Ofen auf 180°C vorheizen. Taco-Hüllen oder Tortillas je nach Packungsangabe erhitzen.

Die Bohnen im Mikrowellenherd oder auf dem Herd erhitzen.

Tomaten und Salatblätter in einer mittelgroßen Schüssel vermischen.

Taco-Hüllen oder Tortillas auf einen Teller geben und die Bohnen-Tomaten-Salatmischung, Edamer, saure Sahne und Salsa oder andere pikante Soße in Schälchen geben, so daß jeder sein eigenes Taco zusammenstellen kann.

Pro Taco: 152 Kalorien/636 Joule; 3,6 g Fett (20% der Gesamtkalorienmenge), davon 0,01g einfach ungesättigte Fettsäuren, 0,07 g mehrfach ungesättigte Fettsäuren und 0,8 g gesättigte Fettsäuren; 8,6 g Eiweiß; 22,9 g Kohlenhydrate; 1,3 g Ballaststoffe; 4 mg Cholesterin; 434 mg Natrium

Ergibt 12 Tacos

3. Tag

Pikanter Fischtopf „Vera Cruz“
Gebackene Süßkartoffeln mit Muskatnuß-Sahne
Brauner Basmatireis mit Zitrone

Sie können das pikante Eintopfgericht „Vera Cruz“ auch variieren, indem Sie den Fisch mit Hähnchen ersetzen. Eine vegetarische Mahlzeit erhalten Sie, wenn Sie Tempeh oder Tofu verwenden.

Die Süßkartoffeln sind einfach einmal etwas anderes als Folienkartoffeln. Für dieses Rezept werden Sie mit Joghurt und saurer Sahne serviert, die leicht mit Muskatnuß gewürzt sind.

NÄHRWERTANALYSE DES GESAMTEN MENÜS

Pro Portion: 587 Kalorien/2.458 Joule; 11,3 g Fett (17% der Gesamtkalorienmenge), davon 5,8 g einfach ungesättigte Fettsäuren, 2,7 g mehrfach ungesättigte Fettsäuren und 1,5 g gesättigte Fettsäuren; 34,1 g Eiweiß; 87,1 g Kohlenhydrate; 8,3 g Ballaststoffe; 36 mg Cholesterin; 532 mg Natrium

Pikanter Fischtopf „Vera Cruz“

Der Fisch wird in einer mild-pikanten Soße mit Tomatengrundlage gegart. Wenn Sie es gern schärfer

Fortsetzung nächste Seite

mögen, geben Sie ein paar Tropfen Chilisoße dazu oder verwenden scharf gewürzte Salsa anstelle der milden.

Die Fischmenge pro Person mag im Vergleich zu Restaurant-Portionen klein erscheinen, aber die Nährwertanalyse zeigt, daß 120 g Fisch, Krusten- oder Schaltiere pro Person die gesündeste Menge ist. Servieren Sie dieses Gericht zu braunem Basmatireis mit Zitrone (Seite 363).

ZUBEREITUNGS- UND GARZEIT: 40 MINUTEN

2 Eßlöffel Olivenöl
1 kleine gewürfelte Zwiebel
½ in Scheiben geschnittene grüne Gemüsepaprika
1 Dose (420 g) gewürfelte oder passierte Tomaten
6 Eßlöffel trockener Rotwein
125 ml milde pikante Soße oder Salsa
450 g Heilbutt, Schellfisch, Lachs, Schwertfisch oder Kammuscheln
4 Eßlöffel gehackte frische Petersilie
1 Teelöffel gehackter frischer Koriander (falls erwünscht)

Öl bei mittlerer Hitze in einer großen beschichteten Pfanne erwärmen. Zwiebeln und Paprika zugeben, anschwitzen.

Gewürfelte Tomaten, Wein und pikante Soße oder Salsa untermengen. Pfanne abdecken und bei niedriger Hitze 20 Minuten köcheln lassen.

Fisch oder Kammuscheln, Petersilie und Koriander (falls verwendet) in die Pfanne geben. Mit dem Löffel etwas Soße darübergeben.

Pfanne abdecken und ca. 10 Minuten garen, bis sich der Fisch leicht mit der Gabel zerteilen läßt bzw. die Kammuscheln gar sind.

Während der Garzeit mehrmals Soße über den Fisch oder die Kammuscheln löffeln. Mit Reis servieren.

Pro Portion: 222 Kalorien/930 Joule; 6,6 g Fett (26% der Gesamtkalorienmenge), davon 3,4 g einfach ungesättigte Fettsäuren, 1,2 g mehrfach ungesättigte Fettsäuren und 0,8 g gesättigte Fettsäuren; 25,9 g Eiweiß; 14,5 g Kohlenhydrate; 2,8 g Ballaststoffe; 36 mg Cholesterin; 301 mg Natrium

Ergibt 4 Portionen

Gebackene Süßkartoffeln mit Muskatnuß-Sahne

Süßkartoffeln sind heute bereits vielerorts erhältlich. Ich ziehe die mit dem leicht süßlichen, orangefarbenen Fruchtfleisch vor. Sie können für dieses Rezept jedoch auch gewöhnliche Kartoffeln verwenden.

4 Süßkartoffeln
60ml fettarme saure Sahne
60 ml Magerjoghurt
½ Teelöffel gemahlene Muskatnuß

ZUBEREITUNGSZEIT: 5 MINUTEN
BACKZEIT: 35-45 MINUTEN

Ofen auf 220°C vorheizen. Süßkartoffeln waschen, auf ein Backblech legen und etwa 35 bis 45 Minuten backen, bis sie weich sind.

Saure Sahne, Joghurt und Muskatnuß in einer kleinen Schüssel mischen. Bis zum Servieren kühl stellen.

Mit einem scharfen Messer ein großes X in jede Süßkartoffel einschneiden. Die Süßkartoffeln von allen Seiten ein wenig eindrücken, bis das Fruchtfleisch hervorquillt. Jeweils ¼ der Muskatnuß-Sahne auf dem Fruchtfleisch verteilen.

Pro Portion: 190 Kalorien/796 Joule; 0,3 g Fett (1% der Gesamtkalorienmenge), davon 0,02 g einfach ungesättigte Fettsäuren, 0,08 g mehrfach ungesättigte Fettsäuren und 0,3 g gesättigte Fettsäuren; 4 g Eiweiß; 42,6 g Kohlenhydrate; 3,4 g Ballaststoffe; 0 mg Cholesterin; 51 mg Natrium

Ergibt 4 Portionen

Brauner Basmatireis mit Zitrone

Basmatireis hat einen wundervollen Duft und Geschmack. Es gibt ihn in manchen Supermärkten, Naturkostläden und asiatischen Lebensmittelgeschäften. Wenn Sie keinen braunen Basmatireis finden können, verwenden Sie braunen Langkornreis.

Fortsetzung nächste Seite

ZUBEREI-TUNGS- UND GARZEIT: 45-50 MINUTEN

2 Eßlöffel Rapsöl oder Butter
2 gewürfelte Schalotten
2 durchgepreßte Knoblauchzehen
4 Eßlöffel Zitronensaft
2 Eßlöffel geriebene Zitronenschale
2 Eßlöffel gehackte frische Petersilie
½ Teelöffel Zucker
Salz
Frisch gemahlener schwarzer Pfeffer
375 ml fettfreie Hühner- oder Gemüsebrühe
150 g brauner Basmatireis

Öl oder Butter in einer mittelgroßen Pfanne bei mittlerer Hitze erwärmen. Schalotten und Knoblauch in die Pfanne geben, 3 Minuten dünsten.

Zitronensaft, Zitronenschale, Petersilie, Zucker und Salz und Pfeffer nach Geschmack zugeben.

Brühe einrühren und zum Kochen bringen.

Reis zugeben. Abdecken und auf niedriger Stufe etwa 35 bis 45 Minuten köcheln lassen, bis das Wasser absorbiert ist.

Reis von der Kochstelle nehmen. Leicht mit der Gabel auflockern und bis zum Servieren bedeckt halten.

Pro Portion: 175 Kalorien/733 Joule; 4,4 g Fett (23% der Gesamtkalorienmenge), davon 2,4 g einfach ungesättigte Fettsäuren, 1,4 g mehrfach ungesättigte Fettsäuren und 0,4 g gesättigte Fettsäuren; 4,2 g Eiweiß; 30 g Kohlenhydrate; 2,1 g Ballaststoffe; 0 mg Cholesterin; 180 mg Natrium

Ergibt 4 Portionen

---

4. Tag

Engelshaar-Pasta mit frischer Tomatensoße
Gemischter grüner Salat mit sahnigem Dressing aus frischem Basilikum

Ein schnelles und einfaches Gericht, für das Sie nicht viel kochen müssen.

Die Pasta macht satt, aber die Mahlzeit ist leicht. Falls möglich, bereiten Sie das Dressing im voraus zu, weil sich der Basilikumgeschmack dann besser entfalten kann. Auf Wunsch servieren Sie die Mahlzeit mit deftigem Krustenbrot.

NÄHRWERTANALYSE DES GESAMTEN MENÜS

Pro Portion: 510 Kalorien/2.135 Joule; 13,8 g Fett (23% der Gesamtkalorienmenge), davon 7,1 g einfach ungesättigte Fettsäuren, 1,6 g mehrfach ungesättigte Fettsäuren und 3,8 g gesättigte Fettsäuren; 19,9 g Eiweiß; 75 g Kohlenhydrate; 4,1 g Ballaststoffe; 10 mg Cholesterin; 324 mg Natrium

---

Engelshaar-Pasta mit frischer Tomatensoße

Engelshaar-Pasta (auch Vermicelli oder Capellini genannt) ist eine besonders dünne Spaghettisorte. Meine Familie mag sie besonders gern. Weil die Nudeln so fein sind, paßt dazu am besten eine leichte und frisch schmeckende Soße wie diese aus gartenfrischen roten Tomaten. Sie können die Mahlzeit warm servieren, direkt vom Herd, oder auf Zimmertemperatur abkühlen lassen.

ZUBEREITUNGSZEIT: 35 MINUTEN

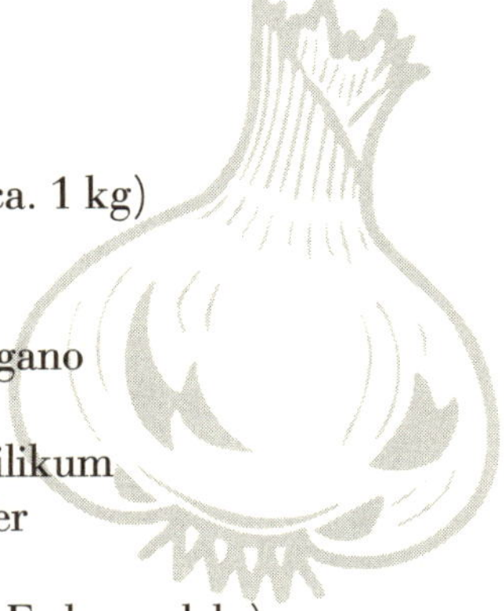

4 Eßlöffel Olivenöl
6 durchgepreßte Knoblauchzehen
8 große reife Tomaten, gewürfelt (ca. 1 kg)
125 ml trockener Weißwein
2 Eßlöffel gehacktes frisches
 oder 1 Teelöffel getrocknetes Oregano
2 Eßlöffel gehacktes frisches
 oder 1 Teelöffel getrocknetes Basilikum
Frisch gemahlener schwarzer Pfeffer
Salz (falls erwünscht)
450 g Engelshaar-Pasta (Capellini, Fadennudeln)
75 g geriebener Parmesan

Öl in einer großen Pfanne bei mittlerer Hitze erwärmen. Knoblauch zugeben und 2 Minuten dünsten. Ca. zwei Drittel der Tomaten sowie Wein, Oregano, Basilikum und Pfeffer und Salz (falls verwendet) nach Geschmack einrühren. Soße zum Kochen bringen. Auf niedriger Stufe 20 Minuten köcheln lassen.

Fortsetzung nächste Seite

Die übrigen Tomaten zugeben und die Soße von der Kochstelle nehmen.

Nudeln in einem großen Topf mit kochendem Wasser 2 bis 3 Minuten „al dente" kochen. Gut abtropfen lassen und mit der Hälfte des Parmesans vermischen. Soße über die Pasta geben und erneut mischen. Mit dem restlichen Parmesan bestreuen und servieren.

ZUBEREI-TUNGSZEIT: 10 MINUTEN KÜHLZEIT: MEHRERE STUNDEN

Pro Portion: 438 Kalorien/1.834 Joule; 10,1 g Fett (21% der Gesamtkalorienmenge), davon 4,6 g einfach ungesättigte Fettsäuren, 1,2 g mehrfach ungesättigte Fettsäuren und 3,3 g gesättigte Fettsäuren; 16,8 g Eiweiß; 67,6 g Kohlenhydrate; 2,6 g Ballaststoffe; 10 mg Cholesterin; 258 mg Natrium

Ergibt 6 Portionen

FETTARMER KÜCHENTIP

Die besten Croûtons für Salate gibt es nicht im Geschäft zu kaufen, weil selbstgemachte Croûtons kein zusätzliches Fett, Kochsalz oder künstliche Zutaten enthalten. Dazu Brot- oder Brötchenwürfel in eine Schüssel geben und ganz leicht mit Backspray besprühen, mit Knoblauchpulver und frischen oder getrockneten Kräutern bestreuen und gut vermischen. Die Brotwürfel auf ein Backblech geben und bei 180°C etwa 10 bis 15 Minuten knusprig backen.

Gemischter grüner Salat mit sahnigem Dressing aus frischem Basilikum

Es gibt so viele köstliche Blattsalatsorten, die im Geschmack sowohl süß und saftig als auch angenehm bitter, sowohl knackig als auch weich schmecken können. Probieren Sie neben Ihrem gegenwärtigen Lieblingssalat auch kleine Mengen neuer Sorten: Römer-, Eisberg- und Friséesalat, Lollo biondo und rosso, Batavia- und Eichenlaubsalat, Feldsalat, Radicchio und Chinakohl. Je nach Salatsorte ergeben 1 großer Salatkopf, 2 mittelgroße Köpfe oder 250-300 g etwa sechs Portionen.

Das sahnige, fettarme Dressing hat das köstliche Aroma frischen Basilikums. Versuchen Sie nicht, getrocknetes Basilikum zu verwenden, der Geschmack ist nicht zu vergleichen.

1 durchgepreßte Knoblauchzehe
60 ml fettarme saure Sahne
60 ml Magerjoghurt
6 Eßlöffel gehacktes frisches Basilikum
4 Eßlöffel Weißwein- oder Champagneressig
3 Eßlöffel Olivenöl
1½ Teelöffel Dijon-Senf
½ Teelöffel frisch gemahlener schwarzer Pfeffer

Salz (falls erwünscht)
250-300 g gemischte Salatblätter, in mundgerechte Stücke zerpflückt

ZUBEREITUNGSZEIT: 10 MINUTEN
KÜHLZEIT: MEHRERE STUNDEN

Knoblauch, saure Sahne, Basilikum, Essig, Öl, Senf und Pfeffer und Salz (falls verwendet) nach Geschmack in der Küchenmaschine pürieren, bis eine glatte, cremige Soße entsteht.

In einem verschlossenen Behälter mehrere Stunden kalt stellen, am besten über Nacht.

Die Salatblätter auf sechs Salatteller verteilen und mit Dressing beträufeln.

Pro Portion: 72 Kalorien/301 Joule; 3,7 g Fett (44% der Gesamtkalorienmenge), davon 2,5 g einfach ungesättigte Fettsäuren, 0,4 g mehrfach ungesättigte Fettsäuren und 0,5 g gesättigte Fettsäuren; 3,1 g Eiweiß; 7,4 g Kohlenhydrate; 1,5 g Ballaststoffe; 0 mg Cholesterin; 66 mg Natrium

Ergibt 6 Portionen

---

5. Tag

Hähnchen-Fajitas „Santa Fé"
Texanische schwarze Bohnen
Reis à la mexicana

Mit den Vorbereitungen für diese Mahlzeit können Sie am Vorabend beginnen, dann haben Sie am nächsten Tag das Abendessen im Handumdrehen fertig. Die Bohnen und die Fajita-Mischung schmecken sogar noch besser, wenn sie über Nacht ziehen können, obwohl dieser Schritt nicht notwendig ist.

Bereiten Sie das Hähnchen zuerst zu, damit Sie es marinieren lassen können, während Sie den Rest des Essens fertigstellen. Zur Abwechslung können Sie anstelle des Hähnchens auch Krabben, Tempeh oder Tofu verwenden.

NÄHRWERTANALYSE DES GESAMTEN MENÜS

Pro Portion: 576 Kalorien/2.412 Joule; 13,8 g Fett (22% der Gesamtkalorienmenge), davon 4,5 g einfach ungesättigte Fettsäuren, 2,7 g mehrfach ungesättigte Fettsäuren und 1 g gesättigte Fettsäuren; 30,5 g Eiweiß; 90,5 g Kohlenhydrate; 11 g Ballaststoffe; 37 mg Cholesterin; 595 mg Natrium

Hähnchen-Fajitas „Santa Fé“

Machen Sie diese Fajitas so scharf, wie es Ihnen lieb ist, indem Sie eine milde, mäßig scharfe oder extrascharfe Salsa verwenden. Jede der folgenden Zutaten kann mit dem Hähnchen in den Tortillas aufgerollt werden: fettarme saure Sahne, geraspelter Edamer (Viertelfett- oder Halbfettstufe), Chilischoten und gewürfelte Tomaten.

ZUBEREITUNGS- UND GARZEIT: 25 MINUTEN

FETTARMER KÜCHENTIP
Rauchsalz (auch Barbecue spice oder Holzkohlenaroma genannt) bzw. Flüssigrauch finden Sie in der Würzmittelabteilung Ihres Lebensmittelgeschäfts oder Supermarkts – ein guter Ersatz für den Geschmack von Speck und Schinken in Suppen, Eintöpfen, Aufläufen und anderen Gerichten. Verwenden Sie beides jedoch sparsam – schon eine kleine Menge enthält viel Aroma.

450 g gehäutete Hähnchenbrust ohne Knochen
1 rote Zwiebel, in dicke Scheiben geschnitten
1 grüne Gemüsepaprika, in Scheiben geschnitten
180 ml Salsa oder pikante Soße
12 Eßlöffel Limettensaft
3 durchgepreßte Knoblauchzehen
2 Teelöffel Cayennepfeffer
1 Teelöffel getrocknetes Oregano
½ Teelöffel gemahlener Kreuzkümmel
½ Teelöffel Rauchsalz oder Flüssigrauch
Salz
Frisch gemahlener schwarzer Pfeffer
1 Prise Zucker
2 Eßlöffel Raps- oder Olivenöl
10 Tortillas

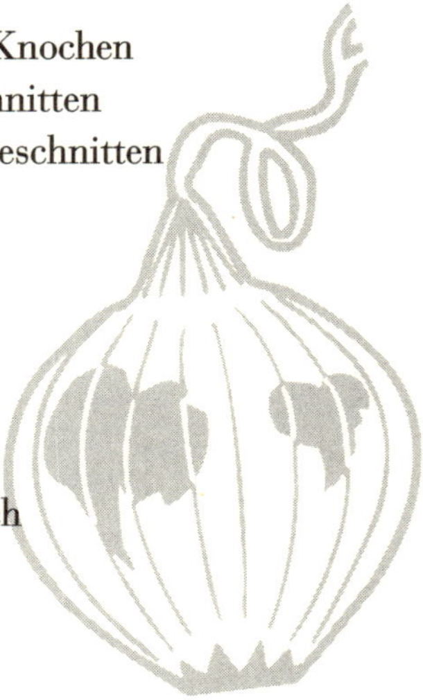

Hähnchen in dünne Streifen schneiden. Hähnchen, Zwiebeln und grüne Paprika in einer großen Schüssel vermischen. In einer mittelgroßen Schüssel Salsa oder pikante Soße, Limettensaft, Knoblauch, Cayennepfeffer, Oregano, Kreuzkümmel, Rauchsalz oder Flüssigrauch, Salz und Pfeffer nach Geschmack und Zucker vermischen. Über die Hähnchenmischung geben. Mindestens 1 Stunde oder bis zur Essenszeit im Kühlschrank ziehen lassen.

Öl in einer großen beschichteten Pfanne bei mittlerer Hitze erwärmen. Hähnchen und Gemüse zugeben. Bei großer Hitze stetig rühren, bis das Hähnchenfleisch gar ist.

Füllung gleichmäßig auf den Tortillas verteilen. Auf Wunsch weitere Beilagen zugeben und Tortillas aufrollen. Sofort servieren.

Pro Portion: 325 Kalorien/1.361 Joule; 8,2 g Fett (23% der Gesamtkalorienmenge), davon 2,1 g einfach ungesättigte Fettsäuren, 1,2 g mehrfach ungesättigte Fettsäuren und 0,6 g gesättigte Fettsäuren; 19,3 g Eiweiß; 43,9 g Kohlenhydrate; 2,7 g Ballaststoffe; 37 mg Cholesterin; 47 mg Natrium

Ergibt 5 Portionen

Texanische schwarze Bohnen

Dieses Bohnengericht kann auch als Salat oder Vorspeise serviert werden. Es hat relativ viele Zutaten, ist jedoch schnell und einfach fertiggestellt. Wenn Sie die Bohnen eine Weile ziehen lassen, wird der Geschmack intensiver.

ZUBEREI-TUNGSZEIT: 10 MINUTEN

1 Dose (450 g) schwarze Bohnen, abgespült und abgetropft
½ grüne Gemüsepaprika, gewürfelt
30 g tiefgekühlter Zuckermais, aufgetaut
1 gewürfelte Tomate
35 g fein gewürfelte rote Zwiebeln
6 Eßlöffel Limettensaft
2 Eßlöffel Rapsöl
2 Eßlöffel Weißweinessig
2 Eßlöffel natriumarme Sojasoße
1 Teelöffel Zucker oder Honig
2 Teelöffel Chilipulver
1 Teelöffel Knoblauchpulver
Frisch gemahlener schwarzer Pfeffer
Scharfe Pfeffersoße

Bohnen, grüne Paprika, Maiskörner, Tomaten und Zwiebeln in einer großen Schüssel vermischen und beiseite stellen.

Limettensaft, Öl, Essig, Sojasoße, Zucker oder Honig, Chilipulver, Knoblauchpulver und schwarzen Pfeffer und scharfe Pfeffersoße nach Geschmack in einer kleinen Schüssel oder Tasse mixen. Über die Bohnenmischung geben und bei Zimmertemperatur bis zum Servieren ziehen lassen.

Fortsetzung nächste Seite

Pro Portion: 121 Kalorien/507 Joule; 3,8 g Fett (22% der Gesamtkalorienmenge), davon 1,6 g einfach ungesättigte Fettsäuren, 0,9 g mehrfach ungesättigte Fettsäuren und 0,2 g gesättigte Fettsäuren; 7,8 g Eiweiß; 21,2 g Kohlenhydrate; 6 g Ballaststoffe; 0 mg Cholesterin; 381 mg Natrium

Ergibt 5 Portionen

Reis à la mexicana

Das mexikanische Flair dieses Gerichts stammt von der Tomatensoße, in der der Reis gekocht wird. Einen milderen Geschmack erhalten Sie, wenn Sie weniger grüne Chilischoten verwenden.

ZUBEREITUNGSZEIT: 10 MINUTEN
GARZEIT: 45-60 MINUTEN

1 Teelöffel Rapsöl
65 g gewürfelte Zwiebeln
30 g gewürfelte grüne Gemüsepaprika
2 Eßlöffel gehackte grüne Chilischoten aus der Dose
250 ml fettfreie Hühner- oder Gemüsebrühe
125 ml Tomatensaft oder gemischter Gemüsesaft
2 Teelöffel Worcestersauce
1 Teelöffel Cayennepfeffer
1 Teelöffel Zucker
¼ Teelöffel getrocknetes Oregano
¼ Teelöffel Knoblauchpulver
Frisch gemahlener schwarzer Pfeffer
150 g brauner Langkornreis

Das Öl in einer großen Pfanne bei mittlerer Hitze erwärmen. Zwiebeln und grüne Paprika zugeben. 3 Minuten dünsten. Chilis einrühren. Weitere 3 Minuten dünsten, dabei häufig umrühren.

Brühe, Tomatensaft oder gemischten Gemüsesaft, Worcestersauce, Cayennepfeffer, Zucker, Oregano, Knoblauchpulver und schwarzen Pfeffer nach Geschmack zugeben. Mischung zum Kochen bringen. Reis zugeben und erneut zum Kochen bringen. Abdecken und auf niedriger Stufe 45 bis 60 Minuten köcheln lassen, bis die Flüssigkeit absorbiert und der Reis weich ist.

Pfanne von der Kochstelle nehmen und bis zum Servieren zugedeckt lassen. Mit einer Gabel leicht auflockern.

Pro Portion: 130 Kalorien/544 Joule; 1,8 g Fett (13% der Gesamtkalorienmenge), davon 0,8 g einfach ungesättigte Fettsäuren, 0,6 g mehrfach ungesättigte Fettsäuren und 0,2 g gesättigte Fettsäuren; 3,4 g Eiweiß; 25,4 g Kohlenhydrate; 2,3 g Ballaststoffe; 0 mg Cholesterin; 167 mg Natrium

Ergibt 5 Portionen

6. Tag

Weiße Pizza
Grüne Salatmischung
mit italienischer Parmesan-Vinaigrette

Pizza hat sich in Deutschland zu einem Klassiker entwickelt. Bei den vielen verschiedenen Kombinationsmöglichkeiten der Beläge ist praktisch für jeden etwas dabei. Bei dieser weißen Pizza wird die sonst übliche Tomatensoße mit einer Mischung aus Frischkäse und Hüttenkäse der Magerstufe, Kräutern und Gewürzen ersetzt. Sie können sich auch selbst weitere Zutaten für den Belag jeder einzelnen Pizza aussuchen.

Gemischten grünen Salat gibt es heute schon oft vorgewaschen in der Tüte zu kaufen. Er enthält verschiedene Sorten Blattsalat, oft auch Kresse, Endivien, Wild- und Küchen-kräuter. Genau solche Salate werden oft in guten Restaurants serviert.

NÄHRWERTANALYSE DES GESAMTEN MENÜS

Pro Portion: 486 Kalorien/2.035 Joule; 11,5 g Fett (21% der Gesamtkalorienmenge), davon 4,4 g einfach ungesättigte Fettsäuren, 0,9 g mehrfach ungesättigte Fettsäuren und 4,6 g gesättigte Fettsäuren; 25,9 g Eiweiß; 71,8 g Kohlenhydrate; 5,2 g Ballaststoffe; 25 mg Cholesterin; 1.033 mg Natrium

Weiße Pizza

> **Fettarmer Küchentip**
> Wählen Sie stets Käsesorten mit einem absoluten Fettgehalt von unter 15% aus (Mager-, Viertel- oder Halbfettstufe). Da bei Käse laut Gesetz stets das „Fett in der Trockenmasse" (Fett i. Tr.) auf der Packung angegeben werden muß, können Sie so rechnen: der tatsächliche (absolute) Fettgehalt beträgt etwa die Hälfte des angegebenen Fettgehalts in der Trockenmasse.

Mit diesem Rezept können Sie Ihren eigenen Pizzateig machen – aber wenn es schnell gehen soll, können Sie vorgefertigten Pizzateig oder Focaccia kaufen. Auch getoastetes Pitta-Brot läßt sich verwenden und ergibt besonders schnell zubereitete Pitta-Pizza. Anstelle der sahnigen weißen Soße können Sie auch Tomatensoße verwenden. Falls etwas übrigbleibt, haben Sie am nächsten Tag ein köstliches Mittagessen.

Mit Grieß wird der Pizzaboden leckerer, Sie können jedoch auch nur zur Hälfte Weizenvollkornmehl und zur Hälfte Weizenmehl Type 1050 benutzen. Wenn Sie nur Weizenvollkornmehl nehmen, erhalten Sie einen kräftigeren Geschmack. Sie können dem Teig auch vor dem Kneten mit etwas Knoblauchpulver, Oregano, Basilikum und schwarzem Pfeffer eine würzige Note geben.

Wenn Sie nur zwei, drei oder vier Pizzas brauchen, benutzen Sie trotzdem die hier angegebenen Zutatenmengen und frieren Sie den restlichen Teig ein. Zum Auftauen müssen Sie ihm dann über Nacht oder einen Tag lang Zeit lassen.

ZUBEREITUNGS- UND AUFGEHZEIT: 55 MINUTEN
BACKZEIT: 15 MINUTEN

Teig
500 ml warmes Wasser (37°C)
1 Teelöffel Honig oder Zucker
60 g Hefe
2 Teelöffel Salz
220 g Weizengrieß
110 g Weizenvollkornmehl
140-200 g Weizenmehl Type 1050

Soße
170 g Frischkäse oder Quark, Magerstufe
60 g Hüttenkäse, Magerstufe
¼ Teelöffel Knoblauchpulver
¼ Teelöffel getrocknetes Basilikum
⅛ Teelöffel getrocknetes Oregano
Frisch gemahlener schwarzer Pfeffer

Belag
75 g gewürfelte rote Zwiebeln
1 gewürfelte grüne Gemüsepaprika
80 g rote Gewürzpaprika, in Streifen geschnitten

110 g Pilze, in Scheiben geschnitten
3 Tomaten, in Scheiben geschnitten
240 g Mozzarella, gerieben

Für den Teig: Eine große Schüssel mit ein paar Tropfen Olivenöl einfetten.

Wasser, Honig oder Zucker und Hefe in einer kleinen Schüssel vermischen. 5 bis 10 Minuten gären lassen.

In der Zwischenzeit in der Küchenmaschine Salz, Grieß und Weizenvollkornmehl vermischen. Hefemischung und 110 g Weizenmehl Type 1050 zugeben. Mixen, bis der Teig in der Schüssel eine Kugel bildet.

Das restliche Mehl nach und nach untermischen, bis der Teig sich glatt und nicht zu klebrig anfühlt.

Teig in der eingefetteten Schüssel wenden, bis er rundum mit Öl bedeckt ist. Leicht mit Klarsichtfolie bedecken und an einem warmen Ort – etwa 26-29°C – 30 bis 45 Minuten ziehen lassen. (Ein Ofen hat bei eingeschaltetem Licht etwa die richtige Temperatur.)

Für die Soße: Frischkäse oder Quark, Hüttenkäse, Knoblauchpulver, Basilikum, Oregano und Pfeffer nach Geschmack in der Küchenmaschine verrühren, beiseite stellen.

Für die Pizzas: Ofen auf 230°C vorheizen. 2 Backbleche mit Backpapier auslegen oder leicht mit Backspray besprühen, mit ein wenig Mehl bestreuen. Den Teig achteln. Die 8 Teigstücke auf dem Blech zu Fladen von ca. 15 cm Durchmesser formen.

Soße über die Pizzaböden verteilen. Mit Zwiebeln, Gemüsepaprika, Gewürzpaprika, Pilzen, Tomaten und Mozzarella belegen.

Auf der untersten Schiene des Ofens etwa 15 Minuten backen, bis der Käse geschmolzen und die Teigkruste goldbraun ist.

Pro Pizza: 367 Kalorien/1.537 Joule; 5,5 g Fett (14% der Gesamtkalorienmenge), davon 1,4 g einfach ungesättigte Fettsäuren, 0,6 g mehrfach ungesättigte Fettsäuren und 3 g gesättigte Fettsäuren; 20 g Eiweiß; 59 g Kohlenhydrate; 5,1 g Ballaststoffe; 20 mg Cholesterin; 801 mg Natrium

Ergibt 8 Pizzas

Grüne Salatmischung mit italienischer Parmesan-Vinaigrette

Falls Sie in Ihrem Supermarkt oder Feinkostgeschäft eine grüne Blattsalat- und Kräutermischung nicht schon fertig gewaschen im Beutel kaufen können, stellen Sie sich selbst eine Auswahl zusammen. Die Geschmackspalette sollte von süßlich bis angenehm bitter reichen. Dies ist einer der Lieblingssalate meiner Familie.

ZUBEREITUNGSZEIT: 5 MINUTEN

125 ml Hühnerbrühe oder Wasser
6 Eßlöffel Rotweinessig
6 Eßlöffel Balsamessig
4 Eßlöffel Olivenöl
6 gehackte frische Petersilie
4 Eßlöffel fein gehackte Schalotten
1 große durchgepreßte Knoblauchzehe
½ Teelöffel getrocknetes Basilikum, fein zerkrümelt
¼ Teelöffel getrocknetes Oregano, fein zerkrümelt
⅛ Teelöffel frisch gemahlener schwarzer Pfeffer
16 Eßlöffel geriebener Parmesan
400 g gemischte grüne Salatblätter, Kresse und Kräuter

Brühe oder Wasser, Rotweinessig, Balsamessig, Öl, Petersilie, Schalotten, Knoblauch, Basilikum, Oregano, Pfeffer und Parmesan in einer mittelgroßen Schüssel oder einem Schraubglas vermischen. Durch Verquirlen oder Schütteln gut mixen.

Den Salat in eine große Schüssel geben und mit dem Dressing mischen. Wenn Sie einzelne Portionen servieren möchten, geben Sie je 50 g Salatmischung auf einen Teller und gießen je 4 Eßlöffel Dressing darüber.

Pro Portion: 119 Kalorien/498 Joule; 6 g Fett (42% der Gesamtkalorienmenge), davon 3 g einfach ungesättigte Fettsäuren, 0,3 g mehrfach ungesättigte Fettsäuren und 1,6 g gesättigte Fettsäuren; 5,9 g Eiweiß; 12,8 g Kohlenhydrate; 0,07 g Ballaststoffe; 5 mg Cholesterin; 232 mg Natrium

Ergibt 8 Portionen

7. Tag

Putenhacksteak im Brötchen
Würzige Backkartoffeln
Frischer grüner Bohnensalat

Die Kinder verlangen nach Hamburgern mit Pommes. Und auch viele Erwachsene haben sich diese schnelle Mahlzeit für unterwegs oder als warmes Abendessen angewöhnt. Hier eine fettarme, cholesterinarme Variante – gehackte Putenbrust ersetzt das Rinderhack und ergibt einen „Putenburger“ oder „Turkey Burger“, und anstatt der üblichen Pommes Frites kommen im Ofen gebackene Kartoffeln auf den Tisch.

Mit dem frischen grünen Bohnensalat serviert wird aus dem Putenhacksteak mit würzigen Backkartoffeln eine richtig gute sommerliche Mahlzeit.

NÄHRWERTANALYSE DES GESAMTEN MENÜS

Pro Portion: 592 Kalorien/2.479 Joule; 10,8 g Fett (16% der Gesamtkalorienmenge), davon 4,6 g einfach ungesättigte Fettsäuren, 1,5 g mehrfach ungesättigte Fettsäuren und 1,7 g gesättigte Fettsäuren; 34,9 g Eiweiß; 93,3 g Kohlenhydrate; 8,5 g Ballaststoffe; 49 mg Cholesterin; 703 mg Natrium

Putenhacksteak im Brötchen

Im Gegensatz zu Hamburgern aus Rinderhack sind diese Frikadellen aus gehackter Putenbrust fett- und cholesterinarm. Sie sind eher mild im Geschmack, Sie können bei Bedarf selbst verschiedene Gewürze zugeben, die dem Geschmack Ihrer Familie am besten entsprechen. Probieren Sie für eine vegetarische Alternative auch vorgefertigte oder selbstgemachte Gemüse-, Tofu-, Bohnen- oder Getreidebratlinge.

ZUBEREITUNGS- UND GARZEIT: 20-30 MINUTEN

450 g gehackte Putenbrust, bei der zuvor die Haut und das Fett entfernt wurden
½ fein gehackte Zwiebel
½ grüne Gemüsepaprika, fein gehackt
6 Eßlöffel Steaksoße

Fortsetzung nächste Seite

FETTARMER KÜCHENTIP
Achten Sie beim Kauf von gehacktem Puten- und Hähnchenfleisch darauf, daß weder Haut noch dunkles Fleisch mitgehackt wurden, da sie den Fettgehalt in die Höhe jagen. Bitten Sie beim Fleischer darum, nur Brustfleisch ohne Haut zu verwenden.

Frisch gemahlener schwarzer Pfeffer
4 weiche Vollkornbrötchen
4 Salatblätter
1 Tomate, in 4 Scheiben geschnitten
8 Eßlöffel Ketchup
4 Teelöffel Senf

Gehackte Putenbrust, Zwiebeln, grüne Paprika, Steaksoße und schwarzen Pfeffer nach Geschmack in eine große Schüssel geben, gut mischen und 4 flache Hacksteaks formen.

15 bis 20 Minuten grillen, bis sie auf beiden Seiten leicht gebräunt sind. Achten Sie darauf, daß sie weder angebrannt noch innen roh sind. Jedes Hacksteak auf 1 Brötchen mit 1 Salatblatt, 1 Tomatenscheibe, 2 Eßlöffeln Ketchup und 1 Teelöffel Senf servieren.

Pro Portion: 253 Kalorien/1.059 Joule; 3,8 g Fett (13% der Gesamtkalorienmenge), davon 0,4 g einfach ungesättigte Fettsäuren, 0,7 g mehrfach ungesättigte Fettsäuren und 0,8 g gesättigte Fettsäuren; 26,1 g Eiweiß; 28,9 g Kohlenhydrate; 3 g Ballaststoffe; 49 mg Cholesterin; 668 mg Natrium

Ergibt 4 Portionen

Würzige Backkartoffeln

Die Idee für diese Kartoffeln stammt von Pommes Frites. Sie werden ebenso geschnitten und dann in Olivenöl und Kräutern gewendet und gebacken, nicht fritiert. Sie werden nicht sehr knusprig, sind jedoch ein wahrer Leckerbissen und passen gut zu Hacksteaks.

ZUBEREITUNGSZEIT: 10 MINUTEN
BACKZEIT: 20 MINUTEN

3 Kartoffeln, in dünne Stäbe geschnitten
2 mittelgroße Süßkartoffeln, in dünne Stäbe geschnitten
2 Eßlöffel Oliven- oder Rapsöl
1 Teelöffel Knoblauchpulver
1 Teelöffel Paprikapulver
1 Teelöffel getrocknetes Basilikum
Salz
Frisch gemahlener schwarzer Pfeffer

Ofen auf 240°C vorheizen. Ein Backblech mit Backpapier auslegen oder mit Backspray besprühen.

Kartoffeln, Süßkartoffeln, Öl, Knoblauchpulver, Paprika, Basilikum und Salz und Pfeffer nach Geschmack in eine sehr große Schüssel geben. Gut vermischen.

Kartoffelstäbe in einer einzelnen Schicht auf dem Backblech verteilen und etwa 20 Minuten backen, bis sie leicht gebräunt sind.

Eine große Schüssel mit mehreren Lagen Küchenkrepp auslegen. Die Backkartoffeln in die Schüssel geben und warm servieren.

Pro Portion: 222 Kalorien/930 Joule; 3,7 g Fett (15% der Gesamtkalorienmenge), davon 2,5 g einfach ungesättigte Fettsäuren, 0,4 g mehrfach ungesättigte Fettsäuren und 0,5 g gesättigte Fettsäuren; 3,5 g Eiweiß; 45 g Kohlenhydrate; 2,8 g Ballaststoffe; 0 mg Cholesterin; 12 mg Natrium

Ergibt 4 Portionen

Frischer grüner Bohnensalat

Dieser marinierte Salat schmeckt am besten mit frischen grünen Bohnen, Sie können jedoch auch tiefgefrorene Bohnen verwenden. Je länger der Salat ziehen kann, desto besser schmeckt er.

ZUBEREITUNGS- UND GARZEIT: 20-25 MINUTEN
MARINIERZEIT: MINDESTENS 1 STUNDE

600 g grüne Bohnen,
in mundgerechte Stücke geschnitten
4 Eßlöffel Olivenöl
4 Eßlöffel Rotweinessig
4 Eßlöffel fettfreie Hühner- oder Gemüsebrühe
1 durchgepreßte Knoblauchzehe
2 Eßlöffel frischer Schnittlauch
½ Teelöffel Zucker oder Honig
½ Teelöffel Paprikapulver
½ Teelöffel natriumarme Sojasoße
¼ Teelöffel Dijon-Senf
Frisch gemahlener schwarzer Pfeffer

Fortsetzung nächste Seite

1 große gewürfelte Tomate
100 g gekochte Kichererbsen oder 100 g Kichererbsen aus der Dose, abgespült und abgetropft

Bohnen ca. 10 Minuten dämpfen, bis sie zart, aber noch sattgrün sind. Beiseite stellen.

Öl, Essig, Brühe, Knoblauch, Schnittlauch, Zucker oder Honig, Paprika, Sojasoße, Senf und Pfeffer nach Geschmack in einer kleinen Tasse oder Schüssel mischen.

Bohnen, Tomaten, Kichererbsen und Ölmischung in eine große Schüssel geben. Vorsichtig mischen. Zudecken und mindestens 1 Stunde ziehen lassen; gelegentlich umrühren.

Pro Portion: 117 Kalorien/490 Joule; 3,3 g Fett (23% der Gesamtkalorienmenge), davon 1,7 g einfach ungesättigte Fettsäuren, 0,4 g mehrfach ungesättigte Fettsäuren und 0,4 g gesättigte Fettsäuren; 5,3 g Eiweiß; 19,4 g Kohlenhydrate; 2,7 g Ballaststoffe; 0 mg Cholesterin; 23 mg Natrium

Ergibt 4 Portionen

8. Tag

Backhähnchen mit Sherry-Pfirsich-Soße
Couscous-Pilaw
Mit Honig glasierte junge Möhren
Blattspinat mit Birnen, Walnüssen und warmer Senf-Vinaigrette

Diese Mahlzeit eignet sich hervorragend für ein Familienfestessen oder geladene Gäste. Das Rezept reicht für acht Personen, kann jedoch für vier Personen halbiert werden. Eventuelle Reste lassen sich leicht wieder aufwärmen. Eine eindrucksvolle Mahlzeit, die durchaus einfach zubereitet ist.

NÄHRWERTANALYSE DES GESAMTEN MENÜS

Pro Portion: 566 Kalorien/2.370 Joule; 12,5 g Fett (20% der Gesamtkalorienmenge), davon 3,9 g einfach ungesättigte Fettsäuren, 3,9 g mehrfach ungesättigte Fettsäuren und 3,1 g gesättigte Fettsäuren; 29,5 g Eiweiß; 83,5 g Kohlenhydrate; 14,3 g Ballaststoffe; 54 mg Cholesterin; 419 mg Natrium

Backhähnchen mit Sherry-Pfirsich-Soße

Für dieses Rezept wird das Hähnchen am Knochen in einer herzhaft-süßen Soße gebacken und dann mit Sherry und Pfirsichen abgeschmeckt. Sie können es auch mit anderen Obstsorten probieren, frisch oder tiefgekühlt, auf die Sie gerade Appetit haben.

8 gehäutete Hähnchenbrusthälften am Knochen
Knoblauchpulver
Salz
Frisch gemahlener schwarzer Pfeffer
2 Zwiebeln, in Scheiben geschnitten
250 ml fettfreie Hühnerbrühe
45 g Rohzucker
4 Eßlöffel Pfeilwurzelmehl
250 ml Chilisoße
250 ml Sherry
180 g Pfirsiche, in Scheiben geschnitten

ZUBEREITUNGS- UND GARZEIT: 20 MINUTEN
BACKZEIT: 1 STUNDE

Schneiden Sie vom Hähnchen eventuelle Fettränder ab. Hähnchenstücke mit den Knochen nach unten nebeneinander in eine große Auflaufform legen. Mit dem Knoblauchpulver, Salz und Pfeffer würzen. Im Backofen bei Grillschaltung einige Minuten grillen, bis das Hähnchen leicht gebräunt ist; beiseite stellen.

Einen mittelgroßen Topf leicht mit Backspray besprühen, Zwiebeln zugeben und bei mittlerer Hitze 5 Minuten dünsten. Brühe, Rohzucker, Pfeilwurzelmehl und Chilisoße zugeben. Die Soße bei großer Hitze unter ständigem Rühren zum Kochen bringen. Topf von der Kochstelle nehmen und die Soße über das Hähnchen gießen.

Hähnchen mit Alufolie bedecken. Bis zum Backen kalt stellen oder mit dem nächsten Schritt fortfahren.

Ofen auf 180°C vorheizen. Folie abnehmen und Sherry und Pfirsiche über das Hähnchen geben. Weitere 30 Minuten backen lassen, dabei gelegentlich Soße über das Hähnchenfleisch löffeln, bis es gar ist und die Soße Blasen wirft.

FETTARMER KÜCHENTIP
Ich benutze zum Einfetten von Backformen und Pfannen gern fettfreies Backspray – Sie können jedoch auch einen Zerstäuber zu 7/8 mit Wasser und 1/8 mit Oliven- oder Rapsöl zu füllen. Ihr hausgemachtes „fettarmes Backspray" muß nur vor jedem Gebrauch gut geschüttelt und sparsam angewendet werden.

Fortsetzung nächste Seite

Pro Portion: 162 Kalorien/678 Joule; 2 g Fett (11% der Gesamtkalorienmenge), davon 0,7 g einfach ungesättigte Fettsäuren, 0,4 g mehrfach ungesättigte Fettsäuren und 0,6 g gesättigte Fettsäuren; 17,8 g Eiweiß; 15,3 g Kohlenhydrate; 1,2 g Ballaststoffe; 46 mg Cholesterin; 196 mg Natrium

Ergibt 8 Portionen

Couscous-Pilaw

Couscous ist eine Art Weizengrieß. Die kleinen Körnchen werden unter anderem in der marokkanischen Küche häufig serviert. In Lebensmittelgeschäften, Supermärkten und Naturkostläden finden Sie den Couscous (oder Kuskus) nicht weit vom Reis entfernt. Er ist rasch zubereitet und kann innerhalb von 10 Minuten auf dem Tisch stehen. Sie können für Abwechslung sorgen, indem Sie vor dem Couscous noch andere Gemüse und Kräuter in den Topf geben.

ZUBEREITUNGS- UND GARZEIT: 10 MINUTEN

2 Eßlöffel Butter oder Rapsöl
2 Eßlöffel gehackte Schalotten
2 Eßlöffel gehackte frische Petersilie
830 ml Wasser
½ Teelöffel Salz (falls erwünscht)
Frisch gemahlener schwarzer Pfeffer
430 g Couscous

Butter oder Öl in einer großen Pfanne bei mittlerer Hitze erwärmen.

Schalotten und Petersilie zugeben. Mehrere Minuten garen.

Wasser, Salz (falls verwendet) und Pfeffer nach Geschmack zugeben.

Zum Kochen bringen.

Couscous ins Wasser geben, Topf zudecken und von der Kochstelle nehmen.

5 Minuten stehen lassen.

Vor dem Servieren mit einer Gabel leicht auflockern.

Pro Portion: 214 Kalorien/896 Joule; 1,9 g Fett (8% der Gesamtkalorienmenge), davon 0,5 g einfach ungesättigte Fettsäuren, 0,2 g mehrfach ungesättigte Fettsäuren und 1 g gesättigte Fettsäuren; 6,8 g Eiweiß; 41,3 g Kohlenhydrate; 8,3 g Ballaststoffe; 4 mg Cholesterin; 6 mg Natrium

Ergibt 8 Portionen

Mit Honig glasierte junge Möhren

Diese schlichten und leicht süßlich zubereiteten jungen Möhren mag jeder gern.

2 Eßlöffel Butter oder Margarine
4 Eßlöffel gehackte Schalotten oder Zwiebeln
550 g junge Möhren
250 ml fettfreie Hühner- oder Gemüsebrühe
5 Eßlöffel Honig
½ Teelöffel gemahlene Muskatnuß
2 Eßlöffel gehackte frische Petersilie
Salz (falls erwünscht)
Frisch gemahlener schwarzer Pfeffer

ZUBEREITUNGS- UND GARZEIT: 25 MINUTEN

Butter oder Margarine bei mittlerer Hitze in einem großen Topf erwärmen. Schalotten oder Zwiebeln zugeben, 2 Minuten anschwitzen.

Möhren und Brühe einrühren, zum Kochen bringen. Topf zudecken und auf niedriger Stufe 15 Minuten garen, bis die Möhren gerade weich sind. Hitzezufuhr auf mittlere Stufe stellen. Honig, Muskatnuß, Petersilie und Salz (falls verwendet) und Pfeffer nach Geschmack zugeben. Umrühren, bis die Soße dickflüssig wird, etwa wie Sirup.

Pro Portion: 69 Kalorien/289 Joule; 1,7 g Fett (21% der Gesamtkalorienmenge), davon 0,4 g einfach ungesättigte Fettsäuren, 0,1 g mehrfach ungesättigte Fettsäuren und 1 g gesättigte Fettsäuren; 1,2 g Eiweiß; 13,1 g Kohlenhydrate; 2,3 g Ballaststoffe; 4 mg Cholesterin; 84 mg Natrium

Ergibt 8 Portionen

Blattspinat mit Birnen, Walnüssen und warmer Senf-Vinaigrette

Für diesen einfachen Salat mische ich Spinat mit frischen Birnen und Walnüssen und serviere das Ganze mit einem warmen Senf-Dressing.

ZUBEREITUNGSZEIT: 10 MINUTEN

300 g frischer Spinat, in mundgerechte Stücke zerpflückt
2 Eßlöffel Olivenöl
1 große gehackte Schalotte
4 Eßlöffel Weißweinessig
8 Eßlöffel grobkörniger Senf
4 Eßlöffel Honig
2 Eßlöffel fettarme saure Sahne
Salz
Frisch gemahlener schwarzer Pfeffer
2 große Birnen, geviertelt
und der Länge nach in Scheiben geschnitten
65 g Walnüsse, grob gehackt

Spinat in eine große Salatschüssel geben.

Öl in einer kleinen Pfanne bei mittlerer Hitze erwärmen. Schalotten zugeben und mehrere Minuten dünsten.

Essig, Senf, Honig, saure Sahne und Salz und Pfeffer nach Geschmack untermengen. Weiter umrühren, bis das Dressing gut durchgewärmt ist.

Über den Spinat geben, leicht durchmischen und schnell auf 8 Salatschüsseln verteilen. Birnen und Walnüsse auf jede Portion geben und sofort servieren.

Pro Portion: 121 Kalorien/507 Joule; 6,9 g Fett (47% der Gesamtkalorienmenge), davon 2,3 g einfach ungesättigte Fettsäuren, 3,2 g mehrfach ungesättigte Fettsäuren und 0,5 g gesättigte Fettsäuren; 3,7 g Eiweiß; 13,8 g Kohlenhydrate; 2,5 g Ballaststoffe; 0 mg Cholesterin; 133 mg Natrium

Ergibt 8 Portionen

9. Tag

Mit Pfeffer gebratene Kammuscheln
Fettuccine mit roter Paprikasoße
Grüne Bohnen Spezial
Roter Salat mit Pinienkernen und Kirschen und Dressing aus getrockneten Tomaten

Wenn zu einer Mahlzeit mehrere Rezepte gehören, wie in diesem Fall, müssen Sie Ihre Kochzeit gut organisieren. Fangen Sie mit dem Salatdressing an, bereiten Sie die Pastasoße zu und dämpfen Sie die Bohnen. Stellen Sie den Salat zusammen und machen Sie mit dem Bohnengericht weiter, das auf kleinster Stufe warm gehalten werden kann, wie auch die Pastasoße, während Sie den Rest der Mahlzeit fertigstellen. Kochen Sie die Nudeln und braten Sie die Kammuscheln erst ganz zum Schluß.

NÄHRWERTANALYSE DES GESAMTEN MENÜS

Pro Portion: 578 Kalorien/2.420 Joule; 13,4 g Fett (21% der Gesamtkalorienmenge), davon 6,8 g einfach ungesättigte Fettsäuren, 2,3 g mehrfach ungesättigte Fettsäuren und 1,4 g gesättigte Fettsäuren; 28,1 g Eiweiß; 88,8 g Kohlenhydrate; 2,8 g Ballaststoffe; 23 mg Cholesterin; 307 mg Natrium

---

Mit Pfeffer gebratene Kammuscheln

Dieses Gericht ist schnell und einfach zubereitet, dabei eine salonfähige Delikatesse.

ZUBEREITUNGS- UND GARZEIT: 15 MINUTEN

20 Kammuscheln
1 Teelöffel Rapsöl
Grob zerstoßene schwarze Pfefferkörner
Salz

Die Kammuscheln abspülen und mit Küchenkrepp trockentupfen.

Das Öl in einer großen beschichteten Pfanne bei mittlerer Hitze erwärmen.

Fortsetzung nächste Seite

Die Kammuscheln nach Geschmack mit dem Pfeffer und Salz bestreuen, in die Pfanne legen und auf jeder Seite 3 bis 5 Minuten garen. Das Muschelfleisch sollte weder angebrannt noch innen roh sein. Sofort servieren.

Pro Portion: 72 Kalorien/301 Joule; 1,7 g Fett (22% der Gesamtkalorienmenge), davon 0,7 g einfach ungesättigte Fettsäuren, 0,5 g mehrfach ungesättigte Fettsäuren und 0,1 g gesättigte Fettsäuren; 11,9 g Eiweiß; 1,7 g Kohlenhydrate; 0 g Ballaststoffe; 23 mg Cholesterin; 114 mg Natrium

Ergibt 4 Portionen

Fettuccine mit roter Paprikasoße

Eine geniale und leichte Pastasoße mit einem einzigartig süßen Geschmack. Backen Sie die Gemüsepaprika im voraus. Dazu legen Sie die ganze Frucht für etwa 30 Minuten bei 200°C in den Backofen, bis die Schale stellenweise braun wird. Ein wenig abkühlen lassen, die Schale abziehen, aufschneiden und Kerne und Scheidewände entfernen – dabei aber den köstlichen Saft auffangen.

Chiliflocken sorgen für zusätzliche Würze und können individuell bei Tisch zugegeben werden.

ZUBEREITUNGS- UND GARZEIT: 15 MINUTEN

1 Teelöffel Olivenöl
30 g gehackte Zwiebeln
1 große durchgepreßte Knoblauchzehe
100 g gebackene rote Gemüsepaprika, in Streifen geschnitten
4 Pekannußhälften
1 Teelöffel Balsamessig
60 ml fettfreie Hühner- oder Gemüsebrühe
Salz
Frisch gemahlener schwarzer Pfeffer
Chiliflocken (falls erwünscht)
350 g Fettuccine

Das Öl in einem kleinen Topf bei mittlerer Hitze erwärmen.

Zwiebeln und Knoblauch zugeben. Bei mittlerer Hitze mehrere Minuten anschwitzen.

Zwiebelmischung, gebackene Paprika und Pekannüsse in der Küchenmaschine pürieren. Das Püree wieder in den Topf geben. Essig, Brühe und Salz, schwarzen Pfeffer und Chiliflocken (falls verwendet) nach Geschmack untermengen. Abschmecken und bei Bedarf nachwürzen. Auf kleinster Stufe warm halten.

Fettuccine in einem großen Topf mit Wasser 8 bis 10 Minuten „al dente“ kochen, abtropfen lassen und abspülen.

Die Soße untermischen und sofort servieren.

Pro Portion: 351 Kalorien/1.470 Joule; 4 g Fett (10% der Gesamtkalorienmenge), davon 1,9 g einfach ungesättigte Fettsäuren, 1 g mehrfach ungesättigte Fettsäuren und 0,5 g gesättigte Fettsäuren; 11,5 g Eiweiß; 66,3 g Kohlenhydrate; 0,5 g Ballaststoffe; 0 mg Cholesterin; 37 mg Natrium

Ergibt 4 Portionen

Grüne Bohnen Spezial

Die Inspiration zu diesem Rezept stammt von einem Gericht aus einem meiner Lieblingsrestaurants, in dem viel Gegrilltes auf der Speisekarte steht.

ZUBEREITUNGS- UND GARZEIT: 20 MINUTEN

450 g ganze grüne Bohnen
2 Teelöffel Olivenöl
4 Knoblauchzehen, in dünne Scheiben geschnitten
1 Eßlöffel natriumarme Sojasoße
Frisch gemahlener schwarzer Pfeffer
Chiliflocken
1 Teelöffel Zucker

Bohnen etwa 5 Minuten dämpfen, bis sie tiefgrün und halb gar sind. Gut abtropfen lassen.

Fortsetzung nächste Seite

Das Öl in einer großen beschichteten Pfanne bei mittlerer Hitze erwärmen.

Knoblauch zugeben und 3 Minuten dünsten. Bohnen, Sojasoße, schwarzen Pfeffer nach Geschmack, Chiliflocken nach Geschmack und Zucker untermengen, bis die Würzmischung gut um die Bohnen verteilt ist. Etwa 10 Minuten garen, dabei oft umrühren, bis die Bohnen zart sind.

Pro Portion: 64 Kalorien/268 Joule; 2,4 g Fett (30% der Gesamtkalorienmenge), davon 1,7 g einfach ungesättigte Fettsäuren, 0,3 g mehrfach ungesättigte Fettsäuren und 0,3 g gesättigte Fettsäuren; 2,4 g Eiweiß; 10,2 g Kohlenhydrate; 0,5 g Ballaststoffe; 0 mg Cholesterin; 73 mg Natrium

Ergibt 4 Portionen

Roter Salat mit Pinienkernen und Kirschen und Dressing aus getrockneten Tomaten

Das üppige und leicht säuerliche Dressing aus getrockneten Tomaten paßt richtig gut zu den Pinienkernen und Kirschen. Wenn Sie keine getrockneten Kirschen finden können, verwenden Sie Rosinen.

ZUBEREITUNGSZEIT: 10 MINUTEN

60 ml kochendes Wasser
4 sonnengetrocknete Tomaten
200 g Lollo Rosso, in mundgerechte Stücke zerpflückt
8 Eßlöffel getrocknete Kirschen
4 Teelöffel Pinienkerne
60 ml kaltes Wasser
2 El Rotweinessig
2 Eßlöffel Balsamessig
2 El Olivenöl
1 Teelöffel Zucker
½ Teelöffel getrocknetes Basilikum
¼ Teelöffel Knoblauchpulver
⅛ Teelöffel Salz
Frisch gemahlener schwarzer Pfeffer

Das kochende Wasser über die Tomaten gießen und mehrere Minuten ziehen lassen.

Salatblätter auf 4 Teller verteilen, Kirschen und Pinienkerne darüberstreuen.

Das kalte Wasser, Rotweinessig, Balsamessig, Öl, Zucker, Basilikum, Knoblauchpulver, Salz und Pfeffer nach Geschmack in einer mittelgroßen Schüssel verquirlen; beiseite stellen.

Die Tomaten mit dem Einweichwasser in der Küchenmaschine pürieren. Das Püree unter die Ölmischung rühren.

Je 2 bis 4 Eßlöffel des Dressings über die Salatportionen geben.

Pro Portion: 91 Kalorien/381 Joule; 5,3 g Fett (48% der Gesamtkalorienmenge), davon 2,5 g einfach ungesättigte Fettsäuren, 0,5 g mehrfach ungesättigte Fettsäuren und 0,5 g gesättigte Fettsäuren; 2,3 g Eiweiß; 10,6 g Kohlenhydrate; 1,8 g Ballaststoffe; 0 mg Cholesterin; 83 mg Natrium

Ergibt 4 Portionen

FETTARMER KÜCHENTIP
Wann immer Sie für ein Rezept Nüsse brauchen, probieren Sie einmal, sie im auf 180°C vorgeheizten Ofen 5 bis 10 Minuten (je nach Größe der Nüsse) zu rösten, bis sie gerade hellbraun werden. Das Rösten intensiviert den Geschmack, so daß Sie weniger verwenden können. Wenn Sie die Nüsse mahlen, lassen sie sich gleichmäßig unter den restlichen Zutaten verteilen, und der Gesamtgeschmack des Gerichts wird nussiger.

10. Tag

Thailändische Gemüse-Krabben-Pfanne
Sauer-scharfe Suppe

Thailändisches Essen ist traditionsgemäß scharf, aber die Würze verdeckt nicht den Geschmack der einzelnen Zutaten. Für diese beiden Rezepte verwende ich Chilipaste mit Knoblauch, um die richtige Schärfe zu erlangen. Sie können je nach Ihrem eigenen Geschmack mehr oder weniger davon benutzen. Chilipaste, Reiswein und Reisweinessig finden Sie in der Feinkostabteilung des Supermarktes oder im asiatischen Lebensmittelgeschäft.

NÄHRWERTANALYSE DES GESAMTEN MENÜS

Pro Portion: 602 Kalorien/2.521 Joule; 13,9 g Fett (21% der Gesamtkalorienmenge), davon 5,4 g einfach ungesättigte Fettsäuren, 5,3 g mehrfach ungesättigte Fettsäuren und 2,1 g gesättigte Fettsäuren; 32,8 g Eiweiß; 88,2 g Kohlenhydrate; 10,1 g Ballaststoffe; 139 mg Cholesterin; 1.436 mg Natrium

Thailändische Gemüse-Krabben-Pfanne

Zu diesem Rezept gehören relativ viele Zutaten und eine Reihe von Zubereitungsschritten, dabei ist es jedoch einfach nachzukochen. Lassen Sie die Krabben marinieren und den Reis kochen, während Sie das Gemüse kleinschneiden und die übrigen Zutaten vorbereiten.

Zur Abwechslung können Sie die Krabben durch gehäutete Hähnchenbruststücke ohne Knochen, Kammuscheln, Tofu, Tempeh oder einfach eine weitere Gemüsesorte wie Brokkoli, Chinakohl, Stangensellerie oder Pak Choi ersetzen. Anstatt Reis können Sie auch ein anderes gekochtes Vollkorngetreide nehmen. Denken Sie daran, die Würze auf Ihren Geschmack abzustimmen, indem Sie mehr oder weniger Chilipaste verwenden.

ZUBEREITUNGS- UND GARZEIT: 45 MINUTEN

1 l fettfreie Hähnchenbrühe oder Wasser
350 g Naturreis
450 g mittelgroße Krabben, geschält
2 Eßlöffel natriumarme Sojasoße
2 Eßlöffel Reiswein oder trockener Weißwein
1 durchgepreßte Knoblauchzehe
1 Teelöffel + 2 Eßlöffel geröstetes Sesamöl
2 Eßlöffel Pfeilwurzelmehl
2 Eßlöffel Chilipaste mit Knoblauch
½ Teelöffel Zucker
Salz (falls erwünscht)
1 Teelöffel Reisessig
1 rote Zwiebel, geviertelt und in dicke Scheiben geschnitten
1 grüne Gemüsepaprika, in kleine Vierecke geschnitten (ca. 1½ x 1½ cm)
2 Möhren, in Scheiben geschnitten
2 Eßlöffel gehackter frischer Koriander
1 Dose (560 g) Ananasstücke (mit Saft)
4 Frühlingszwiebeln, in feine Röllchen geschnitten
8 Eßlöffel Erdnüsse

Bringen Sie 875 ml der Flüssigkeit in einem mittelgroßen Topf auf höchster Stufe zum Kochen. Reis zugeben, Topf zudecken und auf niedriger Stufe 35 bis 45 Minuten köcheln lassen, bis das Wasser vollständig aufgesogen ist. Von der

Kochstelle nehmen und mit einer Gabel leicht auflockern. Zudeckt beiseite stellen.

Mit einem scharfen Messer die Krabben auf der Rückseite der Länge nach einritzen und behutsam auseinanderklappen.

Sojasoße, Wein, Knoblauch und 1 Teelöffel des Öls in einer mittelgroßen Schüssel mischen. Krabben zugeben und bis zur weiteren Verwendung in der Marinade ziehen lassen.

Pfeilwurzelmehl, Chilipaste, Zucker, Salz (falls verwendet) nach Geschmack, Essig und restliche 125 ml Brühe oder Wasser in eine kleine Schüssel geben. Gut mischen und beiseite stellen.

Die Krabben mit der Marinade in einer großen Bratpfanne oder in einem Wok auf jeder Seite 1 bis 2 Minuten garen, bis sie sich rosa verfärben. Nicht zu lange dünsten. Aus der Pfanne oder dem Wok nehmen und beiseite legen.

Die restlichen 2 Eßlöffel Öl in derselben Pfanne bei mittlerer Hitze erwärmen.

Zwiebeln, Paprika und Möhren zugeben. 5 bis 10 Minuten dünsten, dabei oft umrühren. Die Chilimischung über das Gemüse geben. Auf niedriger Stufe noch einige Minuten garen.

Krabben, Koriander und Ananas (mit Saft) zugeben.

Bei mittlerer Hitze mehrere Minuten unter ständigem Rühren dünsten, bis die Krabben gar sind. Abschmecken und bei Bedarf nachwürzen.

Zum Servieren den Reis auf die einzelnen Teller verteilen. Darauf Gemüse-Krabbenmischung geben. Mit Frühlingszwiebeln und Erdnüssen garnieren.

Pro Portion: 508 Kalorien/2.127 Joule; 10,1 g Fett (18% der Gesamtkalorienmenge), davon 4 g einfach ungesättigte Fettsäuren, 3,7 g mehrfach ungesättigte Fettsäuren und 1,6 g gesättigte Fettsäuren; 26,1 g Eiweiß; 79,5 g Kohlenhydrate; 7,2 g Ballaststoffe; 139 mg Cholesterin; 660 mg Natrium

Ergibt 5 Portionen

Sauer-scharfe Suppe

Das „sauer-scharfe“ dieser Suppe bezieht sich auf den pikanten, leicht süß-sauren Geschmack, der von ein paar Grundzutaten stammt. Die Suppe sättigt noch besser, wenn Sie weitere Gemüsesorten, in Streifen geschnittene Hähnchenbrust, gewürfelten Tofu oder chinesische Nudeln dazugeben.

Fortsetzung nächste Seite

ZUBEREITUNGS- UND GARZEIT: 25 MINUTEN

2 Eßlöffel geröstetes Sesamöl
1 durchgepreßte Knoblauchzehe
120 g Pilze, in Scheiben geschnitten
1 l fettfreie Hühner- oder Gemüsebrühe
6 Eßlöffel Reiswein oder trockener Weißwein
4 Eßlöffel Reisessig
4 Eßlöffel natriumarme Sojasoße
½-1 Teelöffel Chilipaste mit Knoblauch
1 geraspelte Möhre
80 g Pak Choi oder Blattspinat, in feine Streifen geschnitten
200 g Brokkoli-Röschen

Das Öl in einer großen Pfanne bei mittlerer Hitze erwärmen. Knoblauch und Pilze einige Minuten dünsten, bis sie weich werden.

Brühe, Wein, Essig, Sojasoße, Chilipaste, Möhren, Pak Choi oder Spinat und Brokkoli zugeben.

Zum Kochen bringen.

Bei niedriger Hitze ca. 5 Minuten köcheln, bis das Gemüse gar ist.

Abschmecken und bei Bedarf nachwürzen, mit Wein, Essig, Sojasoße oder Chilipaste.

Pro Portion: 94 Kalorien/394 Joule; 3,8 g Fett (33% der Gesamtkalorienmenge), davon 1,4 g einfach ungesättigte Fettsäuren, 1,6 g mehrfach ungesättigte Fettsäuren und 0,5 g gesättigte Fettsäuren; 6,7 g Eiweiß; 8,7 g Kohlenhydrate; 2,9 g Ballaststoffe; 0 mg Cholesterin; 776 mg Natrium

Ergibt 4 Portionen

11. Tag

Pasta Rustica
Cäsar-Salat

Ein schnelles und herzhaftes Essen mit Landhaus-Flair.

Sie können das Rezept halbieren, wenn Sie anstelle der sechs nur drei Portionen brauchen. Ich nehme allerdings immer die ganze angegebene Menge und wärme die Reste zum

Mittagessen wieder auf. Für den Salat verwende ich Joghurt anstelle von Öl, und das Ergebnis ist dem traditionellen Cäsar-Salat überraschend ähnlich.

NÄHRWERTANALYSE DES GESAMTEN MENÜS

Pro Portion: 535 Kalorien/2.240 Joule; 10,8 g Fett (18% der Gesamtkalorienmenge), davon 5 g einfach ungesättigte Fettsäuren, 1,3 g mehrfach ungesättigte Fettsäuren und 2,9 g gesättigte Fettsäuren; 22,5 g Eiweiß; 91,2 g Kohlenhydrate; 7 g Ballaststoffe; 9 mg Cholesterin; 589 mg Natrium

---

Pasta Rustica

Die dicke Soße mit Tomatenstücken für dieses Gericht erinnert an kräftige und wärmende Bauernmahlzeiten, dabei ist sie keinesfalls schlicht und einfach. Sie können zur Abwechslung auch einmal andere Gemüsesorten zugeben, zum Beispiel sonnengetrocknete Tomaten oder Peperoni.

ZUBEREITUNGS- UND GARZEIT: 30 MINUTEN

2 Eßlöffel Olivenöl
7 Knoblauchzehen, in Scheiben geschnitten
1 Zwiebel, in halbierte Ringe geschnitten
1 grüne Gemüsepaprika, in Streifen geschnitten
1 Dose (800 g) passierte Tomaten
1 Dose (170 g) Tomatenmark
125 ml trockener Rotwein
1½ Teelöffel getrocknetes Basilikum
1½ Teelöffel getrocknetes Oregano
18 kleine schwarze Oliven ohne Stein
16 kleine grüne Oliven ohne Stein
30 g gebackene rote Gemüse- oder Gewürzpaprika, in Streifen geschnitten
1 Dose (400 g) Artischockenherzen in Wasser, abgetropft und in Scheiben geschnitten
12 g gehackte frische Petersilie
Frisch gemahlener schwarzer Pfeffer
450 g Conchiglie (Muschelnudeln), eine andere Pastasorte oder Gnocchi
12 Eßlöffel geriebener Parmesan

> **FETTARMER KÜCHENTIP**
> Aus den Resten vom Vorabend können Sie ein wunderbares Mittagessen zum Mitnehmen zaubern. Eintöpfe, Suppen, Gerichte mit Getreide und Hülsenfrüchten, sogar Pasta können im Mikrowellenherd erhitzt werden. Wenn Sie diese Möglichkeit nicht haben, nehmen Sie eine Thermoskanne mit, die kalte Speisen kalt und warme Speisen warm hält. Wenn Ihnen tagsüber kein Kühlschrank zur Verfügung steht, leistet eine kleine Kühltasche gute Dienste.

Das Öl in einer großen Pfanne bei mittlerer Hitze erwärmen.

Knoblauch, Zwiebeln und grüne Paprika zugeben. 5 bis 10 Minuten dünsten.

Passierte Tomaten, Tomatenmark, Wein, Basilikum, Oregano, schwarze Oliven, grüne Oliven, Gemüse- oder Gewürzpaprika, Artischockenherzen, Petersilie und schwarzen Pfeffer nach Geschmack untermengen.

Zugedeckt bei niedriger Hitze ca. 15 Minuten köcheln lassen, dabei gelegentlich umrühren.

Die Pasta in einem großen Topf mit kochendem Wasser 8 bis 10 Minuten „al dente" kochen.

Gut abtropfen lassen und in eine große Schüssel geben. Soße über die Nudeln gießen und gut untermischen.

Auf Teller verteilen; jede Portion mit 2 Eßlöffel Parmesan bestreuen.

Pro Portion: 489 Kalorien/2.047 Joule; 9,4 g Fett (16% der Gesamtkalorienmenge), davon 4,6 g einfach ungesättigte Fettsäuren, 1,2 g mehrfach ungesättigte Fettsäuren und 2,1 g gesättigte Fettsäuren; 18,3 g Eiweiß; 86,8 g Kohlenhydrate; 5,6 g Ballaststoffe; 5 mg Cholesterin; 482 mg Natrium

Ergibt 6 Portionen

Cäsar-Salat

Eine Variante, die erheblich fett- und kalorienärmer ist als das herkömmliche Rezept. Im Gegensatz zum Original sind hier weder große Mengen roher Eier noch Öl erforderlich.

ZUBEREITUNGSZEIT: 5 MINUTEN

225 g Römersalat, Blätter in mundgerechte Stücke zerpflückt
125 ml Magerjoghurt
2 Teelöffel Zitronensaft
2 Teelöffel Balsamessig
1 Teelöffel Worcestersoße
1 kleine, durchgepreßte Knoblauchzehe
½ Teelöffel Sardellenpaste
50 g geriebener Parmesan

Salatblätter in eine große Salatschüssel geben. Joghurt, Zitronensaft, Essig, Worcestersoße, Knoblauch, Sardellenpaste und 25 g Parmesan in der Küchenmaschine mixen, bis eine glatte Soße entsteht. Die Mischung über den Salat geben und gut untermischen. Mit den restlichen 25 g Parmesan bestreuen und erneut mischen. In individuellen Salatschüsseln servieren.

Pro Portion: 46 Kalorien/193 Joule; 1,4 g Fett (37% der Gesamtkalorienmenge), davon 0,4 g einfach ungesättigte Fettsäuren, 0,1 g mehrfach ungesättigte Fettsäuren und 0,8 g gesättigte Fettsäuren; 4,2 g Eiweiß; 4,4 g Kohlenhydrate; 1,4 g Ballaststoffe; 4 mg Cholesterin; 107 mg Natrium

Ergibt 6 Portionen

12. Tag

Schweizer Hähnchen-Rollen mit Dijon-Senf
Kartoffelpüree einmal anders
Brokkoli mit Zitronen-Amandine
Mischgemüsesalat Balsam-Dressing

Dieses Menü eignet sich sowohl für ein zwangloses Familienessen als auch, dekorativ garniert, für ein elegantes Diner. Wenn Sie möchten, können Sie das Hähnchen auch mit einer einfachen Soße Ihrer Wahl servieren.

Pro Portion: 564 Kalorien/2.361 Joule; 15,4 g Fett (25% der Gesamtkalorienmenge), davon 5,1 g einfach ungesättigte Fettsäuren, 1,6 g mehrfach ungesättigte Fettsäuren und 7,2 g gesättigte Fettsäuren; 41,3 g Eiweiß; 68 g Kohlenhydrate; 9,1 g Ballaststoffe; 64 mg Cholesterin; 757 mg Natrium

Schweizer Hähnchen-Rollen mit Dijon-Senf

Ich bereite die Röllchen zu, indem ich geraspelten, fettarmen Schweizer Käse auf Hähnchenbruststücke streue, die ich dann aufrolle und nacheinander in einer Dijon-Soße und in Paniermehl wende.

Fortsetzung nächste Seite

ZUBEREITUNGSZEIT: 25 MINUTEN
BACKZEIT: 45 MINUTEN

450 g gehäutete Hähnchenbrusthälften ohne Knochen
90 g geraspelter Schweizer Käse
(beliebige Sorte, Viertelfett- oder Halbfettstufe)
12 Eßlöffel ungesüßte Kondensmilch (4% Fett)
8 Eßlöffel Dijon-Senf
80 g Paniermehl
8 Eßlöffel geriebener Parmesan
2 Teelöffel getrockneter Estragon
Frisch gemahlener schwarzer Pfeffer

FETTARMER KÜCHENTIP
Fettreduzierte Kondensmilch (4% Fett) kann in vielen Rezepten anstelle von Sahne oder Vollmilch verwendet werden. So können Sie so manches herkömmliche schwere Gericht zu einem fettarmen Vergnügen machen.

Ofen auf 190°C vorheizen. Eine 20 x 20 cm große Auflaufform leicht mit fettfreiem Backspray besprühen. Die Hähnchenteile zwischen Klarsichtfolie legen und mit dem Fleischhammer klopfen, bis alle Teile gut ½ cm dick sind. In die Mitte jedes Teils etwas geraspelten Schweizer Käse geben. Beiseite stellen.

Milch und Senf in einer kleinen Schüssel mischen. Beiseite stellen.

Paniermehl, Parmesan, Estragon und Pfeffer nach Geschmack in einer mittelgroßen Schüssel vermischen.

Jedes Hähnchenteil aufrollen, dabei mit dem schmaleren Ende anfangen. Die Rollen in der Milchmischung und danach in der Paniermehlmischung wenden. Mit der aufgerollten Seite nach unten in die vorbereitete Auflaufform legen. Bedeckt 30 Minuten backen. Deckel (oder Alufolie) abnehmen und noch etwa 15 Minuten backen, bis die Röllchen goldbraun sind.

Pro Portion: 243 Kalorien/1.017 Joule; 9 g Fett (34% der Gesamtkalorienmenge), davon 1,3 g einfach ungesättigte Fettsäuren, 0,5 g mehrfach ungesättigte Fettsäuren und 4,1 g gesättigte Fettsäuren; 30,4 g Eiweiß; 8,3 g Kohlenhydrate; 0,2 g Ballaststoffe; 64 mg Cholesterin; 476 mg Natrium

Ergibt 4 Portionen

Kartoffelpüree einmal anders

Mein Mann verbindet mit Kartoffelpüree liebsame Kindheitserinnerungen. Besonders gern mag er es ganz schlicht und einfach. Es gibt jedoch viele verschiedene

Varianten, und jede Familie hat ihr Lieblingsrezept. Sie können die Kartoffeln so lange stampfen oder in der Küchenmaschine mixen, bis ein glatter Brei entsteht, oder sie nur grob zerkleinern. Manche Leute schälen die Kartoffeln vorher, manche nicht.

Hier das Lieblings-Kartoffelpüree unserer Familie, das eine ganz besondere Geschmacksnote hat. Ich koche Süßkartoffeln und eine Knoblauchzehe zusammen mit gewöhnlichen Kartoffeln. Das daraus entstehende Mus ist leicht, locker und viel fettärmer als gewöhnlich, vor allem, weil ich weder Eigelb noch Butter verwende, dafür aber Magerjoghurt und fettarme Salatcreme.

ZUBEREITUNGS- UND GARZEIT: 20-25 MINUTEN

2 große Kartoffeln, geschält und gewürfelt
2 Süßkartoffeln, geschält und gewürfelt
1 große, durchgepreßte Knoblauchzehe
4 Eßlöffel Magerjoghurt
2 Eßlöffel fettarme Salatcreme
4 Eßlöffel Magermilch
Frisch gemahlener schwarzer Pfeffer
Salz (falls erwünscht)

Kartoffeln, Süßkartoffeln und Knoblauch in einen großen Topf geben.

Mit kaltem Wasser auffüllen, bis die Zutaten bedeckt sind, und zum Kochen bringen. Bei mittlerer Hitze 15 bis 20 Minuten garkochen. Gut abtropfen lassen.

Magerjoghurt, Salatcreme, Milch und Pfeffer und Salz (falls verwendet) nach Geschmack zugeben.

Die Kartoffeln stampfen oder pürieren, bis die gewünschte Konsistenz erreicht ist, dabei bei Bedarf mehr Milch zugeben.

Abschmecken und gegebenenfalls nachwürzen; sofort servieren.

Pro Portion: 166 Kalorien/695 Joule; 0,2 g Fett (1% der Gesamtkalorienmenge), davon 0,01 g einfach ungesättigte Fettsäuren, 0,08 g mehrfach ungesättigte Fettsäuren und 0,2 g gesättigte Fettsäuren; 3,3 g Eiweiß; 38,2 g Kohlenhydrate; 1,9 g Ballaststoffe; 0,1 mg Cholesterin; 71 mg Natrium

Ergibt 4 Portionen

Brokkoli mit Zitronen-Amandine

Für dieses Gericht werden Brokkoli-Röschen mit einer Zitronen-Salatcreme und Mandelblättern verfeinert.

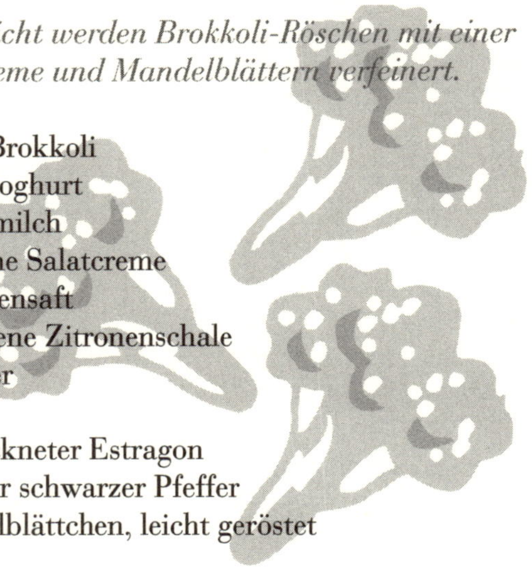

ZUBEREITUNGS- UND GARZEIT: 15 MINUTEN

1 großer Strauß Brokkoli
6 Eßlöffel Magerjoghurt
4 Eßlöffel Magermilch
2 Eßlöffel fettarme Salatcreme
2 Teelöffel Zitronensaft
1 Teelöffel geriebene Zitronenschale
¼ Teelöffel Zucker
¼ Teelöffel Salz
⅛ Teelöffel getrockneter Estragon
Frisch gemahlener schwarzer Pfeffer
4 Eßlöffel Mandelblättchen, leicht geröstet

Brokkoli in mittelgroße Röschen schneiden, die äußere Haut von den Stengeln schälen, abspülen. Etwa 10 Minuten gardämpfen.

Magerjoghurt, Milch, Salatcreme, Zitronensaft, Zitronenschale, Zucker, Salz, Estragon und Pfeffer nach Geschmack in der Küchenmaschine mixen, bis eine glattte Soße entsteht.

Brokkoli auf eine Servierplatte geben und Soße darübergießen. Mit den Mandeln bestreuen und servieren.

Pro Portion: 77 Kalorien/322 Joule; 2,4 g Fett (24% der Gesamtkalorienmenge), davon 1,2 g einfach ungesättigte Fettsäuren, 0,6 g mehrfach ungesättigte Fettsäuren und 2,4 g gesättigte Fettsäuren; 5,7 g Eiweiß; 11,2 g Kohlenhydrate; 4 g Ballaststoffe; 0,1 mg Cholesterin; 169 mg Natrium

Ergibt 4 Portionen

Mischgemüsesalat

Ein dekorativer Salat, der in den einzelnen Portionsschüsseln angemacht wird. Ich habe hier eine mögliche Zutatenkombination angegeben, Sie können jedoch auch andere Gemüse verwenden, etwa gekochten Zuckermais (frisch oder tiefgefroren), gewürfelte rote oder grüne Gemüsepaprika, Kirschtomaten, in Scheiben geschnittene Gurken, gekochte grüne Bohnen oder in Scheiben geschnittene Artischockenherzen.

Abgerundet wird der Salat mit Ihrer Lieblingssalatsoße oder dem Balsam-Dressing (s. unten).

ZUBEREITUNGSZEIT: 10 MINUTEN

100 g Kopfsalat, in mundgerechte Stücke zerpflückt
100 g geraspelte Möhren
100 g geraspelte rohe oder eingelegte rote Bete
100 g geraspelte Zucchini
In Streifen geschnittene Gewürzpaprika (falls erwünscht)

Die Salatblätter auf 4 Portionsschalen verteilen. Möhren, rote Bete, Zucchini und Gewürzpaprika (falls verwendet) in einzelnen Häufchen auf dem Salatbett verteilen.

Pro Portion: 39 Kalorien/163 Joule; 0,3 g Fett (6% der Gesamtkalorienmenge), davon 0,02 g einfach ungesättigte Fettsäuren, 0,1 g mehrfach ungesättigte Fettsäuren und 0,04 g gesättigte Fettsäuren; 1,8 g Eiweiß; 8,5 g Kohlenhydrate; 3 g Ballaststoffe; 0 mg Cholesterin; 36 mg Natrium

Ergibt 4 Portionen

Balsam-Dressing

Balsamessig ist ein dunkler, süßlicher, sirupartiger Essig, der in Holzfässern heranreift. Der einzigartige Geschmack wird schnell zum Lieblingsaroma vieler Köche, die ihn ausprobieren.

ZUBEREITUNGSZEIT: 5 MINUTEN

6 Eßlöffel Balsamessig
4 Eßlöffel Olivenöl
2 Eßlöffel fettfreie Hühnerbrühe oder Wasser
1 durchgepreßte Knoblauchzehe
1 Teelöffel Senfkörner
1 Teelöffel Dijon-Senf
¼ Teelöffel Honig

Fortsetzung nächste Seite

Frisch gemahlener schwarzer Pfeffer

Essig, Öl, Brühe oder Wasser, Knoblauch, Senfkörner, Dijon-Senf, Honig und Pfeffer nach Geschmack in einem Glas oder einer kleinen Schüssel mixen. Gut schütteln oder verquirlen.

Pro Portion: 39 Kalorien/163 Joule; 3,5 g Fett (80% der Gesamtkalorienmenge), davon 2,6 g einfach ungesättigte Fettsäuren, 0,3 g mehrfach ungesättigte Fettsäuren und 0,5 g gesättigte Fettsäuren; 0,1 g Eiweiß; 1,8 g Kohlenhydrate; 0 g Ballaststoffe; 0 mg Cholesterin; 5 mg Natrium

Ergibt 125 ml

---

13. Tag

Ländliche Paella
Lollo biondo und Lollo rosso mit Ahorn-Walnuß-Dressing

Eine der wichtigsten Zutaten bei der Paella (ausgesprochen: *pa-Elja*), dem festlichen spanischen Reisgericht, ist Safran – das teuerste Gewürz der Welt. 75.000 Krokusblüten ergeben 1 Pfund getrockneten Safran.

Safran wird zumeist in kleinen Glasröhrchen zu je 1 Gramm verkauft – das ergibt mehr als genug für dieses Paella-Rezept. Achten Sie darauf, daß Sie ganz bestimmt echten Safran kaufen; es gibt einen billigeren Safran aus mexikanischen Distelblüten, aber er schmeckt nicht halb so gut.

Viele Lebensmittelgeschäfte, Feinkostläden und Naturkostläden verkaufen Safran. Servieren Sie die Mahlzeit auf Wunsch mit einem Krustenbrot aus Vollkornmehl.

NÄHRWERTANALYSE DES GESAMTEN MENÜS

Pro Portion: 536 Kalorien/2.244 Joule; 12,7 g Fett (21% der Gesamtkalorienmenge), davon 5,4 g einfach ungesättigte Fettsäuren, 4,3 g mehrfach ungesättigte Fettsäuren und 1,7 g gesättigte Fettsäuren; 39,6 g Eiweiß; 56,9 g Kohlenhydrate; 5,4 g Ballaststoffe; 107 mg Cholesterin; 567 mg Natrium

Ländliche Paella

Paella ist eine Kreation aus Reis, Fisch, Meeresfrüchten, Geflügel und Gemüse, die traditionell in einer speziellen flachen, gußeisernen Pfanne gegart wird. (Das Gericht bezieht seinen Namen von dem lateinischen Wort für „Pfanne", nämlich patella. *Die Paella gelingt jedoch auch sehr gut in einer großen gewöhnlichen Bratpfanne.)*

Paella ist ein Gericht mit ein paar Grundzutaten, denen der jeweilige Koch eigene Noten beifügen kann, so daß Sie jede Art Fisch, Schaltiere oder Geflügel benutzen können. (Eine kleine Erinnerung, falls Sie Schaltiere verwenden: Denken Sie daran, Muscheln aller Art in der Schale einzuweichen und sie gut abzuspülen, um den Sand abzuwaschen.)

Sie können auch eine köstliche vegetarische Paella mit Tempeh, Tofu und Gemüse wie Spargel und Artischockenherzen zaubern.

Für dieses Rezept habe ich Heilbutt, Hähnchenbrust, Krabben und Kammuscheln verwendet. Eventuelle Reste lassen sich gut aufwärmen.

ZUBEREITUNGSZEIT: 20 MINUTEN
GARZEIT: 1 STUNDE

4 Eßlöffel Olivenöl
1 ganze, gehäutete Hähnchenbrust ohne Knochen, in mundgerechte Stücke geschnitten
1 gewürfelte Zwiebel
1 grüne Gemüsepaprika, in dünne Scheiben geschnitten
4 Knoblauchzehen, in dünne Scheiben geschnitten
300 g Naturreis
80 g italienische Tomaten aus der Dose, abgetropft und geviertelt
375 ml trockener Weißwein
1 l fettfreie Hühnerbrühe oder Muschelkochflüssigkeit
1 Teelöffel getrocknetes Oregano
½ Teelöffel Safranfäden
60 ml heißes Wasser
4 Eßlöffel gehackte frische Petersilie
230 g Heilbutt, in mundgerechte Stücke geschnitten
230 g Kammuscheln

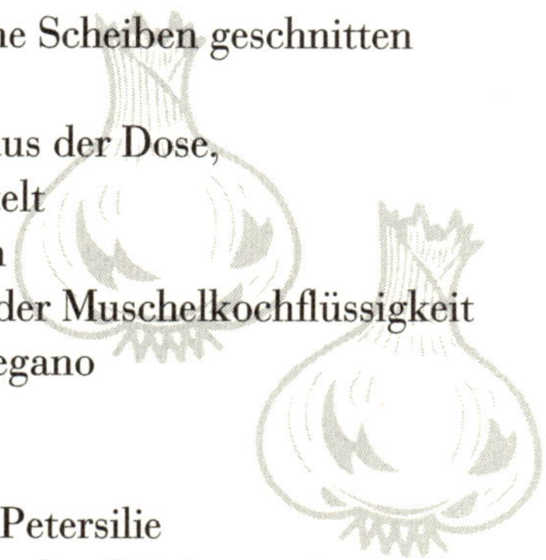

Fortsetzung nächste Seite

230 g geschälte Krabben
125 g grüne Erbsen
Frisch gemahlener schwarzer Pfeffer
Salz

2 Eßlöffel Öl bei mittlerer Hitze in einer Paella-Pfanne oder einer großen beschichteten Bratpfanne erwärmen.

Hähnchen in die Pfanne legen und 5 Minuten anbraten. Aus der Pfanne nehmen und beiseite legen.

Zwiebeln, Paprika und Knoblauch mit den restlichen 2 Eßlöffeln Öl in derselben Pfanne 5 Minuten anschwitzen.

Reis einrühren und 3 Minuten dünsten, bis er leicht gebräunt ist.

Tomaten, Wein, Brühe oder Muschelkochflüssigkeit und Oregano zugeben. Auf höchster Stufe zum Kochen bringen. Deckel auflegen und auf niedrige Stufe stellen.

Inzwischen den Safran bis zum Gebrauch in dem Wasser einweichen.

Wenn der Reis 30 Minuten gekocht hat, Safran und Einweichwasser sowie Petersilie in die Pfanne geben (Reis nicht umrühren). Den Reis weitere 5-10 Minuten köcheln lassen.

Heilbutt, Kammuscheln, Krabben und Hähnchenfleisch zum Reis geben. Weitere 7-10 Minuten garen lassen.

Erbsen zugeben. 3 Minuten garen. Der Reis sollte jetzt weich und der größte Teil des Wassers absorbiert sein. Mit Salz und Pfeffer würzen.

Die Paella von der Kochstelle nehmen und bis zum Servieren zugedeckt lassen.

Das Gericht kommt am besten zur Geltung, wenn es mitten auf den Tisch gestellt und direkt aus der Pfanne auf einzelne Teller oder Schüsseln verteilt wird.

Pro Portion: 461 Kalorien/1.930 Joule; 8,6 g Fett (17% der Gesamtkalorienmenge), davon 4,5 g einfach ungesättigte Fettsäuren, 1,7 g mehrfach ungesättigte Fettsäuren und 1,4 g gesättigte Fettsäuren; 37,5 g Eiweiß; 47,7 g Kohlenhydrate; 3,7 g Ballaststoffe; 107 mg Cholesterin; 556 mg Natrium

Ergibt 6 Portionen

Lollo biondo und Lollo rosso mit Ahorn-Walnuß-Dressing

Dieser einfache Salat wird mit einer leichten, süßlichen Soße abgerundet. Einer der Lieblingssalate meiner Kinder.

ZUBEREITUNGSZEIT: 10 MINUTEN

150 g Lollo biondo, in mundgerechte Stücke zerpflückt
150 g Lollo rosso, in mundgerechte Stücke zerpflückt
6 Walnußhälften
4 Eßlöffel Ahornsirup
4 Eßlöffel Apfelsaft
2 Eßlöffel Walnußöl
2 Eßlöffel Weißweinessig
Salz
Frisch gemahlener schwarzer Pfeffer

Salatblätter in eine große Schüssel geben. Beiseite stellen.

Walnüsse, Ahornsirup, Saft, Öl, Essig, Salz und Pfeffer nach Geschmack in der Küchenmaschine mixen, bis eine glatte Soße entsteht.

Das Dressing über den Salat gießen und portionsweise in Salatschüsseln servieren.

Pro Portion: 75 Kalorien/314 Joule; 4,1 g Fett (45% der Gesamtkalorienmenge), davon 0,9 g einfach ungesättigte Fettsäuren, 2,6 g mehrfach ungesättigte Fettsäuren und 0,3 g gesättigte Fettsäuren; 2,1 g Eiweiß; 9,2 g Kohlenhydrate; 1,7 g Ballaststoffe; 0 mg Cholesterin; 11 mg Natrium

Ergibt 6 Portionen

---

14. Tag

Großmutters Hähnchenfleisch-Gemüse-Eintopf
Grüner Salat mit junger roter Bete, gerösteten Walnüssen und Ahorn-Himbeer-Vinaigrette

Hier habe ich eine Zutat ausgetauscht und einen traditionellen Rindfleischtopf in einen cremigen Hähnchenfleischtopf verwandelt. Er enthält herrlich viel Gemüse und wird zu eifreien Nudeln Ihrer Wahl serviert. Der Eintopf

Fortsetzung nächste Seite

hat das herzhafte Flair der „guten alten Zeit“ und ein überraschendes Gourmet-Aroma. Der originelle Salat rundet diese Mahlzeit perfekt ab, obwohl auch einfach je eine Scheibe Vollkornbrot gut dazu paßt.

NÄHRWERTANALYSE DES GESAMTEN MENÜS

Pro Portion: 596 Kalorien/2.495 Joule; 14,3 g Fett (22% der Gesamtkalorienmenge), davon 4,9 g einfach ungesättigte Fettsäuren, 6,7 g mehrfach ungesättigte Fettsäuren und 1,5 g gesättigte Fettsäuren; 28,9 g Eiweiß; 89,6 g Kohlenhydrate; 7 g Ballaststoffe; 30 mg Cholesterin; 597 mg Natrium

Großmutters Hähnchenfleisch-Gemüse-Eintopf

Dieses Eintopfrezept läßt sich auf vielerlei Weise abwandeln. Anstelle des Hähnchenfleischs können Sie Fisch oder Meeresfrüchte verwenden (in dem Fall erst während der letzten paar Minuten der Kochzeit beigeben). Eine vegetarische Variante erhalten Sie, wenn Sie einfach mehr Gemüsesorten beigeben und Gemüsebrühe nehmen. Paßt auch gut zu Reis.

ZUBEREITUNGS- UND GARZEIT: 45 MINUTEN

450 g gehäutete Hähnchenbrust ohne Knochen
Salz
Frisch gemahlener schwarzer Pfeffer
Knoblauchpulver
4 Eßlöffel Rapsöl
20 Perlzwiebeln
3 durchgepreßte Knoblauchzehen
1 rote Gemüsepaprika, in große Vierecke geschnitten
230 g Pilze, in dicke Scheiben geschnitten
1 l fettfreie Hühnerbrühe
25 g gehackte frische Petersilie
½ Teelöffel getrockneter Majoran
½ Teelöffel getrockneter Thymian
1 Lorbeerblatt
125 g junge Möhren
1 Pastinake, geschält und in Scheiben geschnitten
2 Kartoffeln, gewürfelt
1 Süßkartoffel, gewürfelt

150 grüne Bohnen, in 2,5 cm lange Stücke geschnitten
350 g eifreie Nudeln (beliebige Sorte)
4 Eßlöffel Pfeilwurzelmehl
4 Eßlöffel Vollkornmehl
8 Eßlöffel Wasser
125 ml fettarme saure Sahne

Hähnchenfleisch in Stücke schneiden und mit dem Salz, schwarzen Pfeffer und Knoblauchpulver gut würzen.

2 Eßlöffel des Öls in einem großen Suppentopf bei mittlerer Hitze erwärmen. Das Hähnchen zugeben und etwa 5 Minuten bräunen. Aus dem Topf nehmen und beiseite stellen.

Im selben Topf die restlichen 2 Eßlöffel Öl erhitzen. Zwiebeln, Knoblauch, rote Paprika und Pilze zugeben. 5 Minuten anbraten.

Brühe, Petersilie, Majoran, Thymian und Lorbeerblatt zugeben. Zum Kochen bringen, dann auf niedriger Stufe 5 Minuten köcheln lassen.

Möhren, Pastinaken, Kartoffeln, Süßkartoffeln, grüne Bohnen und Hähnchenfleisch zugeben. Zum Kochen bringen, dann bei mittlerer Hitze zugedeckt 15 Minuten köcheln lassen.

Inzwischen die Nudeln in einem großen Topf mit kochendem Wasser etwa 5 bis 8 Minuten „al dente“ kochen. Abtropfen lassen und abspülen. Beiseite stellen.

Pfeilwurzelmehl, Vollkornmehl, Wasser und ein paar Eßlöffel der heißen Brühe aus dem Eintopf in einer kleinen Tasse gut verrühren. Unter ständigem Rühren die Pfeilwurzelmehlmischung langsam in den Eintopf gießen. Noch ein paar Minuten köcheln lassen.

Den Eintopf von der Kochstelle nehmen und das Lorbeerblatt entfernen. Langsam die saure Sahne untermengen. Mit etwas mehr Pfeffer und Salz nachwürzen, falls erwünscht.

Die Nudeln auf Portionsschüsseln verteilen und den Eintopf darübergießen.

Pro Portion: 464 Kalorien/1.943 Joule; 7,1 g Fett (14% der Gesamtkalorienmenge), davon 3,3 g einfach ungesättigte Fettsäuren, 2,1 g mehrfach ungesättigte Fettsäuren und 0,9 g gesättigte Fettsäuren; 25,9 g Eiweiß; 73,1 g Kohlenhydrate; 4 g Ballaststoffe; 30 mg Cholesterin; 392 mg Natrium

Ergibt 6 Portionen

Grüner Salat mit junger roter Bete, gerösteten Walnüssen und Ahorn-Himbeer-Vinaigrette

Den lebhaften Farben dieses Salats kann so leicht keiner widerstehen.

ZUBEREITUNGSZEIT: 10 MINUTEN

6 Eßlöffel gehackte Walnüsse
300 g grüner Blattsalat,in mundgerechte Stücke zerpflückt
4 Eßlöffel Walnußöl oder anderes Nußöl
10 Eßlöffel Himbeeressig
6 Eßlöffel Ahornsirup
6 Eßlöffel Wasser
½ Teelöffel getrocknetes Basilikum
Frisch gemahlener schwarzer Pfeffer
Salz
1 Dose (420 g) junge rote Bete in Wasser, abgetropft und in Scheiben geschnitten

Ofen auf 180°C vorheizen. Die Walnüsse auf ein Backblech geben und 5 Minuten backen. Darauf achten, daß sie nicht anbrennen. Aus dem Ofen nehmen und beiseite stellen.

Den Blattsalat auf 6 Salatteller verteilen und jede Portion mit 1½ Teelöffeln Walnüssen bestreuen.

Öl, Essig, Ahornsirup, Wasser, Basilikum und Pfeffer und Salz nach Geschmack in einer kleinen Schüssel verquirlen. Rote Bete untermischen. Über den Salat geben und servieren.

Pro Portion: 132 Kalorien/553 Joule; 7,2 g Fett (45% der Gesamtkalorienmenge), davon 1,6 g einfach ungesättigte Fettsäuren, 4,6 g mehrfach ungesättigte Fettsäuren und 0,6 g gesättigte Fettsäuren; 3 g Eiweiß; 16,5 g Kohlenhydrate; 3 g Ballaststoffe; 0 mg Cholesterin; 205 mg Natrium

Ergibt 6 Portionen

Kapitel Zwanzig

Rezepte für leckere fettarme Zwischenmahlzeiten und Nachspeisen

Es gibt heutzutage in Lebensmittel- und Naturkostläden viele köstliche, fettarme, ballaststoffreiche Snacks und Desserts zu kaufen. Die Nährwertinformation auf der Packung macht es leichter als je zuvor, ein Produkt einzuschätzen. Achten Sie stets darauf, Knabberzeug und Gebäck zu kaufen, das mit Vollkorngetreide hergestellt ist und dessen Kalorien zu weniger als 25 Prozent aus Fetten stammen. Vergessen Sie auch nicht, daß frisches Obst der jeweiligen Jahreszeit eine Mahlzeit perfekt abrundet.

Wenn Sie sich hausgemachte Imbisse und Süßspeisen gönnen möchten, schauen Sie sich die Rezepte in diesem Kapitel an. Hier finden Sie unsere Lieblingsplätzchen – Hafer-Rosinen-Kekse und Mutters Melasseplätzchen – sowie Kuchen, Früchtebrot und überraschende fettarme Leckerbissen wie den himmlisch leichten Vollkorn-Engelskuchen und Schokoladen-Käsekuchen. Machen Sie diese Rezepte zum Ausgangspunkt für Ihre eigenen Kreationen, und zum Beispiel dafür, wie Sie Ihre eigenen Rezepte abändern und gesündere Varianten Ihrer Lieblingsspeisen kreieren können.

Denken Sie daran, daß es sich unter den Mengenangaben bei Eßlöffel jeweils um gestrichene Eßlöffel handelt und bei Teelöffel stets um gestrichene Teelöffel.

Hafer-Rosinen-Kekse

Diese Kekse sind fettarm, jedoch nicht zu trocken und gut zum Knabbern. Sie sind bei allen, die sie ausprobieren, sofort ein Renner. Damit sie saftig bleiben, bewahren Sie sie auf einem Teller mit Klarsichtfolie abgedeckt auf. Anstelle von Rosinen können Sie auch die kleineren Korinthen verwenden.

ZUBEREITUNGSZEIT: 10 MINUTEN
BACKZEIT: 10-15 MINUTEN

50 g zerlassene Butter oder Margarine
40 g Honig oder Ahornsirup
6-8 Eßlöffel Magermilch
1 Ei oder 2 Eiweiß
4 Eßlöffel Vanillepulver
125 g Haferflocken
165 g fein gemahlenes Weizenvollkornmehl
45 g Rohzucker
1½ Teelöffel Backpulver
½ Teelöffel gemahlener Zimt
½ Teelöffel gemahlene Muskatnuß
120 g Rosinen

Ofen auf 190°C vorheizen. 2 Backbleche mit Backpapier auslegen oder leicht mit fettfreiem Backspray besprühen.

Butter oder Margarine, Honig oder Ahornsirup, Milch, Ei oder Eiweiß und Vanille in einer kleinen Schüssel mischen. Beiseite stellen.

Hafer, Mehl, Rohzucker, Backpulver, Zimt, Muskatnuß und Rosinen in einer großen Schüssel vermischen.

Eimischung zur Haferflockenmischung geben.

Nur so lange umrühren, bis die Zutaten miteinander vermischt sind.

Jeweils 1 gehäuften Teelöffel des Teigs auf das Backpapier gleiten lassen. Zwischen den Keksen mindestens 2,5 cm Abstand lassen.

10 bis 15 Minuten backen, bis die Kekse hellbraun sind. (Behalten Sie sie im Auge, weil sie leicht anbrennen.) Vom Backpapier nehmen und auf einem Kuchengitter auskühlen lassen.

Pro Keks: 69 Kalorien/289 Joule; 1,8 g Fett (22% der Gesamtkalorienmenge), davon 0,5 g einfach ungesättigte Fettsäuren, 0,2 g mehrfach ungesättigte Fettsäuren und 0,9 g gesättigte Fettsäuren; 1,3 g Eiweiß; 12,4 g Kohlenhydrate; 0,7 g Ballaststoffe; 10 mg Cholesterin; 28 mg Natrium

Ergibt 36 Kekse

Mutters Melasseplätzchen

Der Tradition nach werden Melasseplätzchen mit einem Zuckersirup beträufelt, den Sie auch verwenden können, wenn Sie möchten. Dazu rühren Sie mit einer Gabel eine sehr kleine Menge warmer Magermilch in etwa 1 Tasse Puderzucker ein, bis die Mischung glatt und sehr dickflüssig ist. Wenn die Plätzchen abgekühlt sind, verteilen Sie mit der Gabel ein wenig Sirup auf jedem Plätzchen.

ZUBEREITUNGSZEIT: 15-20 MINUTEN
BACKZEIT: 12-15 MINUTEN

50 g weiche Butter oder Margarine
110 g Honig
75 ml Melasse
1 Ei oder 2 Eiweiß
220 g fein gemahlenes Weizenvollkornmehl
1 Teelöffel gemahlener Zimt
1 Teelöffel gemahlener Ingwer
1 Teelöffel Backpulver
1 Teelöffel Nelkenpulver
50 g Korinthen (falls erwünscht)
125 ml Buttermilch

Ofen auf 180°C vorheizen. 2 Backbleche mit Backpapier auslegen oder leicht mit Backspray besprühen.

Fortsetzung nächste Seite

Mit dem Handrührgerät die Butter oder Margarine in einer großen Schüssel cremig schlagen. Honig, Melasse und Ei oder Eiweiß untermengen. Beiseite stellen.

In einer anderen großen Schüssel Mehl, Zimt, Ingwer, Backpulver und Nelken vermischen. Korinthen einrühren (falls verwendet).

Mehlmischung und Buttermilch unter die Eimischung rühren. Gut mixen.

Teig mit Teelöffeln auf die vorbereiteten Backbleche geben. 10-15 Minuten backen. Plätzchen ablösen und auf einem Kuchengitter abkühlen lassen.

Pro Plätzchen: 68 Kalorien/285 Joule; 1,5 g Fett (19% der Gesamtkalorienmenge), davon 0,4 g einfach ungesättigte Fettsäuren, 0,1 g mehrfach ungesättigte Fettsäuren und 0,8 g gesättigte Fettsäuren; 1,3 g Eiweiß; 13,1 g Kohlenhydrate; 1 g Ballaststoffe; 9 mg Cholesterin; 40 mg Natrium

Ergibt 40 Plätzchen

Mandel-Haselnuß-Biscotti

Der leicht nussige Geschmack dieser knusprigen italienischen Plätzchen macht sie zum perfekten Leckerbissen nach dem Essen oder zum kleinen Imbiß.

ZUBEREITUNGSZEIT: 20 MINUTEN
BACKZEIT: 25-30 MINUTEN
ZWEITE BACKZEIT: 15 MINUTEN

60 g Mandeln
30 g Haselnüsse
385 g fein gemahlenes Weizenvollkornmehl
1 Teelöffel Backpulver
½ Teelöffel Zimtpulver
⅛ Teelöffel Nelkenpfeffer
4 Eßlöffel weiche Butter oder Margarine
135 g Zucker
3 Eiweiß
1 Ei oder 2 Eiweiß
1 Teelöffel Vanillepulver
1 Teelöffel fein geriebene Orangen- oder Zitronenschale

Ofen auf 190°C vorheizen. Backblech so anbringen, daß die Biscotti im oberen Drittel des Ofens backen. Blech mit Backpapier auslegen oder leicht mit Backspray besprühen.

Mandeln und Haselnüsse in der Küchenmaschine oder von Hand sehr fein hacken. Mit Mehl, Backpulver, Zimt und Nelkenpfeffer in einer großen Schüssel vermischen.

Mit dem Handrührgerät in einer weiteren großen Schüssel die Butter oder Margarine cremig schlagen. Zucker, 3 Eiweiß, Ei, 2 Eiweiß, Vanille und Orangen- oder Zitronenschale zugeben. Gut verrühren.

Die Nußmischung unter die Eimischung rühren. Den Teig in der Schüssel kneten, bis alle Zutaten gut vermischt sind. In zwei Hälften teilen. Mit bemehlten Händen auf dem Backblech jede Hälfte zu einem ca. 12 x 30 cm großen Rechteck formen. Etwa 25 Minuten backen, bis ein in die Mitte eingestochenes Holzstäbchen beim Herausziehen trocken bleibt.

Biscotti aus dem Ofen holen und Hitzezufuhr auf 160°C reduzieren. Jedes Rechteck in 20 Teile schneiden. Die Biscotti mit der Unterseite nach oben auf das Backblech legen und weitere 15 Minuten backen.

Aus dem Ofen nehmen und auf einem Kuchengitter vollständig abkühlen lassen. Die Biscotti werden beim Abkühlen hart. In einem luftdichten Behälter aufbewahren.

Pro Plätzchen: 86 Kalorien/360 Joule; 2 g Fett (20% der Gesamtkalorienmenge), davon 0,9 g einfach ungesättigte Fettsäuren, 0,3 g mehrfach ungesättigte Fettsäuren und 0,5 g gesättigte Fettsäuren; 2,3 g Eiweiß; 15,6 g Kohlenhydrate; 1,5 g Ballaststoffe; 7 mg Cholesterin; 25 mg Natrium

Ergibt 40 Stück

Vollkorn-Mandelbrot

Mandelbrot ist leicht süß und knusprig, ähnlich wie Biscotti (siehe oben). Es paßt perfekt zu einer heißen Tasse Tee oder einem Glas kalter Magermilch zum Eintunken. Traditionell wird es mit mehr Butter, Eiern, kandierten Früchten und Nüssen gebacken. Meine Variante ist viel

Fortsetzung nächste Seite

fettärmer. Vor dem Backen können Sie das Brot auf Wunsch mit etwas Zimt und Zucker bestreuen.

ZUBEREI-TUNGSZEIT: 10 MINUTEN
BACKZEIT: 30 MINUTEN
ZWEITE BACKZEIT: 5 MINUTEN

330 g fein gemahlenes Weizenvollkornmehl
70 g Zucker
2 Eßlöffel Backpulver
1 Teelöffel gemahlener Zimt
80 g Rosinen
80 g Korinthen
80 g gehackte Datteln
60 ml zerlassene Butter oder Rapsöl
2 Teelöffel Vanillepulver
½ Teelöffel Mandelextrakt
80 ml Magermilch
2 Eier oder 4 Eiweiß

Ofen auf 350°C vorheizen. Ein Backblech mit Backpapier auslegen oder leicht mit Backspray besprühen.

Mehl, Zucker, Backpulver und Zimt in einer großen Schüssel mischen. Rosinen, Korinthen und Datteln untermengen.

Butter oder Öl, Vanille, Mandelextrakt, Milch und Eier oder Eiweiß in einer kleinen Schüssel mischen. Die Mehlmischung zugeben und nur so lange rühren, bis die Zutaten vermischt sind. Den Teig auf eine Arbeitsfläche geben und mehrmals kneten. Dreiteilen und 3 flache, längliche Brotlaibe formen. Auf das Backblech legen, dabei zwischen den Broten jeweils mindestens 10 cm Platz lassen. Etwa 30 Minuten backen, bis das Brot hellbraun ist.

Das Brot aus dem Ofen holen. Noch während es heiß ist, jeden Laib horizontal in 8 Scheiben schneiden. Jede Scheibe auf die Seite legen und weitere 5 Minuten backen. Aus dem Ofen nehmen und auf dem Backpapier abkühlen lassen.

Pro Scheibe: 123 Kalorien/515 Joule; 2,7 g Fett (19% der Gesamtkalorienmenge), davon 0,6 g einfach ungesättigte Fettsäuren, 0,2 g mehrfach ungesättigte Fettsäuren und 1,4 g gesättigte Fettsäuren; 2,9 g Eiweiß; 23,2 g Kohlenhydrate; 2,5 g Ballaststoffe; 23 mg Cholesterin; 45 mg Natrium

Ergibt 24 Scheiben

Himbeer-Korinthen-Scones

Scones sind ein wundervolles englisches Gebäck, das traditionsgemäß zum Nachmittagstee serviert wird. Diese Scones sind außen knusprig und innen fruchtig-süß – übrigens kann die Himbeerfüllung auch durch eine andere Marmelade oder Konfitüre ersetzt werden.

ZUBEREITUNGSZEIT: 15 MINUTEN
BACKZEIT: 20 MINUTEN

330 fein gemahlenes Weizenvollkornmehl
5 Teelöffel Backpulver
½ Teelöffel gemahlene Muskatnuß
10 Eßlöffel Butter oder Margarine
25 g Zucker
50 g Korinthen
125 ml Magermilch
16 Teelöffel ungesüßte Konfitüre, Fruchtaufstrich, Marmelade oder Gelee aus Himbeeren

Ofen auf 180°C vorheizen. Ein Backblech mit Backpapier auslegen oder leicht mit Backspray besprühen. Mehl, Backpulver und Muskatnuß in eine mittelgroße Schüssel geben und vermischen. Butter oder Margarine mit dem Handrührgerät, der Küchenmaschine oder 2 Messern zu feinen Flocken schlagen. Zucker und Korinthen untermischen. Genug Milch einrühren, bis ein zäher Teig entsteht.

Teig in 16 Bällchen aufteilen, die etwa die Form von kleinen runden Brötchen haben. Teigbällchen auf dem Backblech anordnen. Mit dem Daumen oben in die Mitte jedes Bällchens eine tiefe Mulde drücken. Die Kanten glattstreichen und jede Mulde mit 1 Teelöffel der Konfitüre bzw. Marmelade o. ä. füllen. Etwa 20 Minuten backen, bis die Scones goldbraun sind. Aus dem Ofen nehmen und auf einem Kuchengitter abkühlen lassen.

Pro Scone: 146 Kalorien/611 Joule; 4,2 g Fett (25% der Gesamtkalorienmenge), davon 1,2 g einfach ungesättigte Fettsäuren, 0,3 g mehrfach ungesättigte Fettsäuren und 2,5 g gesättigte Fettsäuren; 3,5 g Eiweiß; 25,2 g Kohlenhydrate; 3,1 g Ballaststoffe; 10 mg Cholesterin; 109 mg Natrium

Ergibt 16 Scones

Zucchini-Gewürzbrot

Die Zucchini in diesem Brot sorgen für eine schöne Konsistenz, ohne daß es besonders nach Zucchini schmeckt. Das Brot ist besonders saftig und hat ein fabelhaftes Aroma. Zucchini-Gewürzbrot läßt sich gut in der Gefriertruhe aufbewahren. Wenn Sie jederzeit einzelne Scheiben zum Auftauen bereit haben wollen, schneiden Sie das Brot in Scheiben und verpacken Sie diese zum Einfrieren einzeln in Gefrierfolie.

ZUBEREITUNGSZEIT: 15 MINUTEN
BACKZEIT: 35-45 MINUTEN

330 g fein gemahlenes Weizenvollkornmehl
45 g Zucker
2 Eßlöffel gemahlener Zimt
3 Teelöffel Backpulver
1 Teelöffel gemahlene Muskatnuß
2 Eier oder 4 Eiweiß
300 g geraspelte, ungeschälte Zucchini
150 g Honig
4 Eßlöffel zerlassene Butter oder Rapsöl
70 g ungesüßtes Apfelmus
2 Eßlöffel Vanillepulver

Ofen auf 180°C vorheizen.

Zwei 20 cm lange Kastenformen mit Backpapier auslegen oder leicht mit Backspray besprühen.

Mehl, Zucker, Zimt, Backpulver und Muskatnuß in einer großen Schüssel vermischen.

Eier oder Eiweiß, Zucchini, Honig, Butter oder Öl, Apfelmus und Vanille in einer großen Schüssel kräftig verrühren. Unter die Mehlmischung heben und die Zutaten gerade miteinander vermischen, jedoch nicht zu lange rühren.

Den Teig in die vorbereiteten Backformen gießen. 35 bis 45 Minuten backen, bis ein in die Mitte eingestochenes Holzstäbchen beim Herausziehen leicht feucht, aber nicht naß ist.

Die Brote zunächst in den Backformen, dann auf einem Kuchengitter abkühlen lassen.

Pro Scheibe: 157 Kalorien/657 Joule; 2,1 g Fett (11% der Gesamtkalorienmenge), davon 0,4 g einfach ungesättigte Fettsäuren, 0,2 g mehrfach ungesättigte Fettsäuren und 1 g gesättigte Fettsäuren; 3,3 g Eiweiß; 33,1 g Kohlenhydrate; 2,5 g Ballaststoffe; 25 mg Cholesterin; 122 mg Natrium

Ergibt 20 Scheiben

Kürbis-Rosinen-Brot

Ein herbstlicher Leckerbissen, mit dem Sie sich das ganze Jahr über verwöhnen können, indem Sie Kürbisfleisch aus der Dose verwenden. Wenn Sie die Zutatenmenge verdoppeln, können Sie eine ganze Dose à 450 g aufbrauchen.

ZUBEREITUNGSZEIT: 15 MINUTEN
BACKZEIT: 1 STUNDE

165 g fein gemahlenes Weizenvollkornmehl
1 Teelöffel gemahlener Zimt
1½ Teelöffel Backpulver
½ Teelöffel Nelkenpulver
½ Teelöffel gemahlene Muskatnuß
80 g Rosinen
225 g Kürbisfleisch aus der Dose (ungesüßt)
110 g Honig
1 Ei oder 2 Eiweiß
4 Eßlöffel ungesüßtes Apfelmus
2 Eßlöffel zerlassene Butter oder Rapsöl
2 Eßlöffel Vanillepulver

Ofen auf 180°C vorheizen. Eine 20 cm lange Kastenform mit Backpapier auslegen oder leicht mit Backspray besprühen.

Mehl, Zimt, Backpulver, Nelken und Muskatnuß in einer großen Schüssel vermischen. Rosinen einstreuen.

Kürbisfleisch, Honig, Ei, Eiweiß, Apfelmus, Butter oder Öl und Vanille in einer mittelgroßen Schüssel mischen.

Unter die Mehlmischung heben und gerade genug umrühren, bis die Zutaten vermischt sind.

Den Teig in die vorbereitete Form gießen und etwa 1 Stunde backen, bis ein in die Mitte eingestochenes Holzstäbchen beim Herausziehen feucht, aber nicht naß ist.

Fortsetzung nächste Seite

Das Brot zunächst in der Backform, dann auf einem Kuchengitter abkühlen lassen.

Pro Scheibe: 178 Kalorien/745 Joule; 2,2 g Fett (11% der Gesamtkalorienmenge), davon 0,4 g einfach ungesättigte Fettsäuren, 0,2 g mehrfach ungesättigte Fettsäuren und 1 g gesättigte Fettsäuren; 3,4 g Eiweiß; 38,1 g Kohlenhydrate; 3,6 g Ballaststoffe; 25 mg Cholesterin; 146 mg Natrium

Ergibt 10 Scheiben

Würziger Apfelkuchen

Dieser leichte Kuchen ist mit frischen Apfelstücken gefüllt und hat einen nussigen Belag. Mit diesem Rezept können Sie auch besonders leckere Muffins machen (siehe Seite 341): Dazu den Teig auf Törtchenformen verteilen und etwa 30 Minuten backen.

ZUBEREITUNGSZEIT: 10 MINUTEN
BACKZEIT: 45 MINUTEN

2 Eßlöffel weiche Butter oder Rapsöl
90 g + 2 Eßlöffel Zucker
1 Ei oder 2 Eiweiß
4 Eßlöffel ungesüßtes Apfelmus
180 ml Magermilch
3 Eßlöffel Vanillepulver
220 g fein gemahlenes Weizenvollkornmehl
2 Teelöffel Backpulver
2½ Teelöffel gemahlener Zimt
½ Teelöffel gemahlene Muskatnuß
¼ Teelöffel Nelkenpulver
¼ Teelöffel Piment
250 g gewürfelte Äpfel
4 Eßlöffel gemahlene Pekannüsse

Ofen auf 180°C vorheizen. Eine 20 cm lange Kastenform mit Backpapier auslegen oder leicht mit Backspray besprühen.

Butter oder Öl, 90 g Zucker, Ei, Eiweiß, Apfelmus, Milch und Vanillepulver in einer mittelgroßen Schüssel mischen.

Mehl, Backpulver, 2 Teelöffel des Zimts, Muskatnuß, Nelkenpulver, Piment und Äpfel in einer großen Schüssel mischen.

Die Ölmischung unterheben und nur gerade genug umrühren, um die Zutaten zu vermischen.

Den Teig in die vorbereitete Form gießen.

Die Pekannüsse und die restlichen 2 Eßlöffel Zucker mit dem restlichen ½ Teelöffel Zimt in einer kleinen Schüssel mischen. Oben auf den Teig streuen.

Etwa 45 Minuten backen, bis ein in die Mitte eingestochenes Holzstäbchen beim Herausziehen feucht, aber nicht naß ist.

Das Brot zunächst in der Backform, dann auf einem Kuchengitter abkühlen lassen.

Pro Stück: 220 Kalorien/921 Joule; 3,2 g Fett (13% der Gesamtkalorienmenge), davon 1 g einfach ungesättigte Fettsäuren, 0,5 g mehrfach ungesättigte Fettsäuren und 1,1 g gesättigte Fettsäuren; 4,7 g Eiweiß; 44,9 g Kohlenhydrate; 3,7 g Ballaststoffe; 25 mg Cholesterin; 170 mg Natrium

Ergibt 10 Portionen

Bananenbrot

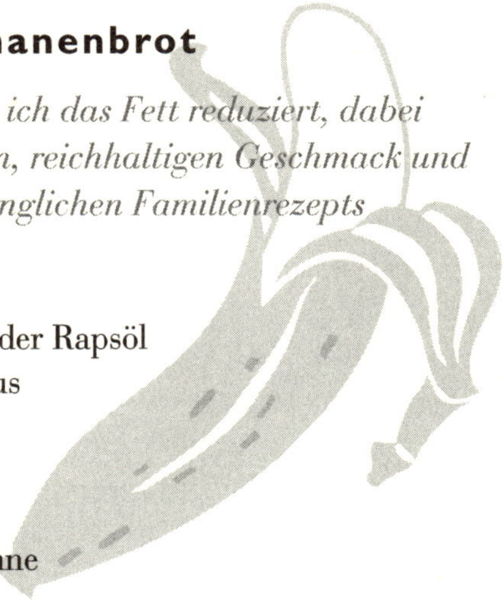

Für dieses Rezept habe ich das Fett reduziert, dabei trotzdem den sehr saftigen, reichhaltigen Geschmack und die Konsistenz des ursprünglichen Familienrezepts beibehalten.

ZUBEREITUNGSZEIT: 10 MINUTEN
BACKZEIT: 55-60 MINUTEN

4 Eßlöffel weiche Butter oder Rapsöl
200 g ungesüßtes Apfelmus
¼ Teelöffel Salz
225 g Zucker
4 Eier
125 ml fettarme saure Sahne
1 Teelöffel Vanillepulver
365 g fein gemahlenes Weizenvollkornmehl
2½ Teelöffel Backpulver
5 sehr reife Bananen, gut zerdrückt

Ofen auf 180°C vorheizen. Zwei 20 cm lange Kastenformen leicht mit fettfreiem Backspray einsprühen.

Fortsetzung nächste Seite

Butter oder Öl, Apfelmus, Salz, Zucker, Eier, saure Sahne und Vanille in eine große Schüssel geben. Mit dem Handrührgerät gut durchmixen. Mehl und Backpulver in einer kleinen Schüssel mischen. Zur Eimischung geben. Bananen zugeben. Gerade genug rühren, um die Zutaten zu vermischen. Den Teig in die vorbereiteten Backformen geben. 55 bis 60 Minuten backen, bis ein in die Mitte eingestochenes Holzstäbchen beim Herausziehen feucht, aber nicht naß ist.

Die Brote zunächst in den Backformen, dann auf einem Kuchengitter abkühlen lassen.

Pro Scheibe: 228 Kalorien/955 Joule; 2,7 g Fett (10% der Gesamtkalorienmenge), davon 0,4 g einfach ungesättigte Fettsäuren, 0,2 g mehrfach ungesättigte Fettsäuren und 1,2 g gesättigte Fettsäuren; 5 g Eiweiß; 48,6 g Kohlenhydrate; 3,3 g Ballaststoffe; 46 mg Cholesterin; 189 mg Natrium

Ergibt 20 Scheiben

Möhren-Ananas-Kuchen

Die kleinen Ananasstücke sind es, die dieses Rezept einzigartig machen. Auf Wunsch können Sie den Teig auch in Törtchenformen oder einer Napfkuchenform backen, dann müssen Sie nur die Backzeit entsprechend verändern.

ZUBEREITUNGSZEIT: 15 MINUTEN
BACKZEIT: 45-60 MINUTEN

330 g fein gemahlenes Weizenvollkornmehl
25 g Zucker
4 Teelöffel Backpulver
1 Teelöffel gemahlener Zimt
1 Teelöffel gemahlene Muskatnuß
¼ Teelöffel Nelkenpulver
¼ Teelöffel Pimentpulver
80 g Korinthen
4 Eßlöffel zerlassene Butter oder Rapsöl
150 g Honig
1 Eßlöffel Vanillepulver
3 Eier oder 6 Eiweiß
200 g ungesüßtes Apfelmus
125 ml fettarme saure Sahne

1 Dose (220 g) ungesüßte, zerkleinerte Ananasstücke (mit Saft)
200 g geraspelte Möhren

Ofen auf 180°C vorheizen.

Zwei 20 cm lange Kastenformen mit Backpapier auslegen oder leicht mit Backspray besprühen.

Mehl, Zucker, Backpulver, Zimt, Muskatnuß, Nelken und Piment in einer großen Schüssel mischen.

Die Korinthen untermischen.

Butter oder Öl, Honig, Vanille, Eier oder Eiweiß, Apfelmus und saure Sahne in einer kleinen Schüssel mischen. In die Mehlmischung geben.

Ananas (mit Saft) und Möhren zugeben. Nur eben so lange umrühren, bis alle Zutaten vermischt sind.

Teig in die vorbereiteten Backformen geben.

45-60 Minuten backen, bis ein in die Mitte eingestochenes Holzstäbchen beim Herausziehen feucht, aber nicht naß ist.

Bei der Verwendung von Törtchenformen verringert sich die Backzeit ein wenig; wenn Sie eine Napfkuchenform benutzen, müssen Sie den Kuchen etwas länger im Ofen lassen.

Pro Portion: 168 Kalorien/703 Joule; 2,3 g Fett (12% der Gesamtkalorienmenge), davon 0,4 g einfach ungesättigte Fettsäuren, 0,2 g mehrfach ungesättigte Fettsäuren und 1,1 g gesättigte Fettsäuren; 4,2 g Eiweiß; 34,3 g Kohlenhydrate; 3 g Ballaststoffe; 36 mg Cholesterin; 168 mg Natrium

Ergibt 20 Portionen

Vollkorn-Engelskuchen

Der Name dieses traditionellen amerikanischen Kuchens stammt daher, daß er so himmlisch leicht und locker ist. Viele Zutaten brauchen Sie nicht, aber für die Zubereitung sind eine ganze Reihe von Schritten zu befolgen. Einen unvergleichlichen fettfreien Gaumenschmaus erhalten Sie, wenn Sie ein Stück Engelskuchen mit frischen Beeren und ein wenig fettfreiem gefrorenem Joghurt servieren.

Fortsetzung nächste Seite

Engelskuchen ist etwas ganz Besonderes, weil er ohne zusätzliches Fett gemacht wird. Die luftige, zarte Textur stammt vom Eischnee.

ZUBEREITUNGSZEIT: 20 MINUTEN
BACKZEIT: 45 MINUTEN
ABKÜHLZEIT: 1½ STUNDEN

90 g fein gemahlenes Weizenvollkornmehl
30 g ungesüßtes Kakaopulver
115 g Zucker
10 Eiweiß
1 Teelöffel Weinstein
1 Teelöffel Vanillepulver
½ Teelöffel Zitronenextrakt

Ofen auf 180°C vorheizen.

Mehl, Kakao und 25 g Zucker in eine mittelgroße Schüssel sieben; noch 5 weitere Male durchsieben. Beiseite stellen.

Die restlichen 90 g Zucker in eine separate Schüssel sieben. Beiseite stellen. Die Eiweiß in eine große Schüssel geben. Mit dem Handrührgerät schaumig schlagen. Weinstein zugeben und schlagen, bis sich im Eiweiß steife, aber noch feucht glänzende Spitzen bilden.

Die 90 g durchgesiebten Zucker unterheben, 1 gehäufter Eßlöffel zur Zeit. Vanillepulver und Zitronenextrakt zugeben.

Die Mehlmischung langsam in kleinen Mengen auf das Eiweiß sieben und unterheben, bis alles Mehl eingearbeitet ist.

Teig in eine uneingefettete Napfkuchenform mit 30 cm Durchmesser und gerader Außenwand geben. 45 Minuten backen. Die Form aus dem Ofen nehmen, zum Abkühlen die untere Seite zuoberst kehren. 1½ Stunden in der Form stehen lassen. (Ich balanciere die Form auf einer Flasche mit breitem Hals, damit der Kuchen besser abkühlen kann und dabei nicht schrumpft.)

Wenn der Kuchen völlig abgekühlt ist, mit einem Messer vorsichtig an den Rändern entlang aus der Form lösen.

Pro Portion: 126 Kalorien/528 Joule; 0,3 g Fett (2% der Gesamtkalorienmenge), davon 0,04 g einfach ungesättigte Fettsäuren, 0,06 g mehrfach ungesättigte Fettsäuren und 0,07 g gesättigte Fettsäuren; 4,3 g Eiweiß; 27,9 g Kohlenhydrate; 1 g Ballaststoffe; 0 mg Cholesterin; 48 mg Natrium

Ergibt 12 Portionen

Schokoladen-Käse-Kuchen

Dieser sättigende, cremige, fettarme, leicht zubereitete Käsekuchen muß nicht gebacken werden und ist eine Kreation aus Frischkäse (sie können jedoch auch Speisequark verwenden) der Mager- und Viertelfettstufe und geschmacksneutraler Gelatine. Ungesüßter Kakao und Zucker sorgen für den Schokogeschmack – eine süße Belohnung, die am besten zur warmen Jahreszeit paßt. Wenn Sie den Kuchen größer machen wollen, verdoppeln Sie die Zutaten für den Belag, jedoch nicht für den Boden, und benutzen Sie eine Springform mit 28 oder 30 cm Durchmesser.

ZUBEREITUNGSZEIT: 15 MINUTEN
KÜHLZEIT: CA. 4 STUNDEN

Boden

75 g fettarme Vollkorn- oder Grahamkräcker, zerkrümelt
4 Eßlöffel zerlassene Butter oder Margarine

Füllung

7 g geschmacksneutrale Gelatine
60 ml gut gekühlte Magermilch
180 ml kochende Magermilch
125 g weicher Frischkäse, Magerstufe
125 g weicher Frischkäse, Viertelfettstufe
125 ml fettarme saure Sahne
125 g Hüttenkäse, Magerstufe
60 g Zucker
2 Eßlöffel Vanillepulver
10 Eßlöffel ungesüßtes Kakaopulver

Ofen auf 180°C vorheizen. Eine Springform oder runde Kuchenform mit ca. 28 cm Durchmesser leicht mit Backspray besprühen.

Für die Füllung: Kräcker-Krümel und Butter oder Margarine in einer kleinen Schüssel vermischen. Von Hand in der vorbereiteten Backform verteilen und 5 Minuten backen. Auf einem Kuchengitter abkühlen lassen.

Für den Belag: Gelatine in die kalte Milch streuen. 2 Minuten stehen lassen. Heiße Milch zugeben und 2 Minuten lang in der Küchenmaschine bzw. mit dem Handrührgerät auf niedriger Stufe mixen. Frischkäse (beide Sorten), saure Sahne, Hüttenkäse, Zucker, Vanillepulver und Kakao zugeben. Auf hoher Stufe einige Minuten mixen, bis eine glatte Masse entsteht.

Fortsetzung nächste Seite

Die Füllung auf dem Kuchenboden verteilen und etwa 4 Stunden kalt stellen, bis die Käsemasse fest ist.

Pro Portion: 171 Kalorien/716 Joule; 5,1 g Fett (26% der Gesamtkalorienmenge), davon 1,8 g einfach ungesättigte Fettsäuren, 0,2 g mehrfach ungesättigte Fettsäuren und 2,8 g gesättigte Fettsäuren; 8,2 g Eiweiß; 23,9 g Kohlenhydrate; 0,2 g Ballaststoffe; 13 mg Cholesterin; 221 mg Natrium

Ergibt 10 Portionen

Sahne-Streuselkuchen

Einer von Roberts Lieblingskuchen – schlicht und einfach und mit gesundem Vollkornmehl gebacken. Zur Abwechslung können Sie vor dem Backen auch fein geschnittenes Obst unter den Teig mischen.

ZUBEREI-TUNGSZEIT: 10 MINUTEN
BACKZEIT: 35 MINUTEN

Kuchen

165 fein gemahlenes Weizenvollkornmehl
90 g Zucker
3 Teelöffel Backpulver
250 ml fettarme saure Sahne
2 Eier, leicht verquirlt
½ Teelöffel Vanillepulver
¼ Teelöffel Orangenextrakt

Belag

4 Eßlöffel fein gemahlenes Weizenvollkornmehl
10 Eßlöffel Rohzucker
4 Eßlöffel gehackte Pekannüsse
2 Eßlöffel Butter oder Margarine

Ofen auf 180°C vorheizen. Eine 20 x 20 cm große Backform mit Backpapier auslegen oder leicht mit Backspray besprühen.

Für den Kuchen: Mehl, Zucker und Backpulver in einer großen Schüssel mischen.

Saure Sahne, Eier, Vanille und Orangenextrakt in eine mittelgroße Schüssel geben und verquirlen. Unter die Mehlmischung rühren. Den Teig in die vorbereitete Backform geben und beiseite stellen.

Für den Belag: Mehl, Rohzucker, Pekannüsse und Butter oder Margarine in der Küchenmaschine mixen, bis feine Krümel entstehen. Über den Teig streuen.

Etwa 35 Minuten backen, bis die Mitte fest aussieht und ein in die Mitte eingestochenes Holzstäbchen beim Herausziehen feucht, aber nicht naß ist.

Vor dem Anschneiden auf einem Kuchengitter abkühlen lassen.

Pro Portion: 136 Kalorien/569 Joule; 2,1 g Fett (14% der Gesamtkalorienmenge), davon 0,6 g einfach ungesättigte Fettsäuren, 0,3 g mehrfach ungesättigte Fettsäuren und 0,7 g gesättigte Fettsäuren; 4 g Eiweiß; 26,5 g Kohlenhydrate; 1,6 g Ballaststoffe; 29 mg Cholesterin; 130 mg Natrium

Ergibt 16 Portionen

Kirschstücke mit Orangenguß

Ein saftiger Vollkornkuchen mit leckerem Guß, der nach Apfelsinen schmeckt. Sie können die Süßkartoffeln in diesem Rezept auch durch Möhren ersetzen. Verwenden Sie in diesem Fall die gleiche Menge.

Die getrockneten Kirschen lassen sich auch mit Rosinen, Korinthen oder getrockneten Beeren ersetzen. Unsere Kinder und ihre Freunde lieben diesen Kuchen!

Kuchen

4 Eßlöffel ungesalzene, weiche Butter oder Rapsöl
135 g Rohzucker
275 g ungesüßtes Apfelmus
2 Eier oder 4 Eiweiß
2 Eßlöffel Vanillepulver
1 Teelöffel Orangenextrakt
330 g fein gemahlenes Weizenvollkornmehl
2 Teelöffel gemahlener Zimt

VORBEREITUNGSZEIT: 15 MINUTEN
BACKZEIT: 30-40 MINUTEN

Fortsetzung nächste Seite

1 ½ Teelöffel Backpulver
½ Teelöffel gemahlene Muskatnuß
¼ Teelöffel Salz (falls erwünscht)
450 g geraspelte Süßkartoffeln
240 g getrocknete Kirschen

Guß

100 g Puderzucker
6 Eßlöffel Orangensaft
1 Teelöffel Orangenextrakt oder geriebene Schale einer Orange

Ofen auf 180°C vorheizen.

Eine 35 x 25 cm große Backform leicht mit Backspray einsprühen.

Für den Kuchen: Butter oder Öl, Rohzucker, Apfelmus, Eier oder Eiweiß, Vanillepulver und Orangenextrakt in einer großen Schüssel verquirlen.

Mehl, Zimt, Backpulver, Muskatnuß und Salz (falls verwendet) in einer kleinen Schüssel mischen. Die Mehlmischung zur Eimischung dazugeben und nur solange rühren, bis die Zutaten vermischt sind. Süßkartoffeln und Kirschen einrühren.

Teig in die vorbereitete Backform geben und etwa 30 bis 40 Minuten backen, bis ein in die Mitte eingestochenes Holzstäbchen beim Herausziehen feucht, aber nicht naß ist. Auf einem Kuchengitter vollständig abkühlen lassen.

Für den Guß: Puderzucker in eine mittelgroße Schüssel geben. Orangensaft und -extrakt oder -schale zugeben und verrühren, bis eine glatte Masse entsteht. Auf dem abgekühlten Kuchen verteilen. Guß etwas trocknen lassen, dann in Vierecke schneiden.

Pro Portion: 192 Kalorien/804 Joule; 1,8 g Fett (8% der Gesamtkalorienmenge), davon 0,3 g einfach ungesättigte Fettsäuren, 0,2 g mehrfach ungesättigte Fettsäuren und 0,8 g gesättigte Fettsäuren; 3,1 g Eiweiß; 42,5 g Kohlenhydrate; 2,3 g Ballaststoffe; 21 mg Cholesterin; 69 mg Natrium

Ergibt 24 Portionen

Delikateß-Zitronenschnitten

Ein leichtes und köstliches Gebäck mit verlockender Zitronencreme auf saftiger Haferschnitte.

ZUBEREI-TUNGSZEIT: 15 MINUTEN
BACKZEIT: 50 MINUTEN

Boden

75 g Haferflocken
4 Eßlöffel fein gemahlenes Weizenvollkornmehl
25 g Rohzucker
1 Teelöffel gemahlener Zimt
2 Eßlöffel Rapsöl

Zitronencreme

2 Eßlöffel weiche Butter oder Margarine
45 g Zucker
2 Eigelb
Geriebene Schale einer Zitrone
Saft einer Zitrone
40 g fein gemahlenes Weizenvollkornmehl
250 ml Kondensmilch (4% Fett)
3 Eiweiß

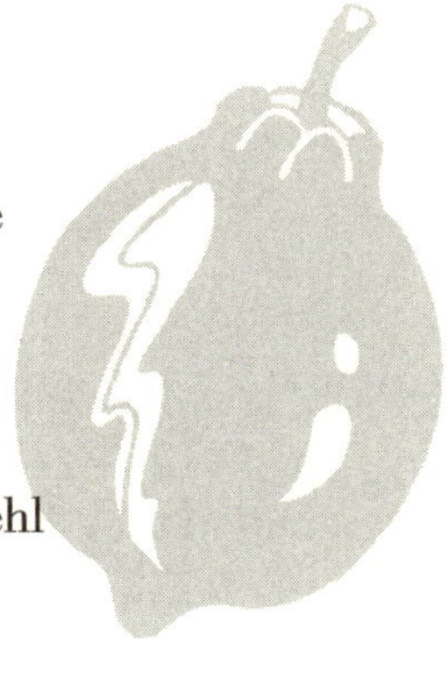

Ofen auf 180°C vorheizen.

Eine 20 x 20 cm große Backform leicht mit Backspray einsprühen.

Für den Boden: Haferflocken, Mehl, Rohzucker, Zimt und Öl in einer mittelgroßen Schüssel sorgfältig vermischen, auf den Boden der vorbereiteten Backform verteilen und andrücken.

Etwa 15 Minuten hellbraun backen.Beiseite stellen.

Für die Zitronencreme: Butter oder Margarine mit dem Handrührgerät geschmeidig rühren. Zucker, Eigelb, Zitronenschale, Zitronensaft, Mehl und Milch untermengen.

Eiweiß in einer separaten Schüssel mit dem Handrührgerät mit sauberen Rührbesen schlagen, bis sich feste Spitzen bilden. Eiweiß unter die Zitronenmischung heben, bis alles gut vermischt ist.

Auf dem Kuchenboden verteilen und etwa 35 Minuten backen, bis die Zitronencreme hellbraun wird. Aus dem Ofen nehmen und auf ein Kuchengitter stellen. Völlig abkühlen lassen und dann in längliche Rechtecke schneiden.

Pro Portion: 103 Kalorien/431 Joule; 2,5 g Fett (22% der Gesamtkalorienmenge), davon 0,8 g

Fortsetzung nächste Seite

einfach ungesättigte Fettsäuren, 0,4 g mehrfach ungesättigte Fettsäuren und 0,8 g gesättigte Fettsäuren; 3,3 g Eiweiß; 17,3 g Kohlenhydrate; 0,5 g Ballaststoffe; 29 mg Cholesterin; 24 mg Natrium

Ergibt 16 Schnitten

Schokoladen-Karamel-Schnitten

Sie werden von dem satten Schokoladengeschmack und der cremigen Konsistenz dieser fettarmen Schnitten überrascht sein. Eine Köstlichkeit, die schnell und einfach herzustellen ist.

ZUBEREITUNGSZEIT: 5 MINUTEN
BACKZEIT: 25 MINUTEN

4 Eßlöffel weiche Butter oder Margarine
90 g Zucker
140 g ungesüßtes Apfelmus
1 Ei oder 2 Eiweiß
2 Teelöffel Vanillepulver
55 g ungesüßtes Kakaopulver
80 g fein gemahlenes Weizenvollkornmehl

Ofen auf 180°C vorheizen. Eine 20 x 20 cm große Backform mit Backpapier auslegen oder leicht mit Backspray besprühen. Mit dem Handrührgerät Butter oder Margarine, Zucker, Apfelmus, Ei oder Eiweiß und Vanille in einer mittelgroßen Schüssel verquirlen. Auf niedriger Stufe nach und nach Kakao und Mehl untermengen.

Teig in die vorbereitete Backform geben und etwa 25 Minuten backen, bis ein in die Mitte eingestochenes Holzstäbchen beim Herausziehen feucht, aber nicht naß ist.

Auf einem Kuchengitter abkühlen lassen und in Vierecke schneiden.

Pro Portion: 96 Kalorien/402 Joule; 2,2 g Fett (19% der Gesamtkalorienmenge), davon 0,5 g einfach ungesättigte Fettsäuren, 0,1 g mehrfach ungesättigte Fettsäuren und 1,1 g gesättigte Fettsäuren; 1,7 g Eiweiß; 19,2 g Kohlenhydrate; 0,9 g Ballaststoffe; 18 mg Cholesterin; 2 mg Natrium

Ergibt 16 Schnitten

Streuselkuchen mit Äpfeln

Ein Apfelkuchen mit einem besonders leckeren Streuselboden und -belag, der hervorragend zu der würzig-saftigen Füllung paßt. Fast alle Äpfel eignen sich gut, aber wie für die meisten Rezepte mit gebackenen Äpfeln sind leicht säuerliche am besten. Probieren Sie diesen Kuchen auch einmal mit fettfreiem gefrorenen Joghurt.

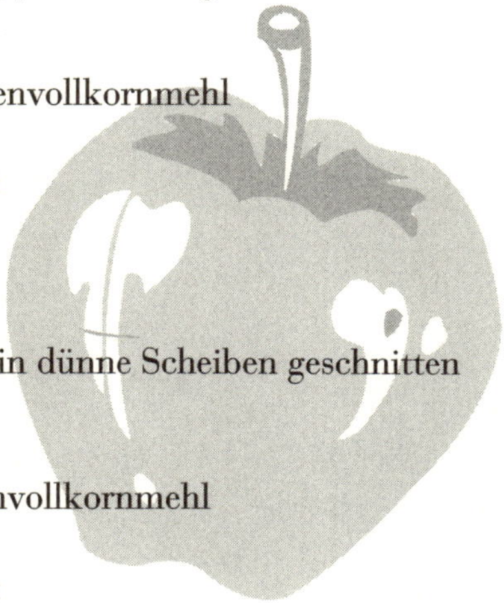

Boden/Streusel

275 g fein gemahlenes Weizenvollkornmehl
45 g Zucker
1 Teelöffel gemahlener Zimt
50 g Butter oder Margarine
4 Eßlöffel Honig

Füllung

8-9 leicht säuerliche Äpfel, in dünne Scheiben geschnitten (auf Wunsch geschält)
45 g Zucker
25 g fein gemahlenes Weizenvollkornmehl
4 Eßlöffel Vanillepulver
3 Teelöffel gemahlener Zimt
1 Teelöffel gemahlene Muskatnuß

ZUBEREITUNGSZEIT: 15 MINUTEN
BACKZEIT: 45 MINUTEN
ABKÜHLZEIT: 45-60 MINUTEN

Ofen auf 220°C vorheizen. Eine Springform mit 22-25 cm Durchmesser einfetten.

Für den Boden/die Streusel: Mehl, Zucker und Zimt in einer großen Schüssel mischen. In der Küchenmaschine, mit dem Handrührgerät oder 2 Messern die Butter oder Margarine und den Honig untermischen, bis feine Streusel entstehen.

Zwei Drittel der Mischung auf den Boden und die Seiten der eingefetteten Springform verteilen, gut andrücken.

Für die Füllung: Apfelscheiben in eine große Schüssel geben.

Zucker, Mehl, Vanille, Zimt und Muskatnuß zugeben und alles vermischen, bis die trockenen Zutaten gut über die Apfelscheiben verteilt sind.

Die Füllung auf dem Kuchenboden verteilen.

25 Minuten backen.

Kuchen aus dem Ofen nehmen und die restlichen Streusel über die Äpfel streuen.

Fortsetzung nächste Seite

Leicht andrücken und noch ein wenig Zimt darüberstreuen.

Kuchen wieder in den Ofen schieben und etwa 20 Minuten goldbraun backen.

45 bis 60 Minuten abkühlen lassen, Kuchen aus der Form nehmen und anschneiden.

Pro Portion: 268 Kalorien/1.122 Joule; 5 g Fett (16% der Gesamtkalorienmenge), davon 1,3 g einfach ungesättigte Fettsäuren, 0,5 g mehrfach ungesättigte Fettsäuren und 2,7 g gesättigte Fettsäuren; 4 g Eiweiß; 55 g Kohlenhydrate; 5,6 g Ballaststoffe; 11 mg Cholesterin; 3 mg Natrium

Ergibt 12 Stück Kuchen

Kirschkuchen

Ein Kuchenboden, der ausgerollt werden muß, ist ohne viel Fett und mit Vollkornmehl nicht allzu leicht herzustellen, mit diesem Rezept gelingt er jedoch ausgezeichnet. Eine fettfreie Variante erhalten Sie, wenn Sie nur die Füllung in Törtchenformen aus Papier backen und als „gebackene Kirschen“ servieren.

ZUBEREI-TUNGSZEIT: 20 MINUTEN
BACKZEIT: 50 MINUTEN

Füllung

2 Dosen oder Gläser (je 450 g) entsteinte, ungesüßte Schattenmorellen
35 g Pfeilwurzelmehl
60 g Zucker
3 Tropfen Mandelessenz

Boden

110 g fein gemahlenes Weizenvollkornmehl
4 Eßlöffel Zucker
50 g Butter oder Margarine
60-125 ml Eßlöffel eiskaltes Wasser

Ofen auf 190°C vorheizen.

Für die Füllung: Kirschen abtropfen lassen und die Flüssigkeit aufbewahren. Beiseite stellen. Pfeilwurzelmehl und 30 g Zucker in einen kleinen Topf geben. Den Kirschsaft dazugießen und bei mittlerer Hitze unter häufigem Rühren aufkochen, bis die Mischung andickt und Blasen wirft. Die restlichen 30 g Zucker, Kirschen und Mandelessenz einrühren. Weitere 3 Minuten kochen und dabei umrühren.

Für den Kuchenboden: Mehl und Zucker in einer großen Schüssel mischen. Mit dem Handrührgerät, in der Küchenmaschine oder mit 2 Messern die Butter oder Margarine unter das Mehl mischen, bis eine schrotähnliche Konsistenz entsteht. Langsam und eßlöffelweise das Wasser untermengen, bis ein zäher Teig entsteht. Teig ausrollen, so daß er in eine flache, runde Kuchenform mit 22 cm Durchmesser paßt und auch die Ränder mit Teig bedeckt sind. Teig in die Form legen und mit einer Gabel rundum Rillen in den Teigrand drücken. Die Füllung auf dem Boden verteilen.

In den Ofen schieben, dabei sollten Sie auf die darunterliegende Schiene ein Backblech schieben, um eventuell austretenden Kirschsaft aufzufangen. 50 Minuten backen. Aus dem Ofen nehmen und auf einem Kuchengitter abkühlen lassen.

Pro Portion: 251 Kalorien/1.051 Joule; 6,5 g Fett (22% der Gesamtkalorienmenge), davon 1,8 g einfach ungesättigte Fettsäuren, 0,4 g mehrfach ungesättigte Fettsäuren und 3,9 g gesättigte Fettsäuren; 3 g Eiweiß; 48 g Kohlenhydrate; 3,3 g Ballaststoffe; 17 mg Cholesterin; 10 mg Natrium

Ergibt 8 Stück Kuchen

Apfel-Rosinen-Kuchen

Apfelstücke, Zimt und Rosinen sind hier in einen knusprigen Teig eingebettet. Anstelle der Äpfel können Sie auch Birnen oder Pfirsiche nehmen, und die Rosinen durch getrocknete Kirschen, Beeren oder Korinthen ersetzen.

Fortsetzung nächste Seite

ZUBEREITUNGSZEIT: 20 MINUTEN
BACKZEIT: 1 STUNDE

Füllung

8 leicht säuerliche Äpfel, in Scheiben geschnitten (und auf Wusch geschält)
Saft einer Zitrone
120 g Rosinen
45 g Zucker
4 Eßlöffel fein gemahlenes Weizenvollkornmehl
1 Teelöffel gemahlener Zimt
1 Teelöffel gemahlene Muskatnuß
1 Teelöffel Vanille
¼ Teelöffel Nelkenpulver
¼ Teelöffel Pimentpulver

Boden/Belag

200 g Haferflocken
75 Hafer- oder Weizenkleie
50 g zerlassene Butter oder Margarine
55 g fein gemahlenes Weizenvollkornmehl
45 g Zucker
4 Eßlöffel Honig
2 Teelöffel gemahlener Zimt

Ofen auf 180°C vorheizen. Eine 20 x 30 cm große Backform mit Backpapier auslegen oder leicht mit Backspray besprühen.

Für die Füllung: Apfelscheiben, Zitronensaft, Rosinen, Zucker, Mehl, Zimt, Muskatnuß, Vanille, Nelken- und Pimentpulver in einer sehr großen Schüssel vermischen. Beiseite stellen.

Für den Boden/Belag: Haferflocken, Kleie, Butter oder Margarine, Mehl, Zucker, Honig und Zimt in einer mittelgroßen Schüssel vermischen. Die Hälfte des Teigs gleichmäßig auf dem Boden der vorbereiteten Backform verteilen und gut andrücken. Die Füllung gleichmäßig auf dem Boden verteilen.

Die restliche Teigmischung auf der Füllung verteilen und fest andrücken.

Die Backform mit Alufolie abdecken und 45 Minuten backen. Folie abnehmen und weitere 15 Minuten hellbraun backen. Vor dem Servieren etwas abkühlen lassen.

Pro Portion: 190 Kalorien/796 Joule; 3,9 g Fett (17% der Gesamtkalorienmenge), davon 1,1 g einfach ungesättigte Fettsäuren, 0,5 g mehrfach ungesättigte Fettsäuren und 1,9 g gesättigte

Fettsäuren; 3,1 g Eiweiß; 39,6 g Kohlenhydrate; 2,7 g Ballaststoffe; 7 mg Cholesterin; 3 mg Natrium

Ergibt 18 Portionen

Tapioka-Zitronen-Pudding

Dieses kühle, erfrischende fettarme Dessert ist ein Lieblingsgericht bei uns zu Hause, und außerdem ganz leicht zubereitet. Anstelle von Zitronenessenz können Sie auch einen anderen Aromastoff wählen.

ZUBEREITUNGS- UND GARZEIT: 10 MINUTEN
KÜHLZEIT: MINDESTENS 2 STUNDEN

680 ml Magermilch
6 Eßlöffel schnellkochende Tapioka
50 g Ahornsirup, Honig oder Zucker
1 Ei oder 1 Eiweiß
1 Teelöffel Vanillepulver
½ Teelöffel Zitronenessenz
1 Prise Muskatnuß

Milch, Tapioka, Ahornsirup, Honig oder Zucker, Ei oder Eiweiß, Vanille, Zitronenessenz und Muskatnuß in einem mittelgroßen Kochtopf vermischen. 5 Minuten stehen lassen.

Bei mittlerer Hitze unter ständigem schnellen Rühren zum Kochen bringen. Weiterrühren und 3 Minuten kochen lassen.

Den Pudding vom Herd nehmen und auf 4 Dessertschalen verteilen. Mindestens 2 Stunden in den Kühlschrank stellen, bis er gut durchgekühlt ist.

Pro Portion: 153 Kalorien/641 Joule; 0,3 g Fett (2% der Gesamtkalorienmenge), davon 0,1 g einfach ungesättigte Fettsäuren, 0 g mehrfach ungesättigte Fettsäuren und 0,2 g gesättigte Fettsäuren; 6,6 g Eiweiß; 30,1 g Kohlenhydrate; 0 g Ballaststoffe; 3 mg Cholesterin; 103 mg Natrium

Ergibt 4 Portionen

Köstlicher Kürbispudding

So ähnlich sieht auch ein Rezept für Kürbiskuchen aus, nur habe ich hier den Kuchenboden weggelassen, um Fett zu sparen. Die ganzen Eier sorgen für eine besonders cremige Konsistenz. Wählen Sie einen Kürbis aus, der viel

Fortsetzung nächste Seite

Geschmack hat, am besten mit orangefarbenem Fruchtfleisch.

ZUBEREITUNGSZEIT: 5 MINUTEN
BACKZEIT: 45-50 MINUTEN

2 Eier
65 g Zucker
500 g Kürbisfleisch, gekocht und püriert
2 Eßlöffel Melasse
1 Teelöffel gemahlener Zimt
½ Teelöffel gemahlener Ingwer
¼ Teelöffel gemahlene Muskatnuß
¼ Teelöffel Nelkenpulver
375 ml fettarme Kondensmilch (4% Fett)

Ofen auf 220°C vorheizen. 8 kleine ofenfeste Pudding- oder Auflaufförmchen leicht mit Backspray besprühen.

Eier in eine große Schüssel geben. Mit dem Handrührgerät Zucker, Kürbis, Melasse, Zimt, Ingwer, Muskatnuß und Nelken untermischen. Dann Milch untermengen.

Mischung in die vorbereiteten Förmchen geben und 10 Minuten backen. Hitzezufuhr auf 180°C reduzieren und weitere 35 bis 40 Minuten backen, bis der Pudding fest und hellbraun wird. Warm oder gekühlt servieren.

Pro Portion: 156 Kalorien/653 Joule; 1,4 g Fett (8% der Gesamtkalorienmenge), davon 0,1 g einfach ungesättigte Fettsäuren, 0 g mehrfach ungesättigte Fettsäuren und 0,5 g gesättigte Fettsäuren; 5,8 g Eiweiß; 31,1 g Kohlenhydrate; 1,7 g Ballaststoffe; 55 mg Cholesterin; 62 mg Natrium

Ergibt 8 Portionen

Himbeer-Coulis

Coulis ist die französische Bezeichnung für eine dicke Sauce oder Püree. Es schmeckt frisch und leicht süß und kann löffelweise zu Joghurt, Pudding, Kuchen, Pfannkuchen oder Zwieback serviert werden. Versuchen Sie das Rezept auch einmal mit anderen Obstsorten.

360 g frische oder tiefgefrorene Himbeeren, ungesüßt

25 g Zucker

KOCHZEIT: 20 MINUTEN

Himbeeren und Zucker in einen schweren Topf geben. Bei mittlerer Hitze 20 Minuten einkochen, dabei häufig umrühren.

Sauce abkühlen lassen. Bis zum Gebrauch in einem verschlossenen Glas im Kühlschrank aufbewahren.

Pro Portion: 62 Kalorien/260 Joule; 0,3 g Fett (5% der Gesamtkalorienmenge), davon 0 g einfach ungesättigte Fettsäuren, 0,2 g mehrfach ungesättigte Fettsäuren und 0 g gesättigte Fettsäuren; 0,6 g Eiweiß; 15,4 g Kohlenhydrate; 2,8 g Ballaststoffe; 0 mg Cholesterin; 0 mg Natrium

Ergibt 6 Portionen

Pitta-Chips

Für diese Chips wird Pitta-Brot in Dreiecke geschnitten und knusprig gebacken. Essen Sie Pitta-Chips anstelle von Kartoffelchips und gerösteten Erdnüssen, als Snack (mit oder ohne Belag), anstelle von Tortilla-Chips oder Nachos (mit Dips) und zu Suppen und Salaten.

4 Pitta-Brote aus Weizenvollkornmehl

ZUBEREITUNGSZEIT: 5 MINUTEN
BACKZEIT: 8-10 MINUTEN

Ofen auf 180°C vorheizen.

Pitta-Brote mit einem scharfen Messer halbieren, so daß 2 Taschen entstehen. Jede Hälfte in 3 Dreiecke schneiden.

Jedes doppellagige Dreieck an der geschlossenen Kante aufschneiden, so daß 2 Dreiecke daraus entstehen.

Nebeneinander auf ein Backblech legen.

8 bis 10 Minuten backen, bis die Chips knusprig und hellbraun sind.

Pro 6 Chips: 86 Kalorien/356 Joule; 0,9 g Fett (8% der Gesamtkalorienmenge), davon 0,1 g einfach ungesättigte Fettsäuren, 0,3 g mehrfach ungesättigte Fettsäuren und 0,1 g gesättigte Fettsäuren; 3,2 g Eiweiß; 17,6 g Kohlenhydrate; 1,9 g Ballaststoffe; 0 mg Cholesterin; 170 mg Natrium

Ergibt 48 Chips

Paprika-Oliven-Aufstrich

Dieser cremige Aufstrich ist ein köstlicher Ersatz für fettreichen Streichkäse. Die Oliven enthalten zwar viel Fett, aber Sie kriegen nur eine kleine Portion davon ab, wenn Sie sich auf 4 Eßlöffel pro Portion beschränken. Probieren Sie den Aufstrich auf Brötchen, Kräckern oder Stangensellerie. Der Aufstrich eignet sich hervorragend für Appetithäppchen.

ZUBEREITUNGSZEIT: 5 MINUTEN

230 g Frischkäse oder Quark (Magerstufe)
½ Teelöffel getrocknetes Basilikum
¼ Teelöffel Knoblauchpulver
15 schwarze Oliven, gehackt
40 g gewürfelte Gewürzpaprika
2 Eßlöffel gehackter frischer Schnittlauch

Frischkäse oder Quark, Basilikum und Knoblauchpulver in einer mittelgroßen Schüssel gut vermischen.

Oliven, Gewürzpaprika und Schnittlauch untermengen.

In einem verschlossenen Behälter bis zum Servieren kalt stellen.

Pro Portion (4 EL): 24 Kalorien/100 Joule; 0,9 g Fett (22% der Gesamtkalorienmenge), davon 0,5 g einfach ungesättigte Fettsäuren, 0,1 g mehrfach ungesättigte Fettsäuren und 0,1 g gesättigte Fettsäuren; 2,9 g Eiweiß; 1,1 g Kohlenhydrate; 0,1 g Ballaststoffe; 3 mg Cholesterin; 138 mg Natrium

Ergibt 340 g

Nußaufstrich mit Zimt und Rosinen

Unser Lieblingsaufstrich für Autofahrten. Wir servieren ihn mit Vollkorn-Pitta-Chips (Seite 431). Anstelle des Frischkäses können Sie auch Magerquark verwenden.

230 g fettfreier Frischkäse
1 Teelöffel Ahornsirup
¼ Teelöffel fein geriebene Zitronenschale

¼ Teelöffel gemahlener Zimt
⅛ Teelöffel gemahlene Muskatnuß
40 g Rosinen oder Korinthen
30 g fein gehackte Walnüsse oder Mandeln

ZUBEREITUNGSZEIT: 5 MINUTEN

Frischkäse, Ahornsirup, Zitronenschale, Zimt und Muskatnuß in einer mittelgroßen Schüssel cremig rühren.

Rosinen oder Korinthen und Walnüsse oder Mandeln untermengen. In einem verschlossenen Behälter aufbewahren und bis zum Servieren kalt stellen.

Pro Portion (4 EL): 37 Kalorien/155 Joule; 1 g Fett (24% der Gesamtkalorienmenge), davon 0,2 g einfach ungesättigte Fettsäuren, 0,6 g mehrfach ungesättigte Fettsäuren und 0,1 g gesättigte Fettsäuren; 3,2 g Eiweiß; 3,7 g Kohlenhydrate; 0,2 g Ballaststoffe; 3 mg Cholesterin; 114 mg Natrium

Ergibt 300 g

Baba Ghanoush

Es gibt fast ebensoviele verschiedene Schreibweisen wie Zubereitungsarten für diesen Aufstrich. Traditionelle Rezepte enthalten unter anderem Auberginen, Knoblauch und viel Olivenöl. Hier eine fettärmere Interpretation. Am besten mit dicken Scheiben Vollkornbrot servieren.

2 mittelgroße Auberginen, in Scheiben geschnitten
2 ungeschälte Knoblauchzehen
4 Eßlöffel Zitronensaft
4 Eßlöffel Olivenöl
4 Eßlöffel frische gehackte Petersilie
Salz
Frisch gemahlener schwarzer Pfeffer

ZUBEREITUNGSZEIT: 5 MINUTEN GARZEIT: 15-30 MINUTEN

Auberginenscheiben und Knoblauch auf eine leicht mit Öl ausgestrichene Grillpfanne bzw. ein Backblech geben. Die Auberginenscheiben ganz leicht mit Olivenöl-Backspray (oder einer selbst angefertigten Mischung aus ⅞ Wasser und ⅛

Fortsetzung nächste Seite

Olivenöl, siehe Seite 379) besprühen. Mehrere Minuten grillen (in der Grillpfanne bzw. im Backofen auf Grillschaltung), bis die Haut der Knoblauchzehen braun wird. Knoblauch umdrehen, einige Minuten weitergrillen, aus der Pfanne bzw. aus dem Ofen nehmen.

Auberginenscheiben weitergrillen, bis die Oberseite hellbraun wird. Wenden und grillen, bis auch diese Seite braun wird. Vom Knoblauch und den Auberginenscheiben die Haut abziehen.

Knoblauch und Auberginen in der Küchenmaschine pürieren. Dabei allmählich Zitronensaft, Olivenöl, Petersilie und Salz und Pfeffer nach Geschmack zugeben.

Abschmecken und eventuell nachwürzen. Bei Zimmertemperatur servieren.

Pro Portion (4 EL): 25 Kalorien/105 Joule; 1,5 g Fett (48% der Gesamtkalorienmenge), davon 1 g einfach ungesättigte Fettsäuren, 0,2 g mehrfach ungesättigte Fettsäuren und 0,2 g gesättigte Fettsäuren; 0,4 g Eiweiß; 3,1 g Kohlenhydrate; 0 g Ballaststoffe; 0 mg Cholesterin; 2 mg Natrium

Ergibt 500 g

Gurken-Joghurt-Aufstrich

Zum ersten Mal habe ich diesen erfrischenden fettfreien Aufstrich in einem fabelhaften griechischen Restaurant probiert. Sobald wir uns hingesetzt hatten, stellte man uns Tzatziki (so der griechische Name) und dicke Scheiben herzhaftes Brot auf den Tisch. Ich fand, dieser Dip oder Aufstrich schmeckte nach mehr, und kann mich gar nicht erinnern, welche anderen Gerichte ich an jenem Nachmittag noch aß. Dick und cremig wird der Aufstrich durch das Abtropfenlassen des Joghurt – ein wichtiger Schritt. Servieren Sie ihn stets mit dicken Scheiben Vollkornbrot.

250 ml einfacher Magerjoghurt
1 große, geschälte Gurke
½ Teelöffel Salz
2 kleine, gehackte Knoblauchzehen

ZUBEREITUNGSZEIT: 20 MINUTEN
ABTROPFZEIT: MEHRERE STUNDEN ODER ÜBER NACHT

Joghurt in ein mit Mulltuch ausgelegtes Sieb geben. Über eine Schüssel hängen und kalt stellen; mehrere Stunden oder über Nacht abtropfen lassen.

Gurke raspeln oder sehr fein würfeln. In ein Sieb geben, mit dem Salz bestreuen und 20 Minuten abtropfen lassen. Abspülen und Gurken erneut abtropfen lassen, falls erwünscht.

Eine kleine Menge Joghurt mit dem Knoblauch in einer tiefen Schüssel vermischen. Den restlichen Joghurt einrühren und Gurken unterheben. Kalt stellen.

Pro Portion: 55 Kalorien/230 Joule; 0,2 g Fett (3% der Gesamtkalorienmenge), davon 0 g einfach ungesättigte Fettsäuren, 0 g mehrfach ungesättigte Fettsäuren und 0,1 g gesättigte Fettsäuren; 5,4 g Eiweiß; 7,9 g Kohlenhydrate; 0 g Ballaststoffe; 2 mg Cholesterin; 283 mg Natrium

Ergibt 5 Portionen

Kapitel Einundzwanzig

Rezepte für Hefebrot aus Vollkornmehl

In diesem Buch empfehlen wir immer wieder Brot aus Vollkornmehl als eine wichtige Requisite für Ihr fettarmes Lebensprogramm. Es schmeckt gut, macht satt und enthält mehr Nährstoffe als Brot und Brötchen aus weißem Auszugsmehl. Getoastetes Brot aus Vollkornmehl oder ein frisches Vollkornbrötchen mit einem süß-säuerlichen Fruchtaufstrich ist zum Beispiel ein herrlich leckeres sowie nahrhaftes und ballaststoffreiches Frühstück. Suppe oder Salat mit Brot ergeben ein gutes schnelles Mittagessen – und wenn das Brot selbst so köstlich und saftig schmeckt, muß man sich auch nicht fingerdick Fett aufstreichen.

Natürlich haben Sie stets die Wahl, beim Bäcker, im Supermarkt oder Naturkostladen Vollkornbrot und -brötchen zu kaufen. Es gibt allerdings eine wunderbare Alternative: selbstgebackenes Brot.

Der Anblick und der Duft von frischgebackenem Brot zieht uns seit jeher auf unwiderstehliche Weise an – weshalb immer mehr Menschen in den Industrieländern die in vielen Küchen vernachlässigte Kunst des Brotbackens wiederentdecken. Die Frage ist, wieso backen wir unser Brot nicht immer selbst?

Viele von uns sind in dem Glauben aufgewachsen, daß man zum Brotbacken den ganzen Tag in der Küche verbringen muß. Das können wir uns natürlich nicht leisten. Wir sind vielseitig beschäftigt und verlassen uns in so hohem Maße auf Fertignahrungsmittel, daß viele von uns es überhaupt noch nie versucht haben. Wer meint, daß Brotbacken zeitraubend ist, irrt jedoch.

Um ein Hefebrot zu backen, das ein wenig geknetet werden und dann aufgehen muß, müssen Sie zwar mehrere Stunden lang zu Hause sein – aber sie brauchen nie mehr als 20 Minuten auf einmal in der Küche verbringen. Die restliche Zeit schauen Sie nur jede Stunde einmal kurz in der Küche vorbei. Sie werden merken, daß Sie die einzelnen Schritte fast automatisch erledigen, ohne daß Sie sich einen Wecker stellen oder andauernd auf die Uhr sehen müssen, wenn Sie sich den Rhythmus des Brotbackens erst einmal angewöhnt haben.

Es ist auch keine Arbeit, die jeden Tag anfällt. Wenn Sie die doppelte Zutatenmenge verarbeiten, ergibt das in den meisten Fällen vier Brote, und die Verarbeitung dauert auch nicht länger, als wenn Sie nur die einfache im Rezept angegebene Menge verwenden – so können Sie auf einen Schlag genug Brot für mehrere Tage backen. Nach getaner Arbeit haben Sie ein warmes, saftiges, frischgebackenes Brot zum Sofortessen und dazu Vorräte, die Sie in der Gefriertruhe aufbewahren können.

Das Brot aus Vollkornmehl, das Sie zu Hause backen, ist nährstoffreicher und leckerer als das gekaufte. Sie können es zum Frühstück, zum Mittag und zum Abendbrot essen oder zwischendurch eine Scheibe naschen. Sie und Ihre Familie werden den unvergleichlichen Geschmack bald nicht mehr missen wollen.

Selbst wenn Sie zum ersten Mal Brot backen, können Sie mit jedem beliebigen Rezept aus diesem Buch anfangen. Es sind die Lieblingsrezepte meiner Familie, aber es versteht sich, daß Sie auch in den meisten Ihrer eigenen Hefebrotrezepte Auszugsmehl durch Weizenvollkornmehl ersetzen können. Weizenvollkornmehl enthält, wie auch Auszugsmehl, Gluten. Das ist der entscheidende Bestandteil, der im Zusammenspiel mit der Hefe den Teig aufgehen läßt. Die meisten anderen Vollkorn-Mehlsorten enthalten entweder nur wenig oder gar kein Gluten und werden selten als alleinige Mehlsorte für Hefebrot verwendet. Weizenmehl läßt sich jedoch mit anderen Mehlsorten vermengen, und so entstehen köstliche Mischbrote.

Bevor Sie anfangen, sehen Sie sich am besten unter „Grundzutaten", „Gärprobe" und „Backmethoden" einmal an, worauf Sie besonders achten sollten. Die Grundprinzipien sind für alle Hefebrote gleich, aber Sie werden merken, daß die Einzelheiten zum großen Teil bei Ihnen liegen. Zum Beispiel verwenden wir frische Hefe, aber Sie können natürlich auch Trockenhefe verwenden. Nach einer gewissen Zeit entwickelt jeder Bäcker und jede Bäckerin eine eigene Methode. Bedenken Sie aber bitte, daß es sich bei den Mengenangaben unserer Rezepte jeweils um gestrichene Tee- und Eßlöffel handelt.

Grundzutaten

Wenn Sie das Brotrezept ausgewählt haben, das Sie ausprobieren möchten, stellen Sie zunächst alle Zutaten bereit. Die trockenen Zutaten müssen Zimmertemperatur haben, die Flüssigkeiten müssen leicht angewärmt werden. Hier eine Übersicht der Grundzutaten und ihrer Verwendung.

Frischhefe muß im Kühlschrank aufbewahrt werden – sie ist nur begrenzt haltbar, kann allerdings auch gut eingefroren werden. Sie wird in Würfeln zu je 42 g verkauft.

Flüssigkeit. Je nach Rezept wird Wasser, Magermilch, Kartoffelwasser oder eine andere Flüssigkeit gebraucht. Bei Verwendung von Frischhefe muß die Flüssigkeit auf 37° (Körpertemperatur) erwärmt werden. Die Temperatur ist entscheidend, und eventuell brauchen Sie ein Thermometer, um sie festzustellen. Wenn Hefe zu hohen Temperaturen ausgesetzt wird, stirbt der „lebendige" Bestandteil, eine einzellige Pilzart, ab. Bei kalten Zutaten muß der Teig viel länger gehen.

Mehl. Für Hefebrot muß das Mehl einen gewissen Glutenanteil haben, den jedes Weizenmehl enthält – ob es nun hoch- oder niedrigausgemahlen ist. Durch das Gluten können die von der Hefe abgegebenen Kohlendioxidbläschen nicht aus dem Teig entweichen. Das Gluten streckt sich, wenn die Bläschen größer werden, und hält so den Teig zusammen, während er aufgeht.

Es gibt natürlich auch Hefebrote, die andere Mehlsorten enthalten. Unter anderem können Roggen-, Mais-, Hafer-, Hirse-, Buchweizen-, Gersten-, Reis-, Soja-, Kartoffel-, Amaranth-, Quinoa- und Sorghummehl mit Weizenmehl vermischt werden. Diese Mehlsorten enthalten jedoch selbst nur wenig oder überhaupt kein Gluten. Je weniger Gluten das Mehl enthält, desto dichter und schwerer wird das Brot.

Süßmittel. Sie brauchen keine Süßmittel für Hefebrot, können jedoch für zusätzlichen Geschmack kleine Mengen verwenden. Sie können auch als natürliche Konservierungsmittel dienen. Und Sie können ein wenig Süße verwenden, um zu Beginn eines Rezepts die Hefe anzusetzen.

Salz ist zum Brotbacken nicht notwendig, Sie können daher weniger benutzen, als in einem Rezept angegeben ist, oder es auf Wunsch ganz weglassen. Salz hilft allerdings, den Teig vor übermäßigem Aufgehen zu bewahren – wenn Sie also einen Teig ohne Salz herstellen, behalten Sie ihn gut im Auge und lassen ihn gegebenenfalls nicht so lange aufgehen.

Fette. Für zusätzlichen Geschmack und ein saftiges Brot, das bei der Lagerung nicht so leicht austrocknet, enthalten einige Rezepte geringe Mengen Fett. Sie können jedoch auch ganz ohne Fett köstliches Brot backen. Zum Einfetten der Formen können Sie ein wenig Butter oder Margarine oder ein Öl wie Raps- oder Distelöl benutzen, das wenig gesättigte und mehr einfach und mehrfach ungesättigte Fettsäuren enthält. Am wenigsten Öl verwenden Sie, wenn Sie die Formen mit fettfreiem Backspray besprühen oder Backbleche und -formen mit Backpapier auslegen.

Gärprobe

Weil alle verschiedenen Methoden, Hefebrot herzustellen, davon abhängen, wie aktiv die Hefe ist, können Sie zunächst einen kleinen Test durchführen. Wenn sich auf die Gärprobe keine Reaktion zeigt, stimmt mit Ihrer Hefe etwas nicht.

Die Reaktion setzt ein, wenn Sie warme Flüssigkeit zur Hefe geben. Wie bereits erwähnt, muß die Flüssigkeit für Frischhefe auf 37°C erwärmt werden. 5 bis 10 Minuten nach der Zugabe der Flüssigkeit sollte die Hefemischung zu schäumen anfangen. Wenn das nicht eintritt, war entweder (1) die Flüssigkeit zu heiß und hat die aktive Hefekultur abgetötet, oder (2) die Flüssigkeit war zu kalt, um für ein schnelles Wachstum der Hefepilze zu sorgen, oder (3) die Hefe war nicht mehr frisch. Schauen Sie sich deshalb das Haltbarkeitsdatum auf der Packung an, und kaufen Sie Hefe, die noch möglichst lange lagerfähig ist.

Wenn die Hefemischung nicht innerhalb von 5 bis 10 Minuten aktiv wird, können Sie es noch einmal damit versuchen, 1 Teelöffel Zucker oder Honig dazuzugeben. Warten Sie weitere 5 Minuten ab. Wenn sich nach wie vor nichts tut, müssen Sie sich neue Hefe besorgen.

Backmethoden

Der Backvorgang umfaßt sechs grundlegende Schritte: Zutaten mischen, kneten, aufgehen lassen, Teig flachkneten, formen, erneut gehen lassen und schließlich das Backen. Ich habe für den ersten Schritt verschiedene Methoden ausprobiert, die sich alle gut eignen.

Schritt 1: Mischen der Zutaten

Hierfür gibt es mehr als eine Methode, und die Wahl liegt bei Ihnen. Jedesmal, wenn Sie Brot backen, können Sie eine andere Art und Weise ausprobieren und dann die Technik beibehalten, die bei Ihnen am besten funktioniert. Oder wenn die erste Methode, die Sie probieren, gut klappt, bleiben Sie einfach dabei.

Die schnelle und einfache Methode. Flüssigkeit auf 37°C erwärmen und in eine große Schüssel geben. Falls erwünscht Zucker oder ein anderes Süßmittel zugeben, und Frischhefe zerkrümeln und untermischen. 5 bis 10 Minuten gären lassen.

Die restlichen Zutaten nach und nach beigeben, und gerade genug Mehl untermischen, bis ein zäher Teig entsteht. Weitermachen mit Schritt 2.

Die Vorteig-Methode. Hefe wie oben beschrieben gären lassen.

Langsam etwa ein Viertel der für das Rezept erforderlichen Mehlmenge zugeben. Mit dem Handrührgerät mit Knethaken auf niedriger Stufe vermischen.

Wenn das Mehl untergemischt ist, auf höchster Stufe 3 Minuten kneten, oder mit dem Holzlöffel 300 Mal umrühren. Diese Mischung wird Vorteig genannt.

Von Hand die Hälfte der gesamten Mehlmenge (das heißt, ein Viertel des Mehls bleibt noch übrig) und die übrigen Zutaten einrühren. Weiter mit Schritt 2.

Sie können den Vorteig auch ein wenig gehen lassen, bevor Sie mehr Mehl einarbeiten und den Teig kneten. Decken Sie den Vorteig mit einem feuchten Tuch oder Klarsichtfolie ab, und stellen Sie ihn an einen warmen Ort (bis zu 37°C). Etwa 1 Stunde gehen lassen. (Dieser Schritt kann die Konsistenz des Brotes verbessern, und manchmal lohnt sich der zusätzliche Zeitaufwand, ist jedoch keineswegs notwendig.) Rühren Sie soviel Mehl ein wie nötig (die Menge wird von Mal zu Mal unterschiedlich sein), und dann die anderen Zutaten, bevor Sie mit Schritt 2 fortfahren.

Nasse und trockene Zutaten getrennt vermischen. Diese Methode liegt mir persönlich am wenigsten. In einer großen Schüssel wird ein Viertel der Mehlmenge mit dem Salz, der Hefe und eventuellen anderen trockenen Zutaten vermischt. Alle flüssigen Zutaten in einem Kochtopf auf 37°C erwärmen.

Die Flüssigkeit zu den trockenen Zutaten gießen und mit dem Handrührgerät mit Knethaken 3 Minuten gut mixen (oder von Hand kräftig schlagen).

Nach und nach von Hand die Hälfte der gesamten Mehlmenge untermengen. Mit Schritt 2 fortfahren.

Schritt 2: Kneten der Teigmasse

Den Teig auf eine bemehlte Arbeitsfläche geben. Er sollte jetzt bröckelig, klumpig und leicht klebrig sein.

Mit dem Kneten beginnen, indem Sie den oberen Teil des Teigkloßes mit der rechten Hand zu sich heranziehen und dann den Handballen in die Teigmitte drücken. Mit dem Ballen der linken Hand einmal im Uhrzeigersinn tief in den Teig eindrücken. Die Bewegung der rechten Hand wiederholen, dann die der linken und so fort, in einer stetigen, rhythmischen Bewegung.

Kneten Sie soviel von der restlichen Mehlmenge ein, daß ein geschmeidiger, nicht zu fester Teig entsteht, indem Sie das Mehl nach und nach auf die Arbeitsfläche streuen und es beim Kneten in den Teig einarbeiten.

Das Kneten und die Mehlzugabe sind keine exakten Wissenschaften. Sie brauchen lediglich eine Art rhythmischer Bewegung anzuwenden, wie ich sie hier beschrieben habe, und der Erfolg ist Ihnen sicher.

Wenn der Teig noch klebrig ist, können Sie noch mehr Mehl einarbeiten – allerdings nicht zuviel, weil das Brot sonst schwerer und dichter wird. Aber machen Sie sich keine Sorgen: Auch wenn Sie zum ersten Mal Brot backen, wird es bestimmt gelingen. Und nachdem Sie ein wenig experimentiert haben und wissen, wieviel Mehl Sie einkneten müssen, können Sie beim nächsten Mal Ihre Methode verfeinern. Übung macht den Meister! Die für Hefebrote erforderliche Mehlmenge ist außerdem unterschiedlich und hängt von diversen Faktoren ab: der Temperatur und Luftfeuchtigkeit im Haus und im Freien, sowie von der verwendeten Mehlsorte und -frische.

Den Teig etwa 10 Minuten lang kneten, bis er sich weich, elastisch und kühl anfühlt. Ein Teig, der nicht nur aus Weizenmehl besteht, bleibt meistens leicht klebrig.

Nach dem Kneten kann der Teig eingefroren und so mehrere Monate aufbewahrt werden – eine praktische Methode, stets backfertigen Brotteig zur Hand zu haben. Bei Bedarf holen Sie ihn dann einfach aus der Tiefkühltruhe, packen ihn aus und geben ihn in eine leicht eingefettete Rührschüssel. Schüssel zudecken und über Nacht an einen warmen Ort stellen, damit der Teig auftauen und aufgehen kann. Dann Schritt 3 auslassen und gleich zu Schritt 4 übergehen.

Schritt 3: Teig aufgehen lassen

Die Innenfläche einer großen Rührschüssel leicht einölen. Teig in die Schüssel legen und einmal darin wenden, um Ober- und Unterseite einzufetten. Den Teig leicht mit Klarsichtfolie oder einem feuchten Tuch abdecken und an einen warmen, zugfreien Ort stellen. Ein Gasofen mit eingeschalteter Zündflamme hat etwa die richtige Temperatur. Wenn Sie einen elektrischen Ofen haben, können Sie ihn eine Minute lang einschalten, dann wieder ausschalten und die Teigschüssel in den Ofen stellen. Ich schalte immer das Ofenlicht ein, das auch ein kleines bißchen wärmt.

Denken Sie daran, wenn die Temperatur zu hoch ist, stirbt die Hefe ab. Wenn der Teig zu kühl steht, dauert es viel länger, bis er aufgegangen ist. Meist ist der Teig in 45 bis 60 Minuten vollständig aufgegangen. Gerade richtig ist er, wenn sich sein Volumen verdoppelt hat.

Schritt 4: Teig flachkneten

Wenn der Teig doppelt so groß aussieht wie vor dem Aufgehen, nehmen Sie ihn aus der Schüssel und boxen Sie ihn regelrecht mit der Faust flach, um das Gluten und die Luftbläschen im Teig neu zu verteilen. Fahren Sie dann entweder mit Schritt 5 fort oder, wenn Sie ein Brot mit besonders feiner Konsistenz wünschen, kneten Sie ihn 2 Minuten lang und stellen ihn dann zum nochmaligen Aufgehen weitere 45 Minuten warm. Diese zusätzliche Aufgehzeit ist für die meisten Brote nicht notwendig, wird jedoch in manchen Rezepten empfohlen.

Anmerkung: Wenn Sie einen Teil des Teigs einfrieren wollen, können Sie auch zu diesem Zeitpunkt eine Pause machen, um den restlichen Teig in einen Gefrierbeutel zu geben und in die Tiefkühltruhe zu legen. Wenn Sie ihn dann bei Bedarf auftauen, fahren Sie mit Schritt 5 fort.

Schritt 5: Teig formen

Brotteig kann beinahe auf jede vorstellbare Weise geformt werden. Hier die Anleitungen für drei der geläufigsten Formen. Weitere Ideen finden Sie auch in spezifischen Rezepten in diesem Buch oder in anderen Büchern über das Brotbacken.

Traditionelle Kastenform. Den Teig in die Anzahl der in Ihrem Rezept angegebenen Brote aufteilen. Jedes Teigstück zu einem flachen, etwa 15 x 25 cm großen Rechteck formen.

Das Rechteck von einer der schmaleren Kanten her fest aufrollen. Alle Fugen und Teignähte mit Daumen und Zeigefinger zukneifen, dann den Teig sanft auf der Arbeitsfläche rollen, um die Fugen zu glätten.

Die Brote nach dem Formen mit der Teignaht nach unten in leicht eingefettete Kastenformen legen. Erneut zudecken und an einem warmen Ort etwa 45 Minuten gehen lassen, bis sie fast das doppelte Volumen haben.

Runde Brotform. Den Teig in die Anzahl der in Ihrem Rezept angegebenen Brote aufteilen. Zu einem runden Laib formen.

Ein Backblech mit Backpapier auslegen oder leicht einfetten und mit Mais- oder Weizenmehl bestreuen. Die Laibe weit genug voneinander entfernt auf das Backblech legen, so daß sie beim Aufgehen nach oben und zur Seite einander nicht berühren können.

Zugedeckt an einem warmen Ort etwa 45 Minuten aufgehen lassen. Die Brote sollten hinterher fast doppelt so groß sein.

Brötchen. Den Teig in die gewünschte Anzahl Brötchen aufteilen. Bei den Formen sind der Phantasie keine Grenzen gesetzt. Zum Beispiel:

- kugelrunde, unten abgeflachte Brötchen formen
- längliche Brötchen formen und mit dem Messer auf der Oberseite einen Schlitz ziehen
- flache, runde Teigfladen formen und mit verschiedenen Getreideflocken, Mohn oder Sesam bestreuen
- 15 cm lange Rollen formen und daraus Kringel oder Hörnchen machen
- Teigstücke dreiteilen und drei kleine Kugeln formen. Alle drei Teigkugeln in eine Törtchenform geben. Beim Backen entsteht ein einziges kleeblattförmiges Brötchen. Wenn Sie die Brötchen dicht nebeneinander auf das Blech legen, werden sie sich beim Backen berühren. Plazieren Sie sie mindestens 10 cm voneinander entfernt, wenn sie einander nicht berühren sollen. Dann aufgehen lassen, bis sich das Volumen beinahe verdoppelt hat.

Schritt 6: Das Backen

Viele Brote – jedoch nicht alle – werden bei 180°C gebacken. Folgen Sie in bezug auf Ofentemperatur und Backzeit den Anleitungen des jeweiligen Rezepts.

Backtemperaturen schwanken. Nicht alle Öfen arbeiten gleich, und so kommt es mitunter vor, daß das Brot nach der im Rezept angegebenen Zeit noch nicht fertig gebacken ist. Daher müssen Sie eine Garprobe machen.

Nehmen Sie das Brot aus dem Ofen. Wenn Sie es in einer Form backen, stürzen Sie es vorsichtig auf ein Kuchengitter. Wenn es fertig gebacken ist, sieht die Kruste braun aus, und Sie hören einen dumpfen Ton, wenn Sie mit den Fingern gegen die Unterseite klopfen.

Wenn es noch länger backen muß, legen Sie es zurück in die Backform oder auf das Blech, und schieben Sie es für ein paar weitere Minuten zurück in den Ofen.

Ist das Brot fertig, nehmen Sie es aus der Form und legen es auf ein Kuchengitter. Es sollte leicht abkühlen, bevor Sie es anschneiden und essen – obwohl es schwer ist, meine Familie davon abzuhalten, gleich eine Scheibe zu naschen. Wenn man das Brot jedoch vor dem Abkühlen anschneidet, ist es in der Mitte noch feucht und schmeckt roh.

Rezepte für Hefebrot

Viele dieser Hefebrote enthalten in erster Linie Weizenvollkornmehl, das natürlich ein dichteres, etwas schwereres Brot ergibt als weißes Auszugsmehl.

Als Vollkornmehl wird nur Mehl bezeichnet, bei dem das Korn zu 100% ausgemahlen wurde („hochausgemahlen"), also kein Teil des Korns entfernt wurde. Weizenmehl Type 1700 ist zu 92-100% ausgemahlen, Type 1050 zu 82-85%. Es empfiehlt sich, möglichst immer das zu 100% ausgemahlene Vollkornmehl zu verwenden – vielleicht haben Sie sogar eine Getreidemühle zu Hause, dann ist es natürlich leicht, stets für frisches Mehl zu sorgen.

Wenn Sie und Ihre Familie nur an Weißbrot gewöhnt sind, könnten Sie zu Anfang einen Teil des Vollkornmehls mit Mehl Type 1050 ersetzen. Auf der anderen Seite können Sie jedoch auch Vollkornmehl anstelle des in manchen Rezepten angegebenen Mehls Type 1050 verwenden.

Denken Sie daran, daß Brotbacken eher eine Kunst als eine Wissenschaft ist. Betrachten Sie diese Rezepte als Ausgangspunkt, und gehen Sie sie mit Vergnügen an; ersetzen Sie Zutaten nach Wunsch, um Ihre eigenen Lieblingsrezepte zu kreieren.

Landhausbrot

Ein richtig rustikales Brot mit kräftiger, bemehlter Kruste und herzhaftem Vollkorngeschmack.

BACKZEIT: 35–45 MINUTEN

500 ml Magermilch
125 ml Wasser
4 Eßlöffel Butter oder Margarine
2 Eßlöffel Honig
40 g Hefe
2 Teelöffel Salz
550-650 g Weizenvollkornmehl

Milch, Wasser, Butter oder Margarine und Honig in einem kleinen Kochtopf auf 37°C erwärmen. Flüssigkeit in eine Rührschüssel geben und Hefe darüberstreuen. 5 bis 10 Minuten zum Gären beiseite stellen.

Salz zugeben, dann 275 g Mehl untermengen. 3 Minuten lang mit dem Handrührgerät mit Knethaken gut mixen (oder von Hand kräftig schlagen).

Die Mischung auf eine bemehlte Arbeitsfläche geben und genug vom restlichen Mehl einkneten, bis ein weicher, nicht klebriger Teig entsteht. Etwa 10 Minuten kneten, bis er glatt und elastisch ist. Zu einer Kugel formen.

Eine sehr große Schüssel mit ein wenig Öl einfetten. Den Teigball in der Schüssel wenden. Zudecken und an einem warmen Ort (bis zu 37°C) etwa 1 Stunde lang aufgehen lassen, bis sich das Teigvolumen verdoppelt hat.

Ein großes Backblech leicht einölen und mit Mehl bestäuben.

Den Teig flachkneten, zu einem runden Laib formen und auf das vorbereitete Backblech legen.

Die Oberfläche mit Wasser bestreichen, mit Mehl bestäuben und quer über das Brot einige 0,5 cm tiefe Einschnitte machen. Leicht zudecken und an einem warmen Ort etwa 45 Minuten gehen lassen, bis sich das Volumen in etwa verdoppelt hat.

Ofen auf 190°C vorheizen. Brot 35 bis 45 Minuten backen, bis es braun wird und beim Klopfen auf die Unterseite hohl klingt. Vom Backblach nehmen und auf einem Kuchengitter abkühlen lassen.

Pro Scheibe: 158 Kalorien/662 Joule; 2,3 g Fett (12% der Gesamtkalorienmenge), davon 0,6 g einfach ungesättigte Fettsäuren, 0,4 g mehrfach ungesättigte Fettsäuren und 1,1 g gesättigte Fettsäuren; 6,5 g Eiweiß; 30,1 g Kohlenhydrate; 4,7 g Ballaststoffe; 5 mg Cholesterin; 284 mg Natrium

Ergibt 1 großes Brot; 16 Scheiben

Bulgur-Honig-Brot

Die Beimischung von Bulgur verleiht diesem leicht süßlichen Brot einen körnigen Geschmack. Es ist herzhaft und eignet sich gut für belegte Brote und zum Toasten. Sie können die

Zutaten auch abwandeln und so eine ganze Reihe verschiedener Geschmackserlebnisse und Texturen zaubern. Verwenden Sie beispielsweise Haferflocken anstelle der Kleie oder Sonnenblumenkerne anstelle des Sesams.

BACKZEIT: 30–45 MINUTEN

500 ml warmes Wasser (37°C)
60 g Hefe
500-600 g Weizenvollkornmehl
200 g Bulgurweizen
50 g Haferkleie oder Weizenkleie
40 g Sesam
50 g Honig
4 Eßlöffel Melasse
2 Eßlöffel Rapsöl
2 Teelöffel Salz

Das Wasser in eine große Schüssel geben, Hefe zerkrümeln und einrühren. 5 bis 10 Minuten zum Gärenlassen beiseite stellen.

200 g Mehl einrühren. 3 Minuten lang mit dem Handrührgerät mit Knethaken gut mixen (oder von Hand kräftig schlagen).

Bulgur, Kleie, Sesam, Honig, Melasse, Öl und Salz untermengen.

Auf eine bemehlte Arbeitsfläche geben und genug vom restlichen Mehl einkneten, bis ein weicher, nicht klebriger Teig entsteht. Etwa 10 Minuten kneten, bis er glatt und elastisch ist. Zu einer Kugel formen.

Eine sehr große Schüssel mit ein wenig Öl einfetten. Den Teigball in der Schüssel wenden.

Zudecken und an einem warmen Ort (bis zu 37°C) etwa 1 Stunde lang aufgehen lassen, bis sich das Teigvolumen verdoppelt hat.

Zwei 20 cm lange Kastenformen leicht einölen oder mit fettfreiem Backspray einsprühen.

Den Teig flachkneten und zweiteilen.

Zwei längliche Brotlaibe formen und in die vorbereiteten Formen geben. Zudecken und an einem warmen Ort 30 bis 45 Minuten gehen lassen.

Ofen auf 190°C vorheizen. Brote 30 bis 45 Minuten backen, bis sie beim Klopfen auf die Unterseite hohl klingen. Aus der Form nehmen und auf einem Kuchengitter abkühlen lassen.

Pro Scheibe: 136 Kalorien/569 Joule; 2,3 g Fett (14% der Gesamtkalorienmenge), davon 0,8 g einfach ungesättigte Fettsäuren, 0,8 g mehrfach ungesättigte Fettsäuren und 0,3 g gesättigte Fettsäuren; 4,9 g Eiweiß; 26,5 g Kohlenhydrate; 3,4 g Ballaststoffe; 0 mg Cholesterin; 182 mg Natrium

Ergibt 2 Brote; 24 Scheiben

Honigbrötchen

Diese kleinen Brötchen haben viel Geschmack und sind relativ leicht für Vollkorngebäck.

BACKZEIT: 20–30 MINUTEN

250 ml warmes Wasser (37°C)
30 g Hefe
40 g Honig
330 g Weizenvollkornmehl
25 g fettfreie Trockenmilch
1 Ei
4 Eßlöffel zerlassene Butter oder Margarine
1 Teelöffel Salz

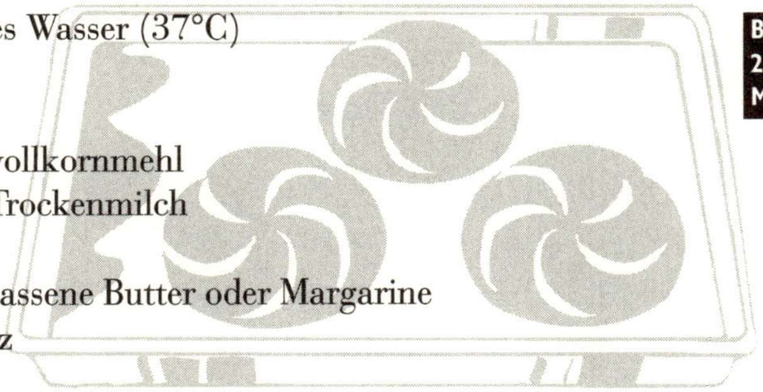

Das Wasser in eine große Schüssel gießen und die Hefe darüberstreuen. 5 bis 10 Minuten zum Gärenlassen beiseite stellen.

Langsam den Honig und 100 g Mehl einrühren. 3 Minuten lang mit dem Handrührgerät mit Knethaken gut mixen (oder von Hand kräftig schlagen). Milch, Ei, Butter oder Margarine und Salz untermengen.

Auf eine bemehlte Arbeitsfläche geben und genug vom restlichen Mehl einkneten, bis ein weicher, nicht klebriger Teig entsteht. Etwa 10 Minuten kneten, bis er glatt und elastisch ist. Zu einer Kugel formen.

Eine sehr große Schüssel mit ein wenig Öl einfetten. Den Teigball in der Schüssel wenden. Zudecken und an einem warmen Ort (bis zu 37°C) etwa 1 Stunde lang aufgehen lassen, bis sich das Teigvolumen verdoppelt hat.

Fortsetzung nächste Seite

Ein Backbech leicht einölen.

Den Teig flachkneten und in 10 Teigstücke aufteilen. Jedes Stück zu einem Brötchen formen und auf das vorbereitete Backblech geben. Zudecken und an einem warmen Ort 45 bis 60 Minuten gehen lassen, bis die Brötchen etwa doppelt so groß sind.

Ofen auf 190°C vorheizen. Brötchen 20 bis 30 Minuten hellbraun backen. Vom Blech nehmen und auf einem Kuchengitter abkühlen lassen.

Pro Brötchen: 187 Kalorien/782 Joule; 3,7 g Fett (17% der Gesamtkalorienmenge), davon 1 g einfach ungesättigte Fettsäuren, 0,4 g mehrfach ungesättigte Fettsäuren und 1,8 g gesättigte Fettsäuren; 6,6 g Eiweiß; 34,4 g Kohlenhydrate; 4,6 g Ballaststoffe; 28 mg Cholesterin; 231 mg Natrium

Ergibt 10 Brötchen

Vollkorn-Brockenbrot

Kein alltägliches Brot, nicht nur wegen seiner Zutaten, sondern auch wegen der Form und der Art, wie es gegessen wird. Der Teig wird in Stücke gerissen, in ein wenig Butter oder Margarine eingetunkt und in eine Backform geschichtet.

Nach dem Backen wird es nicht geschnitten, sondern man bricht von dem rustikal und uneben aussehenden Brotlaib jeweils einen Brocken ab. Sie können jedes beliebige Brotrezept verwenden, aber mit diesen Zutaten mache ich Brockenbrot besonders gern.

BACKZEIT: 30–40 MINUTEN

40 g Honig
250 ml warme Milch (37°C)
30 g Hefe
½ Teelöffel Salz
330 g Weizenvollkornmehl
2 Eßlöffel zerlassene Butter oder Margarine

Honig und Milch in einer großen Schüssel mischen. Hefe darüberstreuen. 5 bis 10 Minuten zum Gärenlassen beiseite stellen.

Das Salz und die Hälfte des Mehls einrühren. 3 Minuten lang mit einem Handrührgerät mit Knethaken gut mixen (oder von Hand kräftig schlagen). Auf eine bemehlte Arbeitsfläche geben und genug vom restlichen Mehl einkneten, bis ein weicher, nicht klebriger Teig entsteht. Etwa 10 Minuten kneten, bis er glatt und elastisch ist. Zu einer Kugel formen.

Eine sehr große Schüssel mit ein wenig Öl einfetten. Den Teigball in der Schüssel wenden. Zudecken und an einem warmen Ort (bis zu 37°C) etwa 1 Stunde lang aufgehen lassen, bis sich das Teigvolumen verdoppelt hat.

Eine 20 cm lange Kastenform leicht einölen.

Den Teig flachkneten und in 12 etwa gleich große Teigstücke aufteilen. Jedes Stück auf einer Seite in die Butter oder Margarine eintunken und neben- und übereinander in die vorbereitete Backform legen. Zudecken und 30 Minuten gehen lassen, bis sich das Volumen in etwa verdoppelt hat.

Ofen auf 190°C vorheizen. 30 bis 40 Minuten hellbraun backen. Wenn Sie gegen die Unterseite klopfen, sollte sich das Brot dumpf anhören. Aus der Form nehmen und auf einem Kuchengitter leicht abkühlen lassen. Noch warm servieren. Zum Essen von Hand einzelne Brotbrocken abtrennen.

Pro Brocken: 142 Kalorien/595 Joule; 1,7 g Fett (10% der Gesamtkalorienmenge), davon 0,8 g einfach ungesättigte Fettsäuren, 0,3 g mehrfach ungesättigte Fettsäuren und 0,8 g gesättigte Fettsäuren; 5,2 g Eiweiß; 28,9 g Kohlenhydrate; 3,8 g Ballaststoffe; 3 mg Cholesterin; 101 mg Natrium

Ergibt 1 Brot; 12 Brocken

Vollkorn-Zopfbrot mit Honig

Dieses Zopfbrot heißt ursprünglich Chollah und ist ein traditionsreiches, leicht süßliches Brot mit Ei, das zum jüdischen Sabbat gebacken wird. Es ist unglaublich lecker und wunderschön anzusehen – ein langer Zopf mit tiefbrauner Glasur, meist mit Mohn oder Sesam bestreut.

Für mein Rezept verwende ich Weizenvollkornmehl und Honig. Der resultierende Brotlaib ist riesig, Sie können jedoch auch einfach die Zutaten halbieren und ein kleineres Brot backen. Ich kann die große Version jedoch empfehlen – meine Familie ißt dieses Brot jedenfalls schneller als jedes andere, das ich backe, und aus eventuellen Resten können Sie am Wochenende mit Zimt bestreuten, knusprigen Vollkorntoast machen.

Die ganzen Eier machen dieses Brot so unverwechselbar, und wie Sie der Nährwertanalyse entnehmen können, paßt es trotzdem zu einer fettarmen Ernährungsweise.

BACKZEIT: 40–45 MINUTEN

500 ml warmes Wasser (37°C)
4 Eßlöffel Honig
60 g Hefe
½ Teelöffel Salz
900-1000 g Weizenvollkornmehl
8 Eßlöffel zerlassene Butter oder Margarine
3 Eier
4 Eßlöffel Wasser
4 Eßlöffel Mohn oder Sesam

Warmes Wasser und Honig in einer großen Schüssel vermischen. Hefe zerkrümeln und einrühren.

5 bis 10 Minuten zum Gärenlassen beiseite stellen.

Das Salz einrühren, dann 200 g Mehl zugeben. 3 Minuten lang mit dem Handrührgerät mit Knethaken gut mixen (oder von Hand kräftig schlagen). Butter oder Margarine und 2 der Eier untermischen. Das dritte Ei trennen; Eiweiß zum Teig geben und das Eigelb für die Glasur aufbewahren (zudecken und kalt stellen). Die Mischung weitere 2 Minuten mixen.

Teig auf eine bemehlte Arbeitsfläche geben und genug vom restlichen Mehl einarbeiten, bis ein knetbarer Teig entsteht. Etwa 10 Minuten kneten, bis er glatt und leicht fest ist. Zu einer Kugel formen.

Eine sehr große Schüssel (dieser Teig geht besonders hoch auf) mit ein wenig Öl einfetten. Den Teigball in der Schüssel wenden. Zudecken und an einem warmen Ort (bis zu 37°C) etwa 1 Stunde lang aufgehen lassen, bis sich das Teigvolumen verdoppelt hat.

Ein Backblech mit Backpapier auslegen oder leicht einölen. Den Teig flachkneten und in 4 gleich große Stücke aufteilen. Ein Viertel beiseite legen.

Die 3 anderen Stücke zu langen Teigrollen formen und zu einem Zopf flechten. Die Enden zusammenkneifen und unter den Laib ziehen. Auf das vorbereitete Backblech legen.

Den restlichen Teig zu 3 weiteren Rollen formen und einen kleinen Zopf flechten.

Den kleinen Zopf auf die Mitte des großen Zopfs legen.

Zudecken und 30 Minuten gehen lassen, bis sich das Volumen fast verdoppelt hat.

Ofen auf 180°C vorheizen.

Das aufbewahrte Eigelb mit den 4 Eßlöffeln Wasser vermischen. Mit dem Backpinsel auf dem Zopfbrot verteilen, dann Mohn oder Sesam darüberstreuen.

40 bis 45 Minuten backen, bis die Kruste braun ist und das Brot sich hohl anhört, wenn Sie gegen die Unterseite klopfen.

Vom Blech nehmen und auf einem Kuchengitter leicht abkühlen lassen.

Pro Scheibe: 175 Kalorien/733 Joule; 3,8 g Fett (18% der Gesamtkalorienmenge), davon 1 g einfach ungesättigte Fettsäuren, 0,7 g mehrfach ungesättigte Fettsäuren und 1,6 g gesättigte Fettsäuren; 6,8 g Eiweiß; 31,1 g Kohlenhydrate; 5,1 g Ballaststoffe; 32 mg Cholesterin; 55 mg Natrium

Ergibt 1 sehr großes Brot; 24 Scheiben

Spanisches Landbrot

Ein südeuropäisches Landbrot: einfache, schlichte Zutaten, eine knusprige, mehlbestäubte Kruste und ein wunderbarer, herzhafter Vollkorngeschmack.

BACKZEIT: 30–40 MINUTEN

375 ml warmes Wasser (37°C)
2 Eßlöffe warme Magermilch (37°C)
30 g Hefe
1½ Teelöffel Salz
380 g Weizenvollkornmehl

Wasser und Milch in einer großen Schüssel mischen. Hefe zerkrümeln und einrühren. 5 bis 10 Minuten zum Gärenlassen beiseite stellen.

Das Salz einrühren, dann 150 g Mehl zugeben. 3 Minuten lang mit dem Handrührgerät mit Knethaken gut mixen (oder von Hand kräftig schlagen).

Teig auf eine bemehlte Arbeitsfläche geben und genug vom restlichen Mehl einarbeiten, bis ein weicher, nicht klebriger Teig entsteht. Etwa 10 Minuten kneten, bis er glatt und elastisch ist. Zu einer Kugel formen.

Eine sehr große Schüssel mit ein wenig Öl einfetten. Den Teigball in der Schüssel wenden.

Zudecken und an einem warmen Ort (bis zu 37°C) etwa 45 Minuten lang aufgehen lassen, bis sich das Teigvolumen verdoppelt hat.

Ein Backblech mit Backpapier auslegen und mit Mehl bestäuben.

Den Teig flachkneten, noch ein paar Minuten weiterkneten. Zu einem runden Laib formen und auf das vorbereitete Backblech legen.

Leicht abdecken und an einem warmen Ort 30 Minuten gehen lassen, bis sich das Volumen verdoppelt hat.

Ofen auf 230°C vorheizen. Die Oberfläche des Brotlaibes mit Mehl bestäuben.

30 bis 40 Minuten backen.

Vom Blech nehmen und auf einem Kuchengitter abkühlen lassen.

Pro Scheibe: 122 Kalorien/510 Joule; 0,7 g Fett (5% der Gesamtkalorienmenge), davon 0,1 g einfach ungesättigte Fettsäuren, 0,3 g mehrfach ungesättigte Fettsäuren und 0,1 g gesättigte Fettsäuren; 5,2 g Eiweiß; 25,8 g Kohlenhydrate; 4,4 g Ballaststoffe; 0 mg Cholesterin; 269 mg Natrium

Ergibt 1 Brot; 12 Scheiben

Vollkornbaguette

Mit Weizenvollkornmehl wird das Stangenbrot schwerer und dichter als mit Auszugsmehl. Es hat auch mehr

Geschmack. Wenn Sie es leichter mögen, können Sie jeweils zur Hälfte Vollkornmehl und Weizenmehl Type 1050 verwenden. Der Backsteinofen, in dem das französische Brot traditionell gebacken wird, macht das Baguette innen so zart und außen so knusprig. Um die knusprige Kruste zu Hause zu erzielen, improvisiere ich, indem ich die Brotstangen während des Backens mit Wasser bespritze. Sollten Sie Baguette-Formen haben, benutzen Sie diese anstelle des Backblechs.

BACKZEIT: 25 MINUTEN

625 ml warmes Wasser (37°C)
60 g Hefe
2 Eßlöffel Salz
650-900 g Weizenvollkornmehl

Das Wasser in eine große Schüssel gießen, Hefe zerkrümeln und einrühren. 5 bis 10 Minuten zum Gärenlassen beiseite stellen. Das Salz einrühren, dann 250 g Mehl. 3 Minuten lang mit dem Handrührgerät mit Knethaken gut mixen (oder von Hand kräftig schlagen).

Teig auf eine bemehlte Arbeitsfläche geben und genug vom restlichen Mehl einarbeiten, bis ein weicher, nicht klebriger Teig entsteht. Etwa 10 Minuten kneten, bis er glatt und elastisch ist. Zu einer Kugel formen.

Eine sehr große Schüssel mit ein wenig Öl einfetten. Den Teigball in der Schüssel wenden. Schüssel zudecken und an einem warmen Ort (bis zu 37°C) etwa 1 Stunde lang aufgehen lassen, bis sich das Teigvolumen verdoppelt hat.

Ein Backblech mit Backpapier auslegen oder leicht mit Backspray besprühen und mit Maismehl bestäuben.

Den Teig flachkneten und zweiteilen. Zu an den Enden abgerundeten Brotstangen formen und auf das vorbereitete Backblech legen.

Leicht zudecken und an einem warmen Ort 20 bis 40 Minuten aufgehen lassen, bis sich das Volumen verdoppelt hat.

Ofen auf 230°C vorheizen. Baguettes 25 Minuten backen; während des Backens alle 5 Minuten Ofentür öffnen und mit einem sauberen Zerstäuber oder einer Sprühflasche den Boden und die Seitenwände des Ofens sowie das Brot leicht mit

Wasser besprühen. Nach dem Backen vom Blech nehmen und auf einem Kuchengitter abkühlen lassen.

Pro Scheibe: 105 Kalorien/440 Joule; 0,6 g Fett (5% der Gesamtkalorienmenge), davon 0,1 g einfach ungesättigte Fettsäuren, 0,2 g mehrfach ungesättigte Fettsäuren und 0,1 g gesättigte Fettsäuren; 4,5 g Eiweiß; 22,2 g Kohlenhydrate; 3,8 g Ballaststoffe; 0 mg Cholesterin; 268 mg Natrium

Ergibt 2 Baguettes; 24 Scheiben

Weizensprossenbrot

Ein Brot mit einem süßlichen, nussigen Geschmack und weichen, ganzen Weizenkörnern, die für einen wunderbaren Kaugenuß sorgen. Es eignet sich auch hervorragend für belegte Brote. Sie müssen vorausplanen, wenn Sie dieses Brot backen wollen, weil die Weizenkörner zwei bis drei Tage zum Sprießen brauchen.

BACKZEIT: 45–50 MINUTEN

70 g ganze Weizenkörner
750 ml warmes Wasser (37°C)
4 Eßlöffel Honig
50 g Hefe
2 Eßlöffel Salz
650-770 g Weizenvollkornmehl

Weizenkörner etwa 2 bis 3 Tage vor dem Backen in ein Glas (sauberes Marmeladenglas o. ä.) geben und gut mit kaltem Wasser bedecken. Über Nacht einweichen lassen. Wasser am Morgen abtropfen lassen, Weizen abspülen, erneut gut abtropfen lassen. Glas mit einem Stück Mulltuch o. ä. bedecken, mit einem Gummiband befestigen und Glas auf eine Arbeitsfläche stellen. Körner jeden Morgen und Abend abspülen und abtropfen lassen. Wenn kleine weiße Sprossen sichtbar werden, sind die Körner für das Brot verwendbar.

In einer großen Schüssel Wasser und Honig mischen. Hefe zerkrümeln und einrühren. 5 bis 10 Minuten zum Gärenlassen beiseite stellen. Das Salz einrühren, dann 200 g Mehl. 3 Minuten lang mit dem Handrührgerät mit Knethaken gut mixen (oder von Hand kräftig schlagen).

Die gesprossenen Weizenkörner einrühren. Teig auf eine bemehlte Arbeitsfläche geben und genug vom restlichen Mehl einarbeiten, bis ein knetbarer Teig entsteht. Etwa 10 Minuten kneten, bis er glatt und elastisch ist. Zu einer Kugel formen.

Eine sehr große Schüssel mit ein wenig Öl einfetten. Den Teigball in der Schüssel wenden. Schüssel zudecken und an einem warmen Ort (bis zu 37°C) 30 bis 60 Minuten lang aufgehen lassen, bis sich das Teigvolumen verdoppelt hat.

Zwei 20 cm lange Kastenformen leicht einölen.

Den Teig flachkneten und zweiteilen. Zwei Brotlaibe formen und in die vorbereiteten Formen legen. Zudecken und an einem warmen Ort 30 Minuten gehen lassen, bis sich das Volumen verdoppelt hat.

Ofen auf 260°C vorheizen. Brote in den Ofen schieben und Hitzezufuhr sofort auf 190°C reduzieren. 45 bis 50 Minuten backen, bis das Brot sich hohl anhört, wenn Sie gegen die Unterseite klopfen. Aus den Formen nehmen und auf einem Kuchengitter abkühlen lassen.

Pro Scheibe: 116 Kalorien/486 Joule; 0,6 g Fett (4% der Gesamtkalorienmenge), davon 0,1 g einfach ungesättigte Fettsäuren, 0,2 g mehrfach ungesättigte Fettsäuren und 0,1 g gesättigte Fettsäuren; 4,5 g Eiweiß; 25 g Kohlenhydrate; 4,1 g Ballaststoffe; 0 mg Cholesterin; 268 mg Natrium

Ergibt 2 Brote; 24 Scheiben

Roggenbrot

Dieses Brot erinnert mich immer an das ursprünglich von den jüdischen Einwanderern importierte Roggenbrot der Delis (Cafés, in denen es hunderterlei belegte Brote und Feinkost-Spezialitäten gibt, auch zum Mitnehmen) von New York. Es schmeckt hervorragend belegt mit Putenbrustscheiben, Schweizer Käse und Senf. Ich liebe es auch als Toastbrot zum Frühstück mit ein wenig fettfreiem Frischkäse. Um es ganz authentisch zu machen, können Sie das Brot vor dem Backen mit ein wenig Salz und Kümmel bestreuen.

BACKZEIT: 30 MINUTEN

500 ml warmes Wasser (37°C)
4 Eßlöffel Zucker
50 g Hefe
220 g Roggenmehl
2 Eßlöffe Salz
4 Eßlöffel Kümmelkörner, im Mörser leicht gequetscht
330 g Weizenmehl Type 1050
1 Ei
2 Eßlöffel Wasser
2 Eßlöffel Kümmelkörner (falls erwünscht)
2 Eßlöffel grobkörniges Salz (falls erwünscht)

Wasser und Zucker in einer großen Schüssel mischen. Hefe zerkrümeln und einrühren. 5 bis 10 Minuten zum Gärenlassen beiseite stellen.

Roggenmehl einrühren. 3 Minuten lang mit dem Handrührgerät mit Knethaken gut mixen (oder von Hand kräftig schlagen).

Salz und gequetschte Kümmelkörner zugeben.

Teig auf eine bemehlte Arbeitsfläche geben und ausreichend Mehl Type 1050 einarbeiten, bis ein knetbarer Teig entsteht. Etwa 10 Minuten kneten, bis er glatt und elastisch ist. Zu einer Kugel formen.

Eine sehr große Schüssel mit ein wenig Öl einfetten. Den Teigball in der Schüssel wenden. Schüssel zudecken und an einem warmen Ort (bis zu 37°C) etwa 1 Stunde lang aufgehen lassen, bis sich das Teigvolumen verdoppelt hat.

Ein Backblech mit Backpapier auslegen oder leicht mit Backspray besprühen.

Den Teig flachkneten und zweiteilen. Zwei abgerundete Brotlaibe formen und auf das vorbereitete Backblech legen.

Zudecken und an einem warmen Ort 45 Minuten gehen lassen, bis sich das Volumen verdoppelt hat.

Eine große Backform mit Wasser füllen und auf die unterste Schiene des Ofens stellen. Ofen auf 200°C vorheizen.

In einer Tasse das Ei und 2 Eßlöffel Wasser mit einer Gabel schlagen. Brote mit der Eimischung bestreichen.

Mit 2 Eßlöffel Kümmel und grobkörnigem Salz bestreuen (falls verwendet). Mit einem scharfen Messer einige 1 cm tiefe Schlitze ziehen.

Etwa 30 Minuten backen, bis die Brote hohl klingen, wenn Sie gegen die Unterseite klopfen. Vom Blech nehmen und auf einem Kuchengitter abkühlen lassen.

Pro Scheibe: 99 Kalorien/415 Joule; 0,6 g Fett (6% der Gesamtkalorienmenge), davon 0,2 g einfach ungesättigte Fettsäuren, 0,2 g mehrfach ungesättigte Fettsäuren und 0,1 g gesättigte Fettsäuren; 3,2 g Eiweiß; 20,2 g Kohlenhydrate; 1,5 g Ballaststoffe; 9 mg Cholesterin; 270 mg Natrium

Ergibt 2 Brote; 24 Scheiben

Roggen-Mais-Brot

Ein schmackhaftes Brot mit herrlicher Vollkorn-Konsistenz. Es läßt sich leicht schneiden und eignet sich hervorragend für belegte Brote.

BACKZEIT: 45 MINUTEN

625 ml warmes Wasser (37°C)
3 Eßlöffel Melasse
2 Eßlöffel Honig
50 g Hefe
450-650 g Weizenvollkornmehl
80 g Maismehl
80 g Roggenmehl
40 g Mohn
4 Eßlöffel Kümmel, ganz
3 Eßlöffel Olivenöl
¼ Teelöffel Salz

Wasser, Melasse und Honig in einer großen Schüssel mischen. Hefe zerkrümeln und einrühren. 5 bis 10 Minuten zum Gärenlassen beiseite stellen. 250 g Weizenmehl einrühren.

3 Minuten lang mit dem Handrührgerät mit Knethaken gut mixen (oder von Hand kräftig schlagen). Maismehl, Roggenmehl, Mohn, Kümmelkörner, Öl und Salz zugeben. Kräftig schlagen.

Teig auf eine bemehlte Arbeitsfläche geben und genug vom restlichen Weizenmehl einarbeiten, bis ein fester Teig entsteht. Etwa 10 Minuten kneten, bis er glatt und elastisch ist. Zu einer Kugel formen.

Eine sehr große Schüssel mit ein wenig Öl einfetten. Den Teigball in der Schüssel wenden. Schüssel zudecken und an einem warmen Ort (bis zu 37°C) etwa 1 Stunde lang aufgehen lassen, bis sich das Teigvolumen verdoppelt hat.

Zwei 20 cm lange Kastenformen leicht einölen.

Den Teig flachkneten und zweiteilen. Noch ein paar Minuten kneten und Brotlaibe formen. In die vorbereiteten Formen legen.

Zudecken und an einem warmen Ort 45 Minuten gehen lassen, bis sich das Volumen verdoppelt hat.

Ofen auf 180°C vorheizen. Etwa 45 Minuten backen, bis die Brote hohl klingen, wenn Sie gegen die Unterseite klopfen. Aus den Formen nehmen und auf einem Kuchengitter abkühlen lassen.

Pro Scheibe: 125 Kalorien/523 Joule; 2,2 g Fett (15% der Gesamtkalorienmenge), davon 0,8 g einfach ungesättigte Fettsäuren, 0,8 g mehrfach ungesättigte Fettsäuren und 0,3 g gesättigte Fettsäuren; 4,2 g Eiweiß; 23,9 g Kohlenhydrate; 3,8 g Ballaststoffe; 0 mg Cholesterin; 48 mg Natrium

Ergibt 2 Brote; 24 Scheiben

Pumpernickel mit Zwiebeln

Ein ungewöhnliches Hefebrot, das nicht geknetet werden muß. Schnelles Pumpernickel-Zwiebelbrot hat einen leicht süßlichen Geschmack und eine Konsistenz, die in etwa zwischen der eines Hefebrotes und eines Backpulverbrotes liegt. Der Hauch von Carob ist eine originelle Note, sie können statt dessen aber auch Kakaopulver verwenden.

BACKZEIT: 30–35 MINUTEN

250 ml warmes Wasser (37°C)
125 ml warme Magermilch (37°C)
60 ml Melasse
50 g Hefe
6 Eßlöffel Butter oder Margarine
8 Eßlöffel Carobpulver
250 g Weizenvollkornmehl
1 kleine Zwiebel, fein gehackt
120 g Roggenmehl
1 Teelöffel Salz
1 Teelöffel Magermilch
2 Teelöffel Kümmelkörner

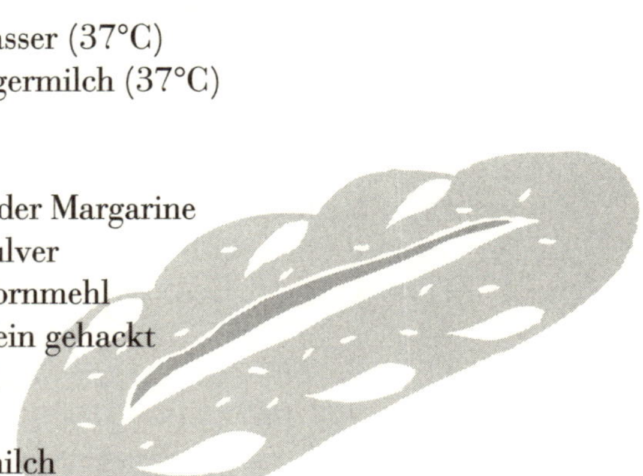

Wasser, warme Milch und Melasse in einer großen Schüssel mischen. Hefe zerkrümeln und einrühren. 5 bis 10 Minuten zum Gärenlassen beiseite stellen.

Butter oder Margarine in einem kleinen Kochtopf zerlassen. Carobpulver einrühren. Abkühlen lassen.

Weizenmehl in die Hefemischung einrühren. 3 Minuten lang mit dem Handrührgerät mit Knethaken gut mixen (oder von Hand kräftig schlagen). Zwiebeln, Roggenmehl, Salz und Carobmischung zugeben. Weitere 3 Minuten kräftig schlagen.

Eine 20 cm lange Kastenform leicht einölen. Den Teig in die Backform gießen. An einem warmen Ort 30 Minuten gehen lassen, bis sich das Volumen verdoppelt hat.

Ofen auf 190°C vorheizen. Die Oberfläche des Brotes mit dem Teelöffel Milch bepinseln und Kümmelkörner darüberstreuen. 30 bis 35 Minuten backen, bis das Brot hohl klingt, wenn Sie gegen die Unterseite klopfen.

Aus der Form nehmen und auf einem Kuchengitter abkühlen lassen.

Pro Scheibe: 164 Kalorien/687 Joule; 3,8 g Fett (20% der Gesamtkalorienmenge), davon 1 g einfach ungesättigte Fettsäuren, 0,4 g mehrfach ungesättigte Fettsäuren und 2 g gesättigte Fettsäuren; 5,2 g Eiweiß; 30,1 g Kohlenhydrate; 4,2 g Ballaststoffe; 8 mg Cholesterin; 192 mg Natrium

Ergibt 1 Brote; 12 Scheiben

Mehrkorn-Schwarzbrot

Ein herzhaftes Brot mit einer Mischung aus ganzen Körnern, die zu seiner dunklen Farbe und seinem herrlichen Duft beiträgt. Vor dem Backen ist der Teig ein wenig feucht und klebrig, weil so viele ganze Körner verwendet werden, die weniger Gluten als Weizen enthalten.

Fortsetzung nächste Seite

BACKZEIT: 50–60 MINUTEN

625 ml warmes Wasser (37°C)
60 ml Melasse
4 Eßlöffel Honig
60 g Hefe
330 g Weizenvollkornmehl
80 g Maismehl
75 g Haferflocken
75 g Hafer- oder Weizenkleie
50 g Roggenmehl
35 g Carob- oder Kakaopulver
6 Eßlöffel Olivenöl
2 Teelöffel Salz

In einer großen Schüssel Wasser, Melasse und Honig mischen. Hefe zerkrümeln und einrühren. 5 bis 10 Minuten zum Gärenlassen beiseite stellen.

Das Weizenmehl einrühren. 3 bis 5 Minuten lang mit dem Handrührgerät mit Knethaken gut mixen (oder von Hand kräftig schlagen). Zudecken und an einem warmen Ort (bis zu 37°C) 30 Minuten aufgehen lassen.

Maismehl, Haferflocken, Kleie, Roggenmehl, Carob- oder Kakaopulver, Öl und Salz einrühren. Teig auf eine bemehlte Arbeitsfläche geben und 10 Minuten kneten, dabei Weizenmehl einarbeiten, bis ein feuchter, aber nicht zu klebriger Teig entsteht. (Geben Sie nicht zuviel Mehl zu, sonst wird das Brot zu schwer.) Zu einer Kugel formen.

Eine sehr große Schüssel mit ein wenig Öl einfetten. Den Teigball in der Schüssel wenden. Schüssel zudecken und an einem warmen Ort (bis zu 37°C) 1 Stunde lang aufgehen lassen, bis sich das Teigvolumen verdoppelt hat.

Den Teig flachkneten.

Ein paarmal kneten und in die Schüssel zurücklegen.

Schüssel zudecken und an einem warmen Ort (bis zu 37°C) 30-45 Minuten lang aufgehen lassen, bis der Teig doppelt so groß ist.

Ein Backblech mit Backpapier auslegen.

Teig erneut flachkneten und zweiteilen. Zwei runde Brotlaibe formen und auf das vorbereitete Backblech legen.

Zudecken und an einem warmen Ort 15-30 Minuten gehen lassen.

Ofen auf 180°C vorheizen. Etwa 50 bis 60 Minuten backen, bis das Brot sich hohl anhört, wenn Sie gegen die Unterseite klopfen.

Vom Blech nehmen und auf einem Kuchengitter abkühlen lassen.

Pro Scheibe: 122 Kalorien/511 Joule; 2,6 g Fett (17% der Gesamtkalorienmenge), davon 1,5 g einfach ungesättigte Fettsäuren, 0,5 g mehrfach ungesättigte Fettsäuren und 0,4 g gesättigte Fettsäuren; 3,9 g Eiweiß; 23,7 g Kohlenhydrate; 3,5 g Ballaststoffe; 0 mg Cholesterin; 184 mg Natrium

Ergibt 2 Brote; 24 Scheiben

Wildreisbrot

Wildreis ist nicht mit weißem oder braunem Reis verwandt. Es handelt sich vielmehr um die Samen eines Wassergrases, die jedoch wie Reis gekocht und verwendet werden. Ich mag Wildreis am liebsten, wenn er noch ein wenig fest und nicht mit zuviel Wasser gekocht ist. Diesem Brot verleiht er eine leicht erdige Geschmacksnote und Konsistenz, es wird so besonders herzhaft. Sie können den Wildreis schon im voraus kochen und kühl stellen, bis Sie mit dem Brotbacken beginnen.

BACKZEIT: 45 MINUTEN

375 ml Wasser
150 g Wildreis, abgespült
625 ml warmes Wasser (37°C)
50 g Zucker oder Honig
60 g Hefe
550 g Weizenvollkornmehl
2 Teelöffel Salz
220-450 g Weizenmehl Type 1050

In einem mittelgroßen Kochtopf die 375 ml Wasser zum Kochen bringen.

Wildreis zugeben und aufkochen lassen.

Auf niedriger Stufe etwa 45 Minuten köcheln lassen, bis das

Fortsetzung nächste Seite

Wasser vollständig absorbiert ist.

Zum Abkühlen beiseite stellen.

Das warme Wasser in eine große Schüssel gießen, 2 Eßlöffel Zucker oder Honig einrühren. Hefe zerkrümeln und einrühren.

5 bis 10 Minuten zum Gärenlassen beiseite stellen.

250 g des Vollkornmehls einrühren. 3 Minuten lang mit dem Handrührgerät mit Knethaken gut mixen (oder von Hand kräftig schlagen). Salz, Wildreis und restlichen Zucker oder Honig zugeben.

Teig auf eine bemehlte Arbeitsfläche geben und das restliche Vollkornmehl einarbeiten, bis ein knetbarer Teig entsteht. Etwa 10 Minuten kneten, bis er glatt und elastisch und nur ein wenig klebrig ist.

Zu einer Kugel formen.

Eine sehr große Schüssel mit ein wenig Öl einfetten. Den Teigball in der Schüssel wenden.

Schüssel zudecken und an einem warmen Ort (bis zu 37°C) etwa 1 Stunde lang aufgehen lassen, bis sich das Teigvolumen verdoppelt hat.

Zwei 20 cm lange Kastenformen leicht einölen.

Den Teig flachkneten und zweiteilen. 2 Brotlaibe formen und in die vorbereiteten Formen legen. Zudecken und an einem warmen Ort 30 bis 45 Minuten gehen lassen, bis sich das Volumen verdoppelt hat.

Ofen auf 180°C vorheizen.

Etwa 45 Minuten backen, bis die Brote hohl klingen, wenn Sie gegen die Unterseite klopfen.

Aus den Formen nehmen und auf einem Kuchengitter abkühlen lassen.

Pro Scheibe: 160 Kalorien/670 Joule; 0,7 g Fett (4% der Gesamtkalorienmenge), davon 0,1 g einfach ungesättigte Fettsäuren, 0,3 g mehrfach ungesättigte Fettsäuren und 0,1 g gesättigte Fettsäuren; 5,6 g Eiweiß; 34,4 g Kohlenhydrate; 3,5 g Ballaststoffe; 0 mg Cholesterin; 179 mg Natrium

Ergibt 2 Brote; 24 Scheiben

Olivenbrot

Oliven und Weizenvollkornmehl ergeben ein Brot mit saftigen schwarzen Punkten. Mit etwas Rosmarin oder Salbei können Sie für eine Geschmacksvariante sorgen.

BACKZEIT: 40 MINUTEN

250 ml warmes Wasser (37°C)
40 g Hefe
330-400 g Weizenvollkornmehl
1 Teelöffel Olivenöl
1 Zwiebel, fein gewürfelt
36 schwarze Oliven, entsteint und gehackt
1 Teelöffel Salz
½-1 Teelöffel getrockneter Rosmarin oder Salbei (falls erwünscht)

Das Wasser in eine große Schüssel geben, Hefe zerkrümeln und einrühren. 5 bis 10 Minuten zum Gärenlassen beiseite stellen. 100 g des Mehls einrühren. 3 Minuten lang mit dem Handrührgerät mit Knethaken gut mixen (oder von Hand kräftig schlagen).

Öl in einer kleinen Bratpfanne bei mittlerer Hitze erwärmen. Zwiebel zugeben und etwa 5 Minuten glasig dünsten. Zum Teig geben. Oliven, Salz und Rosmarin oder Salbei zugeben (falls verwendet).

Teig auf eine bemehlte Arbeitsfläche geben und genug vom restlichen Mehl einarbeiten, bis ein weicher, nicht klebriger Teig entsteht. Etwa 10 Minuten kneten, bis er glatt und elastisch ist. Zu einer Kugel formen.

Eine sehr große Schüssel mit ein wenig Öl einfetten. Den Teigball in der Schüssel wenden. Schüssel zudecken und an einem warmen Ort (bis zu 37°C) etwa 1 Stunde lang aufgehen lassen, bis sich das Teigvolumen verdoppelt hat.

Ein Backblech mit Backpapier auslegen oder leicht mit Öl einpinseln und mit Mehl bestäuben.

Teig flachkneten, einige Minuten weiterkneten. Einen runden Brotlaib formen und auf das vorbereitete Backblech legen. Leicht zudecken und an einem warmen Ort etwa 40 Minuten gehen lassen, bis sich das Volumen verdoppelt hat.

Ofen auf 190°C vorheizen. Das Brot mit Mehl bestäuben. 40

Fortsetzung nächste Seite

Minuten backen. Vom Blech nehmen und auf einem Kuchengitter abkühlen lassen.

Pro Scheibe: 128 Kalorien/536 Joule; 3 g Fett (19% der Gesamtkalorienmenge), davon 1,6 g einfach ungesättigte Fettsäuren, 0,4 g mehrfach ungesättigte Fettsäuren und 0,4 g gesättigte Fettsäuren; 4,9 g Eiweiß; 23,6 g Kohlenhydrate; 4,3 g Ballaststoffe; 0 mg Cholesterin; 237 mg Natrium

Ergibt 2 Brote; 24 Scheiben

Süßkartoffel-Honig-Brot

Für dieses Brot werden orangefarbene Süßkartoffeln geraspelt und in einem mit Honig gesüßtem Teig verknetet. Es ist eines meiner Lieblingsbrote: weich und ein wenig klebrig, wenn es frisch aus dem Ofen kommt, aber auch sehr lecker als Frühstückstoast und gut für belegte Brote geeignet (meine Kinder essen es am liebsten mittags mit Erdnußbutter und Fruchtaufstrich).

Das Rezept ergibt 3 große Brote. Sie könnten auch einen Teil des Teigs zu Brötchen formen. Das Brot und die Brötchen lassen sich gut einfrieren, obwohl sie bei uns meistens schon vorher aufgegessen werden.

BACKZEIT: 45 MINUTEN

750 ml warmes Wasser (37°C)
225 g Honig
70 g Hefe
800 g Weizenvollkornmehl
400 g geraspelte Süßkartoffeln mit orangefarbenem Fruchtfleisch
2 Teelöffel Salz
650 g Weizenmehl Type 1050

Wasser und 2 Eßlöffel Honig in einer großen Schüssel vermischen. Hefe zerkrümeln und einrühren.

5 bis 10 Minuten zum Gärenlassen beiseite stellen.

300 g des Vollkornmehls einrühren. 3 Minuten lang mit dem Handrührgerät mit Knethaken gut mixen (oder von Hand kräftig schlagen). Süßkartoffeln, Salz und restlichen Honig zugeben.

Teig auf eine bemehlte Arbeitsfläche geben und die restlichen 500 g Vollkornmehl sowie genug Mehl Type 1050 einarbeiten, bis ein knetbarer Teig entsteht. Etwa 10 Minuten kneten, bis er glatt und elastisch ist. Zu einer Kugel formen.

Eine sehr große Schüssel mit ein wenig Öl einfetten. Den Teigball in der Schüssel wenden. Schüssel zudecken und an einem warmen Ort (bis zu 37°C) etwa 1 Stunde lang aufgehen lassen, bis sich das Teigvolumen verdoppelt hat.

Drei 20 cm lange Kastenformen leicht einölen. Den Teig flachkneten und dreiteilen.

Drei Brotlaibe formen und in die vorbereiteten Formen legen. Zudecken und an einem warmen Ort 30 bis 45 Minuten gehen lassen, bis sich das Volumen verdoppelt hat.

Ofen auf 180°C vorheizen. Etwa 45 Minuten backen, bis die Brote auf der Oberseite braun werden und hohl klingen, wenn Sie gegen die Unterseite klopfen. Aus den Formen nehmen und auf einem Kuchengitter abkühlen lassen.

Pro Scheibe: 224 Kalorien/938 Joule; 0,7 g Fett (3% der Gesamtkalorienmenge), davon 0,1 g einfach ungesättigte Fettsäuren, 0,3 g mehrfach ungesättigte Fettsäuren und 0,1 g gesättigte Fettsäuren; 6,1 g Eiweiß; 49,4 g Kohlenhydrate; 3,7 g Ballaststoffe; 0 mg Cholesterin; 123 mg Natrium

Ergibt 3 große Brote; 36 Scheiben

Apfel-Walnuß-Brot

Dieses Brot ist mit weichen Apfel- und knackigen Walnußstücken gefüllt. Diese Kombination und der Hauch von Zimt sorgen dafür, daß es beim Backen unglaublich verlockend duftet. Am besten für kleine Zwischenmahlzeiten und als Frühstücksbrot geeignet.

BACKZEIT: 45 MINUTEN

500 m warmes Wasser (37°C)
110 g Honig
60 g Hefe
650-725 g Weizenvollkornmehl
2 leicht säuerliche Äpfel, geschält, entkernt und gewürfelt
130 g gehackte Walnüsse
2 Eßlöffel gemahlener Zimt
2 Teelöffel Salz
220 g Weizenmehl Type 1050

Wasser und 2 Eßlöffel Honig in einer großen Schüssel vermischen. Hefe zerkrümeln und einrühren.

5 bis 10 Minuten zum Gärenlassen beiseite stellen.

200 g vom Vollkornmehl einrühren. 3 Minuten lang mit dem Handrührgerät mit Knethaken gut mixen (oder von Hand kräftig schlagen).

Äpfel, Walnüsse, Zimt, Salz und restlichen Honig zugeben.

Mehl Type 1050 untermengen.

Teig auf eine bemehlte Arbeitsfläche geben und genug vom restlichen Vollkornmehl einarbeiten, bis ein knetbarer Teig entsteht. Etwa 10 Minuten kneten, bis er glatt, elastisch und nur ein wenig klebrig ist.

Zu einer Kugel formen.

Eine sehr große Schüssel mit ein wenig Öl einfetten.

Den Teigball in der Schüssel wenden.

Schüssel zudecken und an einem warmen Ort (bis zu 37°C) etwa 1 Stunde lang aufgehen lassen, bis sich das Teigvolumen verdoppelt hat.

Zwei 20 cm lange Kastenformen leicht einölen.

Den Teig flachkneten und zweiteilen.

2 Brotlaibe formen und in die vorbereiteten Formen legen.

Zudecken und an einem warmen Ort 45 Minuten aufgehen lassen, bis sich das Volumen verdoppelt hat.

Ofen auf 190°C vorheizen.

Etwa 45 Minuten backen, bis die Brote hohl klingen, wenn Sie gegen die Unterseite klopfen.

Aus den Formen nehmen und auf einem Kuchengitter abkühlen lassen.

Pro Scheibe: 213 Kalorien/892 Joule; 3,7 g Fett (15% der Gesamtkalorienmenge), davon 0,8 g einfach ungesättigte Fettsäuren, 2,2 g mehrfach ungesättigte Fettsäuren und 0,3 g gesättigte Fettsäuren; 6,8 g Eiweiß; 41 g Kohlenhydrate; 4,4 g Ballaststoffe; 0 mg Cholesterin; 180 mg Natrium

Ergibt 2 große Brote; 24 Scheiben

Rosinenstrudelbrot

Rosinen, Zimt, Honig und Zucker sind in dieses Hefebrot eingerollt. Wie Sie sich vorstellen können, duftet es beim Backen ganz fantastisch.

Das Brot wird in Scheiben geschnitten und schmeckt so gut, wie es aussieht. Sie können es auch als Toastbrot nehmen.

Rosinenstrudelbrot eignet sich ausgezeichnet für Zwischenmahlzeiten. Bei uns zu Hause ist es besonders beliebt, darum backe ich meist gleich vier Brote gleichzeitig und friere zwei davon ein, lege das dritte in den Kühlschrank und stelle fest, daß das vierte kurz nach dem Abkühlen aufgegessen ist.

BACKZEIT: 35–50 MINUTEN

Teig

250 ml warme Magermilch (37°C)
250 ml warmes Wasser (37°C)
35 g Honig oder Ahornsirup
40 g Hefe
½ Teelöffel Salz
500-600 g Weizenvollkornmehl
4 Eßlöffel zerlassene Butter oder Margarine
2 Eßlöffel Vanillepulver
½ Teelöffel Zitronenextrakt oder geriebene Zitronenschale
½ Teelöffel gemahlener Zimt
¼ Teelöffel gemahlene Muskatnuß

Füllung

45 g Haushalts- oder Rohzucker
2 Eßlöffel gemahlener Zimt
½ Teelöffel gemahlene Muskatnuß
4 Eßlöffel Honig

Fortsetzung nächste Seite

4 Eßlöffel zerlassene Butter oder Margarine
120 g Rosinen

Für den Teig: Milch, Wasser und Honig oder Ahornsirup in einer großen Schüssel vermischen. Hefe zerkrümeln und einrühren. 5 bis 10 Minuten zum Gärenlassen beiseite stellen.

Salz und 200 g Mehl einrühren. 3 Minuten lang mit dem Handrührgerät mit Knethaken gut mixen (oder von Hand kräftig schlagen).

Butter oder Margarine, Vanillepulver, Zitronenextrakt oder -schale, Zimt und Muskatnuß einrühren.

Teig auf eine bemehlte Arbeitsfläche geben und vom restlichen Mehl soviel einarbeiten, bis ein knetbarer Teig entsteht. Etwa 10 Minuten kneten, bis er glatt und elastisch ist. Zu einer Kugel formen.

Eine sehr große Schüssel mit ein wenig Öl einfetten. Den Teigball in der Schüssel wenden. Schüssel zudecken und an einem warmen Ort (bis zu 37°C) etwa 1 Stunde lang aufgehen lassen, bis sich das Teigvolumen verdoppelt hat.

Zwei 20 cm lange Kastenformen leicht einölen.

Den Teig flachkneten, ein paar Minuten weiterkneten und zweiteilen. Jede Hälfte zu einem Rechteck ausrollen (ca. 20 x 30 cm).

Für die Füllung: Zucker, Zimt und Muskatnuß in einer Tasse vermischen.

In einer anderen Tasse Honig und Butter oder Margarine mischen.

Die beiden Teigrechtecke mit der Honigmischung bestreichen. Zuckermischung und Rosinen darüberstreuen.

Die Teigstücke der Länge nach aufrollen, die Enden der Brote und die Teignaht mit den Fingern glattstreichen und in die vorbereiteten Formen legen.

Zudecken und an einem warmen Ort 30 Minuten gehen lassen, bis sich das Volumen verdoppelt hat.

Ofen auf 180°C vorheizen.

35 bis 50 Minuten backen, bis die Brote auf der Oberseite hellbraun werden.

Aus den Formen nehmen und auf einem Kuchengitter abkühlen lassen.

Pro Scheibe: 140 Kalorien/586 Joule; 2,5 g Fett (15% der Gesamtkalorienmenge), davon 0,7 g

einfach ungesättigte Fettsäuren, 0,3 g mehrfach ungesättigte Fettsäuren und 1,4 g gesättigte Fettsäuren; 3,8 g Eiweiß; 27,5 g Kohlenhydrate; 3,1 g Ballaststoffe; 6 mg Cholesterin; 52 mg Natrium

Ergibt 2 große Brote; 24 Scheiben

Müslibrot

Großartig zum Frühstück oder für zwischendurch mit Marmelade oder fettfreiem Frischkäse oder Magerquark. Bei so vielen Früchten, Nüssen, Samen und anderen Zutaten gibt es ordentlich etwas zu knuspern und zu knacken. Wenn Sie ein schweres Brot mögen, können Sie Weizenvollkornmehl anstelle der Type 1050 verwenden. Das ist eines von Roberts Lieblingsbroten für Zwischenmahlzeiten.

BACKZEIT: 45 MINUTEN

500 ml warmes Wasser (37°C)
4 Eßlöffel Honig
70 g Hefe
440-500 g Weizenmehl Type 1050
100 g Haferflocken
110 g Vollkornmehl (z. B. Roggen-, Mais-, Naturreis-, Hafer- oder Hirsemehl)
70 g gehackte getrocknete Aprikosen
80 g Rosinen oder ein anderes Trockenobst
1 Apfel, geschält, entkernt und fein gewürfelt
35 g gehackte Walnüsse
35 g Sonnenblumenkerne
35 g Kürbiskerne
30 g Sesam
25 g Hafer- oder Weizenkleie
1 Teelöffel Salz

Wasser und Honig in einer großen Schüssel vermischen. Hefe zerkrümeln und einrühren.

5 bis 10 Minuten zum Gärenlassen beiseite stellen.

200 g des Mehls Type 1050 einrühren. 3 Minuten lang mit

Fortsetzung nächste Seite

dem Handrührgerät mit Knethaken gut mixen (oder von Hand kräftig schlagen).

Haferflocken, Vollkornmehl, Aprikosen, Rosinen oder anderes Trockenobst, Apfel, Walnüsse, Sonnenblumenkerne, Kürbiskerne, Sesam, Kleie und Salz zugeben.

Teig auf eine bemehlte Arbeitsfläche geben und soviel vom restlichen Mehl der Type 1050 einarbeiten, bis ein knetbarer, ein wenig klebriger Teig entsteht. Etwa 10 Minuten kneten, bis er glatt und elastisch ist. Zu einer Kugel formen.

Eine sehr große Schüssel mit ein wenig Öl einfetten.

Den Teigball in der Schüssel wenden.

Schüssel zudecken und an einem warmen Ort (bis zu 37°C) etwa 1 Stunde lang aufgehen lassen, bis sich das Teigvolumen verdoppelt hat.

Ein Backblech mit Backpapier auslegen. Den Teig flachkneten und zweiteilen. 2 runde Brotlaibe formen und auf das vorbereitete Backblech legen.

Zudecken und an einem warmen Ort 30 bis 45 Minuten aufgehen lassen, bis sich das Volumen verdoppelt hat.

Ofen auf 180°C vorheizen. Etwa 45 Minuten backen, bis die Brote hohl klingen, wenn Sie gegen die Unterseite klopfen. Vom Backblech nehmen und auf einem Kuchengitter abkühlen lassen.

Pro Scheibe: 165 Kalorien/691 Joule; 3,5 g Fett (19% der Gesamtkalorienmenge), davon 0,9 g einfach ungesättigte Fettsäuren, 1,8 g mehrfach ungesättigte Fettsäuren und 0,4 g gesättigte Fettsäuren; 5,2 g Eiweiß; 29,6 g Kohlenhydrate; 2,4 g Ballaststoffe; 0 mg Cholesterin; 269 mg Natrium

Ergibt 2 Brote; 24 Scheiben

Vollkorn-Zimtschnecken

Herkömmliche Zimtschnecken werden mit Auszugsmehl und einem klebrigen, fettreichen Sirup hergestellt. Meine Variante ist fettarm und mit Vollkornmehl gebacken. Diese sehr großen Schnecken ergeben ein köstliches und sättigendes Frühstück oder eine Zwischenmahlzeit.

80 ml warmes Wasser (37°C)
1 Teelöffel und 75 g Honig
60 g Hefe
500 ml warme Magermilch (37°C)
2 Eier
1 Teelöffel Salz
220 g Weizenmehl Type 1050
550-650 g Weizenvollkornmehl
8 Eßlöffel zerlassene Butter oder Margarine
150 g Rohzucker
6 Eßlöffel gemahlener Zimt
150 Rosinen (falls erwünscht)

BACKZEIT: 20–25 MINUTEN

Wasser und 1 Teelöffel Honig in einer großen Schüssel vermischen. Hefe zerkrümeln und einrühren.

5 bis 10 Minuten zum Gärenlassen beiseite stellen.

Milch, Eier, Salz und 75 g Honig einrühren. Das Mehl Type 1050 und 200 g des Weizenvollkornmehls einkneten. 3 Minuten lang mit dem Handrührgerät mit Knethaken gut mixen (oder von Hand kräftig schlagen). Teig auf eine bemehlte Arbeitsfläche geben und genug vom restlichen Vollkornmehl einarbeiten, bis ein knetbarer Teig entsteht. Etwa 10 Minuten kneten, bis er glatt und elastisch ist. Zu einer Kugel formen.

Eine sehr große Schüssel mit ein wenig Öl einfetten. Den Teigball in der Schüssel wenden. Schüssel zudecken und an einem warmen Ort (bis zu 37°C) etwa 1 Stunde lang aufgehen lassen, bis sich das Teigvolumen verdoppelt hat.

Eine mindestens 30 x 40 cm große Backform leicht einölen, dann mit ein wenig Butter oder Margarine bestreichen. Mit 20 g Rohzucker und 2 Eßlöffeln Zimt bestreuen.

Den Teig flachkneten und auf eine leicht bemehlte Arbeitsfläche legen. Zu einem großen Rechteck ausrollen (ca. 45 x 60 cm).

Den Teig mit der restlichen Butter oder Margarine bestreichen. Mit den Rosinen (falls verwendet), den restlichen 130 g Zucker und den restlichen 4 Eßlöffeln Zimt bestreuen.

Den Teig von einer der längeren Seiten her aufrollen, die Enden und Kanten zusammenkneifen und glattstreichen. Mit einem scharfen Messer in 12 gleich große Scheiben schneiden.

Die Scheiben flach in die Backform legen (zwischen den

Schnecken etwa 2,5 cm Platz lassen). An einem warmen Ort etwa 45 Minuten aufgehen lassen, bis sich das Volumen verdoppelt hat.

Ofen auf 180°C vorheizen. 20 bis 25 Minuten backen, bis die Schnecken oben braun werden. Aus dem Ofen nehmen und in der Backform abkühlen lassen.

Pro Schnecke: 557 Kalorien/2.332 Joule; 6,4 g Fett (10% der Gesamtkalorienmenge), davon 1,7 g einfach ungesättigte Fettsäuren, 0,8 g mehrfach ungesättigte Fettsäuren und 3,1 g gesättigte Fettsäuren; 13,1 g Eiweiß; 118,7 g Kohlenhydrate; 8 g Ballaststoffe; 47 mg Cholesterin; 229 mg Natrium

Ergibt 12 Schnecken

Französische Brotstangen

Lange Brotstangen mit hübscher Spiralform. Sie sind überraschend saftig und werden großzügig mit Sesam und Mohn bestreut.

BACKZEIT: 20–30 MINUTEN

300 ml warmes Wasser (37°C)
4 Eßlöffel Honig
30 g Hefe
½ Teelöffel Salz
170 g Weizenvollkornmehl
170 g Weizenmehl Type 1050
1 Eiweiß
2 Eßlöffel Raps- oder Olivenöl
6 Eßlöffel Mohn
2 Eßlöffel Sesam
1 Teelöffel Knoblauchpulver

Wasser und Honig in einer großen Schüssel vermischen. Hefe zerkrümeln und einrühren.

5 bis 10 Minuten zum Gärenlassen beiseite stellen.

Salz und 100 g Weizenvollkornmehl zugeben. 3 Minuten lang mit dem Handrührgerät mit Knethaken gut mixen (oder von Hand kräftig schlagen).

Teig auf eine bemehlte Arbeitsfläche geben und die restlichen 70 g Vollkornmehl und soviel Mehl Type 1050 einarbeiten, bis ein knetbarer, ein wenig klebriger Teig entsteht. Etwa 10 Minuten kneten, bis er glatt und elastisch ist. Zu einer Kugel formen.

Eine sehr große Schüssel mit ein wenig Öl einfetten.

Den Teigball in der Schüssel wenden. Schüssel zudecken und an einem warmen Ort (bis zu 37°C) etwa 1 Stunde lang aufgehen lassen, bis sich das Teigvolumen verdoppelt hat.

Ein Backblech mit Backpapier auslegen oder leicht einölen.

Den Teig flachkneten und in 12 Stücke teilen.

Jedes Teigstück zu einer langen, dünnen Stange rollen und wie eine Kordel zusammendrehen, so daß Teigspiralen entstehen. Mit ein wenig Abstand voneinander auf das vorbereitete Backblech legen (die Enden etwas festdrücken, weil sich die Teigspiralen sonst leicht aufdrehen).

Leicht zudecken und an einem warmen Ort 20 bis 30 Minuten aufgehen lassen, bis sich das Volumen verdoppelt hat.

Ofen auf 190°C vorheizen.

In einer Tasse das Eiweiß und Öl leicht verquirlen. Mohn, Sesam und Koblauchpulver in einer anderen Tasse vermischen.

Die Brotstangen mit der Eiweißmischung bestreichen und mit der Mohn-Sesam-Mischung bestreuen. 20 bis 30 hellbraun backen. Vor dem Servieren leicht abkühlen lassen.

Pro Scheibe: 149 Kalorien/624 Joule; 2,9 g Fett (17% der Gesamtkalorienmenge), davon 1 g einfach ungesättigte Fettsäuren, 1,3 g mehrfach ungesättigte Fettsäuren und 0,3 g gesättigte Fettsäuren; 4,9 g Eiweiß; 26,8 g Kohlenhydrate; 2,4 g Ballaststoffe; 0 mg Cholesterin; 95 mg Natrium

Ergibt 12 Brotstangen

Vollkorn-Bagel

Auf österreichisch heißen diese leckeren Hefekringel Beugel, sie stammen aus der jüdischen Küche und sind in Amerika so beliebt, daß es dort ganze Bagel shops *gibt, wo nur Bagels verschiedener Sorten mit leckeren Belägen für jeden Geschmack verkauft werden.*

Der größte Unterschied zwischen einem Brötchen und einem Bagel ist nicht nur das Loch in der Mitte, sondern auch die Tatsache, daß Bagels vor dem Backen gekocht werden.

Diese Bagels aus Vollkornmehl lassen sich gut einfrieren und schmecken auch ohne Belag oder getoastet hervorragend.

Durch die Beigabe des Weinstein-Backpulvers zum Kochwasser können die Bagels beim Kochen nicht schrumpfen.

BACKZEIT: 15–20 MINUTEN

750 ml warmes Wasser (37°C)
6 Eßlöffel Honig
60 g Hefe
1 Teelöffel Salz
900 g Weizenvollkornmehl
6 Eßlöffel Weinstein-Backpulver

Wasser und Honig in einer sehr großen Schüssel vermischen. Hefe zerkrümeln und einrühren.

5 bis 10 Minuten zum Gärenlassen beiseite stellen.

Salz und 300 g Mehl zugeben. 3 Minuten lang mit dem Handrührgerät mit Knethaken gut mixen (oder von Hand kräftig schlagen).

Teig auf eine bemehlte Arbeitsfläche geben und soviel vom restlichen Mehl einarbeiten, bis ein knetbarer, aber weicher Teig entsteht. Etwa 10 Minuten kneten, bis er glatt und elastisch ist. Zu einer Kugel formen.

Eine sehr große Schüssel mit ein wenig Öl einfetten.

Den Teigball in der Schüssel wenden. Schüssel zudecken und an einem warmen Ort (bis zu 37°C) etwa 1 Stunde lang aufgehen lassen, bis sich das Teigvolumen verdoppelt hat.

Einen sehr großen Topf mit Wasser zum Kochen bringen. Weinstein-Backpulver zugeben.

Den Teig flachkneten und in 16 Stücke teilen. Jedes Teigstück zu einer 17-20 cm langen Rolle formen. Je einen Tropfen Wasser auf die Teigenden geben und die Teigrolle zu einem Kringel schließen, dabei die Enden sanft zusammendrücken.

Vorsichtig ein paar Bagels auf einmal in das kochende Wasser gleiten lassen (nicht zu viele auf einmal, sie gehen noch auf). 2 Minuten kochen. Mit einem Schaumlöffel umdrehen und weitere 2 Minuten kochen lassen.

Bagels aus dem Topf heben und auf einem Kuchengitter abtropfen lassen. Die restlichen Bagels auf die gleiche Weise vorkochen.

Ein Backblech mit Backpapier auslegen oder leicht einölen; Bagels auflegen.

Ofen auf 200°C vorheizen. 15 bis 20 Minuten backen, bis die Bagels knusprig und hellbraun sind.

Pro Bagel: 220 Kalorien/921 Joule; 1,2 g Fett (5% der Gesamtkalorienmenge), davon 0,2 g einfach ungesättigte Fettsäuren, 0,5 g mehrfach ungesättigte Fettsäuren und 0,2 g gesättigte Fettsäuren; 8,8 g Eiweiß; 47,3 g Kohlenhydrate; 7,6 g Ballaststoffe; 0 mg Cholesterin; 136 mg Natrium

Ergibt 16 Bagels

Varianten

Mohnbagels: Bagels vor dem Backen mit einem verquirltem Eiweiß bestreichen und mit Mohn bestreuen. (Anstelle des Mohns können Sie auch Sesam, gehackte Zwiebeln oder gehackten Knoblauch verwenden.)

Pro Bagel: 225 Kalorien/942 Joule; 1,5 g Fett (6% der Gesamtkalorienmenge), davon 0,2 g einfach ungesättigte Fettsäuren, 0,7 g mehrfach ungesättigte Fettsäuren und 0,2 g gesättigte Fettsäuren; 9,1 g Eiweiß; 47,5 g Kohlenhydrate; 7,6 g Ballaststoffe; 0 mg Cholesterin; 140 mg Natrium

Zimt-Rosinenbagels: Statt 6 Eßlöffeln Honig nur 75 g verwenden. Nach dem ersten kräftigen Mixen des Teigs (vor dem Einarbeiten des restlichen Mehls) 120 g Rosinen und 2 Eßlöffel gemahlenen Zimt zugeben.

Pro Bagel: 262 Kalorien/1.097 Joule; 1,2 g Fett (4% der Gesamtkalorienmenge), davon 0,2 g einfach ungesättigte Fettsäuren, 0,5 g mehrfach ungesättigte Fettsäuren und 0,2 g gesättigte

Fortsetzung nächste Seite

Fettsäuren; 9 g Eiweiß; 58,4 g Kohlenhydrate; 7,9 g Ballaststoffe; 0 mg Cholesterin; 138 mg Natrium

Apfel-Zimtbagel: Statt 6 Eßlöffeln Honig nur 75 g verwenden. Nach dem ersten kräftigen Mixen des Teigs (vor dem Einarbeiten des restlichen Mehls) 200 g geschälte und fein gewürfelte Äpfel und 2 Eßlöffel gemahlenen Zimt zugeben.

Pro Bagel: 251 Kalorien/1.051 Joule; 1,3 g Fett (4% der Gesamtkalorienmenge), davon 0,2 g einfach ungesättigte Fettsäuren, 0,5 g mehrfach ungesättigte Fettsäuren und 0,2 g gesättigte Fettsäuren; 8,8 g Eiweiß; 47,3 g Kohlenhydrate; 7,8 g Ballaststoffe; 0 mg Cholesterin; 137 mg Natrium

Roggenbagel: Nach dem ersten kräftigen Mixen des Teigs (vor dem Einarbeiten des restlichen Mehls) 100 g Roggenmehl und 2 Teelöffel Kümmelkörner zugeben.

Pro Bagel: 246 Kalorien/1.030 Joule; 1,3 g Fett (5% der Gesamtkalorienmenge), davon 0,2 g einfach ungesättigte Fettsäuren, 0,5 g mehrfach ungesättigte Fettsäuren und 0,2 g gesättigte Fettsäuren; 9,4 g Eiweiß; 53,1 g Kohlenhydrate; 8,4 g Ballaststoffe; 0 mg Cholesterin; 138 mg Natrium

Gefülltes Brot

Gefülltes Brot ist leicht gemacht. Sie rollen einfach den Teig zu einem großen Rechteck aus und bestreuen es mit den von Ihnen gewünschten Zutaten. Dann wird der Teig vor dem Backen wie eine Biskuitrolle aufgerollt. Beim Anschneiden kommt die Füllung schneckenförmig in jeder Scheibe zutage.

Die folgenden Brote mit herzhafter Füllung sind ideal für ein leichtes Mittag- oder Abendessen. Mit einem Salat oder einem Teller Suppe haben Sie eine vollständige Mahlzeit. Eine oder zwei Scheiben ergeben auch ohne Belag eine leckere Zwischenmahlzeit.

Gefülltes Brot läßt sich gut einfrieren. Es schmeckt herrlich, wenn es aufgewärmt wird, ist jedoch auch kalt ein Genuß. Sehen Sie meine Rezepte als Inspiration für Ihre eigenen Kreationen an. Hier einige der liebsten Füllungen meiner Familie:

- Geräucherte Putenbrust, fettreduzierter Provolone (italienischer Hartkäse), Dijon-Senf und und gehäutete Gemüsepaprika
- Sonnengetrocknete Tomaten, frisches Basilikum, Parmesan und Eiertomaten
- Schwarze Bohnen, Gouda (Viertelfettstufe), fettfrei eingelegte Gewürzpaprika, frischer Koriander und fettarme saure Sahne
- Ratatouille (Seite 322) und fettreduzierter Mozzarella
- Gedünstetes Putenbrusthack, Zwiebeln, Champignons, Möhren, Thymian, Basilikum, Dijon-Senf und geraspelter Käse (beliebige Sorte, Viertelfett- oder Halbfettstufe)

Gefülltes Brot mit Spinat und Feta-Käse

Wenn es Ihnen lieber ist, können Sie anstelle des selbstgemachten Teigs auch tiefgefrorenen gekauften Teig verwenden. Sie müssen ihn vor der Verarbeitung nur auftauen lassen.

Auf Wunsch verdoppeln Sie die Zutaten für die Füllung, aber ich finde, sie ist auch so kräftig genug im Geschmack. Noch herzhafter wird das Brot, wenn Sie nur Vollkornmehl verwenden.

BACKZEIT: 45 MINUTEN

Teig

500 ml warmes Wasser (37°C)
2 Eßlöffel Zucker oder Honig
60 g Hefe
220 g Weizenvollkornmehl
1½ Teelöffel Salz
330-400 g Weizenmehl Type 1050

Füllung

2 Teelöffel Olivenöl
65 g gehackte rote Zwiebeln
10 Knoblauchzehen, in dünne Scheiben geschnitten
300 g Spinat, grob gehackt
2 Teelöffel Zucker

Salz
Frisch gemahlener schwarzer Pfeffer
120 g geraspelter, fettarmer Schweizer Käse
120 g Feta-Käse, zerkrümelt
1 Ei, leicht verquirlt
4 Eßlöffel Sesam oder Mohn

Für den Teig: Wasser und Zucker oder Honig in einer großen Schüssel vermischen. Hefe zerkrümeln und einrühren. 5 bis 10 Minuten zum Gärenlassen beiseite stellen.

Salz und Weizenvollkornmehl einrühren. 3 Minuten lang mit dem Handrührgerät mit Knethaken gut mixen (oder von Hand kräftig schlagen).

Teig auf eine bemehlte Arbeitsfläche geben und soviel Mehl Type 1050 einarbeiten, bis ein knetbarer Teig entsteht. Etwa 10 Minuten kneten, bis er glatt und elastisch ist. Zu einer Kugel formen.

Eine sehr große Schüssel mit ein wenig Öl einfetten. Den Teigball in der Schüssel wenden. Schüssel zudecken und an einem warmen Ort (bis zu 37°C) etwa 1 Stunde lang aufgehen lassen, bis sich das Teigvolumen verdoppelt hat.

Für die Füllung: Das Öl bei mittlerer Hitze in einer großen beschichteten Pfanne erwärmen.

Zwiebeln und Knoblauch 3 Minuten in der Pfanne anschwitzen. Spinat, Zucker und Salz und Pfeffer nach Geschmack zugeben.

Unter häufigem Rühren etwa 10 Minuten garen, bis der größte Teil der Flüssigkeit verdampft ist. Beiseite stellen.

Ein Backblech mit Backpapier auslegen.

Den Teig flachkneten, zweiteilen und auf eine leicht bemehlte Arbeitsfläche legen. Jede Hälfte zu einem Rechteck ausrollen (ca. 25 x 37 cm).

Schweizer Käse, Feta und Spinatmischung gleichmäßig über beide Teigstücke verteilen.

Mit der schmaleren Seite beginnend aufrollen, die Enden mit den Fingern schließen und glattstreichen.

Die Brote mit der Teignaht nach unten auf das vorbereitete Backblech legen, dazwischen ausreichend Platz lassen, weil sie beim Backen noch aufgehen.

Mit einem scharfen Messer auf jedem Laib drei 2,5 cm tiefe Schlitze einschneiden. Die Oberfläche leicht mit etwas verquirltem Ei bestreichen und mit Sesam und Mohn bestreuen.

Ofen auf 180°C vorheizen. Etwa 45 Minuten backen, bis die Füllung aus den Seiten quillt und die Brote oben schön braun sind. Aus dem Ofen nehmen und vor dem Anschneiden und Servieren auf dem Backblech etwa 30 Minuten abkühlen lassen.

Pro Scheibe: 163 Kalorien/682 Joule; 3,3 g Fett (18% der Gesamtkalorienmenge), davon 0,8 g einfach ungesättigte Fettsäuren, 0,4 g mehrfach ungesättigte Fettsäuren und 1,5 g gesättigte Fettsäuren; 7 g Eiweiß; 26,6 g Kohlenhydrate; 2,6 g Ballaststoffe; 13 mg Cholesterin; 307 mg Natrium

Ergibt 2 Brote; 20 Scheiben

Brot mit Gemüsefüllung

Zur Abwechslung können Sie auch andere Gemüsesorten als die hier vorgeschlagenen verwenden. Spargel, Artischockenherzen, sonnengetrocknete Tomaten, Gemüsepaprika und auch Brokkoli eignen sich gut.

BACKZEIT: 45 MINUTEN

Teig

500 ml warmes Wasser (37°C)
2 Eßlöffel Zucker oder Honig
60 g Hefe
220 g Weizenvollkornmehl
1 ½ Teelöffel Salz
330-400 g Weizenmehl Type 1050

Füllung

2 Teelöffel Olivenöl
120 g rote Zwiebeln, in dünne Scheiben geschnitten
12 Knoblauchzehen, in dünne Scheiben geschnitten
2 Zucchini, geviertelt und in dünne Scheiben geschnitten
225 g Pilze, in Scheiben geschnitten
90 g in Streifen geschnittene rote Gemüsepaprika
25 g gehackte frische Petersilie
6 Eßlöffel gehacktes frisches Basilikum
Salz
Frisch gemahlener schwarzer Pfeffer
225 g geraspelter Mozzarella „light“
50 g geraspelter Parmesan

1 Ei, leicht verquirlt
4 Eßlöffel Sesam oder Mohn

Für den Teig: Wasser und Zucker oder Honig in einer großen Schüssel vermischen. Hefe zerkrümeln und einrühren. 5 bis 10 Minuten zum Gärenlassen beiseite stellen.

Salz und Weizenvollkornmehl einrühren. 3 Minuten lang mit dem Handrührgerät mit Knethaken gut mixen (oder von Hand kräftig schlagen). Teig auf eine bemehlte Arbeitsfläche geben und genug des Mehls Type 1050 einarbeiten, bis ein knetbarer Teig entsteht. Etwa 10 Minuten kneten, bis er glatt und elastisch ist. Zu einer Kugel formen.

Eine sehr große Schüssel mit ein wenig Öl einfetten. Den Teigball in der Schüssel wenden. Schüssel zudecken und an einem warmen Ort (bis zu 37°C) etwa 1 Stunde lang aufgehen lassen, bis sich das Teigvolumen verdoppelt hat.

Für die Füllung: Das Öl bei mittlerer Hitze in einer großen beschichteten Pfanne erwärmen. Zwiebeln und Knoblauch 3 Minuten anschwitzen. Zucchini, Pilze, rote Paprika, Petersilie, Basilikum und Salz und Pfeffer nach Geschmack zugeben. Etwa 15 Minuten dünsten, dabei häufig umrühren, bis der größte Teil der Flüssigkeit verdampft ist. Beiseite stellen.

Ein Backblech mit Backpapier auslegen. Den Teig flachkneten, zweiteilen und auf eine leicht bemehlte Arbeitsfläche legen. Jede Hälfte zu einem Rechteck ausrollen (ca. 25 x 35 cm). Mozzarella, Parmesan und Gemüsemischung gleichmäßig über beide Teigstücke verteilen.

Mit der schmaleren Seite beginnend aufrollen, die Enden mit den Fingern schließen und glattstreichen.

Die Brote mit der Teignaht nach unten auf das vorbereitete Backblech legen, dazwischen ausreichend Platz lassen, weil sie beim Backen noch aufgehen.

Mit einem scharfen Messer auf jedem Laib drei 2,5 cm tiefe Schlitze einschneiden. Die Oberfläche mit ein wenig verquirltem Ei bestreichen und mit Sesam und Mohn bestreuen.

Ofen auf 180°C vorheizen. Etwa 45 Minuten backen, bis die Füllung aus den Seiten quillt und die Brote oben schön braun sind. Aus dem Ofen nehmen und vor dem Anschneiden und Servieren auf dem Backblech etwa 30 Minuten abkühlen lassen.

Pro Scheibe: 180 Kalorien/754 Joule; 4,1 g Fett (20% der Gesamtkalorienmenge), davon 1,2 g einfach ungesättigte Fettsäuren, 0,6 g mehrfach ungesättigte Fettsäuren und 1,8 g gesättigte Fettsäuren; 8,9 g Eiweiß; 27,8 g Kohlenhydrate; 2,6 g Ballaststoffe; 14 mg Cholesterin; 263 mg Natrium

Ergibt 2 Brote; 20 Scheiben

Brot-Exoten

Mit nur einem Grundrezept können Sie Ihrer Phantasie beim Backen freien Lauf lassen und originelle Brotsorten backen, wie es sie in keinem Geschäft zu kaufen gibt. Mit diesem Teigrezept arbeite ich besonders gern.

BACKZEIT: 30–45 MINUTEN

375 ml warmes Wasser (37°C)
8 Eßlöffel Honig oder Zucker
40 g Hefe
275 g Weizenvollkornmehl
1½ Teelöffel Salz
Sonderzutaten (siehe unten)
100-200 g Weizenmehl Type 1050

Wasser und 2 Eßlöffel Honig in einer großen Schüssel vermischen. Hefe zerkrümeln und einrühren. 5 bis 10 Minuten zum Gärenlassen beiseite stellen.

175 g Weizenvollkornmehl und den restlichen Honig oder Zucker einrühren. 3 Minuten lang mit dem Handrührgerät mit Knethaken gut mixen (oder von Hand kräftig schlagen).

Salz und Sonderzutaten Ihrer Wahl untermischen.

Teig auf eine bemehlte Arbeitsfläche geben, die restlichen 100 g Weizenvollkornmehl und soviel Mehl Type 1050 einarbeiten, bis ein knetbarer Teig entsteht. Etwa 10 Minuten kneten, bis er glatt und elastisch ist. Zu einer Kugel formen.

Eine sehr große Schüssel mit ein wenig Öl einfetten. Den Teigball in der Schüssel wenden.

Schüssel zudecken und an einem warmen Ort (bis zu 37°C) etwa 1 Stunde lang aufgehen lassen, bis sich das Teigvolumen verdoppelt hat.

Ein Backblech mit Backpapier auslegen.

Den Teig flachkneten, zu einem runden Laib formen und auf das vorbereitete Backblech legen.

Zudecken und an einem warmen Ort 45 Minuten aufgehen lassen, bis das Brot etwa doppelt so groß ist.

Ofen auf 180°C vorheizen. 30 bis 45 Minuten backen, bis das Brot hohl klingt, wenn Sie gegen die Unterseite klopfen. Vom Backblech nehmen und auf einem Kuchengitter abkühlen lassen.

Pro Scheibe (ohne Sonderzutaten): 147 Kalorien/615 Joule; 0,6 g Fett (4% der Gesamtkalorienmenge), davon 0,1 g einfach ungesättigte Fettsäuren, 0,2 g mehrfach ungesättigte Fettsäuren und 0,1 g gesättigte Fettsäuren; 4,9 g Eiweiß; 32,1 g Kohlenhydrate; 3,4 g Ballaststoffe; 0 mg Cholesterin; 268 mg Natrium

Ergibt 1 Brot; 12 Scheiben

Sonderzutaten

Sonnengetrocknete Tomaten und Basilikum: 30-60 g sonnengetrocknete Tomaten mit kochendem Wasser begießen und 5 Minuten einweichen lassen. Abtropfen lassen und in Streifen schneiden oder fein würfeln. Tomaten sowie 25 g geriebenen Parmesan und 6 Eßlöffel frisches gehacktes Basilikum zu dem im Grundrezept angegebenen Zeitpunkt unter den Teig mischen.

Pro Scheibe: 163 Kalorien/682 Joule; 1,3 g Fett (7% der Gesamtkalorienmenge), davon 0,3 g einfach ungesättigte Fettsäuren, 0,3 g mehrfach ungesättigte Fettsäuren und 0,5 g gesättigte Fettsäuren; 6 g Eiweiß; 33,8 g Kohlenhydrate; 3,6 g Ballaststoffe; 2 mg Cholesterin; 310 mg Natrium

Getrocknete Kirschen und Orangen: 160 g getrocknete Kirschen, 75 g Honig und 2 Eßlöffel geriebene Orangenschale zu dem im Grundrezept angegebenen Zeitpunkt unter den Teig mischen.

Pro Scheibe: 200 Kalorien/837 Joule; 0,6 g Fett (3% der Gesamtkalorienmenge), davon 0,1 g einfach ungesättigte Fettsäuren, 0,2 g mehrfach ungesättigte Fettsäuren und 0,1 g gesättigte Fettsäuren; 4,9 g Eiweiß; 45,9 g Kohlenhydrate; 4,3 g Ballaststoffe; 0 mg Cholesterin; 269 mg Natrium

Gewürzpaprika oder Chilis und Gouda: 120 g geriebenen, reifen Gouda (Viertel- oder Halbfettstufe) zugeben, sowie auf Wunsch die gleiche Menge fein gehackter grüner Gewürzpaprika. Zu dem im Grundrezept angegebenen Zeitpunkt unter den Teig mischen.

Pro Scheibe: 171 Kalorien/716 Joule; 2 g Fett (10% der Gesamtkalorienmenge), davon 0,1 g einfach ungesättigte Fettsäuren, 0,2 g mehrfach ungesättigte Fettsäuren und 0,8 g gesättigte Fettsäuren; 6,9 g Eiweiß; 32,8 g Kohlenhydrate; 3,5 g Ballaststoffe; 5 mg Cholesterin; 402 mg Natrium

Safran und geröstete Pinienkerne: ¼ Teelöffel Safranfäden 15 Minuten lang in 4 Eßlöffel heißem Wasser einweichen.

25 g Pinienkerne in einer trockenen Pfanne (oder im 180°C heißen Ofen) rösten, bis sie gerade hellbraun werden (gut im Auge behalten, sie verbrennen leicht).

Safran und Einweichwasser, Pinienkerne und 35 g Honig zu dem im Grundrezept angegebenen Zeitpunkt unter den Teig mischen.

Pro Scheibe: 186 Kalorien/779 Joule; 2,3 g Fett (11% der Gesamtkalorienmenge), davon 0,1 g einfach ungesättigte Fettsäuren, 0,2 g mehrfach ungesättigte Fettsäuren und 0,1 g gesättigte Fettsäuren; 5,7 g Eiweiß; 38,3 g Kohlenhydrate; 3,5 g Ballaststoffe; 0 mg Cholesterin; 269 mg Natrium

Fenchel und Anis: ½ Teelöffel Fenchelsamen und ½ Teelöffel Anissamen leicht zerquetschen.

Die Samen, 75 g Honig und ¼ Teelöffel Mandelextrakt zu dem im Grundrezept angegebenen Zeitpunkt unter den Teig mischen.

Pro Scheibe: 191 Kalorien/800 Joule; 0,6 g Fett 3% der Gesamtkalorienmenge), davon 0,1 g einfach ungesättigte Fettsäuren, 0,2 g mehrfach ungesättigte Fettsäuren und 0,1 g gesättigte Fettsäuren; 4,9 g Eiweiß; 43,6 g Kohlenhydrate; 3,5 g Ballaststoffe; 0 mg Cholesterin 269 mg Natrium

Gemüse: 30 g grob gehackte Zwiebeln, 1 Möhre, ½ grüne oder rote Gemüsepaprika und 1 Knoblauchzehe in der Küchenmaschine fein zerkleinern (mehrmals ein- und ausschalten). Die Gemüsemischung, 50 g geriebenen Parmesan, 1 Teelöffel getrocknetes Basilikum und 1 Teelöffel getrocknetes Oregano zu dem im Grundrezept angegebenen Zeitpunkt unter den Teig mischen.

Pro Scheibe: 172 Kalorien/720 Joule; 1,9 g Fett (10% der Gesamtkalorienmenge), davon 0,5 g einfach ungesättigte Fettsäuren, 0,3 g mehrfach ungesättigte Fettsäuren und 0,9 g gesättigte Fettsäuren; 6,8 g Eiweiß; 33,6 g Kohlenhydrate; 3,7 g Ballaststoffe; 3 mg Cholesterin; 348 mg Natrium.

Stichwortverzeichnis

Hinweis: Unterstrichene Seitenzahlen verweisen auf eingerahmten Text, **fettgedruckte** Seitenzahlen auf Illustrationen, *kursive* auf Tabellen. Ein Verzeichnis der Rezepte und der wichtigsten Zutaten finden Sie ab Seite 502.

A

B

C

D

E

F

G

H

I

J

K

L

M

N

O

Rezeptverzeichnis

Hinweis: Unterstrichene Seitenzahlen verweisen auf eingerahmten Text

B

C

H

I

J

K

L

M

N

O

P

Q

R

S

T

V

Personenverzeichnis

LIZ APPLEGATE, PH.D.,
Dozentin für Ernährungswissenschaften an der University of California in Davis, USA

LOUIS ARONNE, M.D
Direktor des Comprehensive Weight Control Center am New York Hospital Cornell Medical Center, New York City

MARILYN BAGWELL, R.N., PH.D

BRIGHAM YOUNG
University in Provo, Utah

BAILEY COVERT
Autor von The *New Fit or Fat* und *Burning Fat, Getting Fit* (in Deutschland erschienen als: *Fett verlieren, Form gewinnen*)

BAILEY, STEPHEN,
Ph.D., biologischer Anthropologe der Tufts University in Medford, Massachusetts

NEIL BARNARD, M.D
George Washington University School of Medicine, Präsident des Physician's Committee for Responsible Medicine und Autor des Buches *Food For Life*

HERBERT BENSON, M.D
Professor für Medizin, Harvard Medical School und Präsident des Mind/Body Medical Institute am Deaconess Hospital in Boston

L. GEORGE BLACKBURN, M.D., PH.D.,
Chirurgieprofessor an der Harvard Medical School und Leiter des Nutrition Metabolism Laboratory am Deaconess Hospital in Boston

Steven N. Blair, P.E.D.,
Präsident des American College of Sports Medicine und Direktor für Epidemiologie am Cooper Institute for Aerobics Research in Dallas

Donald Bliwise, Ph.D.,
Direktor des Sleep Disorders Center an der medizinischen Fakultät der Emory University, Atlanta

Kelly D. Brownell, Ph.D
eine der Direktorinnen der Eating and Weight Disorders Clinic an der Yale University, USA

Robert Butler, M.D
Leiter der Abteilung für Alters- und Erwachsenenmedizin, Mount Sinai Medical Center, New York City

Cailliet, René
Leiter der Abteilung für Rehabilitationsmedizin an der University of Southern California School of Medicine, Los Angeles

C. Wayne Callaway, M.D
Spezialist für Fettleibigkeit, Klinikprofessor an der George Washington University in Washington D.C. und ehemaliger Direktor der Nutrition and Lipid Clinic an der Mayo Clinic in Rochester, USA

Cris Carlin, R.D
Diätetiker, USA

Dallas Clouatre, Ph.D.
Autor des Buches *The Complete Guide to Anti-Fat Nutrients*

Michael Colgan, Ph.D.
Ernährungsforscher und Gastdozent an der Rockefeller University, USA

Kenneth H.Cooper, M.D.
Begründer und Vorsitzender des Cooper Institute of Aerobics Research in Dallas, USA

Charles Czeisler, M.D
Leiter einer dreijährigen Harvard-Studie über Lichteinwirkung auf das Gehirn, USA

Elliot Danforth, M.D
Direktor für klinische Forschung, College of Medicine, University of Vermont, Burlington, USA

Ellington Darden, Ph.D
Sportwissenschaftler und Forschungsdirektor von Nautilus Sports/Medical Industries, USA

Richard Dienstbier, Ph.D
von der University of Nebraska, Omaha, USA

Barbara Drinkwater, Ph.D
ehemalige Präsidentin des American College of Sports Medicine

John Duncan, Ph.D
Sportphysiologe am Cooper Institute of Aerobics Research in Dallas, USA

Robert S. Eliot, M.D
Kardiologe, Streßforscher und Autor des Buches *From Stress to Strength*

R. Curtis Ellison, M.D
Boston University School of Medicine, USA

William Evans, Ph.D
Direktor des Noll Physiological Research Center an der Pennsylvania State University in University Park und ehemaliger Direktor des Human Physiology Laboratory am Jean Mayer USDA Human Nutrition Research Center on Aging an der Tufts University in Boston, USA

Maria Fiatarone, M.D
Professorin für Medizin an der Harvard Medical School, USA

Jean-Pierre Flatt, Ph.D
Professor für Biochemie, University of Massachusetts Medical Center, Worcester, USA

John Foreyt, Ph.D
Fakultätsmitglied des Baylor College of Medicine in Houston und einer der Autoren von *Living Without Dieting*

Kenneth France, Psychologe
Shippensburg University, USA

Glenn M. Friedmann, M.D
Brigham Young University in Provo, Utah, USA

Frank Ghinassi, Ph.D
Dozent für Psychiatrie, Harvard Medical School, USA

Robert Goldman, D.O
Präsident der National Academy of Sports Medicine, USA

Etienne Grandjean, M.D
Experte zum Thema Leistungsfähigkeit bei der Arbeit und Direktor der Abteilung für Ergonomie am Schweizer Bundesinstitut für Technologie, Zürich

Stephen Gullo, Ph.D
Fettleibigkeitsforscher, Direktor des Institute for Health and Weight Sciences, New York

Frederick C. Hagerman, Ph.D
Biologieprofessor an der Ohio University und physiologischer Berater der olympischen Mannschaften der USA

Diane Hanson, Ph.D
Spezialistin für Lebensweise am Pritikin Longevity Center in Santa Monica, Kalifornien

Pat Harper, R.D
American Dietetic Association

Peter Hauri,
Direktor eines Programms gegen Schlaflosigkeit am Sleep Disorders Center der Mayo Clinic in Rochester, Minnesota

Sheldon Saul Hendler, M.D., Ph.D.
klinischer Professor für Medizin an der University of California in San Diego und Autor des Buches *The Doctor's Vitamin and Mineral Encyclopedia*

Joan Horbiah, R.D
Ernährungswissenschaftlerin und Autorin des Buches *50 Ways to Lose Ten Pounds*

James A. Horne, Ph.D
Schlafforscher an der Loughborough University in Großbritannien

Marcia Germaine Hutchinson, Ed. D
Professorin für therapeutische Psychologie, Lesley College, Cambridge, Massachusetts

Keith Johnsgard, Ph.D
Psychologe und Autor von *Exercise Prescription for Depression and Anxiety*

Rachel Kaplan, Ph.D
von der University of Michigan in Ann Arbor, USA

James Kennedy, R.D., Ph.D.
Spezialist für Ernährungsforschung, Pritikin Longevity Center, Santa Monica, Kalifornien

Robert C. Klesges, Ph.D.,
Psychologieprofessor an der University of Memphis und internationaler Forscher auf dem Gebiet Rauchen und Gewicht

Richard Kronauer, Ph.D., M.D.
Leiter einer dreijährigen Harvard-Studie über Lichteinwirkung auf das Gehirn

Charles Kuntzleman, Ed.D.
nationaler Programmdirektor bei Fitness Finders, einer Beratungsfirma für Fitneß und Wohlbefinden in Spring Arbor, Michigan, USA

Lawrence E. Lamb, M.D.
medizinischer Berater des President's Council on Physical Fitness and Sport und Autor von *Stay Youthful and Fit* und *The Weighting Game: The Truth About Weight Control*

Sarah Leibowitz, Ph.D.
Neurobiologin, Rockefeller University, New York City

Peter Lindner, M.D.
Autor von *Fat, Water Retention and You*

Vernon H. Mark, M.D.
Neurochirurg und Autor des Buches *Brain Power*

Howard Markman, Ph.D.
Professor für Psychologie an der Catholic University in Washington D.C., einer der beiden Autoren von *We Can Work It Out* (in Deutschland erschienen unter dem Titel: *Wir können uns doch verstehen*).

JOHN A. MCDOUGALL, M.D.
Internist, Gründer und Direktor des McDougall Program am St. Helena Hospital in Santa Rosa, Kalifornien

WAYNE MILLER, PH.D.
Direktor der Weight Loss Clinic, University of Indiana, Bloomington, USA

ROBERT MOTTA, PH.D.
Direktor des Ärzteprogramms für Schulpsychologie an der Hofstra University in Hempstead, New York

WILLIAM NAGLER, M.D.
von der University of California, Los Angeles, UCLA School of Medicine; einer der Autoren von *The Dirty Half Dozen: Six Medical Rules to Make Relationships Last*

JOYCE D. NASH, PH.D.
klinische Psychologin, San Francisco Bay, USA, und Autorin von *Now That You've Lost It: How to Maintain Your Best Weight*

RONALD G. NATHAN, PH.D.
Experte für Streßbewältigung und einer der Autoren von *The Doctor's Guide to Instant Stress Relief*

CLIFFORD NOTARIUS, PH.D.
Professor für Psychologie an der University of Denver und Direktor des Zentrums für Ehe- und Familienstudien, einer der beiden Autoren von *We Can Work It Out* (in Deutschland erschienen unter dem Titel *Wir können uns doch verstehen*)

DEAN ORNISH, M.D.
Gründer und Präsident des Preventive Medicine Institute in Sausalito, Kalifornien, und assistierender klinischer Professor für Medizin an der medizinischen Fakultät der University of California in San Francisco

PAUL J. ROSCH, M.D.
einer der Autoren von *The Doctor's Guide to Instant Stress Relief*

RICHARD N. PODELL, M.D.
Direktor des Overlook Center for Weight Management in New York City

NANCY L. POTISCHMAN, PH.D.
Forscherin, Abteilung für Umweltepidemiologie des National Cancer Institute, Bethesda, Maryland, USA

GERALD REAVEN, M.D.
Professor an der medizinischen Fakultät der Stanford University, USA

ALLAN RECHTSCHAFFEN, PH.D.
Professor für Psychiatrie und Direktor des Sleep Research Laboratory der University of Chicago,

JUDITH RODIN, PH.D.
ehemalige Professorin für Psychologie und Psychiatrie an der Yale University und heutige Präsidentin der University of Pennsylvania in Philadelphia

MELANIE ROFFERS, PH.D.
Physiologin, ehemalige Redakteurin der Zeitschrift *Medical Selfcare*

BARBARA ROLLS, PH.D.
Diätforscherin, John Hopkins University, Baltimore, USA

ERNEST LAWRENCE ROSSI, PH.D.
Psychologe und chronobiologischer Forscher

MARTIN E. P SELIGMANN
Professor für Psychologie an der University of Pennsylvania, USA

MEENA SHAH, PH.D.
Forscherin, Center for Human Nutrition, University of Texas in Dallas

ANN SHATTUCK, R.D.
Ernährungsforscherin, Fred Hutchinson Cancer Center in Seattle, USA

MARIA SIMONSON, SC. D., PH.D.
Direktorin der Health, Weight and Stress Clinic der John Hopkins Medical Institutions in Baltimore, USA

Artemis P. Simopoulos, Ph.D.
ehemalige Vorsitzende des Nutritional Coordinating Committee der National Institutes of Health (USA), eine der Vorsitzenden eines Institutsausschusses für Insulinresistenz und chronische Erkrankungen

Albert F. Smith, Ph.D.
kognitiver Psychologe, State University of New York, Binghamton, USA

Theresa Spiegel, Ph.D.
University of Pennsylvania, Philadelphia, USA

Bryant A. Stamford, Ph.D.
Sportwissenschaftler und Direktor des Health Promotion and Wellness Program an der University of Louisville in Kentucky, USA

Kathy Stone, R.D.
Autorin von *Snack Attack*

Catherine Stoney, Ph.D.
Psychologin, Brown University, Providence, Rhode Island, USA

Jack P. Strong, M.D.
Leiter der Fakultät für Pathologie, Louisiana State University, New Orleans

Mark Therrien
Direktor von Innerplay, einer in Lakewood, Wisconsin, angesiedelten Organisation, die den therapeutischen Einsatz von Humor und Spiel fördert

Thomas E. Staats, Ph, D.
einer der Autoren von *The Doctor's Guide to Instant Stress Relief.*

Larry A. Tucker, Ph.D.
Professor und Direktor für Gesundheitsvorsorge an der Brigham Young University in Provo, Utah, USA

Peter D. Vash, M.D.
Spezialist für Fettleibigkeit und Eßstörungen am medizinischen Zentrum der University of California in Los Angeles

DENIS WAITLEY, PH.D.
Autor von *Timing is Everything*

JANET WALBERG-RANKIN, PH.D.
Professorin für Sportphysiologie am Virginia Polytechnic Institute and State University in Blacksburg, USA

GERDI WEIDNER, PH.D.
Professorin für Psychologie, State University of New York in Stony Brook, USA

HARVEY WEINGARTEN, PH.D.
Leiter des Fachbereichs Psychologie an der McMaster University in Hamilton, Ontario, USA

WAYNE L. WESTCOTT, PH.D.
Berater des National YMCA, des American Council on Exercise und der National Academy of Sports Medicine

ANTHONY WILCOX, PH.D.
Kansas State University, Manhattan, USA

REDFORD WILLIAMS, M.D.
Direktor des Forschungszentrums für Verhaltensmedizin am Duke University Medical Center in Durham, North Carolina

JUDITH J. WURTMAN, PH.D.
Ernährungsforscherin an der Abteilung für kognitive und Gehirnwissenschaften am Massachusetts Institute of Technology in Cambridge, USA

VICTORIA ZAK, R.D.
Diätetikerin, USA